"十三五"国家重点图书出版规划项目

上海高校服务国家重大战略出版工程

毕业后医学教育出版工程

Medical Ultrasonics

CASE STUDY

名誉总主编　王振义　汤钊猷
总　主　编　黄　红　李宏为
执行总主编　张　勘

 住院医师规范化培训示范案例丛书

住院医师规范化培训
超声医学科示范案例

本册主编：胡　兵

　副主编：应　涛　王　燕

组织编写：上海市卫生与计划生育委员会
　　　　　上海市医药卫生发展基金会
　　　　　上海市住院医师规范化培训事务中心

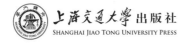

上海交通大学出版社
SHANGHAI JIAO TONG UNIVERSITY PRESS

内容提要

　　本书以超声医学科住院医师规范化培训要求为纲进行编写,内含 127 个临床病例,涵盖腹部、妇产、心超、浅表、肌骨、介入等多个亚学科范围,每个病例包含清晰的超声图像,并且结合临床病史及实验室检查,图文并茂地展现病例的超声诊断分析过程,旨在培养读者的临床思维能力。本书内容丰富,实用性强,不仅适用于超声医学科住院医师规范化培训学员,也可供超声医学专业本科生、研究生、从事临床工作的医生和技术人员使用。

图书在版编目(CIP)数据

　　住院医师规范化培训超声医学科示范案例/胡兵主编.—上海:上海交通大学出版社,2016(2024 重印)
　　(住院医师规范化培训示范案例丛书)
　　ISBN 978 - 7 - 313 - 15052 - 3

　　Ⅰ.①住… Ⅱ.①胡… Ⅲ.①超声波诊断-岗位培训-自学参考资料
Ⅳ.①R445.1

　　中国版本图书馆 CIP 数据核字(2016)第 110447 号

住院医师规范化培训超声医学科示范案例

主　　编:胡　兵
出版发行:上海交通大学出版社
邮政编码:200030
印　　制:苏州市越洋印刷有限公司
开　　本:889mm×1194mm　1/16
字　　数:808 千字
版　　次:2016 年 9 月第 1 版
书　　号:ISBN 978 - 7 - 313 - 15052 - 3
定　　价:128.00 元

地　　址:上海市番禺路 951 号
电　　话:021 - 64071208
经　　销:全国新华书店
印　　张:27.75
印　　次:2024 年 1 月第 3 次印刷

"住院医师规范化培训示范案例"
丛书编委会名单

名誉总主编　王振义　汤钊猷

顾　　问　戴尅戎　王一飞　李宣海　彭靖

总　主　编　黄　红　李宏为

执行总主编　张　勘

副总主编　王吉耀　沈柏用

编委名单（按汉语拼音顺序）

陈生弟	陈云芳	迟放鲁	顾琴龙	胡兵	华克勤
黄钢	黄国英	黄红	李宏为	李明华	陆惠华
陆一鸣	倪黎冬	邵洁	沈柏用	沈立松	施榕
孙兴怀	田红	万兴旺	王华祖	王吉耀	吴毅
谢斌	徐金华	许淼	于布为	袁明	张勘
郑珊	郑玉英	周蓉	朱虹光	朱亚琴	祝墡珠

本书编委会名单

主　　编　胡　兵

副 主 编　应　涛　王　燕

编写人员名单（按姓氏笔划排序）

王　韧　王　曼　王　燕　白文坤　伍　星　衣晓蕾

李　勤　李殿城　应　涛　沈国芳　张吉臻　张跃力

陈　莉　陈　捷　陈　磊　罗　兰　郑元义　郑东燕

胡　兵　胡　滨　俞　理　姜立新　殷　露　郭　倩

蒋业清　魏　聪

学术秘书　王　霞　严雨霖

序

Forword

住院医师规范化培训是毕业后医学教育的第一阶段，是医生成长的必由之路，是提高医疗技术和服务水平的需要，也是提升基层医疗机构服务能力，为基层培养好医生，有效缓解"看病难"的重要措施之一，是深化医药卫生体制改革的重要基础性工作。

自2010年以来，在市政府和国家卫计委的大力支持和指导下，上海根据国家新一轮医改精神，坚持顶层设计，探索创新，率先实施与国际接轨的住院医师规范化培训制度，并把住院医师规范化培训合格证书作为全市各级公立医院临床岗位聘任和晋升临床专业技术职称的必备条件之一。经过6年多的探索实践，上海市已构建了比较完善的组织管理、政策法规、质控考核、支撑保障等四大体系，在培养同质化、高水平医师队伍方面积累了一定的经验，也取得了初步成效。

因一直立足于临床一线，对医生的培养特别是住院医师规范化培训工作有切身体验，我曾希望编写一套关于"住院医师规范化培训"的教材。如今，由上海市卫生计生委牵头组织编写的这套"住院医师规范化培训示范案例"丛书书稿已出炉，不觉欣然。丛书以住培期间临床真实案例为载体，按照诊疗流程展开，强调临床思维能力的培养，病种全、诊疗方案科学严谨、图文并茂，是不可多得的临床诊疗参考读物，相信会对住院医师临床思维能力和技能培训有很大帮助。这套图书是上海医疗界相关专家带教经验的传承，也是上海6年来住院医师培养成果的集中展示。我想这是上海住院医师规范化培训工作向国家交出的一份阶段性答卷，也是我们与其他兄弟省市交流的载体；它是对我们过去医学教育工作的一种记录和总结，更是对未来工作的启迪和激励。

借此机会，谨向所有为住院医师规范化培训工作做出卓越贡献的工作人员和单位，表示衷心的感谢，同时也真诚希望这套丛书能够得到学界的认可和读者的喜爱。我期待并相信，随着时间的流逝，住院医师规范化培训的成果将以更加丰富多彩的形式呈现给社会各界，也将愈发彰显出医学教育功在当代、利在千秋的重大意义。

是为序。

王振义

2016年3月

前言
Preface

2013 年 7 月 5 日,国务院 7 部委发布《关于建立住院医师规范化培训制度的指导意见》,要求全国各省市规范培训实施与管理工作,加快培养合格临床医师。到 2020 年,在全国范围内基本建立住院医师规范化培训制度,形成较为完善的政策体系和培训体系,所有新进医疗岗位的本科及以上学历临床医师均接受住院医师规范化培训,使全国各地新一代医师的临床诊疗水平和综合能力得到切实提高与保障,造福亿万人民群众。

上海自 2010 年起在全市层面统一开展住院医师规范化培训工作,在全国先试先行,政府牵头、行业主导、高校联动,进行了积极的探索,积累了大量的经验,夯实了上海市医药卫生体制改革的基础,并积极探索上海住院医师规范化培训为全国服务的途径,推动了全国住院医师规范化培训工作的开展。同时,上海还探索住院医师规范化培训与临床医学硕士专业学位研究生教育相衔接,推动了国家医药卫生体制和医学教育体制的联动改革。上海的住院医师规范化培训制度在 2010 年高票入选年度中国十大最具影响力医改新举措,引起社会广泛关注。

医疗水平是关系国人身家性命的大事,而住院医师规范化培训是医学生成长为合格医生的必由阶段,这一阶段培训水平的高低直接决定了医生今后行医执业的水平,因此其重要性不言而喻,它肩负着为我国卫生医疗事业培养大批临床一线、具有良好职业素养的医务人员的历史重任。要完成这一历史重任,除了构建合理的培养体系外,还需要与之相配套的文本载体——教材,才能保证目标的实现。目前国内关于住院医师规范化培训方面的图书尚不多见,成系统的、以临床能力培养为导向的图书基本没有。为此,我们在充分调研的基础上,及时总结上海住院医师规范化培训的经验,编写一套有别于传统理论为主的教材,以适应住院医师规范化培训工作的需要。

本套图书主要围绕国家和上海市出台的《住院医师规范化培训细则》规定的培训目标和核心能力要求,结合培训考核标准,以《细则》规定的相关病种为载体,强调住院医师临床思维能力的构建。

本套图书具有以下特点:

(1) 体系科学完整。本套图书合计 23 册,不仅包括内、外、妇、儿等 19 个学科(影像分为超声、放射、核医学 3 本),还包括《住院医师法律职业道德》和《住院医师科研能力培养》这两本素质教育读本,体现了临床、科研与医德培养紧密结合的顶层设计思路。

（2）编写阵容强大。本套图书的编者队伍集聚了全上海的优势临床医学资源和医学教育资源，包括瑞金医院、中山医院等国家卫生计生委认定的"住院医师规范化培训示范基地"，复旦大学"内科学"等15个国家临床重点学科，以及以一批从医30年以上的医学专家为首的、包含1000多名临床医学专家的编写队伍，可以说是上海各大医院临床教学科研成果的集中体现。

（3）质量保障严密。本套图书编写由上海市医师协会提供专家支持，上海市住院医师规范化培训专家委员会负责审核把关，构成了严密的质量保障体系。

（4）内容严谨生动，可读性强。每本图书都以病例讨论形式呈现，涵盖病例资料、诊治经过、病例分析、处理方案和基本原则、要点与讨论、思考题以及推荐阅读文献，采取发散性、启发式的思维方式，以《住院医师规范化培训细则》规定的典型临床病例为切入点，详细介绍了临床实践中常见病和多发病的标准诊疗过程和处理规范，致力于培养住院医师"密切联系临床，举一反三"的临床思维推理和演练能力；图书彩色印刷，图文并茂，颇具阅读性。

本套图书的所有案例都来自参编各单位日常所积累的真实病例，相关诊疗方案都经过专家的反复推敲，丛书的出版将为广大住院医师提供实践学习的范本，以临床实例为核心，临床诊疗规范为基础，临床思维训练为导向，培养年轻医生分析问题、解决问题的能力，培养良好的临床思维方法，养成人文关怀情操，必将促进上海乃至国内住院医师临床综合能力的提升，从而为我国医疗水平的整体提升打下坚实的基础。

本套图书的编写得到了国家卫生与计划生育委员会刘谦副主任、上海市浦东新区党委书记沈晓明教授的大力支持，也得到了原上海第二医科大学校长王一飞教授，王振义院士，汤钊猷院士，戴尅戎院士的悉心指导，上海市医药卫生发展基金会彭靖理事长和李宣海书记为丛书的出版给予了大力支持，此外，上海市卫生与计划生育委员会科教处、上海市住院医师规范化培训事务中心以及各住院医师规范化培训基地的同事都为本套图书的出版做出了卓越贡献，在此一并表示感谢！

本套图书是上海医疗卫生界全体同仁共同努力的成果，是集体智慧的结晶，也是上海多年住院医师规范化培训成效的体现。在住院医师规范化培训已全国开展并日渐广为接受的今天，相信这套图书的出版会在培养优秀的临床应用型人才中发挥应有的作用，为我国卫生事业发展做出积极的贡献。

"住院医师规范化培训示范案例"编委会

编写说明

Instructions

目前,超声医学在临床各领域的应用相当广泛,其实时、诊断准确和方便快捷的优势,已使它成为其他影像技术无法比拟和取代的影像诊断学的重要分支。随着现代声学、电子学、计算机图像处理等技术的迅速发展,超声仪器及技术日新月异,对临床超声医师的要求越来越高,不仅需要掌握基础知识,更要学习新技术并应用于临床工作。因而对超声医学科住院医师规范化培训显得十分重要,其重要的基础性工作是培养、提高他们对图像的观察分析能力及临床思维能力。

超声医学是以图像表现为依据,结合临床资料进行疾病诊断与治疗的一门综合性学科,涉及临床各科的知识,要让超声医师在了解病变的病理改变和临床表现的基础上认识超声图像,不"就图论图",强调结合临床的重要性;同时学会灵活运用书本知识,掌握"同像异病""同病异影"的超声表现,找出该疾病与许多种疾病的共同变化和共同规律。完整的超声诊断思维过程包括询问患者临床病史、提取超声图像特征、最后综合分析确定诊断3个阶段。诊断思维的培养包括:思维的准确性、整体性、层次性及动态性。这就对临床超声医师有很高的要求,积极培养超声医师完整的诊断思维是重中之重。本书中包含127个临床常见病例,涵盖腹部、心超、妇产、浅表、肌骨等各个亚学科。每个病例都包含临床病史、体征、实验室检查,并附有超声图像,最后再结合病史及超声图像得到结论。通过一个个临床实际案例的分析给读者树立准确、整体、多层次、动态的临床诊断思维。读者阅读时应从临床推演的视角去思考,而不是习惯性的定式思维方式来阅读。

希望本书的出版能够为上海地区及相关地区超声医学专业住院医师规范化培训工程提供规范化培训的初级教材,并且给广大临床医师及技术员、在校医学生等提供实际的帮助,切实提高疾病的诊断率,减少漏诊及误诊率。所列的病例不可能囊括培训细则要求的所有病例,希望受训者在实践的工作中,不断扩充学习,有效地提升自身的诊治综合能力。

对书中存在的不足之处,真诚地希望各位专家、学者和读者给予批评指正。

本书的编写得到了诸多同仁的鼎力相助,他们把自己在长期的临床实践中积累的珍贵病例和声像图资料奉献给读者,谨在此深深感谢!

胡 兵 教授,主任医师,博士生导师
上海交通大学附属第六人民医院超声医学科

目 录
Contents

视网膜脱离

一、病历资料

1. 病史

患者,女性,72岁,因"左眼眼前黑影遮挡伴视力下降1周,加重3天"就诊。否认外伤史。

2. 体格检查

BP:112 mmHg/73 mmHg。

3. 实验室检查

眼底检查示左眼颞上方视网膜青灰色隆起,累及黄斑区。心电图(一)。

二、影像资料

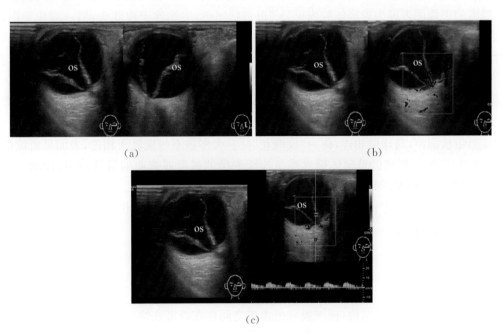

(a)

(b)

(c)

图 1-1 视网膜脱离声像图

(a)左眼球内见带状回声,呈"V"形,顶端连于视乳头,另两端连于球壁;(b)左眼球内带状回声上可见血流信号;(c)左眼球内带状回声上可探及动静脉频谱。

三、超声所见及诊断

1. 超声所见

患者左眼眼轴3.1 cm,右眼眼轴3.2 cm。左眼球内见带状回声,呈"V"形,顶端连于视乳头,另两端连于球壁,带状回声上可见血流信号,其上可探及动静脉频谱,带状回声与球壁之间距离:颞侧0.73 cm,鼻侧0.56 cm,上方0.04 cm,下方0.89 cm。双眼玻璃体内见散在絮状回声,后运动试验阳性,玻璃体周边可见连续线状回声,与视乳头不相连,其上未见血流信号(见图1-1)。

2. 超声诊断

(1) 左眼视网膜脱离,完全性。

(2) 双眼玻璃体混浊,双眼玻璃体后脱离,左眼玻璃体后界膜与下方脱离网膜有粘连。

(3) 双眼眼轴延长。

3. 最后诊断

左眼视网膜脱离,完全性。

四、超声分析和鉴别诊断

1. 超声分析

本病例为女性老年患者,自述左眼眼前黑影遮挡3天来院就诊。超声检查发现左眼球内见带状回声,呈"V"形,顶端连于视乳头,另两端连于球壁,初步诊断为左眼内条带状回声。该条带上检测到自视乳头向脱离的条带延伸的彩色血流信号,其上可探及动静脉频谱,是比较典型的视网膜脱离的表现,明确诊断为左眼视网膜脱离。

视网膜脱离的声像图表现根据网脱的程度不同分为部分型视网膜脱离和完全型视网膜脱离。完全型视网膜脱离的声像图表现为玻璃体腔内见"V"形带状回声,尖端连于视乳头,另一端止于锯齿缘。带状回声的运动方向与球壁垂直。由于视网膜中央动脉是供应视网膜内层的唯一血管,所以在脱离的网膜中能检测到自视乳头向脱离的视网膜延伸的彩色血流信号,可检出与视网膜中央动静脉相类似的血流频谱。

2. 鉴别诊断

(1) 脉络膜脱离:多位于赤道前部,呈对称的弧形或半球形带状回声,凸面向球心,冠状切面可见多个连续的弧形带状回声,与球壁相连,称为"玫瑰花"征。大多数不与视乳头相连,表面见血流信号。

(2) 玻璃体后脱离:脱离的玻璃体后界膜呈连续光滑的弧形或弯曲的带状回声,较细,一般活动度较大,多数与视乳头不相连,部分可与视乳头相连,但其上无血流信号。

(3) 后极部增殖膜:多见于糖尿病视网膜病变,增殖膜同样表现为带状回声,两端与球壁粘连,活动度低,其上无明显血流信号。

五、要点与讨论

视网膜是眼球壁的最内层结构,视网膜与色素膜之间存在着潜在性空隙,除了在视乳头周围和锯齿缘部牢固粘着外,其余大部分只是紧贴于色素膜的里面。视网膜脱离是视网膜的神经上皮层与色素上皮层的分离。两层之间有一潜在间隙,分离后间隙内所潴留的液体称为视网膜下液。脱离部分的视网膜无法感知光刺激,导致眼部来的图像不完整或全部缺失。如果视网膜全脱离,视力减至光感或完全丧失。

按照视网膜脱离产生的原因,一般将其分为原发性视网膜脱离和继发性视网膜脱离两大类。原发性视网膜脱离指眼部无其他疾病单纯由于视网膜裂孔所致;继发性视网膜脱离则是由于眼部其他疾病所引起,如视网膜渗出性炎症、外伤、肿瘤等及全身性病变如糖尿病视网膜病变等。

原发性视网膜脱离多见于高度近视的患者及中老年人,与玻璃体及视网膜变性有关,常有视网膜裂孔,液化的玻璃体由裂孔积聚于视网膜层间,玻璃体牵引导致视网膜脱离。声像图表现根据视网膜脱离的程度不同分为部分性视网膜脱离和完全性视网膜脱离。

部分性视网膜脱离的声像图表现是多样的。新鲜的视网膜脱离常表现为纤细的带状回声,位于玻璃体某个面,一端连于视乳头,另一端连于球壁,或两端均连于球壁,有漂浮感。陈旧性视网膜脱离脱离的带状回声增粗,厚薄不均,部分有囊性变,后运动差。完全性视网膜脱离的声像图表现为玻璃体腔内见"V"形带状回声,尖端连于视乳头,另一端止于锯齿缘。带状回声的运动方向与球壁垂直。由于视网膜中央动脉是供应视网膜内层的唯一血管,所以在脱离的网膜中能检测到自视乳头向脱离的视网膜延伸的彩色血流信号,可检出与视网膜中央动脉相类似的血流频谱。陈旧性的网脱由于分支血管机化挛缩,供血减少,故血流信号检出率较低。

继发性视网膜脱离是由眼部其他疾病所引起,如炎症渗出、外伤、肿瘤及玻璃体腔内牵引物等。可分为渗出性视网膜脱离和牵拉性视网膜脱离。

牵拉性视网膜脱离为玻璃体腔内近视网膜处有机化膜形成,挛缩时将视网膜向内牵拉所致,最常见的病因为糖尿病视网膜病变。渗出性视网膜脱离是由于视网膜与脉络膜之间出血、渗出液积聚所致,常见病因有肿瘤如脉络膜黑色素瘤、视网膜血管病变如 Coats 病及炎症等。

继发性视网膜脱离的声像图除上述视网膜脱离的表现外,还有原发病的声像图表现。如在脱离的带状回声与球壁回声之间可见实性回声或细密点状回声。牵拉性网脱形态多样,脱离的视网膜前可见带状回声,带状回声与脱离的网膜有粘连,形态如"帐篷"形、"帽"状等。

利用超声技术诊断视网膜脱离,方法简便,能比较清楚地显示眼内膜性病变,不受屈光间质混浊的限制,多切面动态扫查,有利于病变的定位定性。形态特征及血流特点的相互结合是准确诊断视网膜脱离的基本保证。

六、思考题

(1) 视网膜脱离的典型声像图表现有哪些?

(2) 视网膜脱离的超声鉴别诊断有哪些?

七、推荐阅读文献

[1] 周永昌,郭万学.超声医学[M].4 版.北京:科学技术文献出版社,2003:268 - 346.

[2] 杨文利,王宁利.眼超声诊断学[M].北京:科学技术文献出版社,2006:113 - 121.

[3] 宋苏云.视网膜脱离超声诊断价值[J].中华超声影像学杂志,2000,9(10):616 - 618.

[4] 郑慧,李玉兰,张新书,等.彩色多普勒超声对视网膜脱离的诊断价值[J].中国超声诊断杂志,2003,4(9):655 - 657.

(罗　兰　衣晓蕾)

案例 2
脉络膜黑色素瘤

一、病历资料

1. 病史
患者,男性,52岁,因"右眼视力逐渐下降半年,眼前黑影伴视物变形1周"就诊。

2. 体格检查
患者视野检查示蓝色视野缺损大于红色视野缺损。

3. 特殊检查
眼底检查示右眼玻璃体混浊。颞侧可见脉络膜实性隆起,呈棕褐色,表面有出血。隆起物周边视网膜呈青灰色隆起。

二、影像资料

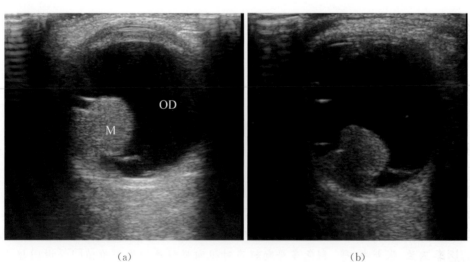

(a)　　　　　　　　　　　　　　　(b)

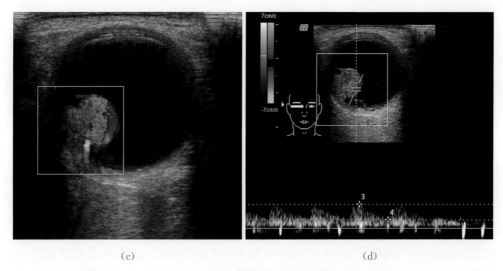

图 2-1　脉络膜黑色素瘤声像图

(a)右眼视乳头颞侧实质性占位二维声像图示:右眼视乳头颞侧见一稍低回声隆起,呈蘑菇状;
(b)右眼视乳头颞侧实质性占位二维声像图示:低回声隆起两侧见带状回声与球壁相连;(c)病变内见较丰富的血流信号;(d)病变内血流信号中探及动脉频谱。

三、超声所见及诊断

1. 超声所见
患者右眼视乳头颞侧见一稍低回声隆起,呈蘑菇状,边界清晰,边缘光滑,大小约 0.87 cm×1.15 cm×1.0 cm,内回声尚均匀,近球壁处回声减低,呈"挖空现象",病变所在部位脉络膜略凹陷,病变内见较丰富的血流信号并探及动脉频谱。其两侧可见带状回声与两侧球壁相连,其上可见血流信号(见图 2-1)。

2. 超声诊断
右眼球内实质性肿块,考虑脉络膜黑色素瘤可能,右眼继发性视网膜脱离。

3. 最后诊断
右眼脉络膜黑色素瘤。

四、超声分析和鉴别诊断

1. 超声分析
本病例为男性中年患者,因右眼视力逐渐下降半年来院就诊。超声发现右眼球内低回声隆起,内见血流信号并探及动脉频谱,初步考虑右眼球内占位性病变。该隆起形态为蘑菇状,近球壁处回声减低,呈"挖空现象",内部为较丰富信号的血流信号,其两侧可见带状回声与两侧球壁相连,因此明确诊断为右眼球内脉络膜黑色素瘤伴有视网膜脱离,并经手术证实。

脉络膜黑色素瘤的声像图表现为半球形或蘑菇状,由于肿瘤边缘血管呈窦样扩张,故声像图上前缘回声强,向后逐渐减少,接近球壁形成极低回声区,即所谓"挖空现象",内部为较丰富信号的血流信号,是比较典型的脉络膜黑色素瘤的声像图表现。

2. 鉴别诊断
(1)脉络膜血管瘤:孤立型血管瘤形态以扁平形或半球形为主,一般病变隆起高度<5 mm,病变边界清晰,内回声中等到强回声,分布均匀,病变内可探及丰富的血流信号。但病变回声没有显著声衰减,

无挖空征和脉络膜凹陷。

(2) 脉络膜转移癌:一般起病急,且发展迅速,为眼球后极部扁平实性病变,边界清晰但不光滑,表面呈波浪状或有切迹,内部回声可不均匀,病变内可见较丰富的血流信号,可探及动脉频谱。大多数病例可伴有视网膜脱离,脱离的视网膜一般不与病变相连。另外,如能发现原发病灶(如乳腺癌,肺癌等)是鉴别诊断上最有力的根据。

(3) 脉络膜出血:球内可见凸面向球心的弧形或半球形带状回声,多位于赤道前部,带状回声与球壁之间见细密点状回声,回声多不均匀,内部无血流信号。

五、要点与讨论

脉络膜黑色素瘤是成年人较常见的眼内恶性肿瘤,多发生于一侧眼,很少累及双眼。病变是由恶性黑色素瘤细胞组成的神经外胚叶性肿瘤,严重危害患者的生命和视力,少数患者病变可以向眼眶蔓延。脉络膜黑色素瘤如位于眼底周边部,早期常无自觉症状,如位于后极部,患者早期常主诉视力减退,视野缺损,视物变形,眼前黑影,色觉改变,持续性远视屈光度增加等。肿瘤增大,继发视网膜脱离时严重视力下降。

肿瘤的生长方式:①局限性:大多数脉络膜黑色素瘤为局限性生长,与邻近正常脉络膜组织之间界限清晰。早期呈局限性扁平状或结节状生长,此时肿瘤生长速度较慢。当肿瘤突破 Bruch 层后,生长速度明显加快,在视网膜下腔内迅速扩大,形成基底大,颈细头圆的蘑菇状肿瘤。②弥漫性:较少见。特点是广泛弥漫性浸润,瘤细胞循血管及淋巴管鞘浸润,并沿脉络膜平面扩展,所以病程较局限性者发展较慢。眼底除有不规则色素散布外,余无显著的隆起。

局限性的脉络膜黑色素瘤的声像图表现为半球形或蘑菇状,边界清晰,边缘光滑,内回声为中低回声,可均匀或不均匀。由于肿瘤边缘血管呈窦样扩张,故声像图上前缘回声强,向后逐渐减少,接近球壁形成极低回声区,即所谓挖空(acoustic quiet zone)现象。肿瘤所在部位的脉络膜被瘤细胞浸润,形成局部脉络膜极低回声区,呈盘状凹陷带,即脉络膜凹陷征。另外可出现继发性视网膜脱离。彩色及频谱多普勒超声检查显示肿瘤内部及表面可见较丰富的血流信号,表面的血流频谱与视网膜中央动静脉的血流特征相同,内部血流频谱与睫状后短动脉的血流特征相同。

超声可检出肿瘤实体性声像图,尤其是当屈光间质混浊眼底镜无法检查时,或伴有严重的视网膜脱离,肿瘤被其掩盖时,超声检查则更有价值。利用超声检查可以及时了解病变的性质、内部回声变化及准确测量病变大小等,为保存视力治疗提供帮助。血管丰富的黑色素瘤对放疗较敏感,而血管较少的黑色素瘤则对高热治疗更为敏感。通常脉络膜黑色素瘤经过治疗后其体积缩小,而内部回声增强。有些病例经治疗后,虽肿瘤大小形态没有明显变化,但彩色多普勒超声可以通过血管的血流消失提示治疗的成功,这说明这些存留的肿瘤实际是坏死组织,没有被分解吸收,但连接的血管已经因放疗而坏死了。所以对于病变内的血流信号的观察也是了解治疗效果很好的指标。

六、思考题

(1) 脉络膜黑色素瘤的声像图表现有哪些?

(2) 脉络膜黑色素瘤的超声鉴别诊断有哪些?

七、推荐阅读文献

[1] 周永昌,郭万学.超声医学[M].4 版.北京:科学技术文献出版社,2003:268-346.

[2] 杨文利,王宁利.眼超声诊断学[M].北京:科学技术文献出版社,2006:83-112.

[3] 彭斌,孙彬,孙有刚.彩色多普勒超声对脉络膜黑色素瘤的诊断价值[J].中华超声影像学杂志,2005,14(2):134-136.

[4] 桂新,秦金霞.脉络膜恶性黑色素瘤的超声显像[J].中国超声诊断杂志,2004,5(8):604-605.

（罗　兰　衣晓蕾）

案例 3

眼眶海绵状血管瘤

一、病历资料

1. 病史

患者,女性,45岁,因"右眼无痛性渐进性眼球突出半年,视力下降1周"就诊。

2. 体格检查

患者右眼球呈轴向向外凸起。视野无缺损。

3. 特殊检查

眼底检查示视盘色偏淡,边界清,后极部隆起,可见脉络膜皱褶和放射状纹理。

二、影像资料

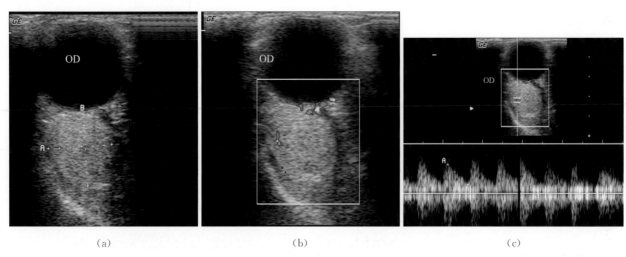

(a)   (b)   (c)

图3-1 右眼眶海绵状血管瘤声像图

(a)右眼球后肌锥内视神经颞侧见一类圆形均匀高回声区,边界清楚;(b)右眼球后肌锥内视神经颞侧高回声区见少许血流信号;(c)右眼球后肌锥内视神经颞侧高回声区探及动静脉频谱。

三、超声所见及诊断

1. 超声所见

患者右眼球后肌锥内视神经颞侧见一类圆形均匀高回声区,边界清楚,视神经向鼻侧移位,肿块大小约 1.7 cm×1.5 cm,内见少许血流信号,探及动静脉频谱。轻压探头可见肿瘤形态略改变(见图 3-1)。

2. 超声诊断

右眼球后实质性占位性病变,海绵状血管瘤可能。

3. 最后诊断

右眼眶海绵状血管瘤。

四、超声分析和鉴别诊断

1. 超声分析

本病例为女性中年患者,自诉无痛性眼球突出一个月来院就诊。超声检查发现右眼球后类圆形高回声区,视神经向鼻侧移位,初步考虑为右眼球后实质性占位性病变。肿块内见超声流信号,探及动静脉频谱;以探头压迫眼球,可见肿块发生形变,因此诊断为右眼球后实质性占位性病变,海绵状血管瘤可能。

眼眶海绵状血管瘤多呈圆形或椭圆形,周边可有声晕,边界清楚,内回声多而强,且分布均匀,以探头压迫眼球,可见肿瘤轴径略缩短,即压迫变形,是比较典型的海绵状血管瘤的表现。

2. 鉴别诊断

(1)眼眶神经鞘瘤:亦发生在肌锥内,但发病率较低,圆形或类圆形,边界清楚,回声低,如肿瘤内发生液化,相应部位可见无回声区,部分可见分支状血流信号。

(2)眼眶炎性假瘤:眼球突出,常有反复发作史,并伴有眼睑红肿疼痛等症状,可发生在眼的任何部位,如泪腺,眼肌和视神经周围等。超声表现为不规则团块样病变,较正常的眶内组织回声低,边缘欠清晰,常可发现球筋膜囊水肿,这是诊断眼眶炎性病变的超声特征。

(3)泪腺良性多形性腺瘤:主要发生于眼眶外上方的泪腺区,因肿瘤质地较硬,常引起局部骨质凹陷,而在超声上显示肿瘤后界向后突出,这是海绵状血管瘤所不具备的超声特征。

(4)眼眶淋巴瘤:老年人多见,以泪腺肿块多见,典型者可见结膜下粉红色扁平肿物。超声检查显示病变呈不规则形、扁平形或椭圆形,边界清楚,内回声偏低,一般病变内有较丰富的血流信号。

五、要点与讨论

海绵状血管瘤因肿瘤内为海绵样血管窦腔而得名。是成年人最常见的原发于眶内的肿瘤,占原发性眶内肿瘤的 15%,女性较男性多见,发病和进展均缓慢。临床表现为渐进性眼球突出,肿瘤原发于眶尖或晚期病例可致视力减退。

海绵状血管瘤的声像图表现为,病变位于肌锥内,呈圆形或椭圆形,边界清楚,边缘光滑,内回声增多,且分布均匀,以探头压迫眼球,可见肿瘤轴径缩短,即压迫变形。彩色多普勒超声探查多数病例肿瘤内缺乏彩色血流信号,可能是由于血液流动较慢的原因。

超声检查对海绵状血管瘤诊断符合率较高,有经验的医生可能准确无误地提示此肿瘤的组织学诊断,并可测定肿瘤的大小、位置以及与周围重要结构的关系,但由于眼科专用超声仪换能器的频率高,穿透力差,个别原发于眶尖的体积较小的肿瘤,超声检查有可能出现假阴性。

六、思考题

(1) 眼眶海绵状血管瘤的声像图表现有哪些？

(2) 眼眶海绵状血管瘤的超声鉴别诊断有哪些？

七、推荐阅读文献

[1] 周永昌,郭万学.超声医学[M].4版.北京:科学技术文献出版社,2003:268-346.

[2] 杨文利,王宁利.眼超声诊断学[M].北京:科学技术文献出版社,2006:237-286.

[3] 赵红,宋国祥,高建民.眼眶肿瘤的彩色多普勒超声动力学检查及海绵状血管瘤的血流成像特征[J].中华医学超声杂志(电子版),2007,4(5):273-275.

[4] Wu ZY, Yan JH, Han J. Diagnosis and surgical management of 209 cases of orbital cavernous hemangioma [J]. Zhonghua Yan Ke Za Zhi, 2006,42(4):323-325.

(罗　兰　衣晓蕾)

案例 4

腮腺混合瘤

一、病历资料

1. 病史
患者,男性,41 岁,因"发现右侧颌面部肿块 2 月"就诊。患者于 2 月前无意发现右侧颌面部肿块,无疼痛不适,无吞咽困难,无声嘶,无呼吸困难,无发热。否认上呼吸道感染病史,肿块大小无明显变化。

2. 体格检查
患者右侧腮腺区可触及约 1 cm×2 cm 肿块,质软,无压痛,边界清,活动度可,未闻及血管杂音。

3. 实验室检查
无殊。

二、影像资料

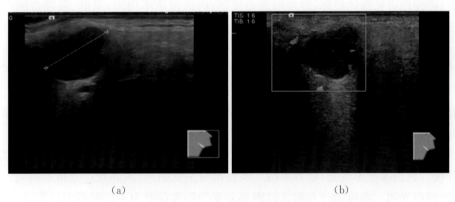

图 4-1 腮腺混合瘤声像图
(a)右侧腮腺混合瘤长轴切面;(b)腮腺混合瘤周边探及少许彩色血流。

三、超声所见及诊断

1. 超声所见
患者右侧腮腺上部探及一低回声区,大小约 1.6 cm×1.2 cm,边界清,内回声欠均匀,后方回声稍增强,周边探及少许彩色血流信号(见图 4-1)。频谱:PSV 3.8 cm/s;EDV 1.6 cm/s;RI 0.58。左侧腮腺未见明显肿块回声。

2. 超声诊断

右侧腮腺区实性肿块,考虑腮腺混合瘤可能。

3. 最后诊断

右侧腮腺混合瘤。

四、超声分析和鉴别诊断

1. 超声分析

本病例为中年男性患者,自述无明显不适,因"发现右侧颌面部肿块 2 月"来院就诊。影像学检查发现右侧腮腺上部探及一低回声区,边界清,内回声欠均匀,后方回声稍增强,周边探及少许彩色血流信号。频谱:PSV 3.8 cm/s;EDV 1.6 cm/s;RI 0.58。依据占位的大小、形态、边界及血流特征,考虑腮腺混合瘤可能较大。

腮腺混合瘤为涎腺中发病率最高的良性肿瘤,是一种含有腮腺组织、黏液、软骨样组织等的多形性腺瘤。其中的黏液和软骨样组织是由腺组织蜕变而成的。肿瘤外层是一层很薄的包膜,是由腮腺组织受压形成的,并非真性包膜。混合瘤中有 25% 恶变可能。一般无明显自觉症状,较小的肿块很难发现。腮腺混合瘤超声表现为肿瘤呈圆形或椭圆形,边界光滑,有包膜,内部呈均质低回声。较大时可合并囊性变,其内可出现不规则无回声区。若发现肿瘤内强回声光点或光斑,则应警惕恶变倾向。彩色多普勒血流检查(CDFI)示肿瘤周边可见环状或半环状血流信号,内部为点状血流信号。高频彩色多普勒超声分辨力高、操作方便,能清晰显示较小肿块,观察其细微结构,已成为腮腺影像学检查的首选方法。超声诊断腮腺混合瘤时,要把声像图与临床症状及相关检查相结合,综合分析才能提高诊断的准确性。

2. 鉴别诊断

(1)腮腺结核:结核早期,边界清晰,包膜光滑,内部回声低而均匀,与混合瘤难以鉴别。当病变发展到一定程度,声像图可见腺体破坏,肿块形态不规则,内部回声不均匀,呈低、强混合回声,结构紊乱。当寒性脓肿形成后,可见圆形或不规则的无回声区,有钙化灶时可见大小不等的强回声光团,后方伴声影。

(2)腺淋巴瘤:又称淋巴乳头状囊腺瘤或 Warthin 瘤,几乎全发生在腮腺,多见于中年男性。一般生长缓慢,质软可活动。于腮腺下极见一圆形或卵圆形的肿块;边界清晰,包膜薄而大多完整。内部回声极低,其间可被强回声带分割成网格状。内部回声甚至大部分为液性暗区,后方增强。瘤内血流非常丰富,血流的分布 73%~82% 为内部分支状血流型。频谱形态较有特点呈高速低阻型。

(3)黏液表皮样癌:最常见的涎腺恶性肿瘤,女性稍多于男性,多位于腮腺。二维声像涎腺内见实质或混合性肿块。其边缘可不规则,境界不清。实性部分呈低回声,内部光点分布不均匀。有时可见均质、致密较强的回声光团。血流的分布形式以内部分支型和散在型为主。形态多呈高速高阻型,阻力指数 0.55~0.10;PSV 超过 60 cm/s,对诊断黏液表皮样癌极有参考价值。

五、要点与讨论

腮腺混合瘤是一种含有腮腺组织、黏液、软骨样组织等的腮腺肿瘤。其中的黏液和软骨样组织是由腺组织蜕变而成的。肿瘤外层是一层很薄的包膜,是由腮腺组织受压形成的,并非真性包膜。混合瘤中有 25% 恶变可能。一般无明显自觉症状,个别病例局部有时出现疼痛或麻木感。多数病例病程较长,少数表现生长迅速。肿块较大或近浅层可触及包块,而位置较深、较小的肿块很难发现。

腮腺混合瘤超声表现为肿瘤呈圆形或椭圆形,边界光滑,有包膜,内部呈均质低回声。较大时可合并囊性变,其内可出现不规则无回声区。若发现肿瘤内强回声光点或光斑,则应警惕恶变倾向。CDFI示肿瘤周边可见环状或半环状血流信号,内部为点状血流信号。高频彩色多普勒超声分辨力高、操作方便,能清晰显示较小肿块,观察其细微结构,在判断囊实性的同时,也有助于良恶性的鉴别,已成为腮腺影像学检查的首选方法。

六、思考题

(1) 腮腺混合瘤的特征性声像图表现有哪些?

(2) 腮腺混合瘤的鉴别诊断主要有哪些?

(3) 腮腺混合瘤恶变时有何声像图特点?

七、推荐阅读文献

[1] 伍于添.超声医学基础与临床应用指南[M].北京:科学技术文献出版社,2007:431-431.

[2] 张缙熙,姜玉新.浅表器官及组织超声诊断学[M].北京:科学技术文献出版社,2000:82-82.

[3] 刘继延,赵文峰,王淑梅,等.超声在腮腺肿瘤诊断中的价值[J].中国超声医学杂志,2013,29(4):296-298.

[4] 程瑞萍,王怀禄,刘俊娥,等.涎腺混合瘤的超声图像与病理对照分析[J].中国医学影像学杂志,2001,9(1):62-62.

(王　燕　吴　琼)

案例 5

结节性甲状腺肿

一、病历资料

1. 病史

患者,女性,61岁,因"体检发现颈部肿块2月"就诊。患者于2月前体检发现双侧甲状腺结节,无疼痛不适,无吞咽困难,无声嘶,无呼吸困难,无高热。否认上呼吸道感染病史,无食欲亢进、失眠、心慌、烦躁、情绪易激动等情绪性格的异常变化,结节大小无明显变化。

2. 体格检查

患者颈软,气管居中,无颈静脉怒张,无淋巴结肿大,双侧甲状腺可触及数个肿块,质软,无压痛,边界清,活动度可,随吞咽上下移动,未闻及血管杂音。

3. 实验室检查

T_3 1.66 nmol/L, T_4 122.20 nmol/L, FT_3 4.49 pmol/L, FT_4 17.59 pmol/L, TSH 1.21 mIU/L。

二、影像资料

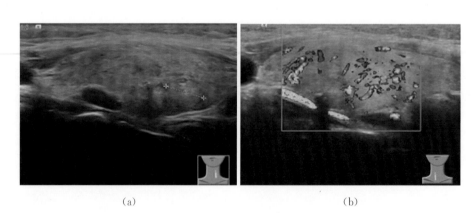

(a)   (b)

图 5-1　结节性甲状腺肿声像图

(a)甲状腺左叶等回声结节长轴切面;(b)甲状腺右叶等回声结节内见稍丰富血流。

三、超声所见及诊断

1. 超声所见

患者双侧甲状腺回声不均匀，有多个大小不等的等回声和低回声，右叶大者大小 2.7 cm×1.7 cm，边界尚清，似由两个结节融合而成，其边缘可见一强回声斑，内见稍丰富彩色血流，频谱：PSV 25 cm/s，RI 0.56。左叶大者大小 1.0 cm×0.7 cm（见图 5-1）。

2. 超声诊断

双侧甲状腺多发实性结节，符合结节性甲状腺肿表现。

3. 最后诊断

结节性甲状腺肿。

四、超声分析和鉴别诊断

1. 超声分析

本病例为女性患者，自诉无明显不适，因"体检发现颈部肿块 2 月"来院就诊。超声检查发现甲状腺内探及多个大小不等的结节，形态规则，边界尚清，依据占位的大小、形态、边界及血流特征，因此诊断为结节性甲状腺肿。

结节性甲状腺肿是一种良性增生性疾病，多见于中老年女性，发病率随年龄增长有增高的趋势，一般甲状腺肿大而无症状，或体检时偶然发现。声像图检查可见甲状腺不对称性肿大，甲状腺组织内可见多个大小不等的结节，部分向被膜外突出。结节回声强度不一，可呈等回声、高回声、低回声及囊实混合性回声，边界清楚或不清，也可相互融合，可有钙化或液化，钙化常为较粗大的钙化。彩色多普勒超声检查显示结节血流可呈边缘血管为主型、中央血管为主型及混合血管型。

2. 鉴别诊断

（1）甲状腺腺瘤：常为单发结节，早期无明显临床症状，当腺瘤位置靠近甲状腺峡部时，易触及肿块，甲状腺腺瘤活动度大，表面光滑，质软。多表现为单发低回声或等回声，回声均匀，边界清晰，可见线状包膜样回声，后方回声增强或无变化，周边有声晕，边界清，彩色多普勒显示结节周边可见环状血流信号，内部可见分支状血流信号。

（2）毒性弥漫性甲状腺肿：甲状腺两叶对称性增大，边缘多规则；内部回声为密集细小光点，光点分布均匀或不均匀，一般无结节，峡部增厚不明显。甲状腺组织内可见丰富血流信号，呈"火海"征，患者可有心悸、怕热、多汗等症状。

（3）甲状腺乳头状癌：约占甲状腺癌的 60%～62.24%；恶性程度较低，大部分无包膜或包膜不完整；隐匿型癌直径＜1 cm，超声可检出的最小为 0.2～0.6 cm。典型者多为低回声，呈前后向生长（前后径大于上下径或左右径），形态不规则，边界不清，内部可见微小钙化，彩色多普勒显示肿块内可见穿入型血流信号，一般为高速高阻型，RI＞0.75。

五、要点与讨论

结节性甲状腺肿是一种良性增生性疾病，多见于中老年女性，发病率随年龄增长有增高的趋势，在人群中的发病率约 40%～70%，早期无明显临床症状，结节体积较大时可压迫气管引起呼吸困难症状，压迫食管可引起吞咽困难等不适症状，应及时手术解除压迫。一般是在地方性甲状腺肿的基础上反复增生而形成的结节,并非真正腺瘤。

　　结节性甲状腺肿退行性变包括出血囊性变、纤维组织增生、钙化、坏死可有不同的相应表现。典型声像图表现包括:①甲状腺不对称性肿大,甲状腺组织内可见多个大小不等的结节,部分向被膜外突出;②结节回声强度不一,可呈等回声、高回声、低回声或囊实混合性回声,边界可清楚,也可相互融合,可有钙化或液化,钙化常为较粗大的钙化;③彩色多普勒超声检查显示结节血流可呈边缘血管为主型、中央血管为主型及混合血管型。一般结节周围常无正常甲状腺组织。因甲状腺位置表浅,超声检查优于其他影像学检查,可作为结节性甲状腺肿诊断和随访的首选检查方法,并可判定结节的良恶性,为临床处理方式的选择提供帮助。

六、思考题

　　(1) 结节性甲状腺肿的特征性声像图表现有哪些?

　　(2) 结节性甲状腺肿应注意和哪些疾病鉴别?

七、推荐阅读文献

　　[1] 周永昌,郭万学.超声医学[M].6 版.北京:科学技术文献出版社,2011:270-272.

　　[2] 陈宏建,张松,王芳.甲状腺腺瘤和结节性甲状腺肿的彩色多普勒超声诊断[J].临床超声医学杂志,2007,9(3):154-155.

　　[3] 唐丽娜,任永富,阎若元,等.结节性甲状腺肿合并甲状腺癌的超声诊断价值[J].中华医学超声杂志(电子版),2008,5(1):68-73.

　　[4] 张宇虹,夏稻子,刘颖,等.超声对单发性结节性甲状腺肿与甲状腺腺瘤的鉴别诊断价值[J].中国超声医学杂志,2001,17(4):292-294.

(王　燕　吴　琼)

案例 6

甲状腺腺瘤

一、病历资料

1. 病史

患者,女性,41岁,因"体检发现颈部肿块1月"就诊。患者于1月前体检发现左侧甲状腺肿块,无疼痛不适,无吞咽困难,无声嘶,无呼吸困难,无高热。否认上呼吸道感染病史,无食欲亢进、失眠、心慌、烦躁、情绪易激动等情绪性格的异常变化,肿块大小无明显变化。

2. 体格检查

患者颈软,气管居中,无颈静脉怒张,无淋巴结肿大,左侧甲状腺可触及约 3 cm×2 cm 肿块,质软,无压痛,边界清,活动度可,随吞咽上下移动,未闻及血管杂音。

3. 实验室检查

FT_3 4.67 pmol/L,FT_4 13.37 pmol/L,TSH 2.67 mIU/L,TgAb 13.11 kIU/L,TPO-Ab 9.11 kIU/L。

二、影像资料

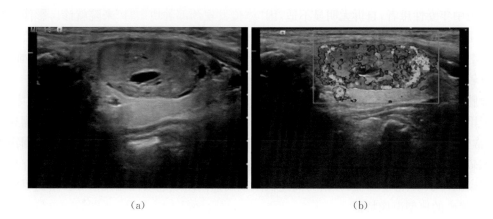

(a)   (b)

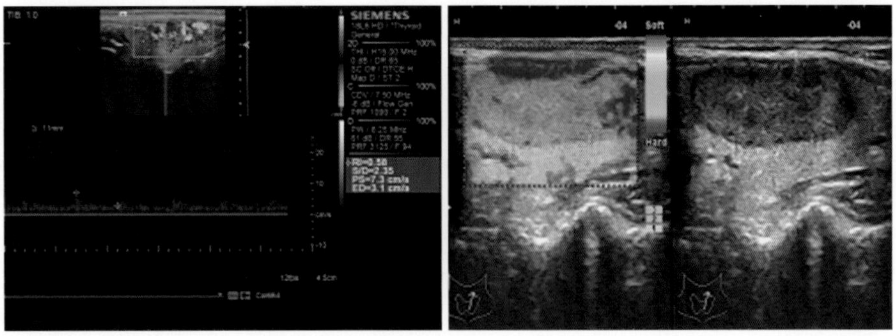

(c)　　　　　　　　　　　　　　　　(d)

图6-1　甲状腺腺瘤声像图

(a)甲状腺腺瘤长轴切面;(b)甲状腺腺瘤内见较丰富血流;(c)甲状腺腺瘤血流频谱呈低阻型;(d)甲状腺腺瘤弹性成像示质地软。

三、超声所见及诊断

1. 超声所见

患者甲状腺左叶内见一低回声结节,大小2.6 cm×1.2 cm,边界尚清,周边有声晕,内见小片状无回声区。CDFI检查:结节内部见较丰富血流信号。频谱:PSV 7 cm/s, EDV 3 cm/s, RI 0.68。弹性评分:2分(见图6-1)。

2. 超声诊断

甲状腺左叶实性结节,考虑腺瘤可能,建议复查随访。

3. 最后诊断

左侧甲状腺腺瘤。

四、超声分析和鉴别诊断

1. 超声分析

本病例为中年女性患者,自诉无明显不适,因"体检发现颈部肿块1月"来院就诊。影像学检查发现左叶实性占位,边界尚清,周边有晕,内见小片状无回声区,CDFI检查示内部见较丰富血流信号;频谱:PSV 7 cm/s, EDV 3 cm/s, RI 0.68。弹性评分:2分。依据占位病灶的大小、形态、边界及血流特征,以及弹性评分较低提示质地较软,因此诊断为左侧甲状腺腺瘤。

甲状腺腺瘤绝大部分为滤泡性腺瘤,少数为乳头状腺瘤,常为单发结节,早期无明显临床症状,当腺瘤位置靠近甲状腺峡部时,可触及肿块,甲状腺腺瘤活动度大,表面光滑,质软。甲状腺腺瘤典型声像图表现包括:常为单发,呈低回声或等回声,回声均匀,边界清晰,可见线状包膜样回声,后方回声增强或无变化。体积较大时,内回声不均匀,中心可见囊性变。周边可有声晕,彩色多普勒超声检查显示周边声晕处可见丰富的环状动、静脉血流,频谱为高速低阻或高速高阻或连续性血流信号。本例甲状腺结节伴少量液化,为腺瘤的典型声像特征。

2. 鉴别诊断

(1) 甲状腺滤泡癌:约占甲状腺癌的5%~22.95%,多发于中、老年女性,恶性程度较高,易转移,一般肉眼可见完整的包膜,但病理切片检查示包膜、血管有肿瘤浸润生长。声像图与腺瘤非常相似,滤泡癌内部回声分布不均匀,血流较丰富,血流阻力指数RI>0.7。周边的晕环常薄厚不均,腺瘤常有中心液化,而滤泡癌中心液化少见。

（2）甲状腺乳头状癌：约占甲状腺癌的 60%～62.24%；恶性程度较低,大部分无包膜或包膜不完整；隐匿型癌直径<1 cm,超声可检出的最小隐匿型瘤直径为 0.2～0.6 cm。肿块多为低回声,纵切时前后径大于上下径,形态不规则,边界不清,内部可见微小钙化,彩色多普勒超声检查显示肿块内可见穿入型血流信号,一般为高速高阻型,RI>0.75。

（3）结节性甲状腺肿：是一种良性增生性疾病,多见于中年女性,发病率随年龄增长有增高的趋势,声像图检查可见甲状腺不对称性肿大,甲状腺组织内可见多个大小不等的结节,部分向被膜外突出。结节回声强度不一,可呈等回声、高回声、低回声或囊实混合性回声,边界可清楚,也可相互融合,可有钙化或液化,钙化常为较粗大的钙化。彩色多普勒超声检查显示结节血流可呈边缘血管为主型、中央血管为主型及混合血管型。

（4）毒性弥漫性甲状腺肿：甲状腺两叶对称性增大,边缘多规则；内部回声为密集细小光点,光点分布均匀或不均匀,一般无结节,峡部增厚不明显。甲状腺组织内可见丰富血流信号,呈"火海征",患者可有心悸、怕热、多汗等症状。

五、要点与讨论

甲状腺腺瘤以中青年女性为多,约占甲状腺肿瘤的 70%～80%,大小 0.5～15 cm,按组织学类型主要可分为三种：①滤泡性腺瘤,包括胎儿型腺瘤、胚胎型腺瘤等；最多见为实质性的,常为单个椭圆形；直径以 1.5～5 cm 居多,有完整包膜；切面类似正常腺组织。②乳头状腺瘤,又称乳头状囊腺瘤或囊腺瘤,极为少见。特点是有乳头和囊性变形成,有完整包膜,大小为数毫米至数厘米,有乳头状结构者有较大的恶性倾向。③非典型腺瘤,约占腺瘤的 2%～5%,细胞成分较丰富,有异型性,但包膜完整。

临床所见腺瘤绝大部分为滤泡性腺瘤,少数为乳头状腺瘤,常为单发结节,早期无明显临床症状,当腺瘤位置靠近甲状腺峡部时,易触及肿块,甲状腺腺瘤活动度大,表面光滑,质软。

甲状腺腺瘤典型声像图表现包括：①甲状腺腺瘤常为单发,呈低回声或等回声,回声均匀,边界清晰,可见线状包膜样回声,后方回声增强或无变化。②当腺瘤体积较大时,内回声不均匀,中心可见囊性变。③甲状腺腺瘤周边可有暗环,称为"晕",宽约 0.2～0.5 cm,环的宽度各处均等。④彩色多普勒显示周边声晕处可见丰富的环状动、静脉血流,频谱为高速低阻或高速高阻或连续性血流信号。高频超声检查可作为甲状腺腺瘤的首选检查方法,可清晰显示肿块的边界,内部回声,内部及周边血流情况,有助于甲状腺腺瘤与恶性肿瘤的鉴别。

六、思考题

（1）甲状腺腺瘤的特征性声像图表现有哪些？

（2）甲状腺腺瘤应注意和哪些疾病鉴别？

（3）甲状腺腺瘤分为哪几种组织学类型,其中哪种最常见？哪种恶性倾向最大？

七、推荐阅读文献

[1] 周永昌,郭万学.超声医学[M].6 版.北京:科学技术文献出版社,2011:270 - 272.

[2] 赖兴建,张波,姜玉新,等.高频彩色多普勒超声在甲状腺癌和甲状腺腺瘤诊断和鉴别诊断的价

值[J].中国医学科学院学报,2013,35(5):483-487.

[3] 陈宏建,张松,王芳.甲状腺腺瘤和结节性甲状腺肿的彩色多普勒超声诊断[J].临床超声医学杂志,2007,9(3):154-155.

[4] Baloch ZW，Li Volsi VA. Follicular-patterned lesions of the thyroid：the bane of the pathologist [J]. Am J Clin Pathol，2002,117(1):143-150.

（王　燕　吴　琼）

案例 7
甲状腺乳头状癌

一、病历资料

1. 病史

患者,女性,30岁,因"体检发现颈部肿块1月"就诊。患者于1月前体检发现左侧甲状腺肿块,无疼痛不适,无吞咽困难,无声嘶,无呼吸困难,无高热。否认上呼吸道感染病史,无食欲亢进、失眠、心慌、烦躁、情绪易激动等情绪性格的异常变化,肿块大小无明显变化。

2. 体格检查

患者颈软,气管居中,无颈静脉怒张,无淋巴结肿大,双侧甲状腺未触及明显肿块,未闻及血管杂音。

3. 实验室检查

甲状腺功能及相关抗体正常。

二、影像资料

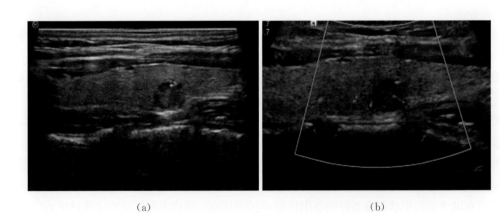

(a)   (b)

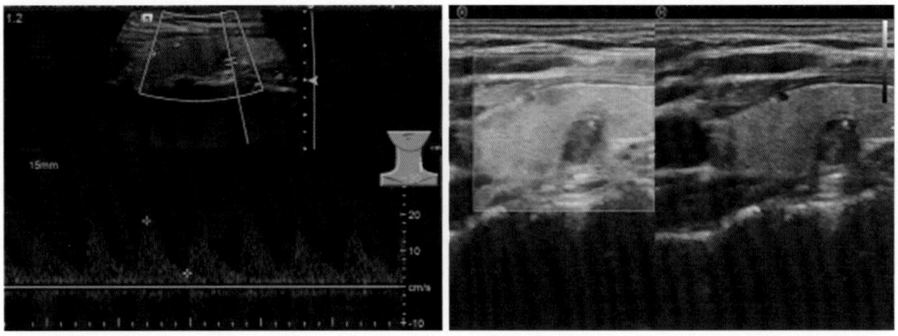

图 7-1 甲状腺乳头状癌声像图

(a)甲状腺乳头状癌长轴切面；(b)甲状腺乳头状癌内见少许血流；(c)甲状腺乳头状癌血流频谱呈高阻型；(d)甲状腺乳头状癌弹性成像示质地硬。

三、超声所见及诊断

1. 超声所见

患者左叶甲状腺中下部见一低回声结节，大小约 0.8 cm×0.6 cm，边界不清，形态欠规则，内见点状强回声，CDFI:结节内可见少许彩色血流信号。频谱:PSV 19 cm/s; EDV 4 cm/s; RI 0.77。弹性评分:4 分(见图 7-1)。

2. 超声诊断

左叶甲状腺实性占位，考虑甲状腺癌可能。

3. 最后诊断

左侧甲状腺乳头状癌。

四、超声分析和鉴别诊断

1. 超声分析

本病例为青年女性患者，自述无明显不适，因"体检发现颈部肿块 1 月"来院就诊。影像学检查发现左叶甲状腺实性占位，边界不清，形态欠规则，内见点状强回声，内见少许彩色血流信号，频谱:PSV 19 cm/s; EDV 4 cm/s; RI 0.77。弹性评分:4 分。依据占位的大小、形态、边界及血流特征，以及弹性成像提示质地较硬，诊断不能除外甲状腺癌可能，最终细针穿刺与手术病理检查均证实为甲状腺乳头状癌。

典型甲状腺乳头状癌的声像特征多表现为低回声，纵切时前后径大于上下径，形态不规则，边界不清，内部可见微小钙化，彩色多普勒显示肿块内可见穿入型血流信号，一般为高速高阻型，RI>0.75。另外，由于乳头状癌病理表现主要为沙砾体形成及镜下核的改变，因此反映病灶组织硬度的实时超声弹性成像一般表现偏硬。本例结节可疑恶性声像特征基本与上述标准相符合。由于甲状腺乳头状癌一般生长较慢，预后较好。所以高频超声有助于提高甲状腺良恶性的鉴别诊断，避免因误诊、漏诊出现延误治疗或过度治疗的现象。

2. 鉴别诊断

（1）结节性甲状腺肿:是一种良性增生性疾病，多见于中老年女性，发病率随年龄增长有增高的趋势，声像图检查可见甲状腺不对称性肿大，甲状腺组织内可见多个大小不等的结节，部分向被膜外突出。结节回声强度不一，可呈等回声、高回声、低回声或囊实混合性回声，边界可清楚，也可相互融合，可有钙化或液化，钙化常为较粗大的钙化。彩色多普勒超声检查显示结节血流可呈边缘血管为主型、中央血管为主型及混合血管型。有时增生结节囊性变或出血吸收后可表现为极低回声结节,内可有钙化,与乳头状癌颇难鉴别,需要结合病史或进行细针穿刺细胞学检查或超声造影检查进行鉴别。

（2）甲状腺滤泡癌:约占甲状腺癌的 5%～22.95%,多发于中、老年女性,恶性程度较高,易转移,一般都有完整的包膜,但病理切片检查示包膜、血管有肿瘤浸润生长。声像图与腺瘤非常相似,滤泡癌内部回声分布不均匀,血流较丰富,血流阻力指数 RI>0.7。周边的晕环常薄厚不均。

（3）甲状腺腺瘤:常为单发,呈低回声或等回声,回声均匀,边界清晰,可见线状包膜样回声,后方回声增强或无变化。体积较大时,内回声不均匀,中心可见囊性变。周边可有声晕,彩色多普勒超声检查显示周边声晕处可见丰富的环状动、静脉血流,频谱为高速低阻或高速高阻或连续性血流信号。

五、要点与讨论

甲状腺癌是内分泌系统最常见的恶性肿瘤,占甲状腺肿瘤的 10%左右。甲状腺癌多发生于女性,早期临床表现不明显,影像学特点、临床表现容易与甲状腺腺瘤、结节性甲状腺肿等相混淆。乳头状癌占甲状腺癌的 60%～62.24%,大部分无包膜或包膜不完整;隐匿型癌直径小于 1 cm,一般生长较慢,预后较好。

高频彩超检查对甲状腺癌有较高的显示率,一些其他影像学检查不能发现的早期甲状腺癌可通过高频超声发现,而且高频超声可显示病灶更多的信息,如了解病灶的包膜、内部结构、钙化情况以及血供情况,这些信息均有助于甲状腺占位的良恶性判断。典型甲状腺乳头状癌的声像特征多表现为低回声,纵切时前后径大于上下径,形态不规则,边界不清,内部可见微小钙化,彩色多普勒超声检查显示肿块内可见穿入型血流信号,一般为高速高阻型,RI>0.75。然而,某些乳头状癌的常规超声特征也会出现与良性病变相似的情况,此时常需要结合一些新诊断技术如实时弹性成像、超声造影、细针穿刺所提供的信息。由于乳头状癌病理表现主要为沙砾体形成及镜下核的改变,因此反映病灶组织硬度的实时超声弹性成像一般表现偏硬。此外,颈部淋巴结若出现与原发癌灶类似声像特征(囊性变、微钙化、高速紊乱血流),则提示转移性可能较大。

六、思考题

（1）甲状腺乳头状癌的特征性声像图表现有哪些?
（2）甲状腺乳头状癌应注意和哪些疾病鉴别?

七、推荐阅读文献

［1］周永昌,郭万学.超声医学[M].4 版.北京:科学技术文献出版社,2003:385-385.
［2］陈林,陈悦,詹嘉,等.灰阶超声、弹性成像及二者联合应用鉴别诊断甲状腺肿块[J].中国医学影像技术,2011,27(2):291-294.
［3］甲状腺微小乳头状癌的超声特征与颈部淋巴结转移的关系[J].中华超声影像学杂志,2014,23(3):231-234.
［4］李泉水,姜健,张家庭,等.超声显像与甲状腺癌病理类型的关系及良恶性结节并存的鉴别诊断[J].中华医学超声杂志(电子版),2009,6(4):44-48.
［5］王海玲,张晟.甲状腺结节的超声诊断进展[J].中华超声影像学杂志,2014,23(8):722-724.
［6］Hoang J K, Lee W K, Lee M, et al. US Features of thyroid malignancy: pearls and pitfalls[J]. Radiographics,2007,27(3):847-860.

（王　燕　吴　琼）

案例 8

甲状腺未分化癌

一、病历资料

1. 病史

患者,男性,65岁,因"发现颈部肿块2月"就诊。患者于2月前无意中发现右侧颈部肿块,有轻度吞咽困难,无声嘶,无呼吸困难,无高热。否认上呼吸道感染病史,无食欲亢进、失眠、心慌、烦躁、情绪易激动等情绪性格的异常变化,肿块明显增大。

2. 体格检查

患者颈软,气管居中,无颈静脉怒张,无淋巴结肿大,右侧甲状腺可触及约 4 cm×4 cm 肿块,质硬,无压痛,边界清,活动度较差,随吞咽上下移动,未闻及血管杂音。

3. 实验室检查

甲状腺功能正常,相关抗体阴性。

二、影像资料

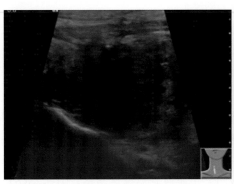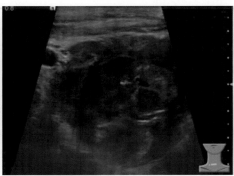

(a)　　　　　　　　　　　　　(b)

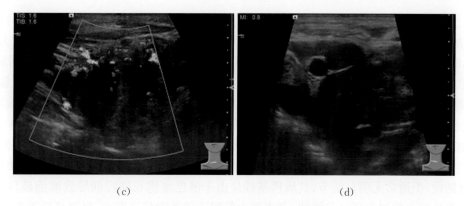

(c)　　　　　　　　　　　　　　　　　　(d)

图 8-1　甲状腺未分化癌声像图

(a)甲状腺未分化癌;(b)甲状腺未分化癌内回声不均伴钙化;(c)甲状腺未分化癌内血流
丰富;(d)右侧颈部Ⅳ区淋巴结形态饱满,与颈动脉分界不清。

三、超声所见及诊断

1. 超声所见

患者右侧甲状腺增大,形态失常,未见正常甲状腺组织,内呈不均质低回声,可见斑点状强回声,内见较丰富彩色血流信号。肿块与气管分界不清,左叶甲状腺未见明显异常。右侧颈部Ⅳ区颈动静脉前内侧探及一低回声结节,大小约 1.4 cm×1.1 cm,形态较饱满,部分区域与颈总动脉分界不清(见图 8-1)。

2. 超声诊断

(1) 右侧甲状腺明显增大,外形失常,考虑甲状腺癌可能。

(2) 右侧颈部Ⅳ区淋巴结形态饱满,考虑转移性可能,部分与颈总动脉分界不清。

3. 最后诊断

右侧甲状腺未分化癌,伴右侧颈部Ⅳ区淋巴结转移。

四、超声分析和鉴别诊断

1. 超声分析

本病例为男性患者,有呼吸困难和轻度吞咽困难,因"发现颈部肿块 2 月"来院就诊。查体甲状腺右叶可触及一大小约 4 cm×4 cm 肿块,质地坚硬,无压痛,边界不清,活动度较差,随吞咽上下移动,未闻及血管杂音。超声检查发现右侧甲状腺明显增大,与气管分界不清,形态失常,未见正常腺体组织回声,右叶腺体呈低回声,不均匀,可见斑点状强回声,CDFI 检查示血流丰富,RI 为 1。上述征象均提示该占位性病变恶性可能性大。此外,发现右侧Ⅳ区可疑转移性淋巴结有浸润血管征象,更进一步支持恶性诊断。最终手术证实为甲状腺未分化癌。

甲状腺未分化癌是甲状腺癌中的少见类型,恶性程度高,侵袭性强,进展快,常发生于老年患者,有长期甲状腺肿大史或原有颈部肿块短期内迅速增大,可累及一侧或双侧腺叶,常侵袭邻近组织或血管,常伴有呼吸困难或吞咽困难。超声图像表现为腺体增大,直径 5～10 cm,固定,质硬,内部回声多样化,可见钙化,并可见侵袭相邻组织的表现。

2. 鉴别诊断

(1) 甲状腺乳头状癌:约占甲状腺癌的 60%～62.24%;恶性程度较低,发现时通常肿块较小,多为健康体检时发现,大部分无包膜或包膜不完整;隐匿型癌直径<1 cm,超声可检出的最小为 2～6 mm。肿块

多为低回声,呈前后向生长,纵切面前后径大于上下径,形态不规则,边界不清,内部可见微小钙化,彩色多普勒显示肿块内可见穿入型血流信号,一般为高速高阻型,RI>0.75,而未分化癌肿块通常较大,累及一侧或双侧腺体,肿块回声极度不均匀,常伴有钙化斑,常侵及器官或周围血管,两者形态特征有明显差异。

(2) 甲状腺淋巴瘤:好发于老年女性,病程较短,典型表现为颈前无痛性迅速增大的甲状腺肿块,可累及一侧或双侧腺体,可伴有气管及喉部受压等症状。既往通常有桥本甲状腺炎和(或)甲状腺功能减退病史。因此,慢性淋巴细胞性甲状腺炎患者出现甲状腺肿块并迅速增大者,临床上应高度警惕淋巴瘤的可能。原发甲状腺淋巴瘤超声表现多样,但肿瘤多呈低回声,较均匀,后方回声均可见增强,一般不出现钙化。

(3) 慢性淋巴细胞性甲状腺炎:常伴有甲状腺功能减退病史,病程较长(1～2 年),甲状腺常为对称性肿大,质地韧硬,但通常无明显结节;其病理基础是由于淋巴细胞长期浸润导致滤泡破坏伴有纤维组织增生,依病程长短声像图表现呈多样性,多表现为低回声伴条索状高回声,呈网格样改变,彩色多普勒超声检查显示腺体实质内血流增多或无明显改变。而未分化癌腺体肿大呈非对称性,质地坚硬,声像图呈不均匀低回声,常伴有斑片状钙化,血流丰富,阻力指数增高。

五、要点与讨论

甲状腺未分化癌又称为间变性癌或肉瘤样癌,临床少见,约占甲状腺癌的 1%～2%,发病高峰年龄60～70 岁,1 年病死率却可达 14%～39%,临床表现为颈部肿物可于短期内骤然增大,迅速形成双侧弥漫性甲状腺巨大肿块,坚硬固定。

甲状腺未分化癌是所有甲状腺肿瘤中恶性程度最高的肿瘤,对人体的侵袭性较高,生长迅速,很早就出现周围组织的浸润和转移,多数病例在最初诊断时就有向甲状腺外浸润表现。因此,早发现、早治疗对未分化癌患者至关重要。甲状腺未分化癌超声图像表现为甲状腺体积增大,内部回声紊乱,常见钙化(声像特征表现为低回声区内见强回声)血流异常丰富。声像图可以反映甲状腺肿物及颈部淋巴结的形态、内部回声及血流情况,并具有特征性,结合临床表现及其病史,可以提高超声对甲状腺未分化癌的诊断水平。

六、思考题

(1) 甲状腺未分化癌的特征性声像图表现有哪些?

(2) 甲状腺未分化癌应注意和哪些疾病鉴别?

(3) 甲状腺未分化癌的主要临床表现是什么?

七、推荐阅读文献

[1] 李泉水,姜健,张家庭,等.超声显像与甲状腺癌病理类型的关系及良恶性结节并存的鉴别诊断[J].中华医学超声杂志(电子版),2009,6(4):44-48.

[2] 刘静静,刘利平.甲状腺癌的超声诊断及新技术的临床应用进展[J].中华超声影像学杂志,2015,24(2):181-183.

[3] Kebebew E, Greenspan FS, Clark OH, et al. Anaplastic thyroid carcinoma. Treatment outcome and prognostic factors [J]. Cancer, 2005,103(7):1330-1335.

[4] Hee JS, Hee JM, Jin YK, et al. Anaplastic thyroid cancer: ultrasonographic findings and the role of ultrasonography-guided fine needle aspiration biopsy [J]. Yonsei Med J, 2013,54(6):1400-1406.

（王　燕　吴　琼）

甲状腺髓样癌

一、病历资料

1. 病史

患者,女性,40 岁,因"体检发现颈部肿块 2 年"就诊。患者于 2 年前体检发现甲状腺肿块,近期肿块增大较明显,无疼痛不适,无吞咽困难,无声嘶,无呼吸困难,无高热。否认上呼吸道感染病史,无食欲亢进、心慌、情绪易激动等情绪性格的异常变化。

2. 体格检查

患者颈软,气管居中,无颈静脉怒张,无淋巴结肿大,甲状腺左叶可触及约 3 cm×4 cm 肿块,质软,无压痛,边界清,活动度可,随吞咽上下移动,未闻及血管杂音。

3. 实验室检查

甲状腺功能及相关抗体正常。

二、影像资料

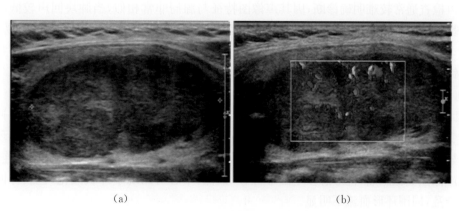

(a)　　　　　　　　　　　　　　(b)

图 9-1　甲状腺髓样癌声像图

(a)甲状腺髓样癌长轴切面;(b)甲状腺髓样癌内见少许血流。

三、超声所见及诊断

1. 超声所见

患者左侧甲状腺内探及一个低回声结节,大小 2.7 cm×1.8 cm×4.3 cm,形态规则,边界尚清,内回声尚均匀,内见少许血流信号(见图 9-1)。

2. 超声诊断

甲状腺左叶实质性结节,提示腺瘤可能性大。

3. 最后诊断

左叶甲状腺髓样癌。

四、超声分析和鉴别诊断

1. 超声分析

本病例为中年女性患者,自诉无明显不适,因"体检发现颈部肿块 2 年"来院就诊。超声检查发现右叶实性占位,边界尚清,形态规则,内见较丰富彩色血流信号,RI 0.72。依据占位的大小、形态、边界及血流特征,首先考虑甲状腺腺瘤可能性大。然而,手术快速冰冻病理提示甲状腺髓样癌、特殊类型腺瘤两种可能,石蜡及免疫组化病理诊断为髓样癌,说明该结节确实很难与腺瘤鉴别,髓样癌的诊断确实存在困难。

甲状腺髓样癌是一种相对较少见的甲状腺恶性肿瘤,约占所有甲状腺恶性肿瘤的 3%～10%。主要的临床表现为甲状腺无痛性实性结节。肿块生长压迫或浸润周围气管,食管出现憋闷、哽咽感,侵犯喉返神经出现声音嘶哑。其来源于甲状腺滤泡旁 C 细胞,可分泌降钙素、癌胚抗原(CEA)、嗜铬粒蛋白A、促肾上腺皮质激素、生长抑素、血清素等,因此血清学检查是髓样癌最具特征的临床指标检查,一般降钙素超过 100 pg/L,则需考虑髓样癌可能。典型髓样癌超声图像上表现为典型的实质性低回声,边界清楚,内回声较均匀,有时可以有小片状无回声区,血流信号较丰富。本例患者并无明显不适症状,甲状腺病灶较大,声像图显示肿块边界清楚尚光滑,内部回声较均匀,血流信号较丰富,声像特征和腺瘤类似,很容易误诊为腺瘤。最终依据石蜡和免疫组化检查结果诊断为甲状腺髓样癌。提示髓样癌的术前单纯依靠超声检查通常较难明确诊断,因其声像图特征与腺瘤非常相似,当肿块回声较低(通常腺瘤回声稍高,一般呈等回声或中等偏低回声),肿块较大而无明显液化(腺瘤直径>3 cm 时容易发生液化),血流又比较丰富分布杂乱时,应想到髓样癌可能,应结合实验室检查如降钙素、癌胚抗原等帮助诊断,超声引导下细针穿刺细胞学活检、基因筛查等可以明确诊断。

2. 鉴别诊断

(1) 甲状腺腺瘤:常为单发,呈低回声或等回声,回声均匀,边界清晰,可见线状包膜样回声,后方回声增强或无变化。体积较大时,内回声不均匀,中心容易出现液化或囊性变。周边可有晕环,彩色多普勒超声检查显示周边声晕处可见丰富的环状动、静脉血流,频谱为高速低阻或高速高阻或连续性血流信号。髓样癌声像图类似腺瘤,但形态多呈圆形,回声偏低,中心可出现小片状液化,包膜样回声不明显,血流丰富且杂乱,周围环形血流不明显。

(2) 结节性甲状腺肿:病程长,多无临床症状,声像图可见甲状腺不对称性肿大,甲状腺组织内可见多个大小不等的结节,部分向被膜外突出。结节回声强度不一,可呈低回声、等回声、高回声及囊实混合性回声,边界可清楚,也可相互融合,可有钙化或液化,钙化常为较粗大的钙化。彩色多普勒超声检查显示结节血流可呈边缘血管为主型、中央血管为主型及混合血管型。

(3) 甲状腺乳头状癌:最多见,约占甲状腺癌的 60%～62.24%;恶性程度较低,有较典型的声像图特征,详见前述。

五、要点与讨论

　　甲状腺髓样癌为低分化癌,属于中度恶性的肿瘤,恶性程度位于甲状腺未分化癌与甲状腺乳头状癌、甲状腺滤泡癌之间,具有早期侵犯区域淋巴结和容易向肺、骨和肝等远处转移的倾向,预后相对较差。其中 75% 为散发性,25% 为家族型。部分患者可同时合并其他内分泌肿瘤,如肾上腺腺瘤等。

　　髓样癌超声图像上多数表现为单发的实性为主的低回声,形态不规则,周边无声晕。但是,髓样癌也具有自身的一些特点,一般边界清晰,形态圆形或椭圆形,部分结节伴有粗大钙化,髓样癌和乳头状癌中的钙化频率明显高于其他病理类型的甲状腺癌。但两者结节内钙化形成机制及其声像图表现不同。髓样癌的钙化较乳头状癌的更致密、更粗糙。前者主要由淀粉样物质包绕的局部钙盐沉积形成,而后者主要由沙砾体所致。单纯依靠超声特征确诊髓样癌难度是非常大的,血清学检查一般被认为是甲状腺髓样癌最具特征的临床检验指标,降钙素超过 100 pg/L,则需考虑髓样癌可能。当怀疑髓样癌时,还应注意患者有无高血压、检查肾上腺有无合并腺瘤等。

六、思考题

　　(1) 甲状腺髓样癌的特征性声像图表现有哪些?
　　(2) 甲状腺髓样癌的鉴别诊断主要有哪些?
　　(3) 甲状腺髓样癌的肿瘤标志物有哪些?

七、推荐阅读文献

　　[1] 朱雄增.甲状腺癌诊治相关的病理学研究进展[J].中国实用外科杂志,2010,30(10):889-891.

　　[2] 李娜,常才,陈敏,等.甲状腺髓样癌的超声特征分析[J].中华超声影像学杂志,2013,22(6):539-540.

　　[3] 李泉水,姜健,张家庭,等.超声显像与甲状腺癌病理类型的关系及良恶性结节并存的鉴别诊断[J].中华医学超声杂志(电子版),2009,6(4):44-48.

　　[4] 蔡胜,欧阳云淑,李建初,等.超声对甲状腺髓样癌的诊断价值[J].中国超声医学杂志,2008,24(12):1071-1075.

　　[5] Ahmed S R, Ball D W. Clinical review: Incidentally discovered medullary thyroid cancer: diagnostic strategies and treatment [J]. J Clin Endocrinol Metab, 2011,96(5):1237-1245.

(王　燕　吴　琼)

案例 10
甲状腺滤泡癌

一、病历资料

1. 病史

患者,女性,49岁,因"体检发现颈部肿块2年"就诊。患者于2年前体检发现甲状腺右叶肿块,肿块无明显增大。无疼痛不适,无吞咽困难,无声嘶,无呼吸困难,无高热。否认上呼吸道感染病史,无食欲亢进、失眠、心慌、烦躁、情绪易激动等情绪性格的异常变化。

2. 体格检查

患者颈软,气管居中,无颈静脉怒张,无淋巴结肿大,甲状腺右叶可触及约 3 cm×2 cm 肿块,质软,无压痛,边界清,活动度可,随吞咽上下移动,未闻及血管杂音。

3. 实验室检查

FT$_3$ 5.7 pmol/L,FT$_4$ 15.6 pmol/L,TSH 3.67 mIU/L,TgAb 25.11 kIU/L,TPO - Ab 15.84 kIU/L。

二、影像资料

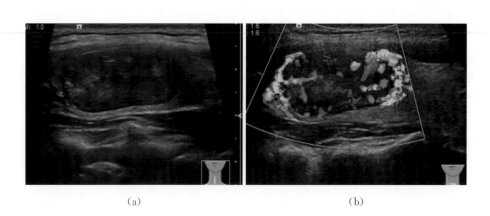

(a)   (b)

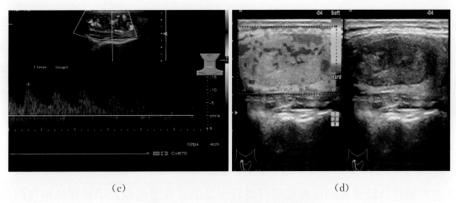

(c)　　　　　　　　　　　　　　(d)

图 10-1　甲状腺滤泡癌声像图

(a)甲状腺滤泡癌长轴切面；(b)甲状腺滤泡癌周边见较丰富血流；(c)甲状腺滤泡癌血流
频谱呈高阻型；(d)甲状腺滤泡癌弹性成像示质地软。

三、超声所见及诊断

1. 超声所见

患者甲状腺右叶内探及一低回声，上下径 3.1 cm，左右径 2.3 cm，前后径 1.3 cm，边界尚清，内回声不均匀，周边有晕，未见明显包膜样回声，内部和周边均可见较丰富彩色血流信号。频谱：PSV 12 cm/s，EDV 4 cm/s，RI 0.71。弹性评分：2 分（见图 10-1）。

2. 超声诊断

甲状腺右叶实性结节，考虑滤泡性肿瘤可能。

3. 最后诊断

右侧甲状腺滤泡癌，包膜微浸润型。

四、超声分析和鉴别诊断

1. 超声分析

本病例为中年女性患者，自述无明显不适，因"体检发现颈部肿块 2 年"来院就诊。超声检查发现右叶实性占位，边界尚清，周边有晕，内回声不均，周边见较丰富血流信号。频谱：PSV 12 cm/s，EDV 4 cm/s，RI 0.71。弹性评分：2 分。依据占位的大小、形态、边界及血流特征，以及弹性评分较低提示质地较软，考虑甲状腺腺瘤可能性大，然而，结节内回声不均、血流信号丰富且阻力指数稍高，也不能除外恶性倾向，故诊断滤泡性肿瘤，最后手术病理证实为滤泡癌。

甲状腺滤泡癌约占甲状腺癌的 5%～22.95%，多发于中、老年女性，恶性程度较高，易发生血行转移，一般都有包膜，但病理切片示包膜、血管有肿瘤浸润生长。声像图与腺瘤非常相似，但滤泡癌通常内部回声分布不均匀，血流较丰富，血流阻力指数 RI>0.7，周边的晕环常薄厚不均，中心液化较少见，腺瘤常有中心液化。另外，本例滤泡癌弹性成像提示质地较软，表明滤泡癌与腺瘤同为滤泡性肿瘤，组织学构成基本相同，均为滤泡上皮，唯一能区别的是包膜或血管侵犯或转移。甲状腺细针穿刺或组织学穿刺活检由于取材有限不能明确判断肿瘤是否有包膜或血管的微浸润，因此不能用于明确区分滤泡性癌或腺瘤。同样，对于有包膜的滤泡性肿瘤在术中行冷冻切片诊断时，由于不可能对包膜做彻底检查，如未取到病变区域，往往不能明确诊断。

2. 鉴别诊断

甲状腺滤泡状癌与滤泡状腺瘤的鉴别：由于滤泡癌的病理组织学特点，其与滤泡状腺瘤在声像图上较难鉴别,均呈低回声,边界尚清。需注意对肿块进行仔细观察,如内部回声的均匀度、包膜完整性及晕环的厚度等。典型的滤泡癌通常形态呈类圆形,包膜回声不明显,内部回声分布不均匀,血流较丰富,血流阻力指数 RI＞0.7,周边的晕环常薄厚不均,中心液化较少见,较大的滤泡癌常伴有钙化;而腺瘤多呈椭圆形,多呈等回声或中等偏低回声,回声略高于滤泡癌,回声均匀,血流分布呈"抱球征",周边常可见环绕型彩色血流。对不能明确良、恶性者可考虑诊断为甲状腺滤泡状肿瘤。

五、要点与讨论

甲状腺滤泡肿瘤包括较常见的良性腺瘤以及较少见的恶性滤泡癌。甲状腺滤泡癌约占甲状腺癌的5％～22.95％,多发于中、老年女性,恶性程度较高,易发生血行转移。甲状腺滤泡状癌一般是指呈滤泡分化而无乳头状癌细胞核分化特征的甲状腺恶性肿瘤,其发生机制不清,可能与基因突变有关,多发生于缺碘地区。根据甲状腺滤泡癌侵袭性的不同,可分为微浸润型滤泡癌及广泛浸润型滤泡癌。肿瘤仅浸润包膜全层而无周围组织浸润或转移称为微浸润型滤泡癌,如肿瘤浸润周围组织或发生转移则为广泛浸润型滤泡癌。甲状腺滤泡性腺瘤一般无侵袭特征或虽浸润包膜但未侵及全层。

甲状腺滤泡癌与滤泡性腺瘤相似,多数具有滤泡结构以及完整的包膜,与滤泡性腺瘤不同的是滤泡癌内肿瘤细胞较密实,肿瘤包膜不规则增厚,肿瘤内常有坏死区域。滤泡癌声像图因此与腺瘤也非常相似,术前较难明确诊断。滤泡癌一般内部回声分布不均匀,血流较丰富,血流阻力指数 RI＞0.7,周边的晕环常薄厚不均。腺瘤常有中心液化,而滤泡癌中心液化少见。腺瘤和滤泡癌的鉴别有助于减少不必要的手术,但目前影像学检查甚至细胞学检查尚难准确区分滤泡癌和腺瘤,因此怀疑滤泡性肿瘤的结节直径＞3 cm 者通常建议手术。对于超声检查或穿刺活检怀疑滤泡肿瘤的结节,如果形态不规则、实性、无声晕、边界不清、回声低或极低、有微钙化,则该结节为滤泡癌的可能性较大,应建议患者接受手术切除。

六、思考题

(1) 甲状腺结节出现哪些声像图表现应考虑滤泡癌可能?

(2) 甲状腺滤泡癌的病理学特点是什么?

七、推荐阅读文献

[1] 周永昌,郭万学.超声医学[M].4 版.北京:科学技术文献出版社,2003:385 - 385.

[2] 姜玉新,赖兴建,张波.常规超声对甲状腺滤泡肿瘤的鉴别诊断价值[J].中国医学科学院学报,2013,35(5):483 - 487.

[3] 李泉水,姜健,张家庭,等.超声显像与甲状腺癌病理类型的关系及良恶性结节并存的鉴别诊断[J].中华医学超声杂志(电子版),2009,6(4):44 - 48.

[4] Cipriani N A, Nagar S, Kaplan S P, et al. Follicular thyroid carcinoma: how have histologic diagnoses changed in the last half-century and what are the prognostic implications? [J]. Thyroid, 2015,25(11):1209 - 1216.

(王 燕 吴 琼 胡 兵)

案例 11
慢性淋巴细胞性甲状腺炎

一、病历资料

1. 病史

患者,女性,38 岁,因"自觉颈部不适 1 月"就诊。患者于 1 月前无明显诱因出现颈部不适,不伴乏力,无吞咽困难,无声嘶,无呼吸困难,无高热。否认上呼吸道感染病史,无食欲亢进、失眠、心慌、烦躁、情绪易激动等情绪性格的异常变化。

2. 体格检查

患者颈软,气管居中,无颈静脉怒张,无淋巴结肿大,双侧甲状腺肿大,质地韧硬,无明显压痛,未触及明显肿块,未闻及血管杂音。

3. 实验室检查

FT$_3$ 5.53 pmol/L, FT$_4$ 19.16 pmol/L, TSH 1.46 mIU/L, TgAb 562.00 kIU/L↑, TPO - Ab 191.94 kIU/L↑。

二、影像资料

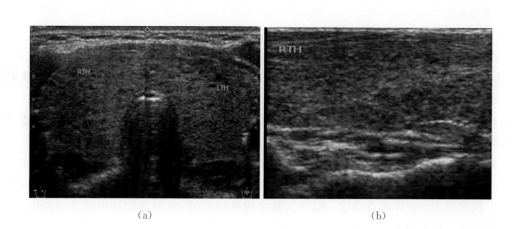

(a)　　　　　　　　　　　　　　(b)

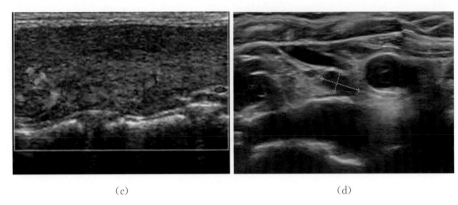

(c) (d)

图 11 - 1　慢性淋巴细胞性甲状腺炎声像图

(a)甲状腺弥漫肿大伴峡部增厚;(b)腺体内回声弥漫不均;(c)甲状腺腺体内见少许条带
状血流信号;(d)甲状腺右侧气管旁可见小淋巴结。

三、超声所见及诊断

1. 超声所见

患者双侧甲状腺弥漫性肿大,峡部厚约 0.5 cm,甲状腺腺体内回声增粗、不均匀,可见弥漫性小片状回声减低区及条状稍高回声,边界不清,呈"网格"状,甲状腺腺体内可见条带状血流信号。右侧气管旁探及一低回声,大小约 0.6 cm×0.4 cm(见图 11 - 1)。

2. 超声诊断

(1) 双侧甲状腺弥漫性病变,考虑慢性淋巴细胞性甲状腺炎可能,请结合甲状腺激素及抗体检查。

(2) 右侧气管旁淋巴结可见,考虑与甲状腺慢性炎症有关。

3. 最后诊断

慢性淋巴细胞性甲状腺炎。

四、超声分析和鉴别诊断

1. 超声分析

本病例为女性患者,否认近期上呼吸道感染或病毒感染史。因"自觉颈部不适 1 月"来院就诊。超声检查发现甲状腺弥漫肿大伴峡部增厚,腺体内可见呈"网格"状分布的高低回声区,但均无明显占位效应,上述表现符合慢性淋巴细胞性甲状腺炎(Hashimoto thyroiditis, HT,习惯称为桥本甲状腺炎)的典型特征。甲状腺周围淋巴结在桥本甲状腺炎患者的气管旁经常可以见到,通常被认为是炎症刺激淋巴细胞反应性增生的表现。但仍需结合血清抗甲状腺过氧化物酶抗体和抗甲状腺球蛋白抗体结果,结合上述抗体阳性不难诊断本病。

本病女性发病率为男性的 10 倍左右,高发年龄为 30～50 岁。HT 是导致甲状腺功能减退的最主要原因之一,发病隐匿、病程较长,一般无特征性临床表现,可通过实验室检测血清抗甲状腺过氧化物酶抗体和抗甲状腺球蛋白抗体阳性确诊。结合实验室检查结果,彩色多普勒超声检查对辅助诊断本病具有重要参考价值。典型声像图表现为:①甲状腺轻度弥漫性肿大,质韧;峡部增厚明显;晚期甲状腺可萎缩;②甲状腺腺体内回声增粗,可见弥漫性回声减低区,由于纤维组织增生,内部呈网格状改变,为桥本甲状腺炎特征性表现;③彩色多普勒超声检查显示甲状腺组织内血流信号呈轻度增多;④双侧颈部气管旁可见小淋巴结;⑤初发或活动期甲状腺内血流较丰富,临床上可伴有甲亢的表现。

2. 鉴别诊断

（1）甲状腺淋巴瘤：甲状腺淋巴瘤与慢性淋巴细胞性甲状腺炎均可伴有甲状腺功能减退病史，常规超声检查均可表现为低回声，且两病常合并存在，鉴别较困难。原发甲状腺淋巴瘤超声表现多样，多呈低回声，肿瘤后方回声可见增强效应。后者病程较长，甲状腺肿大但通常无明显结节；其病理基础是由于淋巴细胞长期浸润导致滤泡破坏而形成纤维结构，因此声像图显示病变为低回声伴条索状高回声，但其后方回声不增强。

（2）亚急性甲状腺炎：两者均可伴甲状腺肿大、回声弥漫性减低，有时容易误诊。亚急性甲状腺炎多见于 20～60 岁女性，上呼吸道感染或病毒感染史，临床表现为甲状腺肿大并有轻度压痛，二维声像显示低回声带与疼痛一致。彩色多普勒表现为甲状腺内异常回声区周边有较丰富的血流信号。频谱多普勒超声检查在低回声区边缘可及动脉频谱，而内部常无血流信号探及。低回声数目和大小因患者和病期而不一，呈多个散在性或融合性低回声带。

（3）毒性弥漫性甲状腺肿：甲状腺两叶对称性增大，边缘多规则；内部回声为密集细小光点，光点分布均匀或不均匀，一般无结节，峡部增厚不明显。甲状腺组织内可见丰富血流信号，呈"火海"征，患者可有心悸、怕热、多汗等症状。

（4）结节性甲状腺肿：病程长，多无临床症状，声像图检查可见甲状腺不对称性肿大，甲状腺组织内可见多个大小不等的结节，部分向被膜外突出。结节回声强度不一，可呈低回声、等回声、高回声及囊实混合性回声，边界可清楚，也可相互融合，可有钙化或液化，钙化常为较粗大的钙化。彩色多普勒显示结节血流可呈边缘血管为主型、中央血管为主型及混合血管型。

五、要点与讨论

慢性淋巴细胞性甲状腺炎，是一种 T、B 细胞弥漫浸润导致的自身免疫性甲状腺疾病，由日本人桥本氏在 1912 年首先报道，也叫桥本病，其发病率在多种免疫性甲状腺疾病中位居首位，并且近年在人群中一直呈上升趋势。由于发病隐匿，常在体检或出现甲状腺功能亢进或甲状腺功能减退症状时就诊，或因甲状腺结节或甲状腺肿瘤手术时证实。

1975 年，Fisher 等提出桥本病的 5 项诊断标准：①甲状腺弥漫性肿大，质韧，有结节，表面不平；②抗甲状腺过氧化物酶抗体和抗甲状腺球蛋白抗体阳性；③促甲状腺激素升高；④甲状腺核素扫描呈放射性分布不均；⑤过氯酸盐排泄试验阳性。上述 5 项中有 2 项符合可拟诊桥本病，具有 4 项可确诊。彩色多普勒超声对诊断本病具有重要参考价值。根据 HT 甲状腺回声改变可分为：①局限型，表现为甲状腺一侧或双侧叶内形态不规则、边界不清的片状低回声区。②弥漫型，表现为双侧甲状腺回声不同程度弥散性减低，多数近似或低于同侧颈前肌回声水平，部分甲状腺内可见粗细不等的不规则纤维条索样强回声。③结节型，表现为实质回声，出现单个或多个结节样的改变，边界清晰或不清晰，结节周边无声晕，后方无声衰减，无明显占位效应。

HT 的发展是一个动态过程，甲状腺内部组织被淋巴细胞吞噬浸润及纤维组织替代程度的不同会导致腺体出现硬度差异，新技术如弹性成像可以通过评估硬度变化而对病变过程进行具体分期。此外，国内外学者通过研究还认为 HT 与甲状腺癌之间存在着密切关系。在 HT 的基础上合并的结节更容易癌变。机制可能为甲状腺滤泡上皮受自身淋巴细胞免疫攻击损伤，导致甲状腺素合成分泌减少，反馈性刺激滤泡上皮增生，长期累积炎症刺激可导致癌变。因此，在 HT 背景下对甲状腺结节良恶性的鉴别诊断也十分必要。

六、思考题

（1）桥本甲状腺炎的临床诊断标准有哪些？

（2）桥本甲状腺炎根据内部回声特征可分为哪几种类型？各自有何特征声像改变？

七、推荐阅读文献

[1] 周永昌,郭万学.超声医学[M].6版.北京:人民军医出版社,2011:267-267.

[2] 连小兰,白耀,孙梅励,等.血清抗甲状腺球蛋白抗体和抗甲状腺过氧化物酶抗体测定的临床诊断意义[J].中国医学科学院学报,2004,26(6):677-681.

[3] 郑蓉,张丹.桥本甲状腺炎的诊断进展[J].中华临床医师杂志(电子版),2013,(04):1687-1689.

[4] Jankovic B, Le K T, Hershman J M. Clinical Review：Hashimoto's thyroiditis and papillary thyroid carcinoma：is there a correlation? [J]. J Clin Endocrinol Metab，2013,98(2):474-482.

[5] Caturegli P, De Remigis A, Rose N R. Hashimoto thyroiditis：clinical and diagnostic criteria [J]. Autoimmun Rev，2014,13(4-5):391-397.

（王　燕　吴　琼）

案例 12

原发性甲状腺恶性淋巴瘤

一、病历资料

1. 病史

患者,女性,76岁,因"发现颈部肿块2周"就诊。患者于2周前无意发现右侧颈部肿块,近1周肿块明显增大,出现吞咽困难、饮水呛咳并进行性加重。无声嘶,无呼吸困难,无高热。否认上呼吸道感染病史,无食欲亢进、失眠、心慌、烦躁、情绪易激动等情绪性格的异常变化,患者既往有慢性淋巴细胞性甲状腺炎及甲状腺功能减退病史。

2. 体格检查

患者颈软,气管居中,无颈静脉怒张,无淋巴结肿大,右侧甲状腺可触及约5 cm×6 cm肿块,质软,无压痛,边界清,活动度可,随吞咽上下移动,未闻及血管杂音。

3. 实验室检查

FT_3 4.7 pmol/L,FT_4 20.6 pmol/L,TSH 53.74 mIU/L,TgAb 25.78 kIU/L,TPO-Ab 715.60 kIU/L↑。

二、影像资料

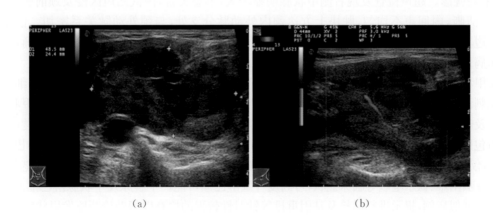

(a)　　　　　　　　　　　　　　　(b)

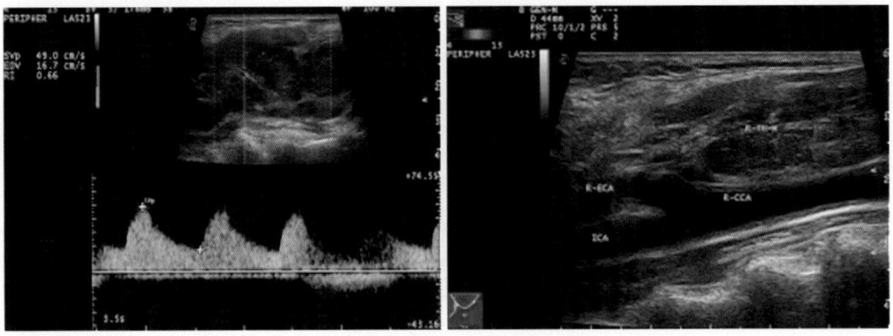

(c)　　　　　　　　　　　　　　　　(d)

图 12 - 1　甲状腺淋巴瘤声像图

(a)甲状腺淋巴瘤;(b)甲状腺淋巴瘤内见少量血流;(c)甲状腺淋巴瘤内血流频谱呈低阻型;(d)甲状腺淋巴瘤上缘达颈内外动脉分支处。

三、超声所见及诊断

1. 超声所见

患者右侧甲状腺明显增大,形态失常。右叶甲状腺见一低回声区,侵及颈前肌层,大小:上下径6.0 cm,前后径2.4 cm,左右径4.9 cm,形态不规则,边界欠清晰,内回声不均匀,肿块上方达颈内外动脉分支处,与颈外动脉关系密切,肿块内部见少量血流信号(见图 12 - 1)。左侧甲状腺未见明显异常回声。

2. 超声诊断

右侧甲状腺低回声肿块,考虑甲状腺癌可能性大。

3. 最后诊断

右侧甲状腺弥漫性大 B 细胞淋巴瘤。

四、超声分析和鉴别诊断

1. 超声分析

本病例为老年女性患者,既往有慢性淋巴细胞性甲状腺炎及甲状腺功能减退病史。因"发现颈部肿块 2 周"来院就诊。超声检查发现右侧甲状腺明显增大,形态失常,内低回声区侵及颈前肌层,形态不规则,边界欠清晰,内回声不均匀,肿块上方达颈内外动脉分支处,与颈外动脉关系密切。依据占位的大小、形态、边界及与周围解剖关系,考虑恶性可能性大,但仅仅依靠占位的声像特征难以确定病理类型。最后手术病理证实为弥漫性大 B 细胞淋巴瘤。

原发甲状腺淋巴瘤占所有甲状腺恶性肿瘤的 0.6%～5.0%,目前多认为与慢性淋巴细胞性甲状腺炎和抗原刺激有关。甲状腺淋巴瘤好发于老年女性,典型表现为颈前无痛性迅速增大的甲状腺肿块,可伴有气管及喉部受压等症状。既往通常有甲状腺功能减退病史。淋巴瘤声像图表现可类似甲状腺癌,可表现为包膜不完整低回声,形态不规则,边界不清,内部可见微小钙化等。由于甲状腺淋巴瘤超声表现具多样性,仅根据其超声表现或其他影像学表现不能诊断原发甲状腺淋巴瘤,本例患者为老年女性,结合其病史及吞咽困难、饮水呛咳等临床症状,可高度怀疑淋巴瘤可能。了解原发甲状腺淋巴瘤超声表现的意义在于筛查疑似病例,提示进行活检及基因重排等针对性较强的检查以帮助诊断原发甲状腺淋巴瘤。

2. 鉴别诊断

(1)甲状腺乳头状癌:大部分无包膜或包膜不完整;肿块多为低回声,通常后方无回声增强,形态不规则,边界不清,内部可见微小钙化,彩色多普勒显示肿块内可见穿入型血流信号,一般为高速高阻型,RI>0.75。

（2）亚急性甲状腺炎：多见于 20～60 岁女性，上呼吸道感染或病毒感染史，临床表现为甲状腺肿大并有轻度压痛，二维声像检查时在低回声区域触诊与疼痛一致。彩色多普勒超声检查表现为甲状腺内异常回声区周边呈有较丰富的血流信号，内部血流信号无血流显示或仅少数较丰富。频谱多普勒超声检查在低回声区边缘可及动脉频谱，而内部常无血流信号探及。低回声数目和大小因患者和病期而不一，呈多个散在性或融合性低回声带。

（3）慢性淋巴细胞性甲状腺炎：与甲状腺淋巴瘤常伴有甲状腺功能减退病史，常规超声检查均可表现为低回声，且两病常合并存在，鉴别较困难。前者病程较长，甲状腺肿大但通常无明显结节；其病理基础是由于淋巴细胞长期浸润导致滤泡破坏而形成纤维结构，因此声像图检查显示病变为低回声伴条索状高回声，但其后方回声不增强；彩色多普勒超声检查显示腺体实质内血流无明显改变。

五、要点与讨论

甲状腺淋巴瘤临床较少见，占所有甲状腺恶性肿瘤的 0.6%～5.0%，在结外淋巴瘤中所占的比例不到 2%。其病因尚不确定，目前多认为与慢性淋巴细胞性甲状腺炎和抗原刺激有关。有研究发现，甲状腺淋巴瘤来源于慢性淋巴细胞性甲状腺炎的活跃淋巴细胞，因而认为慢性淋巴细胞性甲状腺炎可能是淋巴瘤的前期病变，考虑由于抗原的长期慢性刺激导致 B 细胞克隆增生而发生淋巴瘤。

甲状腺淋巴瘤好发于老年女性，病程较短，典型表现为颈前无痛性迅速增大的甲状腺肿块，可伴有气管及喉部受压等症状。既往通常有甲状腺功能减退病史。因此，慢性淋巴细胞性甲状腺炎患者出现甲状腺肿块并迅速增大者，临床上应高度警惕淋巴瘤的可能。目前，国内外一致同意将原发甲状腺淋巴瘤的超声表现进行分成 3 型：①结节型，表现为腺体内单发或多发结节，声像特征为甲状腺局限性肿大，病灶呈等回声、低回声或类似无回声；②弥漫型，一侧或一侧以上腺体增大，回声减低，呈较均匀低回声表现；③混合型，表现为弥漫型基础上甲状腺内部多个低回声病灶，病灶可为结节样或片状分布。原发甲状腺淋巴瘤超声表现多样，但肿瘤后方回声可见增强。

六、思考题

（1）甲状腺淋巴瘤的特征性声像图表现有哪些？
（2）甲状腺淋巴瘤的鉴别诊断主要有哪几个？如何鉴别？
（3）甲状腺淋巴瘤分为哪几种类型？各自有何特征？

七、推荐阅读文献

［1］朱雄增.甲状腺癌诊治相关的病理学研究进展［J］.中国实用外科杂志,2010,30(10):889-891.

［2］夏宇,戴晴,姜玉新,等.原发甲状腺淋巴瘤的超声表现［J］.中华超声影像学杂志,2010,19(2):131-133.

［3］陈捷,胡兵,冯亮.超声在原发性甲状腺恶性淋巴瘤中的诊断价值［J］.中国超声医学杂志,2009,25(9):893-895.

［4］李泉水,姜健,张家庭,等.超声显像与甲状腺癌病理类型的关系及良恶性结节并存的鉴别诊断［J］.中华医学超声杂志(电子版),2009,6(4):44-48.

［5］Ota H, Ito Y, Matsuzuka F, et al. Usefulness of ultrasonography for diagnosis of malignant lymphoma of the thyroid ［J］. Thyroid, 2006,16(10):983-987.

（王　燕　吴　琼）

案例 13

亚急性甲状腺炎

一、病历资料

1. 病史

患者,男性,58 岁,因"颈部疼痛伴乏力 10 天"就诊。患者于 10 天前无明显诱因出现颈部疼痛不适,放射到耳后,伴乏力,无吞咽困难,无声嘶,无呼吸困难,无高热。否认上呼吸道感染病史,无食欲亢进、失眠、心慌、烦躁、情绪易激动等情绪性格的异常变化。

2. 体格检查

患者颈软,气管居中,无颈静脉怒张,无淋巴结肿大,右侧甲状腺区有明显压痛,未触及明显肿块,左侧甲状腺未触及肿块,未闻及血管杂音。

3. 实验室检查

FT$_3$ 4.67 pmol/L, FT$_4$ 13.37 pmol/L, TSH 2.67 mIU/L, ESR 89 mm/h↑。WBC 计数 12.9×10^9/L ↑, N 86.3% ↑。

二、影像资料

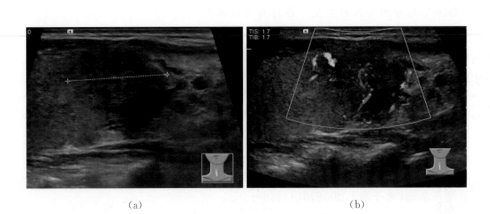

(a)   (b)

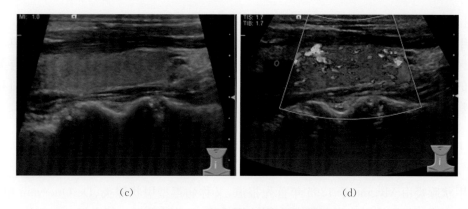

（c）　　　　　　　　　　　　　　　（d）
图 13 - 1　亚急性甲状腺炎声像图
（a）甲状腺右叶亚急性甲状腺炎长轴切面；（b）甲状腺右叶低回声区内见少许血流；（c）1个月后甲状腺右叶未见明显异常回声；（d）一个月后甲状腺右叶内未见异常血流分布。

三、超声所见及诊断

1. 超声所见

患者甲状腺右叶见一片状低回声区，范围约 2.2 cm×2.3 cm，边界不清，内见少许彩色血流信号［见图 13 - 1（a）、（b）］。1月后复查，右叶腺体内未见明显异常回声［见图 13 - 1（c）、（d）］。左叶甲状腺未见明显异常回声。

2. 超声诊断

右叶甲状腺低回声区，考虑亚急性甲状腺炎可能。

3. 最后诊断

亚急性甲状腺炎。

四、超声分析和鉴别诊断

1. 超声分析

本病例为男性患者，否认近期上呼吸道感染或病毒感染史。因"颈部疼痛伴乏力 10 天"来院就诊。超声检查发现甲状腺右叶见片状低回声区，范围较大，边界不清，无明显占位感，内见少许彩色血流信号。由于右叶片状低回声无明显占位效应，结合患者有颈部疼痛症状，考虑亚急性甲状腺炎可能大，但仍需结合实验室结果。该例患者之后完善血常规、血沉等相关检查，结果提示白细胞计数稍升高，血沉加快。患者 1 月后复查超声，发现右叶低回声区完全消失，患者疼痛症状明显缓解，符合亚急性甲状腺炎病理发展过程。

亚急性甲状腺炎多见于 20～60 岁女性，可能为病毒或病态反应所致。白细胞上升，T_3、T_4 增高，吸碘率降低，γ球蛋白增高，血沉加快。临床表现为甲状腺肿大并有轻度压痛，二维声像图显示低回声带与疼痛一致。彩色多普勒表现为甲状腺内异常回声区周边有较丰富的血流信号，内部通常无血流信号或有少许彩色血流信号。频谱多普勒超声检查在低回声区边缘可及动脉频谱，而内部血流信号较少。低回声数目和大小因患者和病期而不一，呈多个散在性或融合性低回声带。本例患者为男性，否认有近期上呼吸道感染或病毒感染史，甲状腺功能正常，与典型亚急性甲状腺炎表现并不完全一致，故诊断一定要结合患者临床症状、体征、实验室检查，以及声像图特征综合分析并做好随访观察。

2. 鉴别诊断

亚急性甲状腺炎的诊断根据病史、实验室检查和超声特征性表现一般不难做出诊断,声像图表现为片状低回声区,边界模糊,通常无球体感,这点有别于占位性病变,与淋巴瘤等的鉴别参见有关章节。特别需要指出的是有些患者或由于治疗不彻底病变可表现为多灶性、游走性、反复性,声像图和血沉的动态观察对该病的诊断和疗效评估有重要的价值。

五、要点与讨论

亚急性甲状腺炎由 Mygind 于 1895 年首先报道,又称病毒型甲状腺炎、De Quervain 甲状腺炎、肉芽肿性甲状腺炎或巨细胞性甲状腺炎等,是一种自限性疾病,临床预后一般良好。一般认为与病毒感染有关,常继发于上呼吸道感染、病毒性腮腺炎等。起病急骤,主要临床表现为甲状腺肿大、颈部疼痛及局部发热等。然而,由于患者所处的时期不同、病变范围不同、病情轻重不同,其临床表现不同,且缺乏典型的临床特征,可能出现漏诊或误诊。

根据病变累及范围将亚急性甲状腺炎分为弥漫型和局限型:弥漫型为甲状腺整个侧叶或双侧叶均表现为弥漫性回声减低;局限型为甲状腺内出现一处或多处不均匀回声减低区,呈局限性分布,检查时探头局部加压时病变部位有压痛。二维声像显示低回声带与疼痛一致。彩色多普勒表现为甲状腺内异常回声区周边有较丰富的血流信号,内部血流信号无血流显示或仅少数较丰富。频谱多普勒在低回声区边缘可及动脉频谱,而内部常无血流信号探及。总之,亚急性甲状腺炎在二维、彩色及频谱多普勒声像图上均具有一定的特征性表现,综合分析声像图特征并结合局部加压扫查可提供可靠的诊断依据。

六、思考题

(1) 亚急性甲状腺炎的特征性声像图表现有哪些?

(2) 亚急性甲状腺炎分为哪几种类型? 各自有何特征声像改变?

七、推荐阅读文献

[1] 梁新,李泉水,郭国强,等.超声显像对亚急性甲状腺炎的诊断及误诊分析[J].中国超声医学杂志,2008,24(3):213-215.

[2] 陈林,陈悦,詹维伟,等.超声诊断亚急性甲状腺炎[J].中国医学影像技术,2010,26(9):1678-1681.

[3] 杨力,段洪涛,宋奕宁,等.彩色多普勒超声诊断亚急性甲状腺炎[J].中国医学影像技术,2009,25(12):2211-2213.

[4] Langer JE, Khan A, Nisenbaum HL, et al. Sonographic appearance of focal thyroiditi [J]. Am J Roentgenol, 2001,176(3):751-754.

[5] Park SY, Kim EK, Kim MJ. Ultrasonographic characteristics of subacute granulomatous thyroiditis [J]. Korean J Radiol, 2006,7(04):229-234.

(王　燕　吴　琼　胡　兵)

案例 14

甲状旁腺增生

一、病历资料

1. 病史

患者,女性,67岁,因"骨痛2月余"就诊。患者于2月前自觉全身骨痛,无吞咽困难,无声嘶,无呼吸困难,无颈部活动障碍,无颈部感觉异常。患者既往否认骨质疏松、骨折病史。

2. 体格检查

患者颈软,气管居中,无颈静脉怒张,无淋巴结肿大,双侧甲状腺未扪及异常肿物,未闻及血管杂音。

3. 实验室检查

PTH 540.00 ng/L↑,血 Ca 3.35 mmol/L↑, FT_3 5.00 pmol/L, FT_4 11.76 pmol/L↓, TSH 1.87 mIU/L, Tg 0.54 μg/L↓, TgAb 232.90 kIU/L↓。

二、影像资料

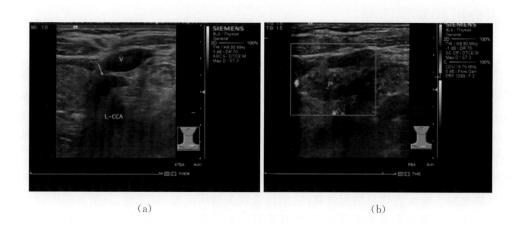

(a)　　　　　　　　　　　　　(b)

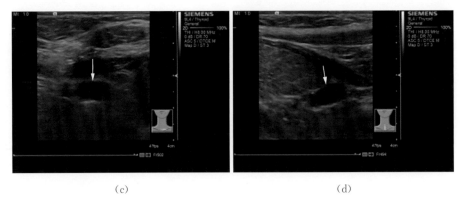

(c)   (d)

图 14-1 甲状旁腺增生声像图

(a)左侧锁骨上甲状旁腺增生;(b)增生甲状旁腺内未见血流;(c)左侧近胸骨上窝甲状旁
腺增生;(d)左侧近胸骨上窝甲状旁腺增生。

三、超声所见及诊断

1. 超声所见

甲状腺回声欠均匀,左侧甲状腺下极下方偏背侧(气管旁近胸骨上窝处)见一低回声区,大小约
1.4 cm×0.6 cm,边界尚清,回声均匀,内未见明显彩色血流信号。左侧锁骨上(左侧甲状腺偏外侧近颈
动脉前方)见两个低回声区,似相连,大小分别约 1.4 cm×0.5 cm、1.5 cm×0.6 cm,内见少许彩色血流
信号(见图 14-1)。

2. 超声诊断

(1) 甲状腺回声欠均匀,考虑桥本甲状腺炎可能。

(2) 左侧甲状腺下极下方偏背侧(气管旁近胸骨上窝处)、左侧锁骨上(左侧甲状腺偏外侧近颈动脉
前方)多发性实质性占位性病变,考虑甲状旁腺增生可能。

3. 最后诊断

甲状旁腺增生,桥本甲状腺炎。

四、超声分析和鉴别诊断

1. 超声分析

本病例患者既往无骨质疏松、骨折病史。患者于 2 月前自觉全身骨痛,无吞咽困难,无声嘶,无呼吸
困难,无颈部活动障碍,无颈部感觉异常。实验室检查提示血钙、甲状旁腺激素、甲状腺抗体明显升高。
结合临床症状考虑甲状旁腺病变合并桥本甲状腺炎可能性大。超声检查提示左侧甲状腺下极下方偏背
侧(气管旁近胸骨上窝处),左侧锁骨上(左侧甲状腺后方近颈动脉前方)多发实性占位,边界尚清,回声
均匀,符合甲状旁腺增生声像表现。

甲状旁腺功能亢进症多见于中年女性,甲状旁腺激素分泌过多可引起全身钙磷代谢紊乱,表现为高
钙血症及低磷血症。临床表现早期为骨痛,后期可表现为骨质疏松、囊性变、骨折和畸形,以及反复发生
泌尿系结石。本例患者有骨痛症状及血钙、甲状旁腺激素异常升高结果,与临床表现符合。甲状旁腺功
能亢进患者中 10%～18%存在甲状旁腺增生,超声检查可见 2～4 个甲状旁腺均有不同程度增大,多发病
变相应特征与甲状旁腺腺瘤类似,腺体可呈椭圆形、梭性或不规则形,内部回声均匀可呈低、等、高回声,边
界较清,腺体内可见丰富血流。本例中 3 个增生腺体表现为无血流或少许血流,声像特征并不完全符合,
但临床情况多变,无法与书本理论完全契合,应结合临床症状、实验室检查、声像特征等综合判断。

2. 鉴别诊断

（1）甲状旁腺腺瘤：甲状旁腺功能亢进患者中 80％～90％存在甲状旁腺腺瘤，通常发生在一个腺体内，下侧多于上侧。典型声像图表现为圆形或椭圆形低回声，边界清，有包膜回声。腺瘤边缘可见丰富血流，可测及动脉频谱。双侧腺瘤和腺瘤样增生均少见，声像图与甲状旁腺增生不易鉴别。

（2）甲状旁腺癌：较少见，甲旁亢患者中 1％～2％可发生癌，声像图可表现为分叶状、椭圆形实性低回声肿块，常浸润包膜，具有边界不清、形态不规则、回声不均匀等类似甲状腺恶性肿瘤的声像特征，此外，也有文献报道，甲状旁腺激素高于正常上限 5 倍以上，血钙大于 14～15 mg/dl，则高度怀疑甲状旁腺癌。

五、要点与讨论

甲状旁腺功能亢进症多见于中年女性，甲状旁腺激素分泌过多可引起全身钙磷代谢紊乱，表现为高钙血症及低磷血症。临床表现早期为骨痛，后期可表现为骨质疏松、囊性变、骨折和畸形，以及反复发生泌尿系结石。甲状旁腺功能亢进患者中 10％～18％存在甲状旁腺增生，它通常是指整个腺体内的主细胞呈弥漫性或结节性增生，病变累及多个腺体。大约 50％的病例中增生的腺体呈对称性增大，其余为不对称性增大。腺体大和不对称增生时与腺瘤的鉴别单靠组织形态学很难鉴别。弥漫性或结节性增生时间质脂肪细胞明显减少。在主细胞增生的病例中，75％为散发性，25％为遗传性，几乎所有的家族性甲状旁腺功能亢进症均为主细胞增生。

甲状旁腺增生典型声像特征包括：可见 2～4 个甲状旁腺均有不同程度增大，多发病变相应特征与甲状旁腺腺瘤类似，腺体可呈椭圆形、梭性或不规则形，内部回声均匀，可呈低、等、高回声，边界较清，腺体内可见血流信号。甲状旁腺超声诊断的重要性在于能够发现微小甲状旁腺病变，为术前定位的首选方法，可以有的放矢地指导手术，缩小探查范围，缩短手术时间，降低手术并发症。

六、思考题

（1）甲状旁腺病变的常见类型有哪些？

（2）甲状旁腺增生的鉴别诊断主要有哪几个？

（3）甲状旁腺增生的典型声像图特征有哪些？

七、推荐阅读文献

［1］陶晓峰，刘畅，付明杰，等.甲状旁腺占位性病变诊治进展［J］.中华耳鼻咽喉头颈外科杂志，2013，48（9）：777－780.

［2］常婷，王燕.超声诊断甲状旁腺疾病进展［J］.中国医学影像技术，2014，（3）：478－481.

［3］胡娜，金晓龙.甲状旁腺肿瘤及增生的临床病理学研究进展［J］.上海交通大学学报（医学版），2011，（7）：1041－1046.

［4］Agha A，Hornung M，Stroszczynski C，et al. Highly efficient localization of pathological glands in primary hyperparathyroidism using contrast-enhanced ultrasonography（CEUS）in comparison with conventional ultrasonography［J］. J Clin Endocrinol Metab，2013，98（5）：2019－2025.

［5］Levy J M，Kandil E，Yau L C，et al. Can ultrasound be used as the primary screening modality for the localization of parathyroid disease prior to surgery for primary hyperparathyroidism? A review of 440 cases［J］. ORL J Otorhinolaryngol Relat Spec，2011，73（2）：116－120.

（王　燕　吴　琼）

案例 15
甲状旁腺腺瘤

一、病历资料

1. 病史

患者,女性,55岁,因"全身乏力伴骨痛4月余"就诊。患者于4月前自觉全身乏力,偶有骨痛,无吞咽困难,无声嘶,无呼吸困难,无颈部活动障碍,无颈部感觉异常,无高热,否认上呼吸道感染病史,无食欲亢进、失眠、心慌、烦躁、情绪易激动等情绪性格的异常变化。

2. 体格检查

患者颈软,气管居中,无颈静脉怒张,无淋巴结肿大,双侧甲状腺未扪及异常肿物,未闻及血管杂音。

3. 实验室检查

PTH 140.4 ng/L↑,血 Ca 2.9 mmol/L↑。

二、影像资料

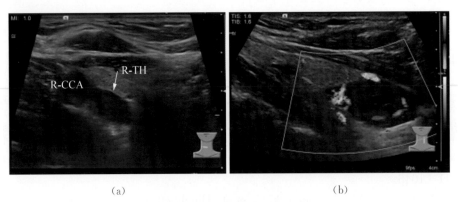

（a） （b）

图 15 - 1 甲状旁腺腺瘤声像图

(a)甲状腺右叶下极背侧可见一低回声肿块,内部回声不均匀;(b)肿块内见少许彩色血流。

三、超声所见及诊断

1. 超声所见

患者甲状腺右叶下极偏背侧探及一低回声,上下径 2.5 cm,前后径 1.2 cm,左右径 1.0 cm,边界尚清,内部回声不均匀,内有少许彩色血流(见图 15-1)。

　　2. 超声诊断

　　右叶甲状腺下极背侧实质占位,考虑右甲状旁腺腺瘤可能。

　　3. 最后诊断

　　右侧甲状旁腺腺瘤。

四、超声分析和鉴别诊断

　　1. 超声分析

　　本病例患者为女性,于 4 月前自觉全身乏力,偶有骨痛,既往无骨质疏松、骨折病史。无吞咽困难,无声嘶,无呼吸困难,无颈部活动障碍,无颈部感觉异常。实验室检查提示血钙、甲状旁腺激素明显升高。结合临床症状考虑甲状旁腺病变可能性大。超声检查提示右叶下极偏背侧探及一低回声,边界尚清,内部回声不均匀,内有少许彩色血流,符合甲状旁腺腺瘤声像表现。

　　甲状旁腺功能亢进症多见于中年女性,甲状旁腺激素分泌过多可引起全身钙磷代谢紊乱,表现为高钙血症及低磷血症。临床表现早期为骨痛,后期可表现为骨质疏松、囊性变、骨折和畸形,以及反复发生泌尿系结石。本例患者有骨痛症状及血钙、甲状旁腺激素异常升高结果,与以上描述相符合。甲状旁腺功能亢进患者中 80%～90%存在甲状旁腺腺瘤,通常发生在一个腺体内,下侧多于上侧。典型声像图表现为圆形或椭圆形低回声,边界清,有包膜回声。腺瘤边缘可见丰富血流,可测及动脉频谱。双侧甲状旁腺腺瘤和腺瘤样增生均少见,声像图与甲状旁腺增生不易鉴别。

　　2. 鉴别诊断

　　(1) 甲状旁腺增生:甲状旁腺功能亢进患者中 10%～18%存在甲状旁腺增生,超声可见 2～4 个甲状旁腺均有不同程度增大,多发病变相应特征与甲状旁腺腺瘤类似,腺体可呈椭圆形、梭性或不规则形,内部回声均匀,可呈低、等、高回声,边界较清,腺体内可见丰富血流。

　　(2) 甲状旁腺癌:较少见,甲旁亢患者中 1%～2%可发生癌变,声像图可表现为分叶状、椭圆形实性低回声肿块,常浸润包膜,具有边界不清、形态不规则、回声不均匀等类似甲状腺恶性肿瘤的声像特征。此外,也有文献报道,甲状旁腺激素高于正常上限 5 倍以上,血钙大于 14～15 mg/dl,则高度怀疑甲状旁腺癌。

五、要点与讨论

　　甲状旁腺功能亢进症多见于中年女性,甲状旁腺激素分泌过多可引起全身钙磷代谢紊乱,表现为高钙血症及低磷血症。临床症状涉及多系统、多器官,比较分散,因而首诊往往不是内分泌专科,易造成漏诊、误诊。甲状旁腺肿瘤是引起甲状旁腺功能亢进的重要原因,甲状旁腺功能亢进患者中 80%～90%存在甲状旁腺腺瘤。人体通常有上、下两对甲状旁腺,下对甲状旁腺紧邻甲状腺叶的下极。90%的甲状旁腺腺瘤位于颈部甲状旁腺区,且下对甲状旁腺好发。

　　甲状旁腺腺瘤瘤体通常不大,患者极少有吞咽困难、声音嘶哑等局部压迫症状。早期无症状者从首发症状到明确诊断一般需要较长时间,患者就诊晚、症状重,骨、肾损害不易恢复。甲状旁腺超声诊断的重要性在于能够较早发现微小甲状旁腺病变,为术前定位的首选方法,典型声像图表现为圆形或椭圆形低回声,边界清,有包膜回声。腺瘤边缘可见丰富血流,可测及动脉频谱。双侧腺瘤和腺瘤样增生均少见,声像图与甲状旁腺增生不易鉴别。

六、思考题

(1) 甲状旁腺病变的常见类型有哪些？

(2) 甲状旁腺腺瘤与甲状旁腺增生的鉴别诊断要点有哪些？

(3) 甲状旁腺腺瘤的典型声像图特征有哪些？

七、推荐阅读文献

［1］周永昌，郭万学.超声医学［M］.4版.北京:科学技术文献出版社,2003:390-393.

［2］陶晓峰,刘畅,付明杰,等.甲状旁腺占位性病变诊治进展［J］.中华耳鼻咽喉头颈外科杂志,2013,48(9):777-780.

［3］章建全,张超,刘灿,等.甲状旁腺腺瘤的多模式高频超声影像及诊断思维［J］.中华超声影像学杂志,2009,18(3):246-249.

［4］Mohammadi A，Moloudi F，Ghasemi-Rad M. The role of colour Doppler ultrasonography in the preoperative localization of parathyroid adenomas ［J］. Endocr J, 2012,59(5):375-382.

［5］Yabuta T，Tsushima Y，Masuoka H，et al. Ultrasonographic features of intrathyroidal parathyroid adenoma causing primary hyperparathyroidism ［J］. Endocr J, 2011,58(11):989-994.

（王　燕　吴　琼）

甲状旁腺癌

一、病历资料

1. 病史

患者,男性,38岁,因"骨痛2月"就诊。患者于2月前无明显诱因下出现全身多处骨痛,为持续性疼痛,无放射痛,无发热,无恶心呕吐,无呕血咯血,无腹泻,无黑便血便,无尿频尿急尿痛,无血尿,无骨折病史。曾因输尿管结石行激光手术。

2. 体格检查

患者颈软,气管居中,无颈静脉怒张,无淋巴结肿大,颈部未扪及明显肿块,未闻及异常血管杂音。

3. 实验室检查

FT3 5.00 pmol/L, FT4 11.76 pmol/L↓, TSH 1.87 mIU/L, Tg 0.54 μg/L↓, TgAb 232.90 kIU/L↑, PTH 1 040.00 ng/L↑, CEA 3.55 ng/ml, Ca(干式)3.35 mmol/L↑。

二、影像资料

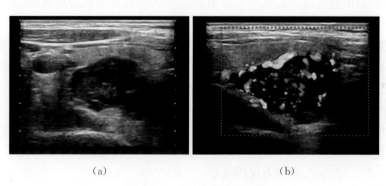

(a)　　　　　　　　　　(b)

图 16-1　甲状旁腺癌声像图

(a)甲状旁腺癌灰阶声像图示形态欠规则;(b)甲状旁腺癌内部丰富血流。

三、超声所见及诊断

1. 超声所见

患者甲状腺右叶下极见一低回声肿块,大小:上下径3.3 cm,前后径2.4 cm,左右径2.2 cm,边界清晰,可见包膜回声,形态欠规则。CDFI检查示内部血流丰富(见图16-1)。双侧甲状腺回声均匀,内部未见明显肿块回声。

2. 超声诊断

(1)甲状腺右叶下极实性肿块,考虑甲状旁腺来源可能。

(2)甲状腺未见明显异常。

3. 最后诊断

右甲状旁腺癌。

四、超声分析和鉴别诊断

1. 超声分析

本病例为患者为中年男性,自诉有输尿管结石手术史,因"骨痛2月"来院就诊。实验室检查提示血钙、甲状旁腺激素明显升高。结合临床症状考虑甲状旁腺病变可能性大。超声检查提示近右叶甲状腺下极见一低回声肿块,边界清晰,可见包膜回声,形态欠规则。CDFI检查示内部血流丰富,明确存在可疑甲状旁腺病变。

甲状旁腺功能亢进症多见于中年女性,甲状旁腺激素分泌过多可引起全身钙磷代谢紊乱,表现为高钙血症及低磷血症。临床表现早期为骨痛,后期可表现为骨质疏松、囊性变、骨折和畸形,以及反复发生的泌尿系结石。本例患者有泌尿系结石病史及骨痛症状,与以上描述相符合。

甲状旁腺癌很少见,甲旁亢患者中1%~2%可发生癌,声像图可表现为分叶状、椭圆形实性低回声肿块,常浸润包膜,具有边界不清、形态不规则、回声不均匀等类似甲状腺恶性肿瘤的声像特征。此外,也有文献报道,甲状旁腺激素高于正常上限5倍以上,血钙大于14~15 mg/dl,则高度怀疑甲状旁腺癌。

2. 鉴别诊断

(1)甲状旁腺腺瘤:甲状旁腺功能亢进患者中80%~90%存在甲状旁腺腺瘤,通常发生在一个腺体内,下侧多于上侧。典型声像图表现为圆形或椭圆形低回声,边界清,有包膜回声。腺瘤边缘可见丰富血流,可测及动脉频谱。双侧腺瘤和腺瘤样增生均少见,声像图与甲状旁腺增生不易鉴别。

(2)甲状旁腺增生:甲状旁腺功能亢进患者中10%~18%存在甲状旁腺增生,超声可见2~4个甲状旁腺均有不同程度增大,多发病变相应特征与甲状旁腺腺瘤类似,腺体可呈椭圆形、梭性或不规则形,内部回声均匀可呈低、等、高回声,边界较清,腺体内可见丰富血流。

五、要点与讨论

甲状旁腺癌很少见,甲旁亢患者中1%~2%可发生癌,呈散发性,大多数发病年龄在45~60岁之间,发病原因不明,以下几点可能是倾向发展的危险因素:①大多数有颈部放射史;②甲状旁腺瘤或甲状旁腺增生病,长期的继发性甲状旁腺功能亢进;③家族性甲状旁腺功能亢进;④多发性内分泌肿瘤综合征;⑤终末期肾病。由于该病罕见,生物学特性了解少,且与良性甲状旁腺功能亢进临床症状相似,缺乏特异性,诊断极为困难。

临床表现主要由于甲状旁腺肿瘤组织自主分泌的激素过多,引发钙、磷代谢紊乱的一种全身性疾病,与良性甲状旁腺功能亢进表现相似,但甲状旁腺癌可侵犯喉返神经,具有局部或远处转移的癌性特征。甲状旁腺癌声像图可表现为分叶状、椭圆形实性低回声肿块,常浸润包膜,具有边界不清、形态不规则、回声不均匀等类似甲状腺恶性肿瘤的声像特征。此外,也有文献报道,甲状旁腺激素高于正常上限5 倍以上,血钙大于 14～15 mg/dl,则高度怀疑甲状旁腺癌。然而疾病的初期可能出现血钙及甲状旁腺激素升高不严重或无局部转移灶。

六、思考题

(1) 甲状旁腺病变的常见类型有哪些?

(2) 甲状旁腺癌的鉴别诊断主要有哪几个? 如何鉴别?

(3) 甲状旁腺癌的典型声像图特征有哪些?

七、推荐阅读文献

[1] 周永昌,郭万学.超声医学[M].4 版.北京:科学技术文献出版社,2003:390 - 393.

[2] 章建全,张超,刘灿,等.甲状旁腺腺瘤的多模式高频超声影像及诊断思维[J].中华超声影像学杂志,2009,18(3):246 - 249.

[3] 常婷,王燕.超声诊断甲状旁腺疾病进展[J].中国医学影像技术,2014,3(30):478 - 481.

[4] 胡娜,金晓龙.甲状旁腺肿瘤及增生的临床病理学研究进展[J].上海交通大学学报(医学版),2011,31(7):1041 - 1046.

(王　燕　吴　琼)

案例 17
甲状腺癌颈部淋巴结转移

一、病历资料

1. 病史

患者,女性,59 岁,因"左侧甲状腺癌术后 7 月"就诊,来院复查。手术病理为甲状腺乳头状癌。目前患者口服左甲状腺素(优甲乐)治疗,无不适主诉,切口恢复良好。

2. 体格检查

患者颈部切口见陈旧性手术瘢痕。颈软,气管居中,无颈静脉怒张,无淋巴结肿大,未触及肿块,质软,无压痛,边界清,活动度可,随吞咽上下移动,未闻及血管杂音。

3. 实验室检查

甲状腺激素及抗体检查在正常范围内。

二、影像资料

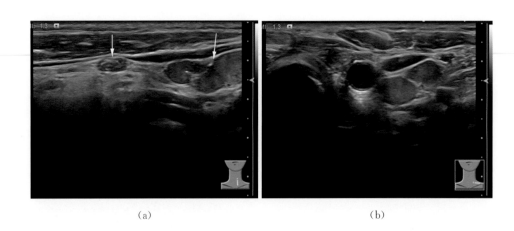

(a)   (b)

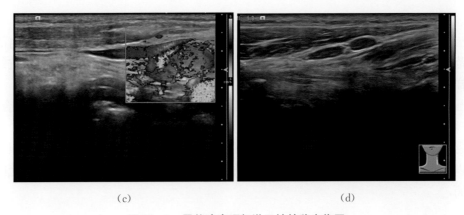

(c)　　　　　　　　　　　　　　　(d)

图 17-1　甲状腺癌颈部淋巴结转移声像图

(a)左侧颈部Ⅳ区淋巴结肿大,皮髓质分界不清,内见钙化;(b)左侧颈部Ⅳ区淋巴结肿
大,皮髓质分界不清;(c)左侧颈部Ⅳ区淋巴结内见彩色血流信号;(d)左侧颈部Ⅳ区淋巴结,
形态稍饱满,皮髓质结构不清。

三、超声所见及诊断

1. 超声所见

患者左侧甲状腺及峡部切除术后,左侧甲状腺及峡部区域未见明显残留甲状腺组织,局部未见明显
肿块回声。右叶残留甲状腺大小:上下径 2.0 cm,左右径 0.9 cm,前后径 0.8 cm,内未见明显肿块回声。

左侧Ⅳ区(颈内静脉后方颈动脉外侧)探及数个低回声结节,大者大小 2.1 cm×1.1 cm,形态饱满,
皮髓质分界不清,边界欠清,无淋巴门结构,内可见较丰富彩色血流。其中之一大小约 1.2 cm×
0.9 cm,形态饱满,内见点状强回声,皮髓质分界不清,边界欠清,无淋巴门结构,内可见少许彩色血流信
号。余双侧颈部未见明显肿大淋巴结,如图 17-1 所示。

2. 超声诊断

甲状腺左叶及峡部切除术后,左侧颈部Ⅳ区淋巴结肿大,考虑转移性可能。

3. 最后诊断

病理:右侧残余甲状腺,纤维血管组织增生,未见癌浸润。左侧颈部Ⅳ区淋巴结:2/2 枚见癌转移。

四、超声分析和鉴别诊断

1. 超声分析

本病例为女性患者,甲状腺癌术后 7 月,来院复查,超声检查示左侧颈部Ⅳ区见数个淋巴结,部分形
态饱满,皮髓质分界不清,部分内可见较丰富彩色血流,其中之一伴钙化。结合患者甲状腺癌术后的病
史,很容易考虑到甲状腺癌淋巴结转移的可能。淋巴结形态饱满、皮髓质分界不清、内部伴钙化以及囊
性变更能提示为甲状腺癌转移淋巴结。

超声检查时需注意肿大淋巴结的数目、位置、形态、内部回声、血流特点。典型的甲状腺癌淋巴结转
移的超声表现为:有原发病灶;结节呈椭圆形或不规则形,长径/短径<2;皮质不规则局限性增厚,髓质
破坏,可伴有无回声区或强回声斑块;血流较丰富,分布杂乱,频谱呈高速高阻。

2. 鉴别诊断

(1)急慢性淋巴结炎:多位于颌下附近,压痛较明显,多有涎腺、口腔、上呼吸道急慢性感染史,结节
呈椭圆形,长径/短径(L/S)>2,皮质向心性增厚,髓质增强,血流丰富,呈淋巴门型分布,频谱呈低速

低阻。

（2）**淋巴结结核**：患者往往有结核病史，淋巴结外形更大、数目较多，且常发生融合，内部回声紊乱且液性暗区范围大。彩色多普勒显示淋巴结周边血管丰富，而中央血管较少或没有血供，抗结核治疗后可出现干酪样坏死而液化或淋巴结明显变小。

（3）**淋巴瘤**：好发于青壮年，淋巴结显著增大，椭圆或类圆形，长径/短径＜2，可相互融合，内部回声极低，髓质破坏消失，血流异常丰富，呈高灌注，多普勒频谱呈高速高阻。

（4）**其他部位来源的转移性淋巴结**：除了淋巴结的恶性特征外，应注意寻找原发灶。根据肿大淋巴结的部位可以推测原发灶的部位，如发生在上颈部的肿大淋巴结应注意有无鼻咽癌，锁骨上的淋巴结应注意有无肺癌。

五、要点与讨论

　　甲状腺癌是临床常见的一种恶性肿瘤，虽然大部分恶性程度较低，但也可发生局部浸润和远处转移，如骨、肺和淋巴结转移，以颈部淋巴结转移最为常见。目前认为颈部淋巴结转移是影响患者预后的重要因素之一。因此，早期发现并积极处理颈部淋巴结转移是改善患者预后的主要措施。

　　甲状腺癌颈部淋巴结转移的超声表现多为：淋巴结体积增大，形态饱满，皮髓质分界不清，内部回声减低并可见细小钙化或液化，且血供增多、异常等。

六、思考题

（1）甲状腺癌颈部淋巴结转移的超声表现有哪些？

（2）甲状腺癌颈部淋巴结转移需与哪些疾病鉴别？如何鉴别？

七、推荐阅读文献

[1] 刘丽，徐辉雄，吕明德.甲状腺癌颈部淋巴结转移的超声特征[J].中华医学超声杂志(电子版)，2007,4(3)：156-158.

[2] 吴道明，吴松松，李建卫.甲状腺癌颈部淋巴结转移的超声特征[J].中外医学研究，2011,9(31)：40-41.

[3] M Ying, KSS Bhatia, YP Lee, et al. Review of ultrasonography of malignant neck nodes：greyscale, Doppler, contrast enhancement and elastography [J]. Cancer Imaging, 2013,13(4)：658-669.

[4] A. T. Ahuja, M. Ying, SY Ho, et al. Ultrasound of malignant cervical lymph nodes [J]. Cancer Imaging, 2008,8(1)：48-56.

（王　燕　刘亦伦）

颈部淋巴结结核

一、病历资料

1. 病史

患者,女性,25 岁,因"体检发现颈部淋巴结肿大 1 周"就诊。近 1 月来无发热、盗汗等不适主诉。甲状腺乳头状癌行双侧甲状腺全部切除术后 1 年,伴中央区淋巴结转移。

2. 体格检查

患者颈软,颈部见陈旧手术瘢痕,气管居中,无颈静脉怒张,双侧颈部可触及数枚肿大淋巴结,较大者大小约 2 cm×1 cm,质软,无压痛,边界清,活动度可,未闻及血管杂音。

3. 实验室检查

TSH 0.01 mIU/L↓,Tg<0.040 ng/ml↓。

二、影像资料

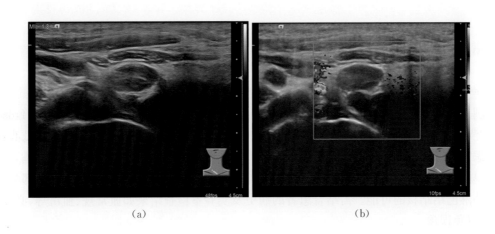

（a）   （b）

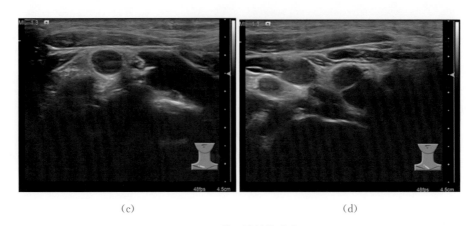

（c） （d）

图 18-1 淋巴结结核声像图

（a、c、d）右侧Ⅳ区静脉角处多发淋巴结肿大,形态饱满,皮髓质分界不清,部分相互融合;（b）淋巴结内未见明显彩色血流信号。

三、超声所见及诊断

1. 超声所见

患者甲状腺术后,双侧甲状腺区域未见到明显残留甲状腺组织回声,局部未见明显肿块回声。双侧颈部Ⅲ区、Ⅳ区见数个低回声区,右侧大者位于Ⅲ区,大小约 1.6 cm×1.1 cm,左侧大者位于Ⅲ区,大小 1.1 cm×0.7 cm,形态饱满,皮髓质分界不清。其中右侧颈部Ⅳ区的淋巴结相互融合,大者大小约 1.5 cm×0.9 cm,形态饱满,皮髓质分界不清,内未见明显彩色血流（见图 18-1）。

2. 超声诊断

（1）甲状腺术后,局部未见明显残留甲状腺组织回声,局部未见明显肿块。

（2）双侧颈部Ⅲ区、Ⅳ区多发淋巴结肿大,结合病史考虑转移性可能性大,淋巴结结核也不能除外。

3. 最后诊断

病理结果:双侧颈部Ⅲ区、Ⅳ区淋巴结结核,伴大片凝固性坏死,抗酸染色阳性。

四、超声分析和鉴别诊断

1. 超声分析

本病例为年轻女性,因体检发现颈部淋巴结肿大 1 周来院就诊,影像学检查发现右侧颈部淋巴结肿大,形态饱满,部分相互融合,皮髓质分界不清,内未见明显血流信号。因患者有甲状腺乳头状癌病史,故首先考虑为转移性淋巴结可能。颈部甲状腺乳头状癌转移淋巴结多呈低回声,形态饱满,皮髓质分界不清,内部易出现微钙化和液化,多数淋巴结内血流较丰富。但该患者颈部肿大淋巴结部分相互融合,故不能除外淋巴结结核的可能。需结合患者的病史及实验室检查结果如血常规、血沉等,必要时行穿刺活检检查,以免误诊。

淋巴结结核的超声表现为:好发于颈中组,呈串珠状排列,肿大淋巴结常融合成团,部分内部伴粗大钙化。

2. 鉴别诊断

（1）急慢性淋巴结炎:多位于颌下附近,压痛较明显,多有涎腺、口腔、上呼吸道急慢性感染史,结节呈椭圆形,长径/短径(L/S)>2,皮质向心性增厚,髓质增强,较少伴有无回声区,血流丰富,呈淋巴门型分布,频谱呈低速低阻。

（2）**转移性淋巴结**：有原发病灶,结节呈椭圆形或不规则形,$L/S<2$,皮质不规则局限性增厚,髓质破坏,可伴有无回声区或强回声斑块,血流较丰富,分布杂乱,频谱呈高速高阻。

（3）**淋巴瘤**：好发于青壮年,淋巴结显著增大,椭圆或类圆形,$L/S<2$,可相互融合,内部回声极低,髓质破坏消失,血流异常丰富,呈高灌注,频谱呈高速高阻。常伴有其他部位的淋巴结肿大。

五、要点与讨论

淋巴结结核多见于儿童和青年,多于颈部一侧或双侧扪及肿块,无明显压痛,部分患者可有低热盗汗、食欲缺乏、消瘦等全身中毒症状。病理改变包括 5 个部分：①淋巴组织增生,形成结核性肉芽肿；②淋巴结内干酪样坏死；③淋巴结包膜破坏,互相融合,合并有淋巴结周围炎；④淋巴结内干酪样物质穿破至周围软组织,形成寒性脓肿；⑤病变转向愈合可见纤维化钙化。

诊断依据：①颈部无痛性肿大淋巴结。多见于儿童和青年。②初期为孤立结节,较光滑,可活动,以后结节融合成块,不规则,活动度差。肿块可形成脓肿,有波动感,破溃后可形成窦道,随皮肤下部潜行,经久不愈。③可有低热、盗汗、乏力、消瘦等全身症状。④有些患者可有肺部等结核病史或病变。⑤病理活检可明确诊断。

超声检查时需注意肿大淋巴结的数目、位置、形态、内部回声、血流特点,并用探头轻压病灶观察是否有压痛,是否有内部回声流动以及是否可移动等。淋巴结结核的超声表现为：好发于颈中组,为沿胸锁乳突肌前后缘和颈内静脉成串排列的多种形态及回声同时并存的肿大淋巴结(个别淋巴结大小虽在正常范围内,却存在病变),常融合成团,有血流丰富者,也有少血者。结合病史及穿刺活检,利于诊断。

六、思考题

（1）淋巴结结核的特征性声像图表现有哪些?

（2）淋巴结结核的鉴别诊断主要有哪几个? 如何鉴别?

七、推荐阅读文献

[1] 严碧亚,端木宏谨. 结核病学[M].北京:北京出版社,2003:645-647.

[2] 燕山. 浅表淋巴结的超声诊断[J]. 中国超声医学杂志,2000,16:230-233.

[3] 罗春英. 颈部淋巴结结核的超声表现[J]. 中国超声诊断杂志,2006,7(8):565-566.

[4] Ahuja A, Ying M, Ewans R, et al. The application of ultrasound criteria for malignancy in differentiating tuberculous cervical adenitis from metastatic nasopharyngcal carcinoma [J]. Clin Radiol, 1995,50:391-391.

（王　燕　刘亦伦）

案例 19

急性乳腺炎

一、病历资料

1. 病史

患者，女性，28岁，产后46天，因"产后哺乳不规律，右乳乳汁排不畅通"就诊。患者右侧乳腺疼痛伴发热1周。混合喂养。

2. 体格检查

患者右乳外下象限局部皮肤红肿，皮温升高，有触痛，扪之局部皮肤张力较高。右侧腋窝淋巴结肿大。

3. 实验室检查

WBC 19.2×10^9/L，CRP 72 mg/L。

二、影像资料

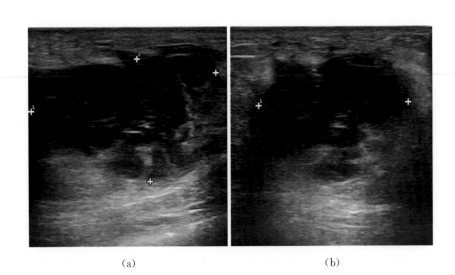

（a）　　　　　　　　　　　（b）

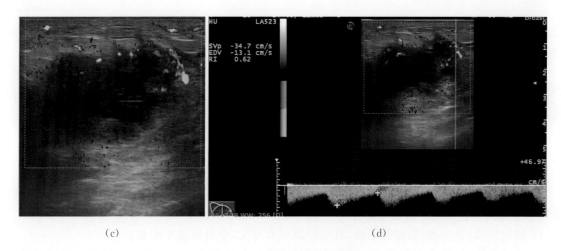

(c) (d)

图 19-1 急性乳腺炎声像图

（a）右乳病灶长轴灰阶声像图；（b）右乳病灶短轴灰阶声像图；（c）右乳病灶彩色多普勒声像图；（d）右乳病灶内血流频谱，RI 0.62。

三、超声所见及诊断

1. 超声所见

患者右乳外下象限腺体结构紊乱，回声不均匀，局部皮肤水肿增厚，内见一边界欠清晰的混合回声区，大小 4.4 cm×2.8 cm×3.4 cm，内见无回声区，内部透声欠佳，见点状回声漂浮，壁较厚，内壁不规则，壁上见少许血流信号，探及动脉频谱，RI 0.62。右侧腋窝见数个淋巴结肿大，较大者大小 1.7 cm×0.9 cm，皮髓质结构清晰，淋巴门结构可见（见图 19-1）。

2. 超声诊断

（1）右乳腺体结构紊乱，局部无回声区，提示急性乳腺炎可能。

（2）右侧腋窝淋巴结肿大，提示反应性可能。

3. 最后诊断

右乳急性化脓性乳腺炎。

四、超声分析和鉴别诊断

1. 超声分析

患者为青年女性，产后哺乳期，一侧乳腺乳汁排出不畅，现有该侧乳腺肿痛伴发热表现，血象白细胞和 C-反应蛋白明显升高，提示细菌感染可能性大。超声检查可见右乳内局部腺体结构紊乱，回声不均匀，局部皮肤水肿增厚，患侧乳腺内见一边界较清晰的液性暗区，提示内部有液体成分，内透声欠佳，见点状回声漂浮，提示内部液体较浑浊，该液性暗区壁较厚，内壁不规则，壁上见血流信号，提示炎性病变，局部脓肿形成可能。患侧腋窝淋巴结肿大，呈炎性反应性表现。结合病史及临床表现，符合急性乳腺炎表现。

2. 鉴别诊断

（1）炎性乳癌：炎性乳癌的特点是全乳的急性炎症样病变，患者多为中青年，起病急骤，发展迅速，典型表现为乳腺弥漫性肿大，局部皮肤发红、水肿、橘皮样改变，皮温高，伴疼痛；触诊乳房普遍坚实，腋下淋巴结常常早期受累。但炎性乳癌患者的临床症状不如急性乳腺炎患者明显，多无明显发热和白细胞计数升高，疼痛往往不明显。超声检查表现为乳腺腺体结构紊乱、内层次模糊，回声可低可高，或呈混合性，内部血流较丰富，同侧腋窝淋巴结可见转移性肿大表现。炎性乳癌的超声表现缺乏特异性，与炎症较难鉴别，需要充分结合临床表现才能作出诊断。炎性乳癌容易误诊，往往因临床高度怀疑行活检后确诊。炎性乳癌属于临床分类,其病理形态无特异性,各种类型都可见到,多数为分化差的单纯癌、硬癌、髓样癌等。炎性乳癌的恶性程度高,预后差,穿刺细胞学找到肿瘤细胞即可明确诊断。

(2) **哺乳期乳汁淤积**:为哺乳期急性乳腺炎的常见诱因。超声见乳腺内导管扩张,内部细密回声填充,局部可呈结节状,但内部无明显血流信号;患侧乳腺红肿热痛症状不如急性乳腺炎明显,也没有全身改变,白细胞一般正常范围。通过疏通乳管,一般在24 h内症状就见明显好转。

五、要点与讨论

急性乳腺炎是乳腺的急性化脓性炎症,致病菌一般为金葡菌,多见于哺乳期。可分为急性单纯性乳腺炎和急性化脓性乳腺炎。病程主要分为三个阶段:

(1) 初起阶段:乳房胀痛,泌乳不畅,乳房结块可有可无,全身症状不明显。

(2) 成脓阶段:局部乳房变硬,增大,伴有明显感染的全身症状。形成脓肿时局部乳腺搏动性疼痛,局部皮肤红肿透亮,脓肿较表浅时可扪及波动感。部分病例可见乳头溢脓。

(3) 溃后阶段:急性脓肿成熟后可自行溃破或手术切口引流。

超声是急性乳腺炎的首选检查方法。急性乳腺炎往往累及乳腺的某一区段,多位于乳腺外下象限或乳晕区,严重者可累及全乳。触诊有边界不清的肿块或结节感,局部皮肤红肿。声像图可见腺体内较大范围的低回声区,腺体结构紊乱,内部回声不均,内部可伴有导管扩张及乳汁淤积造成的点状强回声,边界不清晰。形成脓肿时可见边界较清楚、壁厚、内壁不甚光滑的液性暗区,其内部见散在或密集的点状回声,可以有条带状分隔。彩色多普勒超声检查显示肿块周边及内部呈点状散在血流信号。患侧的腋窝淋巴结具有良性炎症反应性淋巴结特征:包膜完整,形态规则,皮髓质结构清晰。钼靶主要表现为患侧局限性非对称致密影及边界不清的团块影,多位于乳晕区,可伴有周围软组织影模糊,少数可见增粗的血管影。部分乳腺炎在钼靶上的表现与非肿块型的乳腺癌较难鉴别,需要结合临床资料及其他影像学进一步诊断。MRI扫描:急性乳腺炎在T1W上为片状低信号,T2W高信号,信号强度不等,边界模糊,周围腺体结构紊乱,皮肤水肿、增厚。增强呈轻到中度强化,以延迟强化多见。

六、思考题

(1) 急性乳腺炎如治疗不及时迁延不愈,其患侧乳腺可能有怎样的超声表现?

(2) 急性乳腺炎与炎性乳癌如何鉴别?

(3) 急性乳腺炎的临床主要处理是什么?

七、推荐阅读文献

[1] 胡永升.现代乳腺影像诊断学[M].北京:科技出版社,2001:254-255.

[2] 吴德详,董首义.乳腺疾病诊治[M].北京:人民卫生出版社,2000:216-221.

[3] Sotome K,Yamamoto Y,Hirano A,et al. The role of contrast enhanced MRI in the diagnosis of non-mass image-forming lesions on breast ultrasonography [J]. Breast Cancer,2007,14(4):371-380.

[4] Uematsu T. Non-mass-like lesions on breast ultrasonography: a systematic review [J]. Breast Cancer,2012,19(4):295-301.

[5] Takei J,Tsunoda-Shimizu H,Kikuchi M,et al. Clinical implications of architectural distortion visualized by breast ultrasonography [J]. Breast Cancer,2009,16(2):132-135.

(胡 滨 俞 理)

乳腺纤维腺瘤

一、病历资料

1. 病史

患者,女性,23岁,因"发现右乳肿块2周"就诊。患者于2周前无明显诱因下扪及右侧乳腺肿块,无明显压痛,无乳头溢液、溢血。患者平素月经规律,否认乳腺肿瘤家族史,否认妇科肿瘤病史。

2. 体格检查

患者右乳扪及多个结节,大小约黄豆至蚕豆大小,活动度好,表面光滑,局部皮肤未见明显改变。双乳未见明显凹陷。双侧腋窝未扪及明显肿大淋巴结。

3. 实验室检查

肿瘤指标未见升高。

二、影像资料

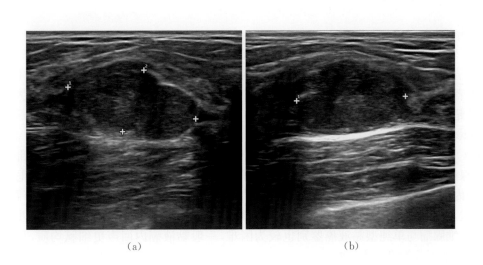

(a)   (b)

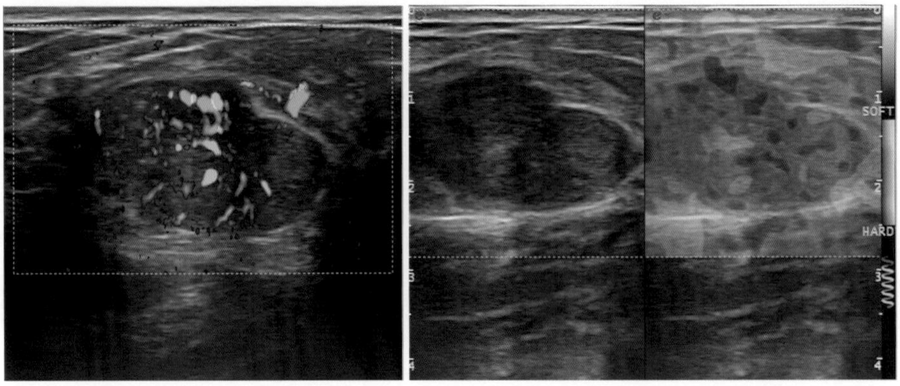

图 20‑1　乳腺纤维腺瘤声像图

(a)右乳肿块长轴切面；(b)右乳肿块短轴切；(c)右乳肿块彩色多普勒声像图，内见少许血流信号，呈点状及短棒状；(d)右乳肿块实时组织弹性成像双幅声像图，弹性声像图呈红、绿及蓝色马赛克样改变，弹性评分 3 分。

三、超声所见及诊断

1. 超声所见

患者右乳见多个低回声区，形态规则，呈椭圆形，边界清晰，大者位于右乳 12 点，距乳头 2 cm，大小约 2.8 cm×1.4 cm×2.4 cm，内见少许血流信号，实时组织弹性成像 3 分(见图 20‑1)。双侧腋窝未见明显肿大淋巴结。

2. 超声诊断

右乳多发低回声结节，提示多发纤维腺瘤可能。

3. 最后诊断

右乳纤维腺瘤。

四、超声分析和鉴别诊断

1. 超声分析

患者为年轻女性，右乳多发结节就诊。触诊结节活动度好。超声见多发低回声，形态规则，呈椭圆形多见，边界清晰，内部无血流或见少许血流。肿块回声内未见明显强回声，边缘、边界及生长形态均提示良性；较大者见包膜回声，肿块内部血流不丰富，未见杂乱或穿入血流，因此恶性可能不大。根据发病年龄、触诊及超声表现提示纤维腺瘤可能。

2. 鉴别诊断

(1) 乳腺癌　部分纤维腺瘤有边界不清、形态不规则或后方回声衰减、血流丰富、内部钙化的表现时需要与乳腺癌鉴别。纤维腺瘤形态不规则时多呈大分叶状，但乳腺癌边缘呈小分叶、毛刺或成角改变，纤维腺瘤内部血流一般不丰富，而乳腺癌较丰富，且探及动脉频谱，阻力指数较高。纤维腺瘤内钙化灶一般较粗大，乳腺癌内则较细小，但超声对于钙化的鉴别不如钼靶，需要结合钼靶进一步诊断。部分回声较低的纤维腺瘤与单纯型黏液癌鉴别也较为困难，一般黏液癌内回声更细腻均质，且血流可稍丰富，需要结合其他影像学进一步诊断。

(2) 乳腺潴留囊肿　较小的纤维腺瘤与乳腺内部分液稠的囊肿较难鉴别，内部有血流信号者提示纤维腺瘤，但无血流信号不能确诊就是囊肿。但部分诊断仍较困难，要结合超高灵敏度血流成像、弹性成像、超声造影等其他影像技术进一步诊断，并且结合临床症状及病史进一步随访后才能获得最终诊断。

（3）乳腺腺病　乳腺腺病是乳腺内小叶内末梢导管或腺泡数目增多伴小叶间质纤维组织增生而形成的一种良性增生性病变。发病早期通常表现为低回声、边界不清、形态不甚规则、无包膜，与纤维腺瘤形成早期比较难鉴别。随着纤维组织的不断增生，回声可逐渐增强，边界不清；乳腺病变区内可伴有粗大钙化。乳腺腺病一般进展缓慢，内很少见血流信号。

五、要点与讨论

乳腺纤维腺瘤是女性最多见的乳腺良性肿瘤，可发生在任何年龄，以青年女性多见，大小不定，可单发，可多发；可单侧或双乳发生。病因不明，可能与雌激素水平过高有关。多数无症状，以无意中扪及乳腺肿块就诊，触诊肿块活动性好，较光滑，中等质地。在组织病理上纤维腺瘤由上皮和纤维组织两种成分构成，常有完整包膜。陈旧性病变或绝经后患者其间质可发生玻璃样变性、钙化或者骨化。纤维腺瘤的上皮偶可发生癌变，多数为小叶原位癌或导管内癌，其间质成分也可出现肉瘤变。治疗方法主要是手术。

超声表现多数为低回声结节或肿块，内部回声较均匀，边界清晰，边缘光滑，多数有完整的包膜。形态一般为椭圆型，长轴与乳腺腺体平面平行。包膜回声较强时可有侧方声影。肿块后方腺体结构正常，少数后方回声增强。病灶内可以伴有粗大钙化灶。部分纤维腺瘤内部变性后可见囊性回声或内部回声欠均匀，在纤维腺瘤生长过程中，如局部包膜尚未完全形成也可见局部边界欠清晰的表现。纤维腺瘤内部血流一般不丰富，可见点状或棒状血流信号，生长旺盛期内部血流也可较丰富，血流阻力指数一般较低，RI<0.70。钼靶中可见肿块为圆形或椭圆形的稍高密度影，边界清晰，部分周围可见透亮晕，部分肿块内伴粗大钙化灶。MRI检查可见肿块呈圆形或椭圆型，边界清晰，多呈分叶状，单发或多发。T1W低信号，T2W信号与组织成分有关。纤维化肿块呈低信号，黏液样、腺瘤样或混合型呈高信号。纤维化纤维腺瘤很少强化，其他纤维腺瘤呈延迟强化，也可早期强化。

六、思考题

（1）典型的乳腺纤维腺瘤、浸润性乳腺癌和乳腺囊肿的实时组织弹性成像表现有什么不同？

（2）分叶状的纤维腺瘤需要与哪些乳腺疾病鉴别？

（3）纤维腺瘤如发生恶性变，声像图上可能有哪些表现？

七、推荐阅读文献

[1] Heury EFC, Rinald JF, Hato S, et al. Appearance of breast masses on sonoelastography with special focus on the diagnosis of fibroadenomas [J]. Eur Radiol, 2009,19(6):1337-1346.

[2] 严松莉,唐旭平,曹亚莉. 超声在乳腺叶状肿瘤和纤维腺瘤鉴别诊断中的价值[J].中华超声影像学杂志,2006,15(3):202-204.

[3] Wiesław Jakubowski, Katarzyna Dobruch-Sobczak, Bartosz Migda. Errors and mistakes in breast ultrasound diagnostics [J]. J Ultrason, 2012,12(50):286-298.

[4] Yoon Seok Kim, Jung Gu Park, Beom Su Kim, et al. Diagnostic value of elastography using acoustic radiation force impulse imaging and strain ratio for breast tumors [J]. Breast Cancer, 2014,17(1):76-82.

[5] A Evans, P Whelehan, K Thomson, et al. Differentiating benign from malignant solid breast masses: value of shear wave elastography according to lesion stiffness combined with greyscale ultrasound according to BI-RADS classification [J]. Br J Cancer, 2012,107(2):224-229.

（胡滨　俞理）

案例 21

导管内乳头状瘤

一、病历资料

1. 病史

患者,女性,38岁,因"右乳乳头溢血3天"就诊。患者3天前无明显诱因下发现右侧乳头溢液,为红色血性。月经规律,无乳腺肿瘤家族史。

2. 体格检查

患者双侧乳腺未扪及明显肿块,可扪及团块及结节感。腋窝淋巴结未扪及明显肿大。

3. 实验室检查

CA125、CA199等肿瘤指标无明显升高。

二、影像资料

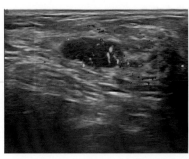 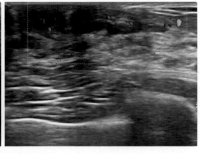

(a)   (b)

图 21-1 导管内乳头状瘤声像图

(a)右乳病灶声像图,沿导管走行方向见一个低回声区,大小约0.9 cm×0.5 cm×0.7 cm,形态规则,边界清晰,与导管关系密切,内见较丰富血流信号;(b)左乳病灶声像图,左侧乳头后方见一支扩张导管,内径约0.21 cm,走行未见明显扭曲僵硬,内部透声欠佳,内见少许血流信号。

三、超声所见及诊断

1. 超声所见

患者右乳 9～10 点处沿导管走行方向距乳头 2 cm 处见一低回声区,大小约 0.9 cm×0.5 cm×0.7 cm,形态规则,边界清晰,与导管关系密切,内见较丰富血流信号。左乳乳头后方见一扩张导管,内径约 0.21 cm,走行未见明显扭曲僵硬,内透声欠佳,见低回声区,内见少许血流信号(见图 21-1)。双侧腋窝淋巴结未见明显肿大。

2. 超声诊断

双乳低回声区伴局部导管扩张,提示导管内乳头状瘤可能。

3. 最后诊断

双乳导管内乳头状瘤,伴局部导管上皮增生。

四、超声分析和鉴别诊断

1. 超声分析

患者为青年女性,从发病年龄考虑,良性病灶较多见;患者有单侧乳头血性溢液,高度提示导管内病变可能。超声检查见局部导管扩张,提示导管内不通畅,同时发现与其紧密相关的均质的低回声区,内部见血流信号,结合临床表现,提示导管内乳头状瘤可能。

2. 鉴别诊断

(1) 乳头状瘤病:是发生于乳腺周围区小导管及末梢导管的多发性乳头状瘤,病变较为广泛,与乳腺癌关系密切,属于癌前病变,且常常与乳腺囊性增生病伴发。超声扫查时注意根据导管走行经辐射状的追踪式扫查有助于对于乳腺外带的小导管和末梢导管内的病变进行诊断。

(2) 乳头状癌:部分导管内乳头状瘤有时由于反复损伤、出血和纤维化,大量纤维结缔组织增生,使原有的乳头状结构和腺管被纤维组织包绕、上皮受压变形,可能与乳头状癌的鉴别有困难,影像学上诊断较为困难,需要病理在镜下观察细胞的形态及有无异型及结合免疫组化进一步鉴别。

(3) 导管原位癌:该病有不同的临床表现,可以伴或不伴肿块的病理性乳头溢液为首发表现,或仅仅由钼靶检查时偶然发现。钼靶对于导管原位癌中的簇状或泥沙样钙化有很高的敏感性和特异性。在多数病例中,导管原位癌往往呈区域性或节段性分布,也有呈多中心或多病灶分布的。影像学诊断的重点在于明确肿块的分布情况、是否伴有浸润可能及腋窝淋巴结的评估。声像图表现除了微钙化灶外,部分病灶呈低回声边界不清范围较大的肿块样表现,部分病灶呈非对称的局部乳腺结构紊乱,部分病灶可伴局部导管扩张、走行扭曲、僵硬;部分病灶则表现为沿导管分布的多发低回声结节及肿块。部分学者将该病的超声表现归纳为:肿块型(伴或不伴钙化);导管型(伴或不伴钙化);结构紊乱型(伴或不伴钙化);单纯钙化型。范围较大的病灶中可见中等至较丰富的血流信号,可有乳腺固有血流扩张,或穿入血流进入,可呈高速高阻血流,RI 大于 0.70。

五、要点与讨论

导管内乳头状瘤是发生于乳腺导管上皮的良性肿瘤,包括中央型和外周型。其发病与雌激素过度刺激有关。主要症状为乳头溢液或溢血。病程可以较长,部分伴发导管上皮不典型增生,可以癌变。病理大体可见肿瘤边界清晰,病变处导管扩张,内可见乳头状物凸向导管腔内,乳头状物的数目和大小不等,有蒂,粗细长短不定。镜下观察可见肿块无纤维性包膜,其基本病变是导管上皮和间质增生,形成有纤维脉管束的乳头状结构。通常认为导管内乳头状瘤为良性病变,但少数也可发生恶变,故提倡早期手术。

超声可有多种表现,部分为导管扩张伴导管内乳头状等回声或低回声,或表现为不规则的囊性回声区内的乳头样低回声或等回声区,部分也可表现为局部导管扩张,而其远端导管壁不规则或中断。可单侧乳腺发生,也可双侧发生,往往合并发生乳腺囊性增生病变。由于多数导管内乳头状瘤患者常因肿瘤本身体积小,密度不大,或由于周围腺体较致密,故在钼靶上较难发现,因此不是最佳的诊断选择,但有助于排除部分导管来源的恶性病变。MRI 可见单支或多支的导管扩张及结节或肿块影,结节或肿块T1W 呈低信号,T2W 较高信号,T2W 可以使部分扩张内有积液的导管显影。但增强 MRI 对于诊断导管内乳头状瘤的特异性较差,纤维成分多时无明显强化,而细胞成分多时可有较明显强化。且由于价格昂贵,一般不作为首选。乳腺纤维导管镜:从判断乳晕区溢液的乳孔,将纤维导管镜送入进行检查,可检出该段导管的通畅程度并发现内部占位,判断其位置、深浅和大小,从而指导手术。有血性溢液的患者一般均有指征进行该项检查。

六、思考题

(1) 导管内乳头状瘤的主要临床表现是什么?
(2) 导管内乳头状瘤需要与哪些乳腺疾病鉴别?
(3) 乳头溢液患者的临床诊疗流程是什么?

七、推荐阅读文献

[1] 吴晓芝,张振华,吴广平,等.导管内乳头状瘤癌变的细胞学诊断分析[J].中国医科大学学报,2001,30(2):141-142.

[2] Boo-Kyung Han, Yeon Hyeon Choe, Young-Hyeh Ko, et al. Benign papillary lesions of the breast: sonographic-pathologic correlation [J]. Ultrasound Med, 1999,18(3):217-223.

[3] 严松丽.乳腺超声与病理[M].北京:人民卫生出版社,2009:233.

[4] Yamada T, Mori N, Watanabe M, et al. Radiologic-pathologic correlation of ductal carcinoma in situ [J]. Radiographics, 2010,30(5):1183-1198.

[5] Sotome K, Yamamoto Y, Hirano A, et al. The role of contrast enhanced MRI in the diagnosis of non-mass image-forming lesions on breast ultrasonography[J]. Breast Cancer, 2007,14(4):371-380.

(胡　滨　俞　理)

一、病历资料

1. 病史

患者，女性，56 岁，因"左乳乳头溢血 1 天"就诊。患者 1 天前无明显诱因下发现左侧乳头溢液，为红色血性。患者绝经 5 年，无乳腺肿瘤家族史，无妇科肿瘤史。

2. 体格检查

患者左乳外上象限局部腺体增厚，未扪及明显肿块。右侧乳腺未扪及明显肿块，可扪及团块及结节感。双侧腋窝淋巴结未扪及明显肿大。

3. 实验室检查

CA125、CA199 等肿瘤指标无明显升高。

二、影像资料

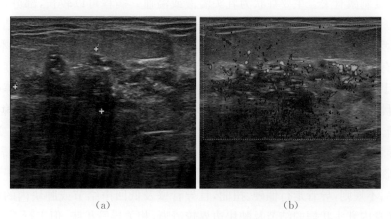

(a)   (b)

图 22-1 导管原位癌声像图

(a)左乳病灶灰阶声像图；(b)左乳病灶彩色多普勒血流声像图。

三、超声所见及诊断

1. 超声所见

患者左乳 1～2 点见局部乳腺结构紊乱，回声减低，形态不规则，边界不清，范围无法测量，低回声区域内见沿着导管分布的细小点状强回声，该区域内血流杂乱，较为丰富，于多处探及动脉频谱，RI 0.56～0.63（见图 22-1）。BI-RADS 评分 4C 类。左侧腋窝淋巴结未见明显肿大。

2. 超声诊断

左乳导管原位癌可能。

3. 最后诊断

左乳导管原位癌。

四、超声分析和鉴别诊断

1. 超声分析

患者为中老年女性，从发病年龄考虑，肿块恶性可能性大。患者以乳头溢血为主要表现，高度提示乳腺导管存在病变。超声检查发现单侧乳腺一侧象限内区域性结构紊乱，边界不清，形态不规则，未见明显的占位效应，但内见散在簇状钙化灶，为病理性钙化表现，同时该区域内见较丰富血流，但分布杂乱，提示该区域存在恶性病变可能，结合病史，考虑导管内癌可能。

2. 鉴别诊断

（1）乳腺腺病：乳腺腺病是乳腺小叶内末梢导管或腺泡数目增多伴小叶间质纤维组织增生而形成的一种良性增生性病变。发病早期通常表现为低回声、边界不清、形态不甚规则、无包膜。随着纤维组织的不断增生，回声可逐渐增强，边界不清；但乳腺腺病一般进展缓慢，内部很少见血流信号；乳腺腺病内可伴有粗大钙化，而乳腺导管原位癌病灶中则常见簇状的或泥沙样的针尖样小钙化灶。

（2）导管内乳头状瘤：导管内乳头状瘤是发生于乳腺导管上皮的良性肿瘤，包括中央型和外周型。其发病与雌激素过度刺激有关。主要症状为乳头溢液或溢血。病程可以较长，部分伴发导管上皮不典型增生，可以癌变。病理大体可见肿瘤边界清晰，病变处导管扩张，内可见乳头状物凸向管腔内，乳头状物的数目和大小不等，有蒂，粗细长短不定。镜下观察可见肿块无纤维性包膜，其基本病变是导管上皮和间质增生，形成有纤维脉管束的乳头状结构。通常认为导管内乳头状瘤为良性病变，但少数也可发生恶变，故提倡早期手术。超声检查可有多种表现，部分为导管扩张伴导管内乳头状等回声或低回声，或表现为不规则的囊性回声区内的乳头样低回声或等回声区，部分也可表现为局部导管扩张，而其远端导管壁不规则或中断。可单侧乳腺发生，也可双侧发生，往往合并发生乳腺囊性增生病变。部分呈导管型的导管原位癌因导管内透声欠佳或伴沿导管分布的低回声结节或肿块需要与导管内乳头状瘤鉴别。两者均有乳头溢液，临床表现类似。但一般乳腺导管原位癌的分布范围更大，形态趋于更不规则，肿块附着处的导管壁较厚、不规则，导管走行僵硬、扭曲，且导管壁及低回声结节或肿块内的血流信号丰富，可探及动脉频谱。导管内乳头状瘤的结节及肿块边界较清晰，相关导管扩张，但走行不僵硬，管壁尚规则，管壁血流信号较少。

五、要点与讨论

乳腺导管原位癌（ductal carcinoma *in situ*，DCIS）又称导管内癌，占乳腺癌的 3.66%。预后较好。

DCIS 是指病变累及乳腺导管，但癌细胞未突破导管基底膜，无间质浸润。

DCIS 具有不同的临床表现，可以伴或不伴肿块的病理性乳头溢液为首发表现，或仅仅由钼靶检查时偶然发现。钼靶对于 DCIS 中的簇状或泥沙样钙化有很高的敏感性和特异性。在多数病例中，DCIS 往往呈区域性或节段性分布，也有呈多中心或多病灶分布的。DCIS 的影像学诊断的重点在于明确肿块的分布情况、是否伴有浸润可能及腋窝淋巴结的评估。

DCIS 的声像图表现除了微钙化灶外，部分病灶呈低回声边界不清范围较大的肿块样表现，部分病灶呈非对称的局部乳腺结构紊乱，部分病灶可伴局部导管扩张、走行扭曲、僵硬；部分病灶则表现为沿导管分布的多发低回声结节及肿块。部分学者将 DCIS 的超声表现归纳为：肿块型（伴或不伴钙化）；导管型（伴或不伴钙化）；结构紊乱型（伴或不伴钙化）；单纯钙化型。范围较大的病灶中可见中等至较丰富的血流信号，可有乳腺固有血流扩张，或穿入血流进入，可呈高速高阻血流，RI 大于 0.70。乳腺内的泥沙样钙化灶是钼靶上 DCIS 常见的表现，DCIS 的钼靶表现还包括局部结节、肿块、腺体结构紊乱、不对称等。增强 MRI 扫描可清晰地显示肿块的范围、边界和浸润程度，并且对于多中心和多灶性的病变具有优势。主要表现类型包括弥漫型、区域型和节段型。但 MRI 扫描对于钙化的敏感性较差，且价格昂贵，检查时间长。

六、思考题

（1）对于乳头溢液的女性患者应考虑哪些乳腺相关疾病？

（2）DCIS 相关的超声表现有哪些类型？

（3）目前有哪些影像学方法可用于诊断 DCIS？优缺点是什么？

七、推荐阅读文献

[1] Moon WK，Myung JS，Lee YJ，et al. US of ductal carcinoma in situ [J]. Radiographic，2002，22(2)：2692 - 2801.

[2] 许萍，王怡，单玲洁，等. 乳腺原位癌的高频超声诊断评价[J]. 中国超声医学杂志，2008，24(6)：29 - 31.

[3] Holland R，Hendricks J. Microcalcifications associated with ductal carcinoma in situ：mammographic-pathologic correlation [J]. Semin Diagn Pathol，1994，11(3)：181 - 192.

[4] Sotome K，Yamamoto Y，Hirano A，et al. The role of contrast enhanced MRI in the diagnosis of non-mass image-forming lesions on breast ultrasonography [J]. Breast cancer，2007，14(4)：371 - 380.

（胡　滨　俞　理）

案例 23
乳腺浸润性导管癌

一、病历资料

1. 病史

患者，女性，69岁，因"发现右乳肿块1月"就诊。患者1月前无明显诱因下发现右乳一肿块，无明显压痛，无乳头溢液、溢血。患者绝经15年，否认乳腺肿瘤家族史，有子宫肌瘤子宫次全切病史。

2. 体格检查

患者右乳外上象限9～10点扪及一肿块，活动度较差，与周围组织有粘连，无明显压痛。左侧侧乳腺未扪及明显肿块，双乳可扪及团块及结节感。右侧腋窝淋巴结扪及两个淋巴结，黄豆大小。

3. 实验室检查

CA125升高。

二、影像资料

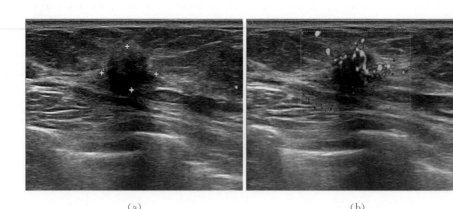

(a)　　　　　　　　　　　　　(b)

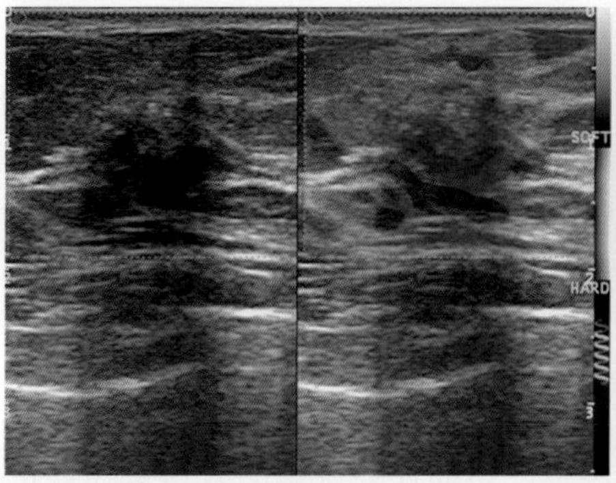

图 23-1 浸润性导管癌声像图

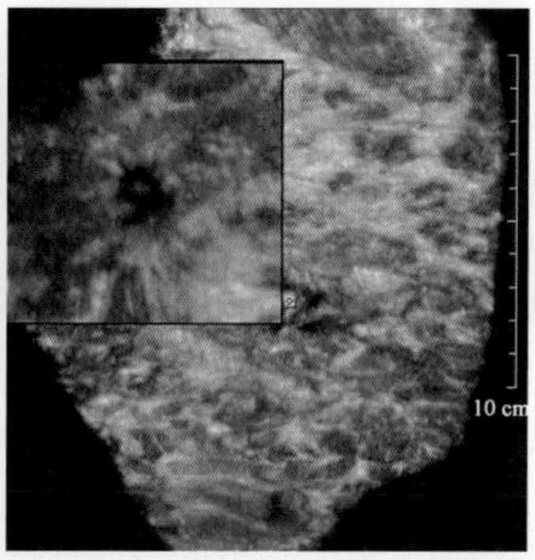

(a)右乳肿块灰阶声像图；(b)右乳肿块彩色多普勒声像图；(c)右乳肿块实时
组织弹性成像超声双幅声像图，病变区弹性图像基本完全为蓝色，评分 5 分；
(d)右乳 ABVS 冠状面声像图，该低回声区边缘呈"火山口"征。

三、超声所见及诊断

1. 超声所见

患者右乳 10 点距乳头 2.5 cm 处见一低回声区，形态不规则，边界不清，边缘呈角状及毛刺样，内见血流信号，较丰富，可见一支粗大血流信号，走行较扭曲，探及动脉频谱，RI 0.76。弹性评分 5 分。ABVS 冠状面见该低回声区边缘"火山口"征。右侧腋窝见数个淋巴结，形态饱满，大者约 1.3 cm×0.8 cm，皮质增厚，内血流丰富（见图 23-1）。

2. 超声诊断

(1) 右乳肿块，BI-RADS 评分 5 类，提示乳腺癌可能。

(2) 右侧腋窝见淋巴结，提示转移性可能。

3. 最后诊断

右乳浸润性导管癌（高级别）。

四、超声分析和鉴别诊断

1. 超声分析

患者为老年女性，以乳腺肿块主要表现，从年龄段考虑，老年患者的恶性病灶较为多见。超声检查发现单侧乳腺一侧象限内低回声占位，该肿块边界不清，形态不规则，边缘成角，见毛刺样改变，符合浸润性表现，且该肿块内血流丰富，见滋养血管穿入，血流阻力指数较高，同样提示浸润性乳腺癌可能，同侧腋窝淋巴结肿大且皮质增厚，符合转移性淋巴结表现。综合病史及超声表现，考虑乳腺癌可能。

2. 鉴别诊断

(1) 浸润性小叶癌：往往呈极低回声，形态不规则，边界不清，后方衰减较多见，但内部微钙化少见，多数内部呈少血供类型，少数也可见高阻血流。

(2) 纤维腺瘤：部分纤维腺瘤在生长过程中包膜未完全形成或受到月经周期影响局部边界可欠清晰，有部分纤维腺瘤呈不规则分叶状，或伴有钙化的情况时需要与浸润性乳腺癌鉴别。纤维腺瘤的内部回声强度一般不如浸润性导管癌低，纤维成分较丰富时内部可见纤细的回声，纤维腺瘤无局部浸润感，周围腺体结构正常，无明显紊乱。纤维腺瘤内血流一般不丰富，而浸润性导管癌内部血流较丰富且可见滋养血管扭曲。弹性成像纤维腺瘤一般呈较软至中等硬度，而浸润性导管癌较硬。纤维腺瘤无腋窝淋巴结肿大。触诊活动度好,表面光滑。

　　(3)乳腺腺病:乳腺腺病是乳腺内小叶内末梢导管或腺泡数目增多伴小叶间质纤维组织增生而形成的一种良性增生性病变。发病早期通常表现为低回声、边界不清、形态不甚规则、无包膜。随着纤维组织的不断增生,回声可逐渐增强,边界不清;但乳腺腺病一般较局限,范围较小,进展缓慢,内部一般很少见血流信号;乳腺腺病内可伴有粗大钙化,而乳腺癌病灶中则常见簇状的或泥沙样的针尖样小钙化灶。

五、要点与讨论

　　浸润性导管癌代表了最大一组的浸润性乳腺癌。浸润性导管癌的发病率随着年龄的增大而增加,多见于45岁以上女性患者。这类肿瘤常以单一病理类型出现,或合并其他组织学类型,称为"混合癌"。多数患者在无意中发现乳腺肿块或局部皮肤橘皮样改变或"酒窝征"而来就诊。触诊活动度差,边界不清,质地硬。部分患者扪及腋窝淋巴结肿大。大体病理中该类肿块无明显特征,大小不等,直径跨度可很大,肿块外形不规则,常见星状或结节状边缘;质地硬,伴钙化时有沙粒感。肿块剖面一般呈灰白或灰黄色。癌组织成树根或蟹足样侵入周围组织。

　　超声可见局部腺体内低回声肿块,可呈垂直样生长,内部回声可不均匀,形态不规则,呈分叶状、蟹足样,边缘可见毛刺,部分肿块内部可见簇状针尖样钙化灶,肿块边界不清,无包膜,可向浅层或深层组织浸润式生长;部分肿块周围可见高回声的"恶性晕",后方回声可发生衰减。肿块内部血流丰富,可见增粗和扭曲的血管,探及高阻动脉频谱,RI>0.70。有腋窝淋巴结转移时腋窝淋巴结肿大,形态不规则,淋巴门结构消失,内部血流紊乱。超声弹性成像提示组织较硬,三维容积成像或ABVS冠状面上可以发现肿块边缘呈"火山口"样改变。浸润性导管癌在钼靶上的典型表现包括高密度肿块边缘的毛刺征、呈簇状分布的微钙化、局部腺体结构紊乱、不规则的小片状致密影等。MRI上典型的浸润性导管癌表现为患侧乳腺的肿块影,形态不规则,可见分叶或边缘毛刺征,T1W低信号,T2W高信号,一般呈延迟强化。部分病例可见Cooper韧带、乳头、局部皮肤或后方脂肪层受累。

六、思考题

　　(1)浸润性导管癌与纤维腺瘤内的钙化灶影像学表现有何不同?形成机制是什么?

　　(2)浸润性导管癌和硬化性乳腺病如何鉴别?

　　(3)目前超声影像学有哪些新技术可有助于浸润性导管癌的鉴别诊断?

七、推荐阅读文献

　　[1]　徐秋华,燕山,袁方,等.乳腺浸润性导管癌的彩超研究[J].中国超声医学杂志,2008,24(5):409-412.

　　[2]　Mansour GM, El-Lamie IKI, El Sayed HM, et al. Preoperative breast ultrasound and Doppler velocimetric findings in patients with breast cancer. Eur[J]. Gynaecol Oncol,2006,27(2):165-167.

　　[3]　张蒂荣,鲁树坤,王双双,等.乳腺肿块彩色多普勒血流频谱形态与病理对照研究[J].中华超声医学影像学杂志,2004,13(6):439-441.

　　[4]　Sung Hee Park, Min Jung Kim, Soo Jin Kim, et al. Ductal carcinoma *in situ* diagnosed using an ultrasound-guided 14-gauge core needle biopsy of breast masses: can underestimation be predicted preoperatively? [J]. Ultrasonography,2014,33(2):128-135.

　　[5]　Moon WK, Im JG, Koh YH, et al. US of mammographically detected clustered microcalcifications [J]. Radiology,2000,217(3):849-854.

(胡　滨　俞　理)

乳腺黏液癌

一、病历资料

1. 病史

患者,女性,41 岁,因"左乳肿物切除术后一年,复发半年"就诊。患者一年前因左乳肿物在当地医院行肿块切除手术,病理不详,术后半年在原发病灶处发现黄豆大小肿块,渐渐长大如鸽蛋大小,无明显不适。

2. 体格检查

患者左乳内上象限肿块,无压痛,质地稍软,稍活动,鸽蛋大小。双侧腋窝淋巴结未扪及明显肿大。

3. 实验室检查

CA125、CA199 等肿瘤指标无明显升高。

二、影像资料

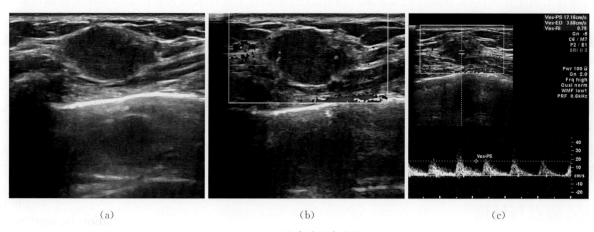

(a)　　　　　　　　　　　　(b)　　　　　　　　　　　　(c)

图 24 - 1　乳腺黏液癌声像图

(a)左乳肿块灰阶声像图,左乳 10 点距乳头 3 cm 处见一低回声区,大小约 2.2 cm×1.0 cm×1.4 cm,内部回声均匀,形态规则,边界尚清,内见强回声,后伴声影;(b)左乳肿块彩色多普勒声像图,左乳低回声肿块内部血流丰富;(c)左乳肿块彩色多普勒声像图,左乳低回声肿块内部探及动脉频谱,RI 0.79。

三、超声所见及诊断

1. 超声所见

患者左乳 10 点距乳头 3 cm 处见一低回声肿块，大小约 2.2 cm×1.0 cm×1.4 cm，内部回声均匀，形态规则，边界尚清，内部血流丰富，探及动脉频谱，RI 0.79（见图 24-1）。左侧腋窝淋巴结未见明显肿大。

2. 超声诊断

左乳低回声占位，乳腺黏液癌不除外，建议穿刺活检。

3. 最后诊断

左乳黏液癌（中等分化）。

四、超声分析和鉴别诊断

1. 超声分析

患者为中年女性，有乳腺肿块手术病史，病理不详，但术后半年即复发，而良性肿块极少在手术位置短时间内复发，需高度警惕。另一方面，该患者左乳肿块触诊较软，声像图中肿块边界清晰，未见毛刺、成角或局部恶性晕征，肿块内部回声低且均匀，似乎提示符合良性病灶的可能，但内部血流较丰富，结合病史，需警惕黏液癌可能。

2. 鉴别诊断

（1）纤维腺瘤：单纯性黏液腺癌主要与纤维腺瘤鉴别，纤维腺瘤多见于年轻女性，多表现为边缘光整边界清晰的肿块，钼靶中可见粗大爆米花样钙化。年龄较大的患者中，对边缘清晰的分叶状肿块要也考虑到黏液腺癌的可能。超声图像鉴别有一定难度，可以从临床发病特征考虑，腺瘤一般病史较长，变化较慢，有多发倾向。

（2）浸润性癌：混合型乳腺黏液腺癌在超声图像上与浸润性癌不易鉴别。浸润性导管癌钼靶上常表现为毛刺性肿块，其次为恶性钙化征象；浸润性小叶癌钼靶上往往表现为腺体扭曲和不对称致密影。

（3）导管内乳头状瘤：导管内乳头状瘤是发生于乳腺导管上皮的良性肿瘤，包括中央型和外周型。其发病与雌激素过度刺激有关。主要症状为乳头溢液或溢血。病程可以较长，部分伴发导管上皮不典型增生，可以癌变。超声可有多种表现，部分为导管扩张伴导管内乳头状等回声或低回声，或表现为不规则的囊性回声区内的乳头样低回声或等回声区，部分也可表现为局部导管扩张，而其远端导管壁不规则或中断。可单侧乳腺发生，也可双侧发生，往往合并发生乳腺囊性增生病变。中央型单发的导管内乳头状瘤内部回声均匀，有时需要与黏液癌鉴别，可以从分析肿块与周围导管关系入手，一般导管内乳头状瘤可见相关的导管扩张，而黏液癌则不明显。导管内乳头状瘤有乳头溢血表现，而黏液癌则无。乳腺纤维导管镜也可作为进一步检查的手段。

五、要点与讨论

乳腺黏液腺癌又称黏液癌或胶样癌，是原发于乳腺的一种很少见的特殊类型乳腺癌，约占所有乳腺癌的 1%～4%。一般生长缓慢，转移较少，预后较好。患者的发病年龄跨度较大，中位年龄约 70 岁，以绝经后妇女较多见。

多数患者的首发症状的发现乳腺内可以推动的肿块，触诊呈软至中等硬度。好发于外上象限。

　　黏液癌是由细胞学相对温和的肿瘤细胞团漂浮于细胞外黏液中形成的癌。以往将黏液癌分为局限型和弥漫型,局限型又分为单纯黏液癌和混合型。单纯黏液癌镜下见大量黏液及少量巢状腺管状排列的癌细胞,癌细胞大小相似,异型性明显,核分裂象易见。混合型即除了纯黏液癌外,还混有其他类型的癌细胞,浸润性导管癌多见。

　　因癌组织中含有黏液,单纯型乳腺黏液癌在超声检查中常表现为低回声,有包膜,边界清晰,内部回声均匀,后方回声增强,酷似纤维腺瘤。混合型黏液癌表现为不均质的低回声肿块,肿块部分或完全边界不清,形态可不规则;黏液癌肿块内可伴有等回声区、液性暗区或强回声钙化;肿块内可见少许血流信号,部分也可能较丰富,RI常大于0.70。肿块周围导管内常可见黏液及肿瘤细胞,造成导管扩张和阻塞,因而有时可见周围导管扩张,管壁增厚。钼靶上均表现为肿块或伴钙化影,大多呈不同程度分叶。单纯型者边界大多清晰,内伴钙化较少见,混合型者边界可不清晰,密度较高,边缘模糊,可见毛刺,内部钙化较单纯型多见,钙化多粗大,形态不规则。MRI上乳腺黏液癌表现为T1W低信号,T2W高信号,且T2W信号一般高于其他类型乳腺癌,并见位于肿瘤的低信号分隔;单纯性边界一般清晰,混合型可不清晰;肿块多呈分叶状;黏液越多,T2W信号越高,强化越不明显;有强化者多数为不均匀强化,动脉期从周边向中心强化,少数为环形强化并呈逐渐充填趋势;多数呈轻度强化,时间-信号强度曲线呈Ⅰ型(持续强化型)较多,少数呈Ⅱ型(平台型)或Ⅳ型(轻度强化型)和其他类型乳腺癌相比,黏液腺癌常显示较快和明显的增强。

六、思考题

　　(1) 乳腺单纯性黏液癌如何与纤维腺瘤鉴别?

　　(2) 混合型黏液癌的超声表现有哪些?

　　(3) 有哪些超声影像技术可应用于黏液癌的诊断?

七、推荐阅读文献

　　[1] Avisa E, Khan MA, Axelrod D, et al. Pure mucinous carcinoma of the breast: a clinicopathologic correlation study [J]. Ann Surg Oncol, 1998,5(5):447-451.

　　[2] 严松丽.乳腺超声与病理[M].北京:人民卫生出版社,2009:140-141.

　　[3] June-Bum Kim, Ji-Hyun Choi, Ji-Hye Kim, et al. A case of primary cutaneous mucinous carcinoma with neuroendocrine differentiation [J]. Ann Dermatol, 2010,22(4):472-477.

　　[4] Eswari Varadharajan, Shanmuga Priya, Geetha Prakash, et al. Mucinous carcinoma of the breast with neuroendocrine differentiation [J]. Iran J Pathol, 2015,10(3):231-236.

(胡　滨　俞　理)

案例 25

男性乳腺癌

一、病历资料

1. 病史

患者,男性,63 岁,因"发现左乳乳头后肿块 3 天"就诊。有前列腺癌手术史,内分泌治疗。

2. 体格检查

患者左乳乳头后方扪及一质硬肿块,约蚕豆大小,无明显压痛,活动度差。左侧腋窝淋巴结未见明显肿大。

3. 实验室检查

CA125 升高。

二、影像资料

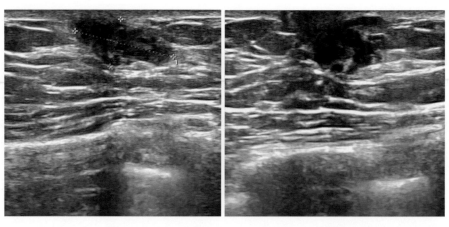

(a)   (b)

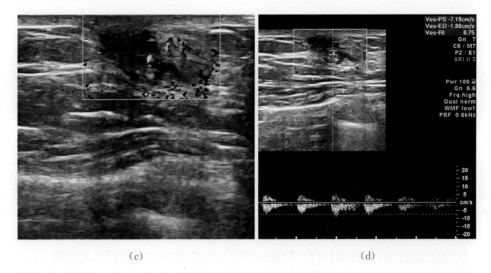

（c）　　　　　　　　　　　　（d）

图 25-1　男性乳腺癌声像图

（a）左乳肿块长轴切面；（b）左乳肿块短轴切面；（c）CDFI 声像图，显示内部血流较丰富；（d）探及动脉频谱，RI 0.75。

三、超声所见及诊断

1. 超声所见

患者左乳乳头后方见少量乳腺腺体组织，乳头后方见一低回声，大小约 1.7 cm×0.8 cm×1.2 cm，形态不规则，边缘成角，见毛刺，边界不清，内部血流较丰富，探及动脉频谱，RI：0.75（见图 25-1）。左侧腋窝淋巴结未见明显肿大。

2. 超声诊断

左乳乳腺癌。

3. 最后诊断

左乳浸润性导管癌。

四、超声分析和鉴别诊断

1. 超声分析

患者为老年男性，有雌激素治疗病史。超声发现左乳后方乳腺发育并见低回声，形态不规则，边缘成角，见毛刺，边界不清，呈浸润性生长，内部血流丰富，由于男性乳腺肿块以恶性多发，因此首先应考虑乳腺癌。

2. 鉴别诊断

男性乳腺内的肿块良性者较少，多为脂肪瘤、表皮样囊肿、腺纤维瘤、乳腺腺病等，脂肪瘤回声以高回声或偏高回声为主，纤维瘤为低回声，表皮样囊肿可为低回声或极低回声，一般均表现为形态规则，边界清晰，内部血流较少，或几乎无法探及。乳腺腺病是乳腺内小叶内末梢导管或腺泡数目增多伴小叶间质纤维组织增生而形成的一种良性增生性病变。发病早期通常表现为低回声、边界不清、形态不甚规则、无包膜。随着纤维组织的不断增生，回声可逐渐增强，边界不清；但乳腺腺病一般较局限，范围较小，进展缓慢，内部一般很少见血流信号；乳腺腺病内可伴有粗大钙化，而乳腺癌病灶中则常见簇状的或泥沙样的针尖样小钙化灶。

五、要点与讨论

　　国外报道男性乳腺癌在人群中的发病率约为 1/10 万人年,占男性恶性肿瘤 0.17%~0.2%,男女乳腺癌之比<1∶100。发病因素主要是雌激素水平增高,先天性睾丸发育不全伴染色体异常、男性乳房发育以及睾丸创伤及放射性损伤等。其他原因包括使用雌激素治疗前列腺癌、睾丸炎病史、肝功能障碍等。男性乳腺癌多发生在老年男性,与雌/雄激素比例失调有关。男性乳腺癌同女性乳腺癌一样具有家族聚集性或遗传倾向。

　　男性乳腺由于缺乏腺泡发育,因此一般小叶癌较少见,其他病理类型基本同女性乳腺癌。男性乳腺癌较女性腺癌发病年龄大,病史长,病期晚是其临床表现的主要特点。患者平均年龄一般多在 60 岁左右,就诊时多数有远处转移。触诊表现为乳头下或乳晕周围无痛性肿块,质地硬,边界不清,可见乳头回缩或固定,部分甚至可见皮肤溃破,乳头血性溢液及乳头糜烂较女性乳腺癌多见。男性乳腺癌的治疗与女性相类似,但内分泌治疗有其特殊作用。早期诊断早期治疗是提高男性预后的关键。

　　由于男性乳腺较小,因此超声及 MRI 检查具有优势,超声为首选。超声表现为乳头后方的低回声区,形态不规则,边界不清,边缘可见毛刺或成角,或小分叶,内部血流较丰富,可见滋养血管,走行迂曲,可探及高阻的动脉频谱。MRI 中男性乳腺癌的病理类型类似女性乳腺癌,因此 MRI 表现也与女性乳腺癌类似。表现为乳晕后方的肿块,典型者肿块边缘不规则,呈毛刺样,T1W 低信号,T2W 与病理类型有关,纤维组织丰富者呈低信号,黏液、细胞等成分较多时为高信号。增强下一般为延迟强化。由于男性乳腺较薄,不宜进行钼靶检查。

六、思考题

　　(1) 男性乳腺癌与男性乳腺发育如何鉴别?
　　(2) 与男性乳腺癌发病的相关的内外科疾病有哪些?
　　(3) 男性乳腺癌的临床治疗手段可有哪些?

七、推荐阅读文献

　　[1] 赵佳琦,何金,章建全.男性乳腺癌多模式超声影像学特征分析[J].第二军医大学学报,2009,30(8):917-920.

　　[2] IS Fentiman. Male breast cancer:a review [J]. E cancer medical science,2009,3:140-140.

　　[3] James Landero, Khasha Touloei, Bradley P Glick. Invasive ductal breast carcinoma underneath a lipoma in a male patient [J]. Clin Aesthet Dermatol,2012,5(10):33-37.

　　[4] Mengna He, He Liu, Yuxin Jiang. A case report of male occult breast cancer first manifesting as axillary lymph node metastasis with part of metastatic mucinous carcinoma [J]. Medicine (Baltimore),2015,94(25):e1038-1038.

（胡　滨　俞　理）

肝硬化

一、病历资料

1. 病史

患者,男性,75 岁,因"腹胀、少尿 1 月余,伴双下肢水肿"就诊。纳差,无气促、胸闷,无恶心、呕吐,无腹痛、腹泻,有间断性鼻出血及牙龈出血。3 年前曾有食道胃底静脉曲张消化道出血病史,10 年前有乙肝病史,既往有胆囊结石病史。

2. 体格检查

患者皮肤、巩膜无黄染,腹部膨隆,未见明显胃肠型蠕动波,全腹软,上腹未及包块,肝肋下未及,脾肋下可及,无肝肾区叩痛,Murphy 征(一),肠鸣音正常。移动性浊音(+)。

3. 实验室检查

ALB 22 g/L↓, A/G 0.89↓, TB 16 μmol/L, ALT 95 IU/L↑, AST 78 IU/L↑, ALP 180 IU/L↑, WBC 2.6×10^9/L↓, RBC 2.51×10^{12}/L↓, Hb 56 g/L↓, PLT 134×10^9/L, HBsAg(+)、HBsAb(一), HBeAg(一), HBeAb(+), 抗 HBc(+)。

二、影像资料

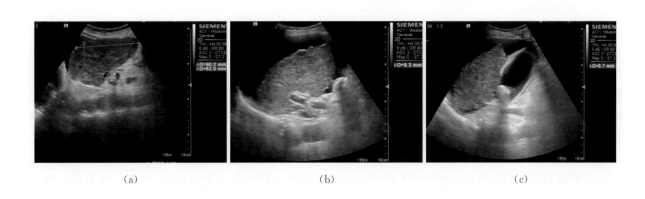

(a) (b) (c)

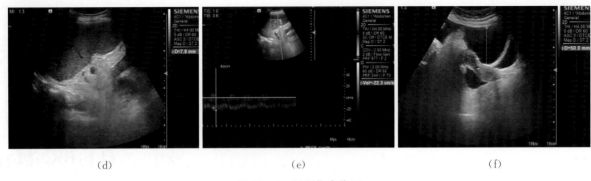

(d)　　　　　　　　　　　　(e)　　　　　　　　　　　　(f)

图 26-1　肝硬化声像图

(a)肝左叶纵切面;(b)右肝肋间斜切面,被膜呈锯齿样改变,实质回声不均匀,腹水;(c)右肋间斜切面示胆囊壁增厚合并结石回声;(d)脾肿大;(e)肝硬化脾静脉流速;(f)肝硬化伴腹水。

三、超声所见及诊断

1. 超声所见

患者肝右叶缩小,左叶代偿性增大,肝左叶长径 9.0 cm,厚径 6.0 cm;右叶最大斜径 8.4 cm;包膜高低不平,不光滑,凹凸不平呈"锯齿样"改变,角度变钝,内部回声增强、增粗,呈结节状,回声分布欠均匀,可见不连续细线状强回声。血管显示不清,肝静脉扭曲变细。门静脉主干内径 1.4 cm,最高流速:21 cm/s。胆囊大小 8.7 cm×4.8 cm,壁呈双边影,壁厚 0.7 cm,胆囊内透声好,内见一强回声,大小 2.2 cm×1.6 cm,后方伴声影,胆总管不扩张。脾肿大,脾脏斜径 13.4 cm,厚 5.7 cm。脾门处脾静脉内径 0.82 cm,脾静脉流速 22 cm/s。肝肾间隙可见无回声区深 3.2 cm,盆腔可见无回声区深 5.0 cm(见图 26-1)。

2. 超声诊断

肝硬化(失代偿期)合并门脉高压,胆囊结石。

3. 最后诊断

肝硬化(失代偿期)合并门脉高压症、腹水、脾肿大,胆囊结石。

四、超声分析和鉴别诊断

1. 超声分析

本病例患者为老年男性,既往有乙肝病史,因"腹胀、少尿 1 月余,伴双下肢水肿"来院就诊。影像学检查发现肝脏右叶缩小,左叶代偿性增大,包膜不光滑,肝角度变钝,内部回声增强、增粗,呈结节状,回声分布欠均匀。血管显示不清,肝静脉扭曲变细。门脉主干增宽,此外可见胆囊结石、脾肿大、腹水。肝脏体积缩小,以右叶明显,内回声增强、增粗及结节状改变均为肝炎后肝硬化的典型声像表现。实验室检查结果提示患者肝功能异常合并全血细胞计数减少,再结合患者病史、临床症状,考虑诊断乙肝肝硬化伴门脉高压症。

因出现门脉高压、大量腹水说明肝硬化为失代偿期。门静脉主干内径增宽,脾肿大、脾静脉增宽均提示门静脉高压。门静脉血流依病情程度可显示流速减低、双向,甚至完全反流,本例门脉多普勒频谱提示仍在正常范围内。

2. 鉴别诊断

1) 不同病因引起的肝硬化的鉴别

(1) 肝硬化最常见的病因是乙型慢性活动性肝炎,由于肝细胞脂肪变、坏死或炎症,在坏死区发生胶原纤维增生,初期增生的纤维组织形成小条索,但尚未明显改变肝小叶结构。如果继续进展,使肝小叶结构和血液循环被改建而形成肝硬化。因此,肝炎后肝硬化声像图上常表现为肝脏缩小,内部回声增粗增强,伴结节形成,可见数毫米的低回声或高回声结节散在分布,相应破坏并改建肝内血管系统,导致异常侧支形成和血管网的减少。

（2）由胆道阻塞淤胆而引起的肝硬化较少见,可分为继发性和原发性两类,原发性更为少见。因胆道阻塞如胆石、肿瘤等对肝外胆道的压迫引起狭窄或闭锁,引起继发性胆汁性肝硬化。通常表现为肝脏体积增大,表面被膜锯齿样改变不明显,肝脏回声细密,可见肝内外胆道扩张及结石或肿瘤回声改变。原发性胆汁性肝硬化的发生多与自身免疫有关,多为慢性进行性胆汁淤积性肝病,常与其他免疫性疾病如类风湿关节炎、硬皮病等并存。本病的肝脏病理改变特点主要是肝内胆管发生慢性炎症性破坏,以及由此引起的胆汁淤积、进行性纤维化,最终发展为肝硬化。声像图常表现为肝大、肝内回声细密,结节感不明显,无明显肝内外胆管扩张。常可根据病史及抗线粒体抗体阳性或肝穿刺活检诊断。

（3）淤血性肝硬化见于慢性充血性心力衰竭,长期淤血,使肝小叶中央区肝细胞萎馅、坏死、最后纤维化。如果淤血持续存在,纤维条索分割肝小叶而形成肝硬化。因此,淤血肝硬化常有淤血性肝肿大,肝静脉、下腔静脉增宽。

2）原发性肝癌

（1）弥漫型肝癌:结节型肝硬化由于肝内形成散在分布低回声或高回声结节,应注意与弥漫型肝癌鉴别。后者特点为肝脏形态失常,肝脏常增大而不像典型肝硬化那样肝脏硬化缩小。癌结节形态不规则,边缘毛糙,结节可突破边缘浸润生长,内部回声不均匀,肝内管道系统多有受压移位和绕行,门静脉内可发现癌栓,CDFI 检查显示丰富的血流束,频谱为高速动脉血流。

（2）小肝癌:肝硬化结节边界不清楚,包膜较光滑,结节血流无改变;肝癌结节边界清楚,包膜回声较高,可突破包膜呈浸润性生长,结节回声增强,体积增大。CDFI 检查可发现肝癌结节内部和周边彩色血流增多,呈动脉频谱。

3）血吸虫病肝硬化

常有血吸虫感染病史,血吸虫肝病急性期主要是汇管区或较大的门静脉分支管腔和血管周围纤维化形成肝窦前门静脉高压。超声表现为肝脏肿大,以肝左叶明显,回声较密集细小。慢性和晚期时肝纤维化有特征性表现,左叶增大,右叶萎缩,肝表面不光滑,肝内呈密集中等或较大的高回声斑片状,或肝内纤维条索和网格样回声,呈"地图样",门脉主干增宽,脾明显肿大,可有肝硬化、门脉高压所有声像图特征。

4）酒精性肝硬化

常有酗酒病史,伴有肝功能异常,肝脏常增大,角度变钝,内部回声增强细密,可伴有声衰减,类似脂肪肝表现。

五、要点与讨论

肝硬化是慢性肝病发展的终末阶段,可由多种因素引起,病毒性肝炎是引起肝硬化的主要因素,其次还包括慢性酒精中毒、胆汁淤积、毒物和药物等。肝脏受损害后细胞发生变性坏死,继而出现肝细胞结节状再生及纤维增生,最终导致结缔组织增生及假小叶的形成,促使肝脏发生扭曲变形、缩小、变硬等情况。

二维超声检查可以显示肝脏形态结构及回声改变,可用于肝纤维化及肝硬化患者的定性诊断。肝纤维化及早期肝硬化二维超声表现为肝内回声增粗,分布不均匀,部分患者可有再生结节回声。表面不光滑,呈现锯齿状或结节样改变,肝缘变钝。门静脉内径增宽。肝静脉管腔变细,走行不清。脾脏可呈现中度肿大,实质回声无明显变化或者轻度增强,脾静脉在脾门部和脾实质内有明显的扩张征象。门脉高压明显时除可见脾肿大、脾静脉扩张、门脉主干扩张外,还可看到侧支循环形成:如食管静脉曲张,脐静脉重新开放,胃左静脉、胃短静脉扩张,脾肾静脉或腹膜后静脉侧支等。胆囊可由于低蛋白血症、腹水、门脉压力增高、淋巴回流受阻等缘故,呈现肿大,伴胆囊壁水肿样增厚,呈"双边影"伴有内壁毛糙。此外,有研究提出,彩色多普勒和频谱多普勒可以通过门静脉及脾静脉的血流动力学变化了解门脉高压的程度,多数情况下将门静脉内径大于 1.2 cm、脾静脉内径大于 0.8 cm 作为门脉高压的诊断依据。

总之,二维超声、彩色多普勒和频谱多普勒检查肝脏形态、大小、回声以及血流动力学指数等指标,可为肝硬化提供多方面诊断依据,对于临床工作具有重要的参考价值。

六、思考题

(1) 肝硬化的常见致病因素有哪些?

(2) 肝硬化的鉴别诊断主要有哪几个? 如何鉴别?

(3) 肝硬化的典型声像图特征有哪些?

七、推荐阅读文献

[1] 周永昌,郭万学.超声医学[M].4 版.北京:科学技术文献出版社,2003:888 - 892.

[2] 伍于添.超声医学基础与临床应用指南[M].北京:科学技术文献出版社,2007:194 - 196.

[3] 郑亮,许巩华,丁然,等.再评肝硬化彩色多普勒超声测定的血流动力学变化[J].中国超声医学杂志,1999,15(3):228 - 229.

[4] Bolognesi M, Sacerdoti D, Merkel C, et al. Noninvasive grading of the severity of portal hypertension in cirrhotic patients by echo-color-Doppler [J]. Ultrasound Med Biol, 2001,27(7):901 - 907.

[5] Lin DY, Sheen IS, Chiu CT, et al. Ultrasonographic changes of early liver cirrhosis in chronic hepatitis B: a longitudinal study [J]. J Clin Ultrasound, 1993,21(5):303 - 308.

(王 燕 吴 琼)

肝脏血管瘤

一、病历资料

1. 病史

患者,女性,43 岁。常规体检。自诉无明显不适,无腹痛腹胀,无畏寒发热。

2. 体格检查

患者皮肤黏膜无黄染,无贫血貌,无肝掌,无蜘蛛痣,无全身浅表淋巴结肿大。腹部平坦,无腹部反跳痛,肝脾未触及,无腹部包块,无移动性浊音,肝区无叩痛。

3. 实验室检查

AFP 5 ng/ml。

二、影像资料

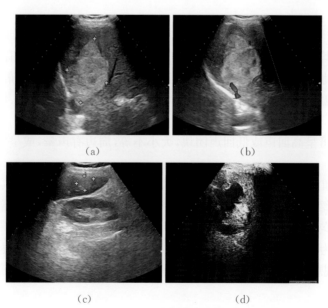

(a)　　　　　　　　　　(b)

(c)　　　　　　　　　　(d)

图 27 - 1　肝脏血管瘤声像图

(a)肝右叶高回声肿块,形态规则,边界清楚有浮雕感;(b)肿块周边见血流信号,内未见明显血流信号;(c)肝右叶被膜下高回声肿块,边界尚清,内部回声尚均匀,呈筛网状结构;(d)超声造影肝右叶肿块不均匀增强,肿块内见造影剂增强,呈岛状、向心性缓慢充填,增强强度高于周边肝实质。

三、超声所见及提示

1. 超声所见

患者肝大小形态如常,肝右叶见高回声区,大小 5.7 cm×8.7 cm,形态规则,边界清楚,有浮雕感,内部回声欠均匀,肿块周边见血流信号,内未见明显血流信号。肝右叶被膜下另见一高回声区,大小 2.4 cm×1.9 cm,边界尚清,内部回声尚均匀,呈筛网状结构。余肝内回声分布均匀,肝内血管走向自然,显示清晰,肝内胆管未见扩张,门静脉主干内径 0.9 cm。超声造影:肝右叶肿块自 9 s 出现造影剂灌注,肿块呈不均匀增强表现,肿块左侧边缘见造影剂呈岛状增强,增强强度高于周边肝实质,逐渐呈向心性充填。造影剂消退缓慢,延迟期增强强度与周围肝组织相近(见图 27-1)。

2. 超声提示

肝脏实质性占位性病变(两个),考虑肝血管瘤可能。

3. 最后诊断

肝血管瘤。

四、超声分析和鉴别诊断

1. 超声分析

患者为女性中年患者,无明显症状及体征,无肝炎及恶性肿瘤病史,实验室检查甲胎蛋白未见异常,常规体检超声检查发现肝右叶高回声肿块,形态规则,边界清楚,有浮雕感,肿块周边见血流信号,内未见明显血流信号;较小的高回声肿块呈筛网状结构,根据以上声像图特点首先考虑为肝血管瘤,进一步超声造影显示肿块周边动脉期和门静脉期呈岛状增强,逐渐呈向心性充填,延迟期增强强度与周围肝组织相近,即所谓"慢进、慢退"模式。

2. 鉴别诊断

(1) 原发性肝细胞肝癌:小肝癌多呈低回声、少数也可呈等回声、高回声或混合回声团块,边界清,常伴有声晕,内部回声均匀或不均匀,无网格状表现,边缘也无回声增强。多有肝硬化病史及肝硬化图像表现,AFP 阳性,可助诊断。较大肝癌周边常有声晕及子结节,门静脉或肝静脉内有癌栓,可资鉴别。超声造影原发性肝细胞肝癌呈动脉早期快速增强,延迟期快速消退,即"快进、快退"模式,与血管瘤"慢进、慢退"有明显区别。

(2) 转移性肝癌:可呈高回声或低回声团块,大小不等,周边有声晕,或呈"牛眼征",常有原发恶性肿瘤病史,可资鉴别。

(3) 肝错构瘤:肝脏错构瘤是胚胎发育不良而具有肿瘤的特征,其病理特点是以肝细胞为主要成分且含有胆管、血管及结缔组织等排列混乱的正常肝组织,并有丰富的结缔组织增生,发病率很低,其包膜细薄,有时内部回声均匀,但也有病例呈部分高回声、部分无回声不均匀分布。

(4) 肝血管肉瘤:为肝血管瘤的恶变,发病率甚低,超声图像难与肝血管瘤鉴别。若随访中发现肿瘤生长迅速或临床出现恶病质表现者应高度警惕。

五、要点与讨论

肝血管瘤是肝脏最常见的良性肿瘤,可发生于任何年龄,可单发,也可多发,以单发多见,属先天性血管发育异常。肝血管瘤质地柔软,肉眼观察肿瘤呈紫红色或蓝色,内为无数小血管或大小不等的囊状血窦,剖面呈蜂窝状,内充满血液。镜下血窦内衬单层内皮细胞,血窦间为纤维组织分隔,血窦内的血流速度非常缓慢。

肝血管瘤发展缓慢,病程可达数年,多无临床症状,常在体检中被发现。瘤体巨大时,可出现上腹部不适,腹胀、肝大等症状。

肝血管瘤的声像图表现大多数很典型,易于诊断,其准确性约80%,依据其声像图回声特点,可将其分型为:

(1) 高回声型:多见,血管瘤内血液与结缔组织形成很大声阻差,是产生这种高回声的病理基础,瘤体一般较小,呈圆形或椭圆形高回声团块,好发于肝被膜下和右肝,边界清晰有浮雕感。内为分布较均匀高回声,可见针尖状或细小管状无回声区,呈筛网状结构。瘤体边缘有不规则"小等号"样回声,属小血管断面图像,称"周缘裂隙征"。

(2) 低回声型:呈圆形或椭圆形低回声团块,边界清,内为低回声,分布均匀,或有短线状回声,其周边的高回声带是重要特征。

(3) 混合回声型:多见于较大的瘤体,呈圆形、椭圆形、不规则形或分叶状,边界清楚,边缘为高回声。内部回声不均,高回声区与低回声区或无回声区混合存在,无回声区可靠近瘤体边缘,此不同于恶性肿瘤,后者属液化坏死,多位于中央部。

彩色多普勒表现:虽然肝血管瘤内含丰富血流,但因血流速度缓慢,大多数瘤体内不显示彩色血流信号。较大的瘤体内可见有点状或短条状彩色血流,瘤周可有弧状彩色血流束。瘤内多为静脉血流,较大瘤体内也可检测到动脉血流,血流速度及阻力指数一般较低。瘤周可检测到动脉血流。

超声造影典型的肝血管瘤表现:动脉期和门脉期病灶周边呈结节状或岛状强化,造影剂逐渐呈向心性充填,延迟期呈等增强或稍低增强,该特点一般不出现在恶性肿瘤,具有特征性。

六、思考题

(1) 肝血管瘤的声像图表现有哪些?

(2) 肝血管瘤的鉴别诊断主要有哪几个? 如何鉴别?

七、推荐阅读文献

[1] 周永昌,郭万学.超声医学[M].4 版.北京:科学技术文献出版社,2003:927-928.

[2] 富京山,富玮.肝胆胰脾疾病超声诊断[M].北京:人民军医出版社,2011:92-94.

[3] 张爱宏,段学蕴,曹铁生.现代实用超声诊断学[M].北京:中国医药科技出版社,2006:594-596.

[4] 吕珂,姜玉新,戴晴,等.超声造影对肝脏局灶性病变的诊断价值[J].中国医学影像技术,2007,23(10):1527-1530.

(王　燕　魏　聪)

案例 28
原发性肝癌

一、病历资料

1. 病史

患者，女性，78岁，因"腹胀2月余"就诊。患者2月前无明显诱因出现腹胀，与进食、活动无关。有乙型病毒性肝炎病史30年，未系统治疗，否认结核、伤寒、血吸虫等传染病史。否认高血压；否认糖尿病、冠心病病史。

2. 体格检查

患者皮肤黏膜无黄染，无贫血貌，无肝掌，无蜘蛛痣，无全身浅表淋巴结肿大。腹部平坦，无压痛和反跳痛，肝脾未触及，未触及包块，无移动性浊音，肝区无叩痛。双下肢无水肿。

3. 实验室检查

AFP 1.96 μg/L，CEA 0.23 μg/L，ALT 47 IU/L，AST 410～37 IU/L↑。

二、影像资料

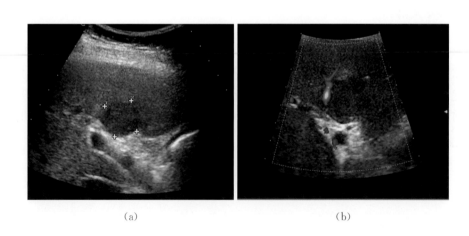

(a)   (b)

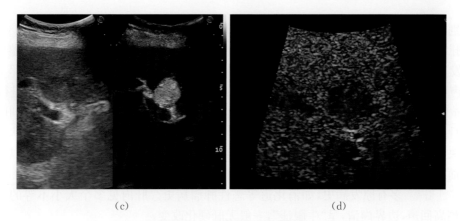

（c）　　　　　　　　　　　　　　（d）

图 28-1　原发性肝癌声像图

（a）左肝内叶靠近第一肝门低回声肿块，形态尚规则，边界欠清；（b）可见分支状血管从肿块边缘进入；（c）超声造影肿块动脉期早期增强，增强强度高于周边肝实质；（d）超声造影延迟期肿块增强强度低于周边肝实质。

三、超声所见及提示

1. 超声所见

患者肝脏大小形态如常，肝左内叶靠近第一肝门见低回声区，大小 2.5 cm×2.3 cm，形态尚规则，周围有声晕，可见分支状血管从肿块边缘进入，阻力指数 0.79。余肝内回声分布均匀，肝内血管走向自然，显示清晰，肝内胆管未见扩张，门静脉主干内径 0.9 cm。超声造影：肝左内叶靠近第一肝门低回声自 13 s 出现早期增强，增强强度高于周边肝实质，20 s 增强强度最高，38 s 增强强度与肝实质相仿，延迟期其增强强度低于周边肝实质（见图 28-1）。

2. 超声提示

肝实质性占位性病变，考虑原发性肝癌可能。

3. 最后诊断

原发性肝癌（肝细胞型肝癌）。

四、超声分析和鉴别诊断

1. 超声分析

本病例为女性老年患者，有多年乙型病毒性肝炎病史，虽然肿瘤指标阴性，肝功能基本正常，且超声未显示明显肝硬化表现，在这种情况下肝内可见实质性肿块，形态尚规则，伴有声晕，可见分支状血管从肿块边缘进入，阻力指数 0.79，应高度怀疑原发性肝癌，因此有必要进一步行超声造影检查，发现肿块自 13 s 出现早期增强，增强强度高于周边肝实质，延迟期其增强强度低于周边肝实质，瘤体呈"快进、快退"特点，而支持肝细胞性肝癌的诊断。

2. 鉴别诊断

（1）肝血管瘤：小血管瘤多为高回声，边界清晰、无声晕。大血管瘤边缘回声增强，内部呈混合回声，可有大小不等的无回声，边界清晰，边缘回声增强。对少数低回声血管瘤鉴别有困难者，需结合超声造影及其他影像学检查。

（2）肝硬化：弥漫性肝癌需与肝硬化鉴别。肝硬化时，肝脏右叶缩小，左叶代偿性增大，被膜呈锯齿状改变，肝内回声增粗、增强，肝静脉明显变细。而弥漫性肝癌，肝脏增大，实质回声粗糙不均，呈不规则的斑状、片状分布，肝内管道结构紊乱，门静脉、肝静脉内常见癌栓，肝内门静脉分支形态结构的改变，有助于两者鉴别。弥漫性肝癌主要表现为门静脉壁破坏,增宽,内充满癌栓,常与肝实质难以区别,而肝硬化主要为后期肝纤维化致门静脉狭窄而显示不良。肝硬化的结节样改变还应注意与小肝癌鉴别,肝硬化结节一般为多发呈弥漫性分布,边界尚清,较少测及彩色血流,而肝癌结节多呈低回声,也可呈等回声、高回声或混合回声,边界较清楚,周边有晕,常可测及高阻型动脉血流。必要时可通过超声造影进行鉴别。

（3）肝脓肿:肝脓肿早期病灶未发生液化坏死时呈实性低回声肿块,边界不清,需与肝癌鉴别。但肝脓肿有急性感染表现,右上腹痛、高热,血白细胞计数增高,声像图上脓肿周边有齿轮状低回声带,随病程进展中央区发生液化。超声造影肿块内动脉期可见增强,可见灌注缺损区。化脓期超声引导穿刺可抽出脓液而确诊。

（4）转移性肝癌:多有原发病史,如消化道等恶性肿瘤病史。肝内见多个大小不等的实性团块,可呈低回声或稍高回声,边界尚清,呈"牛眼征",一般无肝硬化改变。

（5）肝脏局灶性结节增生:肝细胞局灶性结节增生（focal nodular hyperplasia,FNH）多见于女性,FNH80%无临床症状,有症状者不足20%,大多数肝功能正常。多为体格检查或其他疾病检查发现。是肝细胞的一种良性占位性病变。按照WHO的诊断标准,FNH是指肝实质增生并被星形纤维瘢痕间隔成结节状,很少并发出血,也无肯定恶变。病灶内的动脉周围有大量的纤维索条,中心性星状瘢痕和密集的纤维结缔组织增生。没有正常的门静脉和胆管,常有小胆管增生现象。有的学者认为该病可能是在肝脏先天性血管畸形的基础上所发生。二维超声检查:FNH通常表现为低回声或等回声,很少为高回声,经常可见到分叶状轮廓及低回声声晕,而肿块内部回声分布均匀,可有点线状增强,边缘清晰,无包膜,星状瘢痕为轻微的高回声。

彩色多普勒超声显示病灶中央有粗大的动脉向四周分叉呈放射状,动脉血流速高而阻力低为FNH的特征性表现。该病容易与肝癌容易混淆,超声造影该病有比较典型的表现:即动脉期早期增强,病灶中央动脉向四周呈放射状灌注,动脉晚期病变为均匀的高回声,门脉期及血窦期为轻微高回声或等回声,中央瘢痕在动脉期及门脉期都是低回声。

五、要点与讨论

原发性肝癌是我国常见的恶性肿瘤,病死率占各种恶性肿瘤第2位。根据其组织来源不同可分为:①肝细胞型肝癌,多见,约占肝癌总数的76%～91.5%;②胆管细胞性肝癌,约占肝癌总数的2.5%～24%;③混合性肝癌,两种细胞成分混合存在,较少见。根据大体形态分:①巨块型,瘤体呈团块状,单个结节,或多个结节混合而成,直径>5 cm;②结节型,结节最大直径<5 cm;③小癌型,单个结节最大直径<3 cm,或两个相邻结节直径之和<3 cm;④弥漫型,结节较小,弥漫分布于整个肝脏。

原发性肝癌早期无明显症状,一旦有症状,多属中晚期。临床表现有肝区疼痛、食欲缺乏、乏力和消瘦、进行性肝肿大、腹水等,部分患者伴有低热、腹泻、黄疸等症状,AFP常增高。80%以上患者伴有肝硬化病史,乙型和丙型病毒性肝炎为肝硬化的主要原因,肝细胞反复受累增生导致癌变。另外也可能与食物中的黄曲霉素有关。

原发性肝癌结节可呈圆形、椭圆形、分叶状或不规则形,边界清楚或模糊不清,结节周缘可有声晕,也可不规则呈"蟹足状"。弥漫性肝癌其瘤体直径多在1 cm左右,边界不清,数目众多,弥散分布于全肝。

原发性肝癌结节的回声表现:

（1）低回声型:多见于小肝癌,瘤体近似圆形,回声低于周围肝组织,边界清,边缘较整齐,内部回声大致均匀。

（2）等回声型:多见于小肝癌或单个结节型肝癌,瘤体回声与周围肝组织相近,周缘常有声晕、细带状高回声,或瘤体周围血管受压移位、绕行,使其境界清楚。

（3）高回声型:多见于中等或较大的肝癌,瘤体回声高于周围肝组织,边界清,内部回声不均匀。周缘可有声晕或细带状假包膜高回声。瘤周可有大小不等的"卫星灶",瘤内可由多个团块融合而成,呈

"镶嵌征"或"结中结征"。

（4）混合型：多见于较大的肝癌，瘤内高回声与低回声区混杂存在，中间可有无回声液化坏死区，瘤体边界清楚。

（5）弥漫型：肝内回声增粗，分布不均匀，结构紊乱，呈不规则的斑状、片状分布，肝脏增大，门静脉、肝静脉内常见癌栓。

原发性肝癌超声造影表现：原发性肝癌瘤体内新生血管多，血供丰富，动脉血管扩张、变形、移位，可有动静脉瘘形成。造影表现为瘤体先显影特点，较周围肝组织早 2～3 个心动周期显影。瘤体血供丰富，以动脉供血为主，动脉期回声强度达到最高峰。瘤体可见数目众多、粗细不均、形态欠规则、迂曲杂乱的亮线状肿瘤新生血管，呈"丛"样或"蜘蛛网"样形态；瘤周受压移位血管呈弧形亮线样。瘤体内呈片状不均匀增强回声，回声强度明显高于周围肝组织，提示其微小血管网较周围肝组织丰富，并呈不均匀分布状态。瘤体内缺血坏死区域呈大小不等、形态欠规则的未增强区，与增强区形成鲜明对比。动态观察，多数瘤体呈"早显影、早消退"特点，少数瘤体为"早显影、晚消退"特点。延迟期显像，瘤体内无造影剂、不增强、呈低回声区，周围肝组织有造影剂、呈均匀增强回声，两者对比显著。这主要是因为正常肝组织内有枯否细胞，枯否细胞吞噬造影剂微泡而显影，而瘤体内无枯否细胞。

超声对于＞5 cm 的肝癌诊断准确率超过 90%，与 CT、血管造影等影像学检查诊断率相似，对＜5 cm 的肝癌诊断准确率可达 80% 以上，对于直径＜2 cm 的小肝癌检出率一般在 80%～100%。有时图像缺乏特异性，诊断困难，需结合 AFP、超声造影及其他影像检查，必要时行超声引导穿刺活检，进行病理诊断。超声简便无创，可在术前提供瘤体位置、大小、数目等信息，为制订治疗方案提供参考依据，也可用于术后随访，评价疗效。

六、思考题

（1）肝癌可分为哪几种类型？

（2）原发性肝癌的超声表现有哪些？

（3）肝癌的鉴别诊断主要有哪几个？如何鉴别？

七、推荐阅读文献

［1］周永昌，郭万学.超声医学［M］.4 版.北京:科学技术文献出版社,2003:930‐939.

［2］富京山，富玮.肝胆胰脾疾病超声诊断［M］.北京:人民军医出版社,2011:96‐97.

［3］张爱宏，段学蕴，曹铁生.现代实用超声诊断学［M］.北京:中国医药科技出版社,2006:596‐598.

［4］Llovet JM, Burroughs A, Bruix J. Hepatocellular carcinoma ［J］. Lancet, 2003,362(9399):1907‐1917.

（王　燕　魏　聪）

案例 29

肝局灶性结节增生

一、病历资料

1. 病史

患者，女性，30岁，因"体检发现肝内占位3天"就诊。自诉既往无明显不适，无畏寒及发热，无腹痛等不适。否认肝炎、结核及其他传染病史。2009年3月患者行房间隔缺损修补术。

2. 体格检查

患者腹部平坦，无腹部反跳痛，未触及肝脏，未触及脾脏，无腹部包块，无移动性浊音，无肝区叩痛，无肾区叩击痛，肠鸣音正常。双下肢无水肿。

3. 实验室检查

HBsAg(—)，HBsAb(—)，HBeAg(—)，HBeAb(—)，抗 HBc(—)，抗 HCV(—)，AFP 0 μg/L，CEA 0 μg/L。

二、影像资料

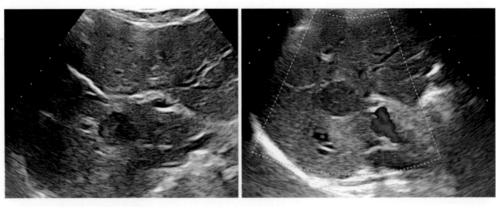

(a)   (b)

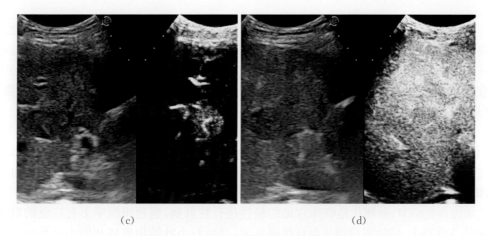

(c)　　　　　　　　　　　　　　(d)

图 29-1　肝脏局灶性结节增生声像图

(a)肝右叶低回声肿块,形态规则,边界清楚;(b)肿块内未见明显血流信号;(c)肿块从中央部呈轮辐状出现造影剂早期强化,呈高增强表现;(d)延迟期造影剂未见早期廓清。

三、超声所见及提示

1. 超声所见

患者肝形态如常,左叶上下径 6.6 cm,前后径 4.5 cm;右叶最大斜径 10.7 cm;肝右叶见低回声区,大小:上下径 2.8 cm,前后径 2.4 cm,形态规则,边界清楚,内未见明显血流信号。超声造影:肝右叶低回声肿块自 9 s 从中央部呈轮辐状出现造影剂早期强化,强度高于周边肝实质,延迟期 5 min 造影剂未见早期廓清(见图 29-1)。

2. 超声提示

肝右叶实质性肿块,结合超声造影提示局灶性结节增生(FNH)可能。

3. 最后诊断

肝局灶性结节增生。

四、超声分析和鉴别诊断

1. 超声分析

本病例为女性患者,因体检发现肝脏占位来院就诊,无明显症状及体征,无肝炎及恶性肿瘤病史,实验室检查未见异常,虽然倾向于考虑为良性病变,可是仅仅凭借形态规则、边界清楚的低回声肿块这些超声表现并不能明确其性质,随后进一步行超声造影。超声造影动脉期离心性增强对于诊断肝脏局灶性增生结节意义较大,尤其是有中心瘢痕的情况下,有文献报道离心性增强诊断肝脏局灶性增生结节特异性达 100%,但有少部分肝细胞肝癌动脉期也可以表现为离心性增强,这种情况下需要结合延迟期表现及其他临床特点进行诊断,表现不典型者应考虑行组织穿刺活检明确诊断。有文献报道,若以动脉相早期快速增强和延迟相呈等回声或高回声的超声造影征象诊断肝脏局灶性增生结节,其敏感性、特异性分别为 87.6%、94.5%,可以看出联合动脉期与延迟期表现诊断肝脏局灶性增生结节特异性较高。本病例超声造影肿块自 9 s 从中央部呈轮辐状出现早期强化,强度高于周边肝实质,延迟期 5 min 造影剂未见早期廓清,是肝局灶性增生结节的特征性表现。

2. 鉴别诊断

(1) 原发性肝癌:肝局灶性增生结节首先要和原发性肝癌鉴别,前者通常在体检发现,无明显症状,而后者通常有慢性肝炎或肝硬化病史,超声造影对于两者的鉴别有较大价值。

（2）**转移性肝癌**：转移性肝癌病灶通常为多发性。"牛眼"征是其典型的超声表现。少数无"牛眼"征的单发高回声或低回声转移结节有时与肝局灶性增生结节鉴别困难，须仔细寻找其他脏器原发癌灶。

（3）**肝血管瘤**：高回声型肝血管瘤超声显像显示为边界清楚的高回声，呈"浮雕"感。低回声血管瘤内可见散在分布的不规则"小等号"状血管断面回声。血管瘤造影增强模式为周边结节状增强和向心性填充，与肝局灶性增生结节不同。

（4）**肝腺瘤**：肝腺瘤的超声表现为边界清楚，形态规整，圆形或椭圆形稍低回声肿块，部分可见低回声声晕，彩色多普勒血流检查显示为肿块内有较丰富的门脉样血流及低速动脉血流，与肝局灶性增生结节有类似之处，但 FNH 通常没有瘤体破裂出血和坏死现象，而肝腺瘤瘤体内容易发生出血、坏死及液化的声像图表现，患者多为生育年龄女性，有口服避孕药史。

（5）**肝硬化再生结节**：肝硬化是临床常见的慢性进行性肝病，病理组织学上有广泛的肝细胞坏死、残存肝细胞结节性再生、结缔组织增生与纤维隔形成，导致肝小叶结构破坏和假小叶形成，肝脏逐渐变形、变硬而发展为肝硬化。肝硬化再生结节超声显像显示直径在 1.5 cm 之内的低回声结节，呈圆形或不规则，其余肝组织为肝硬化表现。

五、要点与讨论

局灶性结节增生（focal nodular hyperplasia，FNH）是肝的一种良性病变，属错构瘤样变，其表现为肝包膜下孤立结节，不引起任何症状。结节与肝组织分界明显，常有纤维包膜，内部有星状不规则纤维间隔和血管、增生的干细胞等。

近年来由于超声诊断技术的广泛应用及定期体检的发展，肝局灶性增生结节病例不断检出，其临床重要性在于与肝恶性肿瘤的鉴别。就目前所知，本病是一种良性的肝局灶性病变，若能确诊，并不需要马上外科手术切除，只需定期进行超声复查，动态观察。因此，肝局灶性增生结节与肝恶性肿瘤的鉴别诊断有重要临床意义。声像图对局灶性增生结节的检出率高，以肝内单发结节居多，形态圆形，可不规则，边界清楚，多为低回声或中等回声，也有不均匀高回声者，内部可见血流信号，其超声表现缺乏特异性，不易于肝癌区别。超声造影可作为直径＞3 cm FNH 的最终诊断方法，其造影特点为：动脉相呈典型的轮辐状增强，延迟相可见中央瘢痕。但缺乏轮辐状增强和中央瘢痕等超声造影表现的 FNH，难以与其他富血供的肿瘤向鉴别。超声引导下组织学活检是最为有效的确诊方法，但有时会引起出血，应慎用。

六、思考题

（1）肝局灶性结节增生声像图表现有哪些？

（2）肝局灶性结节增生的鉴别诊断主要有哪几个？

七、推荐阅读文献

［1］周永昌，郭万学.超声医学［M］.4 版.北京:科学技术文献出版社,2003:924-925.

［2］富京山,富玮.肝胆胰脾疾病超声诊断［M］.北京:人民军医出版社,2011:94-95.

［3］刘利平,董宝玮,于晓玲,等.超声造影对肝局灶性结节增生的诊断价值［J］.中华超声影像学杂志,2006,15(8):580-583.

［4］徐作峰,徐辉雄,吕明德,等.肝脏局灶性结节增生的超声诊断［J］.中国超声医学杂志,2005,21(11):847-849.

（王　燕　魏　聪）

转移性肝癌

一、病历资料

1. 病史

患者,男性,65 岁,因"食管癌术后常规随访复查"就诊。患者半年前因食管癌行切除术,手术顺利。病理提示食管鳞癌。

2. 体格检查

患者皮肤、巩膜无黄染,无肝掌,无蜘蛛痣。腹部平坦,无腹壁静脉曲张,全腹无压痛,无反跳痛,肝脾肋下未及,无肝区叩击痛,无移动性浊音。双下肢无水肿。

3. 实验室检查

AFP 2.33 ng/ml, CEA 13.12 ng/ml↑, CA125 21.29 IU/ml, CA199 7.78 IU/ml。

增强 CT 示肝内多发占位病灶。

二、影像资料

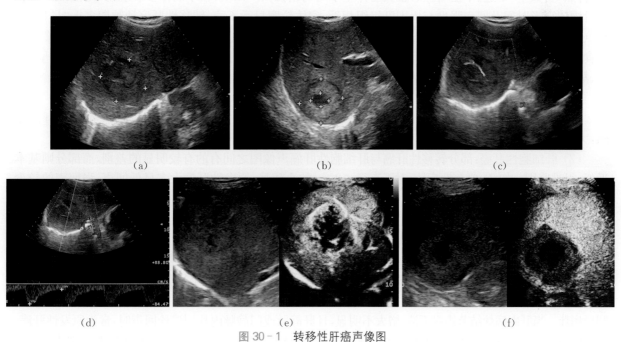

(a)   (b)   (c)

(d)   (e)   (f)

图 30 - 1 转移性肝癌声像图

(a)肝右叶低回声肿块,形态规则,边界清楚;(b)右肝后叶上段偏高回声肿块,呈"牛眼征"表现;(c、d)右肝后叶中等偏低回声肿块内部见动脉血流信号,RI 0.74;(e)超声造影右肝中等偏低回声肿块内部呈不均匀网格样强化,周边强化明显;(f)右肝后叶上段偏高回声肿块造影剂不均匀低灌注,中央部牛眼样低回声未见明显造影剂灌注。

三、超声所见及提示

1. 超声所见

患者肝大小形态如常,肝右后叶见中等偏低回声区,大小 5.9 cm×5.6 cm,形态尚规则,边界尚清,周边有低回声晕,内部见动脉血流信号,RI 0.74。肝右后叶另见一偏高回声区,大小 6.6 cm×6.2 cm,形态尚规则,边界尚清,周边有低回声晕,中央部见低回声区,大小 2.1 cm×2.4 cm,呈"牛眼征",周边见血流信号,RI 0.70。肝左外叶见低回声区,大小 1.4 cm×1.1 cm,门静脉主干内径 1.0 cm。

超声造影:肝右后叶中等偏低回声肿块自 14 s 出现造影剂灌注,16 s 增强明显,内部呈不均匀网格样强化,周边强化明显,造影剂有早退。肝右后叶偏高回声肿块 16 s 见造影剂不均匀低灌注,中央部低回声未见明显造影剂灌注。

2. 超声提示

食道鳞癌术后,肝内多发占位性病变,考虑肿瘤(转移性肝癌)。

3. 最后诊断

(肝内肿块穿刺)低分化癌,结合临床病史,可符合食道癌肝转移。

四、超声分析和鉴别诊断

1. 超声分析

本病例为男性患者,食管鳞癌术后,CT 平扫提示肝脏多发占位性病变来诊,CEA 升高,首先应考虑转移性肝癌的可能。超声检查示肝内有 3 个肿块,形态尚规则,边界尚清,周边有低回声晕,部分肿块有"牛眼征",肿块内部见动脉血流信号。转移性肝癌特征性表现为肝内单个或多个大小不等实性团块,多呈圆形或椭圆形,边界清,周边有声晕,中间有液化坏死的低、无回声区,呈"牛眼征"或"靶环征"。"牛眼征"或"靶环征"是转移性肝癌的特征性表现,见于多种转移性肝肿瘤。超声造影多数瘤体呈"晚进、早退"特点,少数呈"早进、早退"特点,较大瘤体呈不均匀增强回声团块,较小瘤体多表现为"淹没征",即造影后瘤体显影时间及回声强度与周围肝组织相近,瘤体轮廓显示不清,转移性肝癌动脉期多无"早显影"特点,常与周围肝组织同时或略延迟显影,门静脉期"早消退"特点却很明显,但文献报道少数转移肝癌如食管鳞癌和乳腺浸润性导管癌等,其血供较丰富,造影表现与原发肝癌相似,本病例超声造影呈"早进、早退"特点,结合食管癌病史,转移性肝癌即可确诊。

2. 鉴别诊断

(1) 肝血管瘤:高回声型转移性肝癌有时不易于高回声型血管瘤鉴别,但血管瘤边界清晰有浮雕感,无声晕,中间呈网格状回声,且无原发病史,可资鉴别。

(2) 肝细胞性肝癌:部分转移性肝癌与肝细胞性肝癌声像图之间有的有较明显的差别,而部分则基本近似,很难鉴别。如:①单个性病灶:对于直径<2 cm 的小病灶,原发性肝癌大多呈低回声,强回声的较少见,有的可伴有包膜回声,有的周围声晕较窄;转移性肝癌可呈无回声、低回声或高回声,一般无包膜回声,有的周围有较宽的无回声环。对于较大病灶两者间基本上相似,难以区分,仅在有以下图像表现时,才有可能加以区别,当巨大病灶周围见到声晕,或肝静脉、门静脉被推挤,环绕癌肿周围经过,或病灶巨大占据半肝且有明显境界者,多为原发性肝癌;当巨大病灶呈现火山口样改变,肿块内部有大片无回声区,或病变区边界模糊而不规则者,多为转移性肝癌。②多发性病灶:两者的鉴别除有上述特征外,多无明显区别。但原发性肝癌时,非癌区肝组织回声常呈肝硬化改变;转移性肝癌大多是在较正常的肝组织回声图中散在多个圆形病灶。当肝内病灶结节边缘不清,增大不明显,且肝静脉或门静脉内找到癌栓回声时,常为原发性肝癌;当肝内病灶有的边缘较清楚,有的呈融合状,或呈现有液性无回声区、网格状、水平线状回声时,一般为转移性肝癌。另外,超声造影也有助于鉴别,原发性肝癌多呈"早进、早退"特点,转移性肝癌可呈"晚进、早退"特点。

五、要点与讨论

　　肝转移癌主要来源于胃肠道、胆囊、胰、肺、鼻咽部、乳腺等脏器,系肿瘤细胞经血液转移至肝脏,或由临近脏器直接浸润播散至肝脏。瘤体呈结节状,单个或多个,大小不等,散布于肝脏一叶或全肝。肉眼观察,瘤体大多呈灰白色结节,质地较硬,与周围肝组织分界清楚。病理组织形态与原发癌相似。

　　转移性肝癌特征性表现有:肝内单个或多个大小不等实性团块,多呈圆形或椭圆形,边界清,周边有声晕,中间有液化坏死的低、无回声区,呈"牛眼征"或"靶环征"。"牛眼征"或"靶环征"是转移性肝癌的特征性表现,见于多种转移性肝肿瘤,以胃肠道来源肿瘤多见。

　　转移性肝癌因组织来源不同,回声强度也有差异,可分为以下。

　　(1) 低回声型:瘤体多呈近圆形,边界清,内部多为均匀或不均匀弱回声,回声强度低于周围肝组织。可见于各种肝转移癌。

　　(2) 高回声型:瘤体多呈近圆形或不规则形,边界清,边缘可不光整,内部为高回声,可均匀,也可不均匀,回声强度高于周围肝组织,中间有液化坏死的低回声或无回声区,呈"牛眼征"或"靶环征"。多见于胃肠道和泌尿道转移癌。

　　(3) 无回声型:呈近圆形无回声区,边界清,内可有带状分隔、细密点状回声或边缘有少量实质回声,类似肝囊肿图像。多见于具有分泌功能的转移癌,如来源于卵巢、胰腺等脏器的转移癌。

　　(4) 混合型:瘤体常较大,呈圆形或不规则形,边界清,内部回声不均,中间有缺血坏死的无回声区。

　　转移性肝癌超声造影表现:多数血供不丰富,少数血供也较丰富。瘤体以动脉供血为主,造影增强主要表现在肝动脉期,门静脉相似乎无明显再次增强效果。多数瘤体呈"晚进、早退"特点,少数呈"早进、早退"特点。瘤体血供状况与其大小也有一定关系,较大瘤体血供常较丰富,瘤体呈不均匀增强回声团块,回声强度稍高于周围肝组织,其内可见有数目不等、粗细不均、分布杂乱的亮线状血管结构。较小瘤体多表现为"淹没征",即造影后瘤体显影时间及回声强度与周围肝组织相近,瘤体轮廓显示不清。转移性肝癌动脉期多无"早显影"特点,常与周围肝组织同时或略延迟显影,门静脉期"早消退"特点却很明显,可能与瘤体血供欠丰富有关。少数转移肝癌如食管鳞癌和乳腺浸润性导管癌等,其血供较丰富,造影表现与原发肝癌相似。延迟期,瘤体多呈低回声团块,边界清楚,而周围肝组织回声增强,两者对比度增大,使瘤体显示更为清楚。

　　超声能够观察肝脏是否有转移、转移瘤体大小、数目及分布,为临床治疗提供参考依据,并可用于疗效评估,对寻找原发灶也有一定帮助。

六、思考题

　　(1) 转移性肝癌的特征性声像图表现有哪些?
　　(2) 转移性肝癌的鉴别诊断主要有哪几个?

七、推荐阅读文献

　　[1] 周永昌,郭万学.超声医学[M].4版.北京:科学技术文献出版社,2003:941-947.
　　[2] 张爱宏,段学蕴,曹铁生.现代实用超声诊断学[M].北京:中国医药科技出版社,2006:598-599.
　　[3] 段红艳,罗葆明,张彤等.实时超声造影成像技术在转移性肝癌诊断中的应用[J].中国超声医学杂志,2008,24(1):44-46.
　　[4] 钱晓莉,司芩,黄声稀,等.转移性肝癌的超声造影灌注特征及其临床价值[J].中国超声医学杂志,2013,29(2):134-136.

（王　燕　魏　聪）

案例 31

肝脓肿

一、病历资料

1. 病史

患者,男性,61岁,因"发热伴中上腹不适3天"就诊。患者于2天前无明显诱因出现发热,体温最高39.8℃,热前有寒战,多于夜间升高,治疗后体温可降低,但仍高于正常,无双下肢及眼睑水肿,无恶心呕吐,无腹痛腹泻。有糖尿病史5年余。否认肝炎、结核及其他传染病史。否热高血压病史。

2. 体格检查

患者皮肤巩膜无黄染,无肝掌,无蜘蛛痣。腹部平坦,腹式呼吸存在,无腹壁静脉曲张,无胃肠蠕动波,肠鸣音正常,无腹部血管杂音,全腹无压痛,无反跳痛,无肌卫,肝、脾肋下未及,胆囊未触及,Murphy's征(一),移动性浊音(一),肝区有明显叩痛,无肾区叩击痛。

3. 实验室检查

WBC 13.0×10^9/L↑, N 79.9%↑, TP 57 g/L↓, ALT 80 IU/L↑, AST 49 IU/L↑, ALP 188 IU/L↑, γ-GT 148 IU/L↑。血培养结果:肺炎克雷伯菌。

二、影像资料

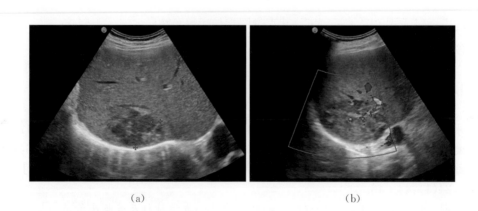

(a)   (b)

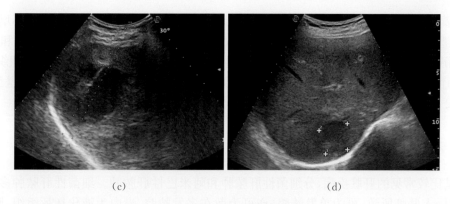

(c)   (d)

图 31 - 1　肝脓肿声像图

(a)肝右叶低回声区,内见条带状分隔;(b)低回声区内见血流信号;(c)5天后超声引导下
穿刺抽脓;(d)治疗1个月之后复查超声,肝右叶探及低回声区,边界欠清,较前检查有缩小。

三、超声所见及提示

1. 超声所见

患者肝形态大小如常;肝右叶探及一低回声区,范围约 8.1 cm×4.7 cm,形态不规则,边界欠清,内部回声不均匀,可见条带状分隔,分隔可见动脉血流信号,阻力指数 0.59。余肝内回声均匀,肝内血管走向自然,显示清晰,肝内胆管未见扩张。5天后超声引导下穿刺出脓血性液体,用甲硝唑(灭滴灵)、生理盐水冲洗,局部消毒,包扎。穿刺液检查为白细胞满视野。治疗1个月之后超声复查:该低回声范围缩小至 3.9 cm×3.6 cm。

2. 超声提示

肝右叶混合性占位,肝脓肿可能。

3. 最后诊断

肝脓肿。

四、超声分析和鉴别诊断

1. 超声分析

肝脓肿的诊断需要紧密结合临床表现,其声像图常与病程和脓肿的液化程度有关,液化明显时诊断较容易,液化不明则诊断较难。本病例为男性老年患者,有发热和右上腹痛,肝区有明显压痛,血白细胞、中性粒细胞百分比升高,肝功能有异常,超声检查在肝右叶发现一低回声区,形态欠规则,边界欠清,内部回声不均匀,可见条带状分隔及片状无回声区,初步判断为肝脏感染性病变。5天后进行超声引导下穿刺,穿刺液白细胞满视野,血培养结果肺炎克雷伯菌,抗炎治疗后患者病情好转,证实为肝脓肿。

2. 鉴别诊断

(1)肝实质性肿瘤:主要是在肝脓肿早期,脓肿腔内脓液尚未形成时,表现为局限性低回声区,呈近似圆形或不规则形,边界欠清楚,边缘不规整,需要与肝实质性肿瘤鉴别。肝实质性肿瘤无周围肝组织炎性反应,抗生素或抗阿米巴治疗无效。

(2)肝癌伴液化坏死:肝脓肿坏死液化不全时与肝癌坏死液化声像图有时难以区别,液化不全的肝脓肿脓肿壁不光整,内部回声不均,脓液为不规则无回声区,其内有杂乱的实性回声区,呈蜂窝状。肝脓肿有高热、肝区疼痛、白细胞计数升高等表现。肝癌无此临床表现,AFP 阳性可资鉴别。

(3)肝囊肿:肝脓肿完全液化时的无回声区与肝囊肿类似,但肝囊肿壁薄、光滑,临床无肝区痛、发热、白细胞增高等表现。肝囊肿合并感染时，无回声区内出现弱回声，有漂浮征，但囊壁不增厚。

（4）肝血肿：外伤或肝穿刺引起的肝损伤出血所致肝血肿，分为包膜下血肿、肝实质血肿和肝破裂，可见损伤处的低回声、无回声或者混合回声区，可见腹腔积液，急性期时无明显囊壁并且无周围肝组织炎性反应。

（5）细菌性肝脓肿与阿米巴肝脓肿鉴别：阿米巴肝脓肿起病较为缓和，囊壁较厚，内壁呈虫蚀状，有阿米巴痢疾史，大便中可找到阿米巴原虫，以资与细菌性肝脓肿鉴别。

五、要点与讨论

肝脓肿是比较常见的肝脏疾病，分细菌性肝脓肿和阿米巴性肝脓肿。细菌性肝脓肿多由细菌经血行、胆道逆行侵入肝脏所致，可为单发脓腔，亦可为散在多发脓腔，囊内为液化坏死组织、脓细胞、细菌等，周围组织因炎症反应充血和白细胞浸润；阿米巴性肝脓肿由阿米巴原虫侵入肝脏所致，病变多位于肝右叶，单发多见，脓液呈棕褐色，黏稠或稀薄，脓腔壁上可找到阿米巴原虫。

细菌性肝脓肿病情常较重，有肝区疼痛、寒战、高热、肝区压痛等症状，白细胞和中性粒细胞明显升高可达 $(20\sim30)\times10^9/L$。阿米巴性肝脓肿发病缓慢，60%以上有脓血便史。临床有肝区疼痛、肝肿大、发热、出大汗等症状。粪便中可找到阿米巴原虫，其阳性率为14%，阿米巴补体结合试验阳性。阿米巴肝脓肿可抽出巧克力色脓液；细菌性肝脓肿可抽出黄绿色或黄白色脓液，培养可获得致病菌。脓液应做 AFP 测定，以除外肝癌液化。

其声像图主要表现随病情发展的不同阶段，呈现不同特点：

（1）早期肝脓肿：脓肿尚未液化，表现为局限性低回声区，呈近似圆形或不规则形，边界欠清楚，边缘不规整。

（2）液化不全肝脓肿：脓肿壁不光整，内部回声不均，脓液为不规则无回声区，其内有杂乱的实性回声区，呈蜂窝状，脓肿后壁有回声增强。

（3）典型肝脓肿：脓肿完全液化或大部分已液化，脓腔呈无回声区，内有细小点状回声，有漂动征，后壁有回声增强效应，囊壁光滑，边界清楚。

（4）脓肿愈合期：脓肿逐渐缩小，边界清楚，脓液无回声区逐渐缩小，最后消失，残留点状或纤维条索高回声。

（5）慢性厚壁肝脓肿：脓肿内层常有增生肉芽，外周有粘连，极不规则，厚壁可达 1.5～2.0 cm，回声增强，无回声液化坏死区范围小。脓肿壁钙化时，可见强回声伴声影。

根据各期声像图表现及动态观察并结合临床表现和血象检查一般可明确诊断。超声图像可明确脓肿所在部位、大小、内部回声状况及周围毗邻关系，动态观察病情的发展变化、随访疗效。还可在超声引导下穿刺置管引流或抽吸脓液，替代外科手术治疗。对鉴别困难者也可在超声引导下进行活检。

六、思考题

（1）请列举细菌性肝脓肿和阿米巴性肝脓肿的鉴别要点。

（2）简述肝脓肿在其早期、脓肿形成、吸收、愈合衍变过程中各阶段的声像图表现。

七、推荐阅读文献

[1] 周永昌,郭万学.超声医学[M].4 版.北京:科学技术文献出版社,2003:899-901.

[2] 富京山,富玮.肝胆胰脾疾病超声诊断[M].北京:人民军医出版社,2011:87-88.

[3] 张爱宏,段学蕴,曹铁生.现代实用超声诊断学[M].北京:中国医药科技出版社,2006:593-594.

[4] 朱文静,周振芳,王秀云,等.超声在肝脓肿诊断及治疗中的应用价值[J].中华医学超声杂志(电子版),2010,7(11):1925-1929.

（王　燕　魏　聪）

脾破裂

一、病历资料

1. 病史

患者,男性,45岁,因"腹部外伤后8小时"入院,自诉腹部疼痛。

2. 体格检查

神志清,BP 96 mmHg/65 mmHg,HR 100 次/min,R 20 次/min,T 36.5℃。腹部压痛,反跳痛,左上腹明显,移动性浊音阳性。

3. 实验室检查

RBC $3.0×10^{12}$/L,Hb 80 g/L,WBC $5.0×10^9$/L,PLC $105×10^9$/L。

二、影像资料

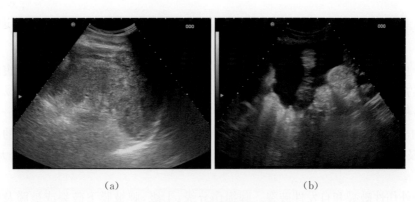

(a)   (b)

图 32-1 脾破裂声像图

(a)脾实质回声不均,包膜连续性中断;(b)腹水,肠管漂浮。

三、超声所见及诊断

1. 超声所见

脾脏大小:厚径 4.5 cm,长径 9.5 cm,实质内回声不均匀,可见条索样及斑片样低回声,包膜连续性中断。

腹腔可见游离无回声，其间可见肠管漂浮。

2. 超声诊断

(1) 脾脏实质回声不均，包膜连续性中断，结合病史，考虑脾脏破裂。

(2) 腹腔积液。

3. 最后诊断

脾脏破裂。

四、超声分析和鉴别诊断

1. 超声分析

本病例为中年男性，外伤后 8 h，因腹部疼痛就诊。体检腹部压痛明显，伴有反跳痛。超声检查发现腹腔积液，初步怀疑腹腔有实质脏器破裂出血。另外发现脾脏体积略大，实质回声不均匀，实质内可见条索样及斑片样出血灶，包膜连续性中断，因此超声诊断脾脏破裂。

2. 鉴别诊断

(1) 肝破裂：腹腔实质性脏器中，肝脏也属于比较容易破裂的脏器之一。肝脏破裂后，除腹腔内有破裂出血外，还会有胆汁流入腹腔内，因此肝破裂引起的腹膜刺激征较脾破裂更明显。另外，肝破裂后，出血会沿胆管流入胃肠道，会引起类似胃肠道出血的黑便。超声检查肝脏会显示肝脏实质内回声不均匀，内可见血肿，肝脏包膜连续性中断。

(2) 左肾破裂：主要表现为左腰部疼痛，偶尔可以在左腰部摸到包块，腰肌紧张，常有血尿，超声检查左肾实质内回声紊乱，不均匀，有时皮髓质结构不清，肾周围可见积液。X 线检查有助于鉴别，肾盂造影可以明确诊断。

(3) 胰腺损伤：多发生在胰腺体、尾部损伤，血、尿淀粉酶升高可助于鉴别。

上述的这些损伤有时可与脾损伤同时存在，因此证实有上述损伤存在时并不能排除合并脾损伤。此外，腹腔内恶性肿瘤破裂出血或异位妊娠(宫外孕)破裂出血也常需与脾破裂鉴别。

五、要点与讨论

脾脏是一个血供丰富而质脆的实质性器官，被与其包膜相连的韧带固定在左上腹的后方，有下胸壁、腹壁和膈肌的保护，外伤暴力很容易使其破裂引起内出血。脾是腹部内脏中最容易受损伤的器官，发生率几乎占各种腹部损伤的 20%～40%。交通事故造成的脾破裂居首位(约占 50%～60%)，其他依次为坠落伤、打击伤、跌打伤、刀伤等。脾脏破裂病情比较凶险，又因常合并其他脏器的损伤，临床表现复杂，要求诊断及时，处理恰当，否则可危及生命，其病死率为 3%～23%，合并脾蒂或大血管损伤者病死率可高达 70%。

脾破裂分为外伤性破裂和自发性破裂。脾损伤分级：Ⅰ级，脾被膜下破裂或被膜及实质轻度损伤，术中见脾裂伤长度≤5.0 cm，深度≤1.0 cm；Ⅱ级，脾裂伤长度＞5.0 cm，深度＞1.0 厘米，但脾门未累及，或脾段血管受累；Ⅲ级，脾破裂伤及脾门部或脾部分离断，或脾叶血管受累；Ⅳ级，脾广泛破裂，或脾蒂、脾动静脉主干受累。

脾破裂的临床表现以内出血及血液对腹膜引起的刺激为主，病情与出血量和出血速度密切相关。出血量大而速度快的很快就出现低血容量性休克，伤情危急；出血量少而慢者症状轻微，除左上腹轻度疼痛外，无其他明显体征，不易诊断。随时间的推移，出血量越来越多，出现休克前期表现，继而发生休克。血液对腹膜的刺激出现腹痛，始于左上腹，慢慢涉及全腹，仍以左上腹明显，同时腹部有压痛、反跳痛和腹肌紧张。有时因血液刺激左侧膈肌而出现左肩牵涉痛,深呼吸时疼痛加重,此即克尔征(Kehr征)。实验室检查发现红细胞、血红蛋白和红细胞压积进行性降低,提示有内出血。

　　脾破裂的分型

　　(1) 中央破裂:指脾实质中央区破裂,多为局限性出血,常无明确失血表现。这类脾破裂的预后:①出血不止,血肿不断增大,最终造成破裂;②血肿继发感染;③血肿吸收自愈。

　　(2) 被膜下破裂:指脾被膜下实质裂伤,但被膜保持完整,多于包膜下形成张力性血肿。临床可暂无明确腹腔出血表现,且左季肋区疼痛亦可不明显,因此不易察觉。如果出血停止,可逐渐吸收,纤维化而自愈。但若出血持续,则可能造成脾破裂,导致大出血,而使患者和医生措手不及。

　　(3) 真性破裂:是指脾脏实质和被膜同时破裂,具有典型的腹腔内出血表现,是临床上最为常见的一种类型,严重者短时间内致人死亡。

　　(4) 迟发性破裂:中央破裂和被膜下破裂可继续发展而致使实质及被膜被胀裂,即成为真性破裂。

六、思考题

　　(1) 脾破裂的超声类型及表现?
　　(2) 脾破裂诊断思路?

七、推荐阅读文献

[1] 周永昌,郭万学.超声医学[M].4版.北京:科学技术文献出版社,2003,995-996.
[2] 黄承效.超声医学影像诊断学[M].成都:四川科学技术出版社,1996,226-227.
[3] 姜洪池,乔海泉.脾脏外科学[M].沈阳:辽宁科学技术出版社,2007,144-155.
[4] 姜洪池,麻勇.腹部创伤学[M].北京:人民卫生出版社,2010,174-188.

(白文坤)

案例 33

胆囊结石合并急性胆囊炎

一、病历资料

1. 病史

患者,女性,55 岁,因"阵发性右上腹痛 8 小时伴发热"就诊。伴右肩部放射痛,无腰背痛,无发热前寒战,无恶心、呕吐,无反酸呃逆,无黑便血便。

2. 体格检查

患者皮肤巩膜无黄染,腹平,未见明显胃肠型及异常隆起,全腹软,右上腹有明显压痛反跳痛,右上腹未及包块,肝脾肋下未及,无肝肾区叩痛,Murphy 征(+),肠鸣音正常,移动性浊音(-)。

3. 实验室检查

WBC 14.9×10^9/L, RBC 4.55×10^{12}/L, Hb 141 g/L, N 86.3%, AMS 50 IU/L, UAMY 150 IU/L。

二、影像资料

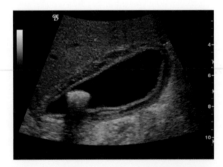

图 33-1　胆囊结石合并急性胆囊炎声像图
急性胆囊炎合并胆囊结石声像图,胆囊壁呈"双边征"。

三、超声所见及诊断

1. 超声所见

患者胆囊大小约 9.5 cm×5.0 cm,胆囊壁弥漫增厚水肿,呈"双边影",最厚处约 0.7 cm,欠光滑,胆囊内可探及一强回声,大小约 2.5 cm×3.0 cm,后方伴声影,随体位改变发生移动(见图 33-1)。囊内胆汁透声尚可,胆总管及肝内胆管无扩张。

2. 超声诊断

急性胆囊炎合并胆囊结石。

3. 最后诊断

急性胆囊炎合并胆囊结石。

四、超声分析和鉴别诊断

1. 超声分析

本病例患者为女性,既往有胆囊结石病史,因"阵发性右上腹痛 8 小时伴发热"来院就诊。影像学发现胆囊壁弥漫增厚水肿,胆囊腔内可探及一强回声,后方伴声影,随体位改变发生移动。结合患者临床腹痛、发热症状以及实验室检查结果,考虑诊断胆囊结石合并急性胆囊炎。

急性胆囊炎一般好发于中年肥胖女性,本例患者符合流行病学统计特点。声像图测及胆囊大小 9.5 cm×5.0 cm,肿大明显,胆囊壁增厚水肿,发现腔内随体位改变移动的强回声。探头扫查时通过胆囊表面区域有明显触痛,或探头深压腹壁以接近胆囊底部,嘱患者深吸气后,患者感觉触痛并停止吸气,即为超声墨菲征阳性,有助于诊断。

2. 鉴别诊断

(1) 胆囊腺肌症:分为弥漫型、节段型和局限型,局限型较多见,常发生于胆囊底部,一般不会恶变。声像图表现为胆囊壁增厚,薄厚不均,壁内可见小圆形液性囊腔,囊腔与胆囊腔相通,壁内点状强回声伴彗星尾征。脂餐试验显示胆囊收缩功能亢进。

(2) 慢性胆囊炎:某些慢性胆囊炎可出现壁增厚,壁内出现暗带,囊腔内改变类似急性胆囊炎,但通常壁厚而腔小,张力并不大,超声墨菲征阴性。此外,慢性胆囊炎壁厚纤维化引起的囊内无回声区消失,为弧形强回声所代替时与胆囊内充满型结石所引起的图像类似,但前者声影不明显,而后者声影明显。

(3) 胆囊淤积物:胆囊炎症或胆道梗阻时,淤积的黏稠胆汁可形成团块(胆泥),随体位移动,但后方无声影。

(4) 十二指肠气体:胆囊体部与十二指肠紧邻,十二指肠气体回声常被初学者误诊为胆囊结石,多切面扫查之后观察强回声是否在胆囊腔内。或保持探头位置不动,观察强回声是否发生形态变化,十二指肠蠕动会造成气体部位和形态发生变化。必要时可嘱患者饮水 200 ml,团块中可见液性回声通过,则为十二指肠气体。

五、要点与讨论

胆囊炎临床上分为急性和慢性两类。急性胆囊炎是较常见的急腹症之一。临床上可分为急性结石性胆囊炎、急性非结石性胆囊炎。前者最常见,约占所有急性胆囊炎病例的 95%,多因胆囊结石嵌顿于胆囊颈部或胆囊管持续刺激胆囊壁所致。胆囊结石好发于中年肥胖女性,根据炎症程度不同,可导致一系列病理变化。急性胆囊炎临床主要表现为右上腹痛、发热、墨菲征阳性和白细胞升高,部分可伴有腹膜刺激征。典型急性胆囊炎合并胆囊结石声像图表现为:胆囊肿大,胆囊壁弥漫性增厚水肿,胆囊腔内可见强回声,后方伴声影,随体位改变而发生移动。超声墨菲征阳性,有助于诊断。另外还要注意一些不典型的胆囊结石,如胆囊颈部结石、泥沙样结石和充满型结石。胆囊颈部结石由于没有胆汁的衬托,加之肠道气体的干扰,容易漏诊;泥沙样结石多沉积于胆囊后壁,易与肠道气体混淆造成漏诊。充满型胆囊结石则具有特征性表现,在胆囊区无正常胆囊无回声区,而呈现弧形强回声后方伴宽大声影。

超声对急性胆囊炎的诊断及评价方面有重要应用价值。可根据胆囊腔大小、壁厚变化、囊腔内回声和胆囊周围回声变化对急性胆囊炎作出诊断,并进一步确定有无穿孔,有无周围炎症,是否伴有结石,对临床选择治疗方案有重要意义。此外,有学者提出,常规用低频探头检查时胆囊底部游离易受周围肠祥气体干扰而显示不清或声像图欠满意,以至于胆囊前壁病变更易漏诊及小结石漏诊。高频超声检查可基本消除近场效应,能完整显示胆囊底部,可减少漏诊。

六、思考题

(1) 胆囊结石按组成成分可分为几种类型?

(2) 胆囊结石的鉴别诊断主要有哪几个? 如何鉴别?

(3) 急性胆囊炎合并胆囊结石的典型声像图特征有哪些?

七、推荐阅读文献

[1] 周永昌,郭万学.超声医学[M].4 版.北京:科学技术文献出版社,2003:958-967.

[2] 曹海根,王金锐.实用腹部超声诊断学[M].北京:人民卫生出版社,1994:236-246.

[3] 伍于添.超声医学基础与临床应用指南[M].北京:科学技术文献出版社,2007:216-220.

[4] 求钦军.高低频超声结合对胆囊炎及合并症的诊断价值[J].中国超声诊断杂志,2003,4(10):755-757.

(王　燕　吴　琼)

胆囊腺肌增生症

一、病历资料

1. 病史

患者，女性，47岁，因"反复右中上腹胀痛1月"就诊。伴厌油，食欲缺乏，不伴黄疸、胸痛、腹泻，无恶心呕吐，无反酸呃逆。大便正常，无黑便血便。既往有胆囊结石病史。

2. 体格检查

患者皮肤、巩膜无黄染，腹部平坦，未见明显胃肠型及异常隆起，全腹软，右上腹明显压痛，无反跳痛，右上腹未及包块，肝脾肋下未及，无肝肾区叩痛，Murphy征（—），肠鸣音正常。移动性浊音（—）。

3. 实验室检查

ALT 39 IU/L，AST 28 IU/L。

二、影像资料

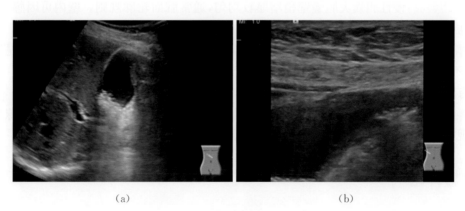

（a）　　　　　　　　　　　　　　　　（b）

图 34-1　胆囊腺肌增生症声像图

（a）胆囊腺肌症合并泥沙样结石；（b）近胆囊底部壁增厚，局部厚薄不均。

三、超声所见及诊断

1. 超声所见

患者胆囊形态如常,大小 5.4 cm×2.7 cm,壁厚 0.3 cm,较毛糙,内见数枚斑点状强回声,沉积于胆囊后壁,大小范围约 3.2 cm×0.8 cm,后方伴声影,随体位移动形态发生变化,胆总管内径 0.4 cm。胆囊底部(游离面)壁局部增厚,厚薄不均,最厚处约 0.6 cm(见图 34-1)。

2. 超声诊断

(1) 胆囊底部壁局部增厚,厚薄不均,考虑腺肌增生症可能性大。

(2) 胆囊泥沙样结石。

3. 最后诊断

胆囊腺肌增生症。

四、超声分析和鉴别诊断

1. 超声分析

本病例为中年女性,既往有胆囊结石病史。因"反复右中上腹胀痛1月"来院就诊。影像学检查发现胆囊底部(游离面)壁局部增厚,厚薄不均,囊内可见多个斑点状强回声。上述征象与胆囊结石合并炎症的声像表现类似,很难明确诊断。结合患者临床表现如腹痛、食欲缺乏症状,不除外恶性可能,而最终手术证实为胆囊腺肌症。

胆囊腺肌增生症是胆囊壁的一种非炎症性非肿瘤性的良性增生性疾病,病理上表现为黏膜层增生和肌层肥厚,黏膜上皮多处外突形成罗-阿窦,典型者窦扩大成囊,穿入肌层,一般不超过浆膜层。其中,罗-阿窦是诊断胆囊腺肌增生症的基本依据。而本例局部胆囊底部增厚区并未见典型的罗-阿窦结构即与胆囊腔相通的液性囊腔,可能为胆囊腺肌增生症的明确诊断带来困难。

2. 鉴别诊断

(1) 慢性胆囊炎:慢性胆囊炎胆囊壁稍增厚较均匀,通常脏面轮廓规则。壁内可因感染、坏死形成液性区或脓腔,但形态不规则,大小不等,脂餐试验显示胆囊收缩功能减低或消失。

(2) 胆囊癌:胆囊癌从形态上可分为小结节型、蕈伞型、厚壁型、混合型、实块型,尤其是厚壁型常表现为壁薄厚不均,易与胆囊腺肌症混淆,胆囊癌时胆囊壁增厚,轮廓不清;囊壁黏膜层回声中断,表面毛糙,且常伴有胆囊增大、病灶内常可见血流信号。脂餐试验显示胆囊收缩功能减低或消失。

(3) 胆囊腔内淤积物或胆泥团:声像图呈实性改变时,当与胆囊壁附着紧密时与胆囊腺肌症鉴别困难,但仔细观察胆泥团附壁时胆囊轮廓光整,外壁光滑连续,内未见血流信号。

五、要点与讨论

胆囊腺肌增生症为胆囊壁内非炎症性、非肿瘤性病变,是导致胆囊壁增厚的胆囊疾病之一。本病发病率较低,约 2.8%～5%。女性显著多于男性,临床症状不明显,部分患者表现为上腹部反复发作胀痛或不适、恶心、厌油,由于胆囊腺肌增生症多伴有胆囊结石、胆囊炎,三者症状类似,因此在临床诊断时常出现误诊。

胆囊腺肌增生症多发生在胆囊底部,罗-阿窦的识别是诊断胆囊腺肌增生症的基本依据。胆囊是可供超声探测的理想器官,由于胆汁是均匀液性介质,胆囊周围的疏松结缔组织和胆囊壁与肝脏间的声阻抗差,形成了良好的声学界面而显示明亮的胆囊轮廓线,胆囊前上方实质性肝组织以及胆囊底部靠近体表,高频超声为观察局部增厚的胆囊壁内情况提供了方便。典型胆囊腺肌增生症的声像图表现为胆囊壁增厚,可呈弥漫、局限、节段型胆囊底部增厚隆起,于增厚胆囊壁内可见小圆形液性囊腔,囊腔与胆囊腔相通,壁内强光点伴彗星尾征。脂餐试验显示胆囊收缩功能亢进。另外,胆囊腺肌增生症合并壁内结石及胆囊浆膜层的完整性也是胆囊腺肌增生症的特征性图像。

六、思考题

(1) 胆囊腺肌增生症的典型病理组织结构特点是什么?

(2) 胆囊腺肌增生症的鉴别诊断主要有哪几个? 如何鉴别?

(3) 胆囊腺肌增生症的典型声像图特征有哪些?

七、推荐阅读文献

[1] 周永昌,郭万学.超声医学[M].4 版.北京:科学技术文献出版社,2003:975 - 975.

[2] 朱世亮,周永昌,徐智章.腹部疾病超声诊断[M].上海医科大学出版社,1999:109 - 117.

[3] 伍于添.超声医学基础与临床应用指南[M].北京:科学技术文献出版社,2007:225 - 226.

[4] 李红丽,李凤华,夏建国,等.胆囊病变超声漏诊原因分析[J].中国医学影像技术,2004,20(z1):52 - 53.

(王 燕 吴 琼)

案例 35

胆囊癌

一、病历资料

1. 病史

患者,男性,72岁,因"体检发现胆囊赘生性病变1周"就诊。自诉既往无明显不适,无发热,无恶心、呕吐,无腹痛等不适。

2. 体格检查

体格检查:巩膜无黄染,腹部平软,无压痛及反跳痛,Murphy征(一)。

3. 实验室检查

实验室检查:血常规、肝功能正常范围。

二、影像资料

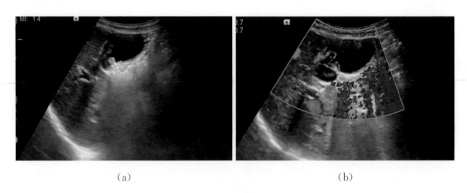

(a)   (b)

图 35-1 胆囊癌声像图

(a)胆囊壁内见一低回声隆起,回声较低,基底较宽,表面回声不光滑;(b)低回声隆起内见血流信号。

三、超声所见及诊断

1. 超声所见

胆囊大小7.0 cm×3.5 cm,体部胆囊壁厚0.2 cm,胆囊内透声好,胆囊颈部胆囊壁增厚,呈低回声,范围约 1.0 cm×0.6 cm,表面不光滑,基底较宽,局部胆囊壁光滑亮线连续性中断,深呼吸时,胆囊与肝无相对运动。CDFI:低回声内可见少许血流信号。第一肝门、第二肝门及腹膜后未见明显异常淋巴结肿大。

2. 超声诊断

胆囊壁赘生物,不除外恶性病变。

3. 最后诊断

胆囊低分化腺癌。

四、超声分析和鉴别诊断

1. 超声分析

本病例表现为老年男性患者,自述无明显不适,因体检发现胆囊壁赘生物来院就诊。

超声发现胆囊壁局部增厚,初步诊断为胆囊壁赘生物。因局部增厚的胆囊壁表面不光滑,回声偏低,基底较宽,并且基底与胆囊壁之间光滑的亮线连续性中断,深呼吸时胆囊与肝的相对运动消失,说明这个赘生物有侵袭性生长的趋势。因此,超声诊断不能完全除外胆囊癌。

2. 鉴别诊断

（1）胆囊息肉:比较常见。胆囊息肉可伴随临床症状包括腹痛、腹胀以及不能耐受脂肪食物等,但部分患者无临床症状,仅在超声检查时发现病变,查体一般阴性。超声主要表现为向胆囊腔凸起的隆起性病变,一般呈等回声或略高回声,可单发或多发,部分腺瘤性息肉基底较宽,但基底与胆囊壁界限较清楚,与胆囊壁之间光滑的亮线连续。患者深呼吸时胆囊与肝脏一般会有相对运动。

（2）胆囊腺肌增生症:胆囊腺肌增生症是一种以腺体和肌层增生为主的良性胆囊疾病,为胆囊增生性疾病的一种,以慢性增生为主,兼有退行性改变。病因不明,女性多见。是胆囊壁上一种组织成分发生过度增生的结果,它既不同于因炎症引起的瘢痕组织增生的病变,也不具有肿瘤那种破坏性趋势。临床表现类似慢性胆囊炎、胆石症的临床征象,或无症状,或与胆囊结石并存。超声表现为胆囊壁弥漫性或局部增厚,呈对称性或非对称性,肥厚的囊壁内出现小圆状或无回声结构(罗-阿窦),并可出现点状强回声,后伴彗星尾征。增厚的胆囊壁有光滑的亮线且连续。

（3）陈旧性稠厚胆汁:主要见于急性胆囊炎或禁饮食患者。患者多表现为纳差或急性胆囊炎的表现,如右上腹部疼痛、恶心、呕吐,查体右上腹压痛。超声表现为胆囊内中等回声团块,与胆囊壁界限清,改变体位可移动,彩色多普勒示团块内部见不到血流信号。

五、要点与讨论

胆囊癌是一种恶性程度较高的疾病,早期无明显症状及体征,多体检发现。胆囊癌占恶性肿瘤的 1‰～3‰,女性较男性多 3～4 倍,90% 以上为 50 岁以上的老人,约 80% 患者伴有结石。1% 左右的胆囊结石伴有胆囊癌。

胆囊癌多发生于胆囊底部,其次为体部及胆囊颈部。大体标本表现或为巨大息肉样肿块,充满胆囊腔内,或呈结节样,或弥漫浸润使胆囊壁弥漫性增厚。组织学以腺癌多见,约占 80%～90%,未分化癌占 10%,鳞癌和鳞腺癌约占 5%。大体形态分为乳头状型、肿块型及浸润型,亦可为混合型。早期浸润多局限在颈部壁内,晚期导致胆囊壁弥漫性增厚。其中乳头状癌可以单发也可以多发,晚期胆囊腔可以消失,整个胆囊腔被肿瘤组织填充。

胆囊癌的转移途径主要是局部浸润和淋巴转移。血行转移比较少见。局部浸润主要是肝脏转移,约占全部转移的 62%。其次被浸润的器官为胆管、胃、十二指肠、结肠肝曲、大网膜和胰腺。胆囊癌常侵犯肝脏,肝门被侵犯或有肿大的淋巴结时,可引起阻塞性黄疸、胆管阻塞时可继发感染或积脓。约70%的胆囊癌可同时合并有胆囊结石。

胆囊癌声像图表现主要为:

(1)小结节型:为胆囊癌早期表现,病灶呈结节状,直径大小 1.5 cm 左右。

(2)厚壁型:胆囊壁不均匀性增厚,常从颈部或体部开始,因此颈部增厚明显,内壁不规则,外壁连续性可能遭到破坏。

(3)缩窄型:胆囊腔几乎被多个均匀回声的肿块占据,以低回声多。

(4)实块型:为胆囊癌晚期表现。胆囊肿大,边缘不规则,呈现为较弱的回声粗细不均实性肿块,其内有时可见强回声伴声影。癌肿向周围浸润型生长,使胆囊与肝脏的正常界面中断或消失。

(5)蕈伞型:肿物呈蕈伞状突入胆囊腔,可为单发或多发,肿物边界呈不规则形或分叶状,不随体位改变而移动。

另外,胆囊癌还有间接表现。胆囊癌肝内转移可见肝内转移灶,周围淋巴结转移可见周围淋巴结肿大等。

六、思考题

(1)胆囊癌的超声类型及表现?

(2)胆囊癌的鉴别诊断主要那几种疾病? 鉴别要点?

七、推荐阅读文献

[1] 周永昌,郭万学.超声医学[M].4 版,北京:科学技术文献出版社.2003,1294－1296.

[2] 陈杰,李甘地.病理学[M].北京:人民卫生出版社,2005,7.299－230.

[3] 黄承效.超声医学影像诊断学[M].成都:四川科学技术出版社,1996,209－211.

(白文坤)

胆总管结石

一、病历资料

1. 病史

患者,女性,82岁,因"突发右中上腹腹痛1天"就诊,伴有寒战、高热、黄疸。不伴有胸痛、腹胀腹泻,无恶心呕吐,无反酸呃逆。大便正常,无黑便血便,于当地医院就诊行抗感染治疗(具体用药不详),疼痛稍缓解。既往有胆囊切除病史。

2. 体格检查

患者皮肤、巩膜黄染,腹部平坦,右上腹可见陈旧性手术切口瘢痕,未见明显胃肠型蠕动波及异常隆起,全腹软,右上腹明显压痛、反跳痛,右上腹未及包块,肝脾肋下未及,右肝区有叩痛,Murphy 征(一),肠鸣音正常。移动性浊音(一)。

3. 实验室检查

WBC 27.6×10⁹/L, RBC 3.61×10¹²/L, Hb 123 g/L, N 95.8 %, ALT 159 IU/L, AST 368 IU/L, γ-GT 1 280 IU/L, ALP 852 IU/L, LDH 1 330 IU/L, TB 82 μmol/L。

二、影像资料

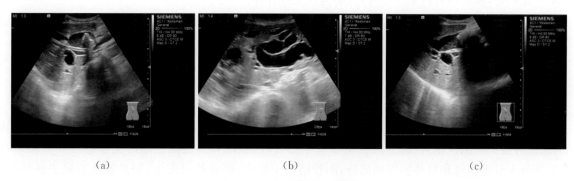

(a)   (b)   (c)

图 36‐1　胆总管结石声像图

(a)胆总管扩张,内可见强回声结石,后方伴声影;(b)肝内外胆管明显扩张;(c)胆总管内结石伴泥沙样淤积物。

三、超声所见及诊断

1. 超声所见

患者肝大小形态正常,肝内回声均匀,肝内血管走向自然,显示清晰,肝内胆管明显扩张,最宽处约 1.9 cm,肝内未见明显占位性病变。门静脉主干内径 0.6 cm。胆囊已切除,胆总管全程扩张,最宽处 2.6 cm,胆总管探及一强回声,大小 4.4 cm×1.4 cm,后方伴声影,胆总管内探及密集点状回声,堆积成团,范围约 2.8 cm×1.6 cm(见图 36-1)。

2. 超声诊断

胆囊已切除,胆总管结石伴淤积物可能,合并肝内外胆管明显扩张。

3. 最后诊断

急性化脓性胆管炎,胆总管多发结石,胆囊切除术后。

四、超声分析和鉴别诊断

1. 超声分析

患者为老年女性,自诉多年前因胆囊结石行胆囊切除术,因"突发右中上腹腹痛 1 天",伴寒战高热,黄疸来院就诊。影像学发现肝内胆管明显扩张,胆总管全程扩张,判断胆道存在梗阻。胆总管内探及一强回声团及密集点状回声,考虑胆总管内存在结石及淤积物。结合患者临床腹痛、发热、黄疸症状,考虑胆总管结石继发感染所致急性化脓性胆管炎表现,手术证实此推断。以上为胆总管结石的代表性征象,因此诊断为胆总管结石伴淤积物,合并肝内外胆管明显扩张。

2. 鉴别诊断

本病诊断一般不难,发生夏科三联征者为危重病例。根据胆管结石部位及病因不同鉴别诊断有所不同。如结石位于肝门部或近肝门者应与胆道积气和肝内局灶性钙化鉴别,如位于胆总管下段者尚应与肠管气体、胆道蛔虫等鉴别,如从胆道扩张的角度应与胰头癌或壶腹周围癌鉴别。

(1) 肝内胆道积气:多有胃肠或胆道手术病史,强回声形状不稳定,边界不清楚,常紧贴胆管前壁,可见条带状和排列成串,后方伴有多重反射。

(2) 肝内钙化灶:多无明显临床症状,肝内可见强回声伴有声影,无近端胆管扩张,无胆汁淤积,其远侧无扩张胆管,强回声有时呈"="号,且多为孤立性存在。

(3) 胰头癌:临床症状多表现为腹部钝痛,黄疸,无明显发热寒战等,癌肿所致胆管扩张多数比胆结石严重,黄疸进行性加重,出现胰头肿大,胰管扩张。

五、要点与讨论

常见胆道梗阻的病因有:胆管肿瘤(或胰头肿瘤),胆道结石和胆管炎性狭窄。梗阻部位越高,如肝门部,恶性肿瘤的可能性越大;胰上段梗阻多见于结石,胰腺段和壶腹段梗阻可见于恶性肿瘤和结石。胆道系统分为肝内胆管和肝外胆管两部分,胆管结石于肝内、肝外均可发生,胆总管结石属于肝外胆管结石。结石阻塞胆管可继发急性化脓性梗阻性胆管炎,临床表现为腹痛、黄疸及寒战高热,亦称"Charcot"(夏科)三联征,严重时可致感染性休克。典型的胆总管结石声像图特点包括:管腔内见形态稳定的团状强回声,强回声后方有声影,变换体位或脂餐后可显示结石位置发生移动;结石近端胆管扩张;胆管内较小结石或泥沙样结石呈较弱团状回声,后方声影浅淡或不明显。

　　超声是胆管结石诊断的首选检查方法,肝外胆管结石诊断准确性次于胆囊结石,由于胃肠气体干扰及胆汁对比差、或结石较小等原因,检出率低于肝内胆管结石。可采用脂餐、饮水、改变体位等方法,提高检出率。

六、思考题

　　(1) 胆道梗阻的常见原因有哪些?
　　(2) 胆管结石的鉴别诊断主要有哪几个?
　　(3) 胆总管结石的典型声像图特征有哪些?
　　(4) 胆总管结石漏诊的原因有哪些?

七、推荐阅读文献

[1] 周永昌,郭万学.超声医学[M].6版.北京:科学技术文献出版社,2011:927-928.
[2] 曹海根,王金锐.实用腹部超声诊断学[M].北京:人民卫生出版社,1999:254-254.
[3] 陈敏华.消化系统超声学[M].北京:北京出版社,2003:128-150.

(王　燕　吴　琼)

案例 37

肝内胆管结石

一、病历资料

1. 病史

患者,女性,58 岁,因"中上腹疼痛不适 6 小时伴发热"就诊。无右肩部放射痛,无腰背痛,无发热前寒战,伴发热,体温最高 38.7℃,起病后轻度皮肤黄染。有呕吐。既往有胆囊切除史。

2. 体格检查

患者皮肤巩膜轻度黄染,无锁骨上淋巴结肿大,腹部平坦,腹式呼吸存在,无腹壁静脉曲张,无胃肠蠕动波,肠鸣音正常,无腹部血管杂音,中上腹有压痛,无反跳痛,无肌卫,肝脏肋下未触及,脾脏肋下未触及,胆囊未触及,Murphy 征(一),振水音(一),肝浊音界存在,无肝区叩击痛。

3. 实验室检查

ALT 140 IU/L↑, AST 38 IU/L↑, BUN 5.3 mmol/L, CRE 65 μmol/L, TB 59 μmol/L↑, DB 42 μmol/L↑。

二、影像资料

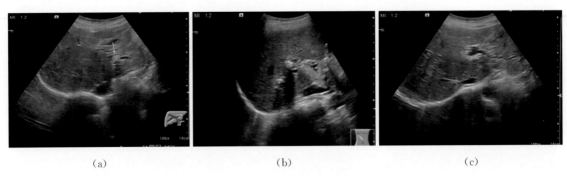

(a)   (b)   (c)

图 37 - 1　肝内胆管结石声像图

(a)左肝内胆管结石;(b)右肝内胆管结石呈串珠样排列;(c)肝内胆管扩张。

三、超声所见及诊断

1. 超声所见

患者肝大小形态如常,肝内回声不均匀,肝内血管走向自然,显示清晰,门静脉主干内径 1.2 cm。胆囊已切除,胆总管内径 0.7 cm,肝内胆管轻度扩张,内可见气体强回声,左外叶上段胆管内可见一强回声,大小约 1.1 cm×0.8 cm,后方伴有弱声影,右肝内胆管及右肝管内可见多个强回声,较大者 1.0 cm×0.7 cm,部分呈串珠样排列,后方伴声影,肝总管内径 0.6 cm(见图 37-1)。

2. 超声诊断

胆囊已切除,胆总管内径 0.7 cm,肝内胆管轻度扩张,肝内胆管多发结石,肝总管无明显扩张。

3. 最后诊断

肝内胆管多发结石伴轻度扩张,胆囊切除术后。

四、超声分析和鉴别诊断

1. 超声分析

患者为女性,既往有因胆囊结石、胆囊切除史,因"中上腹疼痛不适 6 小时伴发热"来院就诊。影像学发现肝内胆管轻度扩张,内可见气体强回声,左、右肝内胆管可见多个强回声,部分呈串珠样排列,后方伴声影。肝内胆管轻度扩张可能与患者既往胆囊切除史有关,而肝内胆管多发串珠样形态固定的强回声则不除外结石可能。结合患者临床腹痛、发热、黄疸症状以及实验室检查结果,肝内胆管结石诊断较明确。

2. 鉴别诊断

(1) 肝内胆道积气:肝内强回声团块形状不稳定,边界不清楚,常紧贴胆管前壁,后方为多重反射,常见于胆道手术史患者。

(2) 正常肝圆韧带:在横切或斜切时,表现为肝左叶内强回声团块,后方伴声影。转动探头至纵切面时,显示为自门脉左支矢状部向前方延伸至肝包膜处的带状强回声结构。通常无近端胆管扩张,不会出现门静脉伴行。

(3) 肝内钙化灶:肝内可见强回声伴有声影,无近端胆管扩张,无胆汁淤积,无伴行门静脉,其远侧无扩张胆管,强回声有时呈"＝"号,且多为孤立性存在。

五、要点与讨论

常见胆道梗阻的病因有:胆管肿瘤(或胰头肿瘤),胆道结石和胆管炎性狭窄。胆道系统分为肝内胆管和肝外胆管两部分,胆管结石于肝内、肝外均可发生。

肝内胆管结石多为胆色素混合结石,常多发,形态不规则,质软易碎,大小及数目多变。好发于左右肝管汇合部或左肝管。肝内合并胆汁淤积或炎症感染时,可引起肝组织坏死、脓肿形成和肝叶萎缩,其余肝叶代偿性增大。典型肝内胆管结石声像特征表现为肝内与门静脉伴行的胆管内可见沿左右肝管走向分布的团状强回声,其周围有胆管无回声区,后方伴有声影,或远侧端有扩张的肝内胆管。

胆道系统分为肝内胆管和肝外胆管两部分,胆管结石于肝内、肝外均可发生,急性炎症时可引起急性化脓性胆管炎,临床表现为腹痛、黄疸及发热,严重时可致休克。肝内胆管结石患者一般疼痛、黄疸不明显,常表现为发热寒战。典型肝内胆管结石声像特征表现为肝内与门静脉伴行的胆管内可见沿左右肝管走向分布的团状强回声,其周围有胆管无回声区,后方伴有声影,或远侧端有扩张的肝内胆管。由于肝脏本身是良好的透声窗,肝内胆管结石的超声检出率明显高于肝外胆管结石,诊断的敏感性和特异性均在90%以上,超声不仅能够定性诊断,还能明确结石分布及肝内外胆道状况,是目前肝内胆管结石诊断的首选检查方法。

六、思考题

(1) 肝内胆管结石的典型声像图特征有哪些?

(2) 肝内胆管结石的鉴别诊断主要有哪几个? 如何鉴别?

七、推荐阅读文献

[1] 周永昌,郭万学.超声医学.北京:科学技术文献出版社,2003:963-965.

[2] 韩殿冰,董家鸿.肝胆管结石病影像学诊断方法的效果评价[J].局解手术学杂志,2015,(5):551-553.

(王 燕 吴 琼)

先天性胆管囊状扩张症

一、病历资料

1. 病史

患者,女性,26 岁,因"反复右上腹疼痛半年,加重 1 个月"就诊。有时伴寒战发热、黄疸。不伴有胸痛、腹胀腹泻,无恶心呕吐,无反酸呃逆。大便正常。既往否认肝炎病史。

2. 体格检查

患者皮肤巩膜轻度黄染,腹部平坦,未见明显胃肠型蠕动波及异常隆起,全腹软,右上腹轻度压痛,无反跳痛,右上腹未及包块,肝脾肋下未及,肝区轻叩痛,Murphy 征(一),肠鸣音正常。移动性浊音(一)。

3. 实验室检查

ALT 89 IU/L↑, AST 108 IU/L↑, γ - GT 380 IU/L↑, TBL 82 μmol/L↑。

二、影像资料

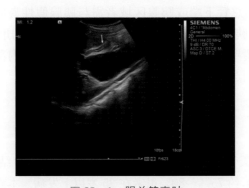

图 38 - 1　胆总管囊肿
胆总管呈囊状扩张,范围约 10.0 cm×3.8 cm。

三、超声所见及诊断

1. 超声所见

患者胆总管呈囊状扩张,大小约 10.0 cm×3.8 cm,管内见无回声区,与肝门部胆管相连接,无回声区内未见明显彩色血流(见图 38-1)。胆囊缩小,呈菱瘪型,内未见无回声区。

2. 超声诊断

胆总管囊肿可能。

3. 最后诊断

胆总管囊肿。

四、超声分析和鉴别诊断

1. 超声分析

患者为年轻女性,因"反复右上腹疼痛半年,加重 1 个月"来院就诊。影像学发现胆总管呈囊状扩张。此表现可见于胆道肿瘤、结石或先天性胆管扩张。结合患者腹痛、肝功能异常、黄疸等临床征象仍无法明确诊断。仔细扫查见扩张部位与肝门部胆管相连接,考虑胆总管囊肿可能性大,即胆总管扩张,属于先天性肝外胆管扩张症。

该病以腹部肿块、腹痛、黄疸为主要临床症状,常为间断发作,本病例符合上述特点。典型超声特征:在胆总管部位出现无回声区,多呈球形、椭圆形或纺锤形,囊壁回声带明亮,光滑,可显示与肝门部胆管相连接,囊肿的大小和张力状态时有改变;或肝内呈现与门静脉伴行的囊状或柱状无回声区呈串珠样,与胆管相通。上述描述基本与本病例一致,最后手术证实确实为胆管囊状扩张症。

2. 鉴别诊断

(1) 肝多发囊肿或多囊肝:多无临床症状,声像图表现为肝内单个或多个圆形或类圆形无回声区,边界清晰,互不相通,与胆管不相通。先天性肝内胆管囊状扩张症无回声区与门静脉走行一致,且相互沟通呈管状无回声区。两者明确鉴别诊断在肝囊肿硬化治疗时非常重要,如果诊断肝内胆管囊状扩张症则禁忌硬化治疗。

(2) 胆道肿瘤、结石所致的胆道扩张:胆道肿瘤也可看到胆管扩张,但可以在扩张胆管的远端有实质性肿块,并可见胆管壁局部回声脱失,肝门部的胆管肿瘤,胆道扩张以肿瘤为中心呈放射状,临床上有黄疸进行性加重,结石引起的胆管扩张管壁平滑,结石呈强回声团,后方伴声影。

(3) 胰腺囊肿:囊肿位于胆总管下端或胰腺区域者需与胰腺假性囊肿鉴别。胰腺囊肿中以假性囊肿多见,多有外伤史或急、慢性胰腺炎病史,胰腺实质部位或表面出现圆形或不规则形无回声区,后方回声增强,呈典型的囊肿表现。囊壁较厚,囊液清晰,坏死和继发感染者内部可见点片状中低回声。囊肿常压迫挤压周围器官,一般不引起胆管扩张。

五、要点与讨论

先天性胆管囊肿又称为先天性胆管囊状扩张症,可能与胆管先天性结构薄弱或交感神经缺如有关。多见于女性,可发生于任何年龄,约 75%～80% 患者在 25 岁以上发病。本病好发于胆总管上部和中部,发生于肝内胆管或同时累及肝内外胆管者较为少见。胆总管囊状扩张症多见于儿童或青年,女性多于男性。

本病依发生部位的不同分三种:①发生在肝外胆管者,为胆总管先天性囊状扩张症;②发生在肝内胆管者,为肝胆管先天性囊状扩张症,亦称 Caroli 病;③复合型即肝内外胆管同时合并有囊状扩张症。腹部超声的优点在于图像直观,可多角度扫查,并可进行实时动态观察,同时密切结合其他影像学检查综合分析,对诊断先天性胆总管囊肿有重要价值。仔细扫查可以发现囊肿与近端胆管相通,肝内胆管一般正常,或可轻度扩张,胆囊往往被推移至腹前壁。超声易诊断并能明确胆管扩张的部位、大小、形态及毗邻关系,对临床治疗具有重要的意义。

六、思考题

(1) 先天性胆管囊状扩张症依照发生部位可分为哪几种类型？

(2) 先天性胆管囊状扩张症的鉴别诊断主要有哪几个？如何鉴别？

(3) 先天性胆管囊状扩张症的典型声像图特征有哪些？

七、推荐阅读文献

[1] 周永昌,郭万学.超声医学[M].4 版.北京:科学技术文献出版社,2003:977－978.

[2] 伍于添.超声医学基础与临床应用指南[M].北京:科学技术文献出版社,2007:229－230.

[3] 曹海根,王金锐.实用腹部超声诊断学[M].2 版.北京:人民卫生出版社,2006:131－131.

[4] 王琼,李园,易珊林,等.超声诊断先天性胆管囊状扩张症的价值[J].中国医学影像学杂志,2008,16(3):220－221.

(王　燕　吴　琼)

案例 39

急性胰腺炎

一、病历资料

1. 病史

患者,男性,30 岁,因"饱餐后突发腹痛 1 天"就诊。患者于 1 天前饱餐后开始出现腹痛,疼痛呈持续性钝痛,波及全腹,蜷曲体位腹痛有改善,无恶心、呕吐,无腹泻、黑便,无心悸、大汗,无黑矇、晕厥。

2. 体格检查

患者皮肤、巩膜无黄染,腹部膨隆,腹部反跳痛、压痛,未触及腹部包块,肝脾肋下未及,无肝肾区叩痛,Murphy 征(一),肠鸣音正常。移动性浊音(一)。

3. 实验室检查

AMS 251 IU/L, UAMY 3 556 IU/L, WBC 12.8×10⁹/L, N 86.4%。

二、影像资料

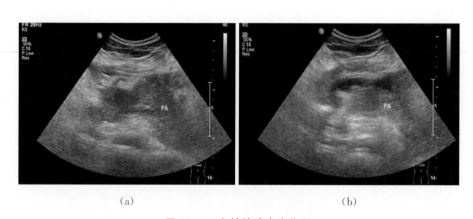

(a)   (b)

图 39 - 1　急性胰腺炎声像图

(a)急性出血坏死型胰腺炎胰腺增大,回声减低,分布不均;(b)急性胰腺炎胰周积液。

三、超声所见及诊断

1. 超声所见

患者胰腺体积增大,胰体部厚约 3.0 cm,胰腺回声减低,分布不均,主胰管未见扩张。胰周可见小片状无回声区,最宽处约 0.8 cm(见图 39-1)。

2. 超声诊断

急性胰腺炎(出血坏死型)可能。

3. 最后诊断

急性出血坏死型胰腺炎。

四、超声分析和鉴别诊断

1. 超声分析

患者为青年男性,因"饱餐后突发腹痛 1 天"来院就诊,疼痛呈持续性钝痛,波及全腹,蜷曲体位腹痛有改善,无恶心、呕吐,无腹泻、黑便。影像学发现胰腺肿大,胰体厚度达 3.0 cm 回声减低,周围可见积液;结合患者饱餐后症状,疼痛波及全腹,蜷曲体位改善等特点,以及血、尿淀粉酶指标明显增高,考虑急性胰腺炎可能性大。

急性胰腺炎不同临床分型超声表现也不尽相同:急性水肿型可表现为弥漫肿大、回声减低,但整体边界仍清晰;而急性出血坏死型胰腺炎则会出现不规则肿大,回声不均,整体轮廓显示不清。本例关键点在于发现胰周积液及本身肿大、回声不均,故更倾向于出血坏死型诊断。

2. 鉴别诊断

(1)慢性胰腺炎:慢性胰腺炎时胰腺回声增强,不均,胰腺轮廓不清,边缘不规整,部分有主胰管扩张,常呈串珠样,主胰管直径 3 mm,胰管内可有结石强回声伴声影。急性发作与急性胰腺炎类似,需结合病史及动态观察。

(2)胰腺肿瘤:如病变为局限性肿大为主,应与胰腺癌鉴别,癌肿为低回声,边界不清,形态不规则,内回声不均,后方回声衰减,结合病史及淀粉酶、肿瘤标志物检测,不难鉴别。

(3)消化道穿孔:两者临床均有腹膜刺激征,消化道穿孔病由于有气体反射,胰腺常常显示不清,故难以诊断。血、尿淀粉酶在急性胰腺炎时增高更明显,而消化道穿孔仅轻度增高,腹部平片膈下游离气体则有助于消化道穿孔的诊断。

五、要点与讨论

急性胰腺炎为胰腺疾患中最常见的一种,中年人发病较多,男女大致相等。主要临床表现为起病急,上腹痛、恶心、呕吐,早期可出现休克,淀粉酶升高。急性胰腺炎声像图表现:急性水肿型表现胰腺弥漫肿大,边界清晰,低回声较均匀;急性出血坏死型胰腺不规则肿大,边缘轮廓不清,内部回声不均匀,胰腺的包膜连续性中断,周围可见带状无回声区,部分可有网膜囊和腹腔游离积液回声。超声检查能直接显示胰腺本身结构改变,也能清晰显示胰腺周围组织的变化,对急性胰腺炎具有较高的诊断正确率。

急性胰腺炎是临床常见的急腹症,主要表现为发热、恶心、呕吐、腹胀、上腹疼痛等症状,男女发病率相似,以青壮年多见,多数学者认为该病与胆道疾病和饮酒有关。急性胰腺炎是指胰腺及其周围组织被胰腺分泌的消化酶自身消化所致的急性化学性炎症。按病理分类可分为水肿型和出血坏死型。急性水肿型胰腺炎病情轻,预后好;而急性出血坏死型胰腺炎则病情险恶,病死率高,不仅表现为胰腺的局部炎症,而且常常涉及全身的多个脏器。但是有很多患者发病时由于临床表现不典型或为其他疾病症状所掩盖造成误诊而延误治疗。

急性胰腺炎声像图表现:急性水肿型表现胰腺弥漫肿大,边界清晰,低回声较均匀;急性出血坏死型胰腺不规则肿大,边缘轮廓不清,内部回声不均匀,呈蜂窝状,胰腺的包膜连续性中断,周围可见带状无回声区,部分可有网膜囊和腹腔游离积液回声。当有化脓性改变时,液性无回声区内出现散在细小点状回声。超声检查经济、简便、无痛苦,与淀粉酶结合能早期诊断急性胰腺炎,还能判断急性胰腺炎病变轻重程度,动态追踪检查,给临床治疗及疗效观察带来方便。

六、思考题

(1) 急性胰腺炎分类及典型超声表现是什么?

(2) 急性胰腺炎的鉴别诊断主要有哪几个?如何鉴别?

七、推荐阅读文献

[1] 周永昌,郭万学.超声医学[M].4版.北京:科学技术文献出版社,2003:1006-1007.

[2] 伍于添.超声医学基础与临床应用指南[M].北京:科学技术文献出版社,2007:233-234.

[3] 朱利飞,王莲英,陈英,等.急性胰腺炎患者超声表现与CT表现对比分析[J].中华医学超声杂志(电子版),2012,09(1):25-28.

[4] 张国艳,马宝山,赵丽莉,等.超声对急性胰腺炎严重程度的判断[J].中国医学影像技术,2001,17(8):766-768.

(王　燕　吴　琼)

案例 40

胰腺假性囊肿

一、病历资料

1. 病史

患者,女性,58 岁,因"反复上腹部隐痛 1 月"就诊,伴恶心呕吐。无腹胀、腹泻,不伴皮肤、尿色改变。两月前有急性胰腺炎病史。

2. 体格检查

患者皮肤、巩膜无黄染,腹部平坦,未见明显胃肠型及异常隆起,全腹软,上腹部有压痛,无反跳痛。全腹部未触及包块,肝脾肋下未及,无肝区叩痛,无肾区叩痛,肠鸣音正常,移动性浊音(一)。

3. 实验室检查

ALT 34IU/L,AST 28IU/L,AMS 611IU/L。

二、影像资料

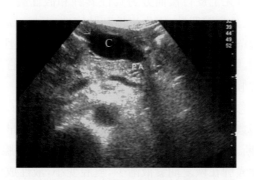

图 40-1 胰腺假性囊肿声像图

胰腺体部假性囊肿。

三、超声所见及诊断

1. 超声所见

患者胰腺体部可探及大小约 4.5 cm×3.0 cm 无回声,壁薄,边界清,无回声内未见血流信号,主胰管无扩张(见图 40-1)。

2. 超声诊断

胰腺体部无回声区,考虑胰腺假性囊肿可能。

3. 最后诊断

胰腺假性囊肿。

四、超声分析和鉴别诊断

1. 超声分析

患者为女性,既往有急性胰腺炎发作史,因"反复上腹部隐痛 1 月,伴恶心呕吐"来院就诊。影像学发现胰腺体部见无回声区,壁薄,边界清,无回声内未见血流信号。由上述征象可确定胰体部囊性占位,明确病因还须结合病史。患者 2 月前有急性胰腺炎发作史,目前症状主要包括腹痛、恶心、呕吐,综合超声检查所见,考虑胰腺假性囊肿可能性大。

2. 鉴别诊断

(1)慢性胰腺炎:慢性局限性胰腺炎的炎性肿块常为低回声,后方无衰减,与周边胰腺组织分界不清,胰管呈轻度串珠样扩张,有时伴结石,一般不会压迫周围组织。超声检查时需仔细询问病史。

(2)胰腺囊腺瘤(癌):多发生于 30~60 岁女性,好发于体尾部,超声表现为胰腺内囊实性肿物,边界光滑、增厚,囊壁回声增强,可见乳头状高回声或低回声,但透声好,后方回声增强。

(3)囊变的无功能胰岛细胞瘤:好发于中青年人,超声表现通常体积较大,边界尚清,囊壁厚,内壁不规则,囊内无分隔,不完全囊变者可见部分实性低回声。

(4)周围脏器囊肿:胰头部囊肿应与肝脏、右肾囊肿相鉴别;体部囊肿应与胃内积液、网膜积液相鉴别;尾部囊肿应与脾、左肾囊肿相鉴别;囊肿巨大时,还应与女性卵巢囊肿相鉴别。

五、要点与讨论

胰腺囊性肿物以囊腔内面有无上皮衬覆而分为真性囊肿和假性囊肿。真性囊肿少见,包括先天性囊肿和后天获得性囊肿;后者又分为潴留性、寄生虫性和肿瘤性三种。胰腺假性囊肿在组织学上的定义是指含有胰液或丰富胰酶而囊壁缺乏上皮层的一种胰腺囊肿,是急、慢性胰腺炎、胰腺外伤手术常见的并发症。一般起因于胰管破裂、胰液流出聚积在网膜囊内,刺激周围器官的腹膜,形成纤维性包膜,即囊壁,囊壁本身无上皮细胞,故称假性囊肿。

胰腺假性囊肿大多继发于急性胰腺炎,也可继发于闭合性腹部损伤。胰腺假性囊肿患者以腹痛、腹胀及恶心、呕吐为主要表现,多数曾有急腹症就诊史。胰腺假性囊肿最早可发生于急性胰腺炎后 12 天,大多数结合病史,不难作出判断。但因胰腺炎时大多伴有腹腔胀气,胰腺有时显示不清,在不禁食条件时可饮水后再检查。胰腺假性囊肿在恢复期囊液渐少,囊腔变小,液性成分渐吸收后可呈现近实质性改变,此时结合病史,并动态观察瘤体大小的改变很重要。短期内缩小,甚至消失,则为胰腺假性囊肿。

胰腺假性囊肿患者常有饮酒及饮食不规律习惯,以腹痛、腹胀及恶心、呕吐为主要表现,部分患者有发热,多数曾有急腹症就诊史。而超声诊断胰腺假性囊肿敏感而又准确,文献报道超声诊断经手术证实的可达 95%。胰腺假性囊肿的主要超声声像特征是:主要显示胰腺实性部位或表面出现圆形或不规则形无回声区,后方回声增强,呈典型的囊肿表现。囊壁较厚,囊液清晰,坏死和继发感染者内部可见点片状中低回声。囊肿常压迫挤压周围器官。超声较 CT 简便、经济,并且无损伤,可以反复检查便于观察假性囊肿的发生、发展、自发性破裂和自行吸收的演变过程,从而为临床诊治提供有用的信息。

六、思考题

(1) 胰腺囊肿分为哪几类？分别包括哪些？

(2) 胰腺假性囊肿的鉴别诊断主要有哪几个？如何鉴别？

(3) 胰腺假性囊肿的典型声像图特征有哪些？

七、推荐阅读文献

[1] 伍于添.超声医学基础与临床应用指南[M].北京:科学技术文献出版社,2007:235-236.

[2] 宋玲,龚明,宋振才,等.口服二甲基硅油提高超声对胰腺假性囊肿检出率的探讨[J].中国超声医学杂志,2007,23(3):221-223.

[3] 陈文艳,张信祥,孙棣棣,等.胰腺假性囊肿的超声分析[J].中国超声诊断杂志,2004,5(12):912-914.

（王　燕　吴　琼）

案例 41

胰腺癌

一、病历资料

1. 病史

患者，女性，58 岁，因"反复上腹部隐痛不适感 6 月余伴明显消瘦"就诊。疼痛能忍受，可自行缓解，不伴恶心呕吐，无腹胀、腹泻，不伴皮肤、尿色改变。于当地医院就诊，诊断为：胆囊结石、胆囊炎；急性胰腺炎。给予输液抗炎对症支持治疗，并行胆囊切除手术。术后恢复顺利出院后患者仍觉得上腹部隐痛不适感。

2. 体格检查

患者皮肤、巩膜无黄染，腹部平坦，未见明显胃肠型及异常隆起，全腹软，全腹无压痛，无反跳痛。全腹部未触及包块，肝脾肋下未及，无肝区叩痛，无肾区叩痛，肠鸣音正常，移动性浊音（－）。

3. 实验室检查

ALT 47 g/L，ALT 11 IU/L，AST 21 IU/L，TB 18.8 μmol/L，BUN 5.3 mmol/L，Cr 65 μmol/L，AMS 611 IU/L，CA199 303.10 IU/ml。

二、影像资料

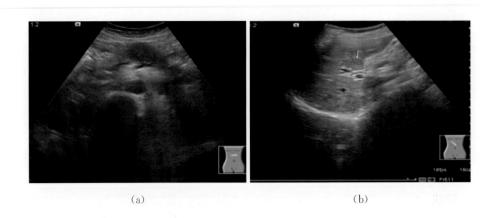

(a)　　　　　　　　　　　　　　(b)

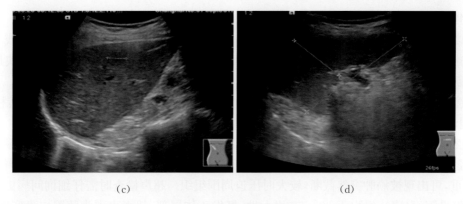

(c)   (d)

图41-1　胰腺癌声像图

(a)胰体部低回声占位；(b)胰腺癌伴肝内转移灶(箭头所指等回声病灶)；(c)胰腺癌伴肝
内转移灶(肝右叶低回声占位)(d)脾大。

三、超声所见及诊断

1. 超声所见

患者肝大小正常；肝内回声均匀,肝内血管走向自然,显示清晰,肝内胆管未见扩张,门静脉主干内径1.0 cm。右叶近肝门处似可探及一等回声,大小约1.2 cm×1.0 cm,边界欠清,肝右前叶距被膜约0.9 cm处可探及一等回声区,大小约1.3 cm×1.4 cm,边界欠清,内均未见明显彩色血流。胆囊已切除,胆总管内径0.7 cm,显示段未见明显结石,肝内胆管未见明显扩张。胰腺头部不大,于胰体部探及低回声实质性肿块,紧贴脾血管,肿块大小约4.7 cm×3.7 cm。未见明显包膜,边界不清楚,向后突出,脾静脉局部受压,胰腺尾部两个无回声,呈串珠样,大小约3.1 cm×2.2 cm,肿块内可见少许彩色血流,频谱：PSV 22 cm/s, EDV 0 cm/s, RI 1。脾肿大,脾脏斜径9.0 cm,厚4.2 cm。脾门处脾静脉宽度约0.7 cm,脾静脉流速26 cm/s(见图41-1)。

2. 超声诊断

(1) 胰腺体部实质性占位,考虑胰腺癌可能,侵犯脾静脉,脾动脉,胰尾部胰管囊状扩张。

(2) 肝内实质性占位,考虑转移性癌可能。

(3) 脾肿大。

(4) 胆囊已切除,胆总管内径0.7 cm。

3. 最后诊断

胰腺癌伴肝转移,脾肿大,胆囊切除术后。

四、超声分析和鉴别诊断

1. 超声分析

本病例患者为女性,既往因胆囊结石行胆囊切除术,以及急性胰腺炎发作史,因"反复上腹部隐痛不适感6月余伴明显消瘦"来院就诊。影像学首先发现肝内两个实性占位,性质待定,扫查至胰腺时发现胰体部实质性肿块,体积较大,大小为4.7×3.7 cm,内回声较低,紧贴脾动脉,边界不清楚,向后突出,压迫后方脾静脉致脾肿大,胰尾部胰管囊状扩张,结合患者腹痛、不明原因明显消瘦症状及肿瘤标志物升高等表现,考虑胰腺癌肿压迫脾静脉导致脾肿大,并转移到肝脏。

胰腺癌的早期症状不明显,可表现为上腹隐痛和消化不良,其后可出现腹痛,体重减轻,黄疸以及顽固性腰背部疼痛等症状。胰腺癌的主要声像特征是：

（1）直接征象：胰腺局限性或弥漫性增大，形态失常。胰头部或体尾部可见低回声区或中间夹杂不均质点状回声，后方可衰减，边界不清晰，外形不规则，部分可呈蟹足样浸润。CDFI 示肿块周围血流绕行，内部血流信号少或无，肿瘤较大时可显示周围受压血管内紊乱血流。

（2）间接征象：胰管、胆系扩张，周围脏器及血管受压、移位，以及晚期周围脏器、淋巴结转移及腹水等。

2. 鉴别诊断

（1）慢性胰腺炎：慢性局限性胰腺炎的炎性肿块常为高回声，后方无衰减，与周边胰腺组织分界不清，胰管呈轻度串珠样扩张，有时伴结石，一般不会压迫周围组织。胰腺癌肿瘤多为低回声，后方衰减，胰管扩张较重，可出现被癌肿突然截断，较大时压迫周围组织。超声检查时需仔细询问病史。

（2）胰腺囊腺瘤（癌）：发生于 30～60 岁女性，好发于体尾部，超声表现为胰腺内囊实性肿物，边界光滑、增厚，囊壁回声增强，可见乳头状高回声或低回声，但透声好，后方回声增强。

（3）胰岛细胞瘤：好发于体尾部，大多较小，内部呈均匀低回声，有包膜，边界清。有功能者伴低血糖症状，肿瘤小不易发现，易于区别。无功能者病程长，症状轻，一般情况好，肿瘤呈混合回声，部分有坏死及囊性变，可以鉴别。

五、要点与讨论

胰腺癌是消化道恶性程度最高的恶性肿瘤，近年来发病率有上升趋势，胰腺癌切除术的 5 年存活率不到 1%。胰腺癌可发生在胰腺的任何部位，但以胰头部多见。胰腺癌属于腹膜后脏器，位置深在，加之肠道气体干扰，不易早期发现，常常在肿块较大引起腹痛或黄疸时才被发现。

胰腺癌的主要声像特征是：胰腺局限性或弥漫性增大，胰腺实质内见实性团块回声，伴有主胰管扩张、胆管扩张后或胆囊肿大。晚期可出现周围脏器、淋巴结转移及腹水等。超声诊断胰腺癌方便、无创伤，可重复检查，能直接显示胰腺及周围组织的情况，可作为胰腺癌筛查的首选检查方法。但对于肥胖、透声条件差的患者检查胰腺存在一定的困难，需结合 CT、MRI、ERCP 及肿瘤标志物 CA199、CA50、CEA 等检查结果，仔细询问病史，综合各种资料加以分析，才能提高超声诊断胰腺癌的符合率。

六、思考题

（1）胰腺癌的发病部位有哪些，最常见好发部位是哪个？

（2）胰腺癌的鉴别诊断主要有哪几个？如何鉴别？

（3）胰腺癌的典型声像图特征有哪些？

七、推荐阅读文献

[1] 周永昌，郭万学.超声医学[M].4 版.北京:科学技术文献出版社,2003:1011-1015.

[2] 王纯正，徐智章.超声诊断学[M].2 版.北京:人民卫生出版社,2003:295-295.

[3] 卢颖，黄光亮，谢晓燕，等.自身免疫性胰腺炎超声表现及与胰腺癌的鉴别[J].中华超声影像学杂志,2014,23(4):308-311.

[4] 蒋玉莲，陈洁，费圆欣，等.胰腺癌的超声诊断分析[J].上海医学影像,2009,18(4):320-321.

（王　燕　吴　琼）

案例 42
胰岛细胞瘤

一、病历资料

1. 病史

患者,女性,29岁,因"体检发现腹部肿块1月"就诊。无反复低血糖发作史,不伴恶心呕吐,无腹胀、腹痛、腹泻,不伴皮肤、尿色改变,无便血、黑便。

2. 体格检查

患者皮肤巩膜无黄染,腹部平坦,未见明显胃肠型及异常隆起,全腹软,全腹无压痛,无反跳痛。中上腹触及一包块,肝脾肋下未及,无肝区叩痛,无肾区叩痛,肠鸣音正常,移动性浊音(一)。

3. 实验室检查

无阳性发现。

二、影像资料

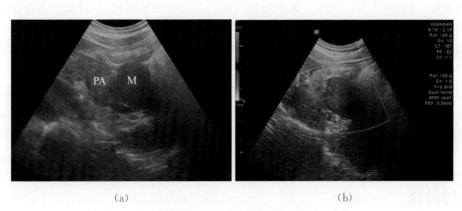

(a)   (b)

图 42-1 胰岛细胞瘤声像图

(a)胰岛细胞瘤;(b)胰岛细胞瘤内见分支状血流。

三、超声所见及诊断

1. 超声所见

患者胰腺头体部未见明显肿大，未见明显占位，主胰管未见扩张。左上腹探及一低回声肿块，与胰尾关系密切，大小 4.9 cm×4.4 cm，形态规则，边界尚清，内部可见少许分支状彩色血流信号（见图 42 - 1）。

2. 超声诊断

左上腹腹膜后实质性占位病变，与胰尾关系密切，建议进一步检查。

3. 最后诊断

无功能胰岛细胞瘤。

四、超声分析和鉴别诊断

1. 超声分析

患者为年轻女性，既往无低血糖症状反复发作史，因"体检发现腹部肿块 1 月"来院就诊。影像学发现左上腹探及一低回声，与胰尾关系密切，形态规则，边界尚清，内部可见少许分支状彩色血流信号。患者并无明显症状，由于该实性占位从形态、边界、血流方面分析，良性可能性大，但考虑腹部肿块较大，决定手术切除。常见胰腺良性肿瘤为胰岛细胞瘤，但通常体积较小，且由于瘤体分泌胰岛素，患者会有低血糖发作史。但本例患者无任何阳性表现，仅在体检时发现，体积较大，故倾向于无功能性胰岛细胞瘤的诊断。术后病理为无功能胰岛细胞瘤。

2. 鉴别诊断

（1）胰腺癌：胰腺头、体、尾部均可以发病，形态多不规则，边界不清，向周围浸润的特征明显，内部回声不均，内部无或有少许血流信号，发生在胰头部者可出现黄疸，胰体、尾部癌一旦发现通常已到晚期，常可发生肝转移或腹膜后淋巴结转移。

（2）胃间质瘤：胰腺体尾部与胃肿瘤均在脾静脉前方，且较大的无功能性胰岛细胞瘤可向前挤压胃后壁，向胃内突起，易误诊为胃间质瘤。饮水后如胃壁的 5 层结构清晰完整，可证实为胃壁受压，如 5 层结构消失，则肿瘤来自胃壁。

（3）胰腺囊腺瘤（癌）：多发生于 30～60 岁女性，好发于体尾部，超声表现为胰腺内囊实性肿物，边界光滑、增厚，囊壁回声增强，可见乳头状高回声或低回声，但透声好，后方回声增强。

（4）脾门区肿瘤：胰尾部无功能性胰岛细胞瘤多挤压脾门区，导致定位困难；脾脏肿瘤与脾脏关系密切，深呼吸时与脾脏同步运动，而胰腺肿块随呼吸移动不明显，深呼吸时与脾脏有相对运动。

（5）左肾上腺区及腹膜后肿瘤：这两者均位于脾静脉后方，而胰腺体尾部肿瘤位于脾静脉前方，可资鉴别。

五、要点与讨论

胰岛细胞瘤分为有功能及无功能两大类，是比较少见的胰腺良性肿瘤，多位于胰腺体部及尾部。无功能胰岛细胞瘤因不产生胰岛素，患者无任何症状，肿瘤常可以长的很大，当肿瘤长大有压迫症状. 或在上腹部触及到肿物时才被发现。无功能胰岛细胞瘤通常体积较大，多为单个，呈圆形或椭圆形，边界清楚，包膜完整或不完整，可继发纤维增生、钙化及囊性变。声像特征是：胰体尾可见一均匀低回声，呈圆形或椭圆形，边界清楚、光滑，可呈分叶状，较大时内部回声可出现不均，部分呈无回声区，为囊性变所致。也可出现钙化,恶性胰岛细胞瘤边界不清,内部回声不均,若合并淋巴结肿大或邻近器官受累,为恶性肿瘤征象。

　　超声诊断无功能胰岛细胞瘤效果较好。无功能胰岛细胞瘤的主要声像特征是:胰体尾可见一均匀低回声,呈圆形或椭圆形,边界清楚、光滑,可呈分叶状,较大时内部回声可出现不均,部分呈无回声区,为囊性变所致,也可出现钙化,恶性胰岛细胞瘤边界不清,内部回声不均,若合并淋巴结肿大或邻近器官受累,为恶性肿瘤征象。功能性胰岛细胞瘤无论良、恶性,均为多血管性、富血供肿瘤,CDFI 内见较丰富彩色血流信号。超声检查无辐射、无创伤、价格低廉、方便快捷、可反复检查,是胰岛细胞瘤的首选影像学检查方法。

六、思考题

　　(1) 胰岛细胞瘤分为哪两大类?
　　(2) 胰岛细胞瘤的鉴别诊断主要有哪几个? 如何鉴别?
　　(3) 胰岛细胞瘤的典型声像图特征有哪些?

七、推荐阅读文献

　　[1] 张晖,王文平,徐智章,等.非功能性胰岛细胞瘤的超声诊断[J].中华超声影像学杂志,2001,10(8):480-482.

　　[2] Furukawa H,Mukai K,Kosuge T. Nonfunctioning islet cell tumors of the pancreas:clinical,imaging and pathological aspects in 16 patients [J]. Japanese Journal of Clinical Oncology,1998,28(4):255-261.

　　[3] 陈越,胡于凤,唐新良,等.超声诊断无功能性胰岛细胞瘤 10 例[J].中国介入影像与治疗学,2011,8(6):550-551.

（王　燕　吴　琼）

案例 43
急性单纯性阑尾炎

一、病历资料

1. 病史

患者,女性,39 岁,因"转移性右下腹痛 5 小时伴恶心、呕吐 2 次"前来就诊。腹痛无明显诱因。无阴道出血史,月经正常,无肉眼血尿,否认手术外伤史。

2. 体格检查

患者神清,精神可,腹部平坦,未见胃肠型、蠕动波及腹壁静脉曲张;右下腹有压痛、反跳痛,无肌紧张。肝脾肋下未触及,全腹叩诊呈鼓音,移动性浊音(一),肝区叩击痛(一);肠鸣音正常。

3. 实验室检查

WBC 13×10^9/L, N 84%。

二、影像资料

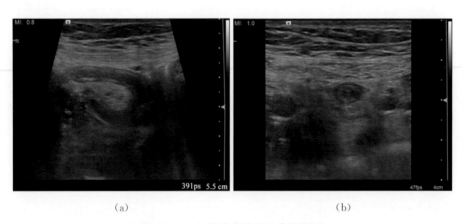

(a)   (b)

图 43-1 急性单纯性阑尾炎声像图

(a)纵切面,条索状低回声区,迂曲呈环状,腔内见少量小无回声区及细小点状回声,管壁增厚、僵硬;(b)横切面,管壁增厚,呈"靶环征"。

三、超声所见及诊断

1. 超声所见

高频探头探测,患者于右下腹麦氏点探及一条索状低回声区,迂曲呈环状,似为阑尾回声,直径约0.8 cm,壁厚约0.3 m,腔内见少量液性暗区及细小点状回声。横切面,管壁增厚,中心可见无回声及周围黏膜强回声,呈"靶环征"。管壁僵硬,未见明显蠕动。加压后有明显压痛。周围未见明显液性暗区(见图 43-1)。

2. 超声诊断

右下腹条索状低回声包块,考虑阑尾肿大,阑尾炎可能。

3. 最后诊断

急性单纯性阑尾炎。

四、超声分析和鉴别诊断

1. 超声分析

患者为女性,因转移性右下腹痛5小时伴呕吐2次前来就诊,影像学检查示右下腹患者麦氏点处见一条索状低回声区,迂曲呈环状,常由于阑尾肿胀,系膜牵拉所致,腔内见少量液性暗区及细小点状回声,多为炎性渗出物。管壁僵硬,未见明显蠕动,常用来与周围肠管鉴别。探头加压后局部有明显压痛、反跳痛是比较特异性的体征,周围未见明显液性暗区,说明周围渗出不明显,常考虑为单纯性阑尾炎,如果为化脓性或穿孔性阑尾炎,常伴有阑尾周围的积液。正常阑尾管壁较薄,本病例中管壁增厚僵硬,结合病史,考虑为单纯性阑尾炎可能,腔内的少量无回声区考虑为积液。

急性阑尾炎的表现主要与炎症的严重程度有关。阑尾炎引起管壁的增厚和腔内积液,超声扫查可显示阑尾呈肿胀的管状结构,中央的无回声区反映阑尾腔内的炎性渗出积液,有时可见粪石,周围是一层较强回声的黏膜环,环绕黏膜环的低回声带代表阑尾壁的肌层,最外层是阑尾浆膜围成的轮廓线,横切面呈"靶环征"。

2. 鉴别诊断

(1) 右侧宫外孕或黄体囊肿破裂:育龄女性,宫外孕者多有停经史而无转移性右下腹痛。无回声或混合回声包块以盆腔内为主,液体较多时无回声区出现于右结肠外侧沟其他部位。穿刺抽吸有鲜红色不凝血液。

(2) 胆囊或上消化道穿孔:临床上两者都可以有转移性右下腹痛表现,其声像图主要表现为穿孔部位有不规则的无回声或混合回声压痛性包块。前者有胆囊结石病史,后者立位超声检查或X线透视均可见右膈下游离气体。

(3) 回盲部肿瘤:多发于50岁以上中老年患者,常有排便习惯改变、脓血便等,有时可在右下腹触及肿块,晚期可出现肠梗阻症状。超声探查右下腹可探及低回声肿块,中心可见气体强回声,低回声肿块内可见彩色血流。

五、要点与讨论

阑尾长度变化较大,介于2.0~20 cm之间,以5.0~9.0 cm者为多。儿童阑尾相对比成人的为长,中年以后逐渐萎缩变小。成人阑尾的管径较小,直径为0.3~0.5 cm,其壁的肌肉薄弱,而黏膜下的淋巴组织甚丰富。正常阑尾声像图显示直径0.3~0.6 cm,长约3.0~10.0 cm的长管状结构,一端与盲肠相连,另一端为盲端。从内到外可分为"强-弱-强"3层,分别代表黏膜层、肌层和浆膜层。正常阑尾管壁薄,管腔一般闭合,腔内回声呈条状液性带或有少量气体强回声带;少部分腔内可见直径0.5 cm以下的粪石强回声。阑尾属腹膜内位器官,凭借三角形阑尾系膜经回肠末端后方连接至肠系膜下部,内含血管、神经和淋巴。

单纯性阑尾炎:系病变早期,阑尾的主要改变是充血、水肿及白细胞浸润,腔内少量积液或积脓,阑尾轻度肿胀。在炎症尚未侵及浆膜之前,临床表现为阵发性脐周腹痛和右下腹局限性压痛。

化脓性阑尾炎:阑尾壁各层均受累,并形成小脓肿。阑尾肿胀明显,腔内积脓,阑尾可膨胀如囊肿,浆膜高度充血并有脓性渗出物附着。阑尾周围腹腔内可有脓性渗出液存留。临床表现为转移性右下腹痛、反跳痛,患者常有发热和白细胞计数总数升高。

坏疽性阑尾炎:系病变进一步加剧,阑尾管壁缺血、坏死、常有穿孔,并有较多渗出液。此类患者多有弥漫性腹膜炎,表现为右下腹甚至全腹压痛、肌紧张或肠麻痹,如发展速度较慢,阑尾穿孔后往往只出现炎性包块或脓肿,临床可扪及压痛性肿块。

未穿孔阑尾炎的声像图表现:急性阑尾炎的表现主要与炎症的严重程度有关。阑尾炎引起管壁的增厚和腔内积脓,超声扫查可显示阑尾呈肿胀的管状结构。典型的声像图表现是:中央的无回声区反映阑尾腔积脓或积液,有时可见粪石,周围是一层较强回声的黏膜环,环绕黏膜环的低回声带代表阑尾壁的肌层,最外层是阑尾浆膜围成的轮廓线。因所取的短轴断面可为卵圆形或不规则形。化脓性阑尾炎腔内可大量积脓,甚至阑尾明显膨胀,呈低回声或无回声区,也可出现强回声,为气体或固体物质,如粪石和结石,可伴声影。坏疽性阑尾炎时,阑尾浆膜及邻近脏器的浆膜往往严重受累,产生炎性渗出,声像图上呈不规则的低回声区,如范围较大,右下腹盲肠周围呈无回声区,则不易与穿孔后的阑尾周围脓肿鉴别。

阑尾穿孔的声像图表现:穿孔后的阑尾如能被显示,多呈不对称性阑尾管壁增厚。病程较长者,右下腹往往显示炎性包块或阑尾周围脓肿。在声像图上,阑尾包块轮廓模糊、回声不均,并可有小范围的无回声区;阑尾脓肿呈低回声或无回声,边缘模糊而不规则,有时脓腔内还可见有气体回声。若迅速发生穿孔者,腹腔内往往显示右下腹较大范围的游离无回声区,可流入盆腔形成脓肿。阑尾穿孔并发腹膜炎时,还可见肠麻痹引起的肠管扩张、蠕动减弱或消失。

超声对急性阑尾炎检出率较高,尤其是对于化脓性及坏死穿孔性阑尾炎。超声不仅可对临床不典型的阑尾炎提供客观的影像学依据,而且能实时、准确提示阑尾炎症周围渗出、粘连以及有无脓肿形成等重要信息,有利于合理选择治疗方案。

六、思考题

(1) 阑尾炎根据炎症程度有哪些分类?

(2) 阑尾炎的声像图特点有哪些?

(3) 阑尾炎需与哪些疾病进行鉴别?如何鉴别?

七、推荐阅读文献

[1] 周永昌,郭万学.超声医学[M].4版.北京:科学技术文献出版社,2003:1098-1100.

[2] Samuel HF Lam, Anthony Grippo, Chistopher Kerwin, et al. Bedside ultrasonography as an adjunct to routine evaluation of acute appendicitis in the emergency department [J]. West J Emerg Med,2014,15(7):808-815.

(王　燕　刘亦伦)

案例 44

进展期胃癌

一、病历资料

1. 病史

患者,男性,70岁,因"中上腹不适1年"就诊,伴反酸、嗳气,胃纳差,消瘦,半年内体重下降 7.5 kg。既往有胃溃疡病史。

2. 体格检查

患者腹部平坦,未见胃肠型、蠕动波及腹壁静脉曲张;全腹无压痛、反跳痛、肌紧张,Murphy 征(一),肝脾肋下未触及,全腹叩诊呈鼓音,移动性浊音(一),肝区叩击痛(一),肠鸣音正常。

3. 实验室检查

Hb 92 g/L。

二、影像资料

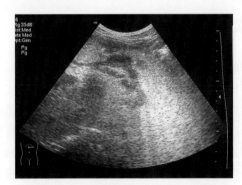

图 44-1 进展期胃癌(弥漫浸润型)
胃充盈助显剂后,胃小弯及胃大弯处胃壁弥漫性增厚,胃腔变窄。

三、超声所见及诊断

1. 超声所见

患者口服胃充盈助显剂后,胃壁增厚,胃小弯侧最厚处厚度 2.5 cm,胃壁黏膜面不光滑。胃大弯处胃壁最厚处厚度约 2.0 cm(见图 44-1)。肝胆胰脾肾未见明显异常。

2. 超声诊断

胃壁弥漫性增厚,考虑胃癌可能(弥漫浸润型)。

3. 最后诊断

进展期胃癌(弥漫浸润型)。

四、超声分析和鉴别诊断

1. 超声分析

患者为老年男性,中上腹不适 1 年,伴反酸、嗳气,胃纳差,消瘦,贫血,半年内体重下降 7.5 kg。既往有胃溃疡病史。超声检查示小弯侧胃壁不规则增厚、僵硬。胃小弯侧胃壁最厚处约 2.5 cm,胃大弯侧最厚处约 2.0 cm,胃腔变窄。胃黏膜表面不光滑。考虑有胃壁弥漫性不均匀增厚,结合患者为中老年,有胃溃疡病史,近一年消化不良症状加重,伴有贫血,提示胃癌(弥漫浸润型)的可能性大。

2. 鉴别诊断

(1)胃息肉:声像图上表现为自黏膜层向腔内隆起病变,呈圆球状、乳头状或分叶状,息肉质地柔软,瘤体多为不均匀的中等或较强回声。基底部常有较细的蒂与胃壁连接,局部胃层次结构和蠕动正常。需与肿块型胃癌鉴别,胃癌多有胃壁僵硬、胃壁层次欠清的表现。

(2)胃溃疡:部分良性溃疡与溃疡型胃癌的超声表现极其类似,一般良性溃疡呈现胃壁局部凹陷,有助显剂充填形成龛影,而溃疡型胃癌胃壁增厚更明显,常常在肿块内出现龛影,当超声表现不典型时,可凭借胃镜活检手段明确诊断。

五、要点与讨论

胃癌在我国各种恶性肿瘤发生率中居首位。好发年龄在 50 岁以上,男女发病率之比为 2∶1。因缺乏特异性的临床表现,常被延误诊断。

早期胃癌多数患者无明显症状,少数人有恶心、呕吐或是类似溃疡病的上消化道症状。疼痛与体重减轻是进展期胃癌最常见的临床症状,患者常有较为明确的上消化道症状,如上腹不适、进食后饱胀,随着病情进展上腹疼痛加重,食欲缺乏、乏力。根据肿瘤的部位不同,也有其特殊表现。贲门胃底癌可有胸骨后疼痛和进行性吞咽困难;幽门附近的胃癌有幽门梗阻表现;肿瘤破坏血管后可有呕血、黑便等消化道出血症状。腹部持续疼痛常提示肿瘤扩展超出胃壁,如锁骨上淋巴结肿大、腹水、黄疸、腹部包块、直肠前凹扪及肿块等。晚期胃癌患者常可出现贫血、消瘦、营养不良甚至恶病质等表现。

胃癌的诊断目前主要依靠胃镜及胃镜下组织活检。但由于超声诊断临床应用不断扩大,尤其是在广大基层医院的普及,超声胃肠助显剂充盈检查成为诊断胃肠疾病的一种新的检查手段,特别是观察病变侵犯深度、胃壁蠕动以及探查周围淋巴结转移情况有独到的优势。胃充盈检查法是通过一种造影剂(助显剂)充盈胃腔,消除胃腔内气体或内容物对超声波的干扰,改善胃超声成像的内环境,使声束能顺利穿刺,从而使胃壁结构及病变部位能更清晰的显示。胃肠造影剂分为无回声型和有回声型,无回声型多为水剂,充盈胃腔呈均匀无回声界面,但水剂在胃腔内排空较快,停留时间过短,不利于长时间检查。另一类为均匀有回声型造影剂,主要是一些谷物经研磨、油炒、干燥后形成粉剂,成为速溶胃肠超声造影剂,使胃腔充盈,类似于实质组织回声,消除胃肠内气体和黏液干扰,清晰显示胃壁层次或病变。

胃癌的声像图表现为可分为早期胃癌和进展期胃癌。

(1)早期胃癌:胃壁局限性增厚或隆起呈低回声,黏膜层和黏膜肌层层次破坏、紊乱,黏膜下层连续性完整。病变黏膜面粗糙不平或出现浅凹陷,呈"火山口"状,表面常附有不规则强回声斑点或斑块,病变处胃壁蠕动常减弱,局部有僵硬感。

(2)进展期胃癌:①管壁不规则增厚或肿块形成;②肿瘤实质回声呈低回声,欠均匀;③病变区黏膜面不平整;④溃疡凹陷出现"火山口"征;⑤较大肿瘤常造成管腔狭窄;⑥胃排空延迟甚至胃潴留;⑦病变尚未侵及固有肌层时胃壁蠕动减缓,幅度减低;随病变向肌层浸润和管壁明显增厚,则出现胃壁僵硬、蠕动消失;⑧彩色超声多普勒见较大肿瘤实质内常发现有不规则的血流信号;⑨淋巴结转移,容易累及的淋巴结主要包括贲门旁,胃上、下淋巴结,幽门上、下淋巴结,腹腔动脉干旁和副主动脉旁淋巴结、大网膜淋巴结等;⑩其他转移,肝脏、脐周围、腹膜、盆腔以及女性卵巢是胃癌转移常见部位,胃癌的卵巢转移称为克鲁根伯格瘤表现为囊实性肿瘤,多是双侧同时受累。

进展期胃癌的超声分型如下:

(1) 结节蕈伞型(Borrmann Ⅰ):肿瘤向腔内生长,呈结节状或不规则蕈伞状,无明显溃疡凹陷。

(2) 局限增厚(盘状蕈伞)型:肿瘤部分胃壁增厚,范围局限,与正常胃壁界限清楚。

(3) 局限溃疡型(Borrmann Ⅱ):溃疡凹陷明显,边缘隆起与正常胃壁界限分明。

(4) 浸润溃疡型(Borrmann Ⅲ):溃疡凹陷明显,溃疡周围的壁不规则增厚区较大,与正常胃壁分界欠清楚。

(5) 局限浸润型:胃壁局部区域受侵,全周增厚伴腔狭窄,但内膜面无明显凹陷。

(6) 弥漫浸润型(Borrmann Ⅳ):病变范围广泛,侵及胃大部或全胃,壁厚明显、管腔狭窄。部分病例可见胃黏膜残存,呈断续状,胃第 3 条强回声线紊乱,增厚,回声减低,不均匀。

超声检查显示肿瘤的能力取决于肿瘤本身的大小、形态和位置,小于 1.0 cm 的肿瘤难以在空腹时显示,肿块型比管壁增厚型容易被发现。超声主要用于进展期胃癌的诊断,早期胃癌效果较差,对部分非典型病变仅能提示形态学变化。应用超声检查能显示胃癌的断面形态,估计和测量肿瘤的范围大小,癌组织的深度浸润,周围和远处转移等。仔细观察胃壁层次的改变及连续性极为重要,它是判断肿瘤浸润深度的关键。

六、思考题

(1) 胃癌的超声声像图表现有哪些?

(2) 进展期胃癌的超声分型有哪些?

七、推荐阅读文献

[1] 陆文明.临床胃肠疾病超声诊断学[M].西安:第四军医大学出版社.2004,8:23 - 75.

[2] Hong Shi, Xiu-Hua Yu, Xin-Zhang Guo, et al. Double contrast-enhanced two-dimensional and three-dimensional ultrasonography for evaluation of gastric lesions [J]. World J Gastroenterol, 2012,18(31):4136 - 4144.

(王　燕　刘亦伦)

案例 45

结肠癌

一、病历资料

1. 病史

患者,男性,65岁,因"腹胀1年,排便习惯改变半年余"就诊,大便不成形,出现黏液便,由1次/天变为2~3次/天,便前腹痛。

2. 体格检查

患者神清,精神可,腹部平坦,未见胃肠型、蠕动波及腹壁静脉曲张;右中下腹触及包块,质地中等,无触痛。全腹无压痛、反跳痛、肌紧张,Murphy征(一),肝脾肋下未触及,全腹叩诊呈鼓音,移动性浊音(一),肝区叩击痛(一);肠鸣音正常。

3. 实验室检查

血常规:Hb 86 g/L↓。钡灌肠示:升结肠壁增厚,黏膜毛糙、模糊、中断,肠壁蠕动僵硬。结肠镜检查:升结肠隆起性病变,结肠癌可能,待病理结果。

二、影像资料

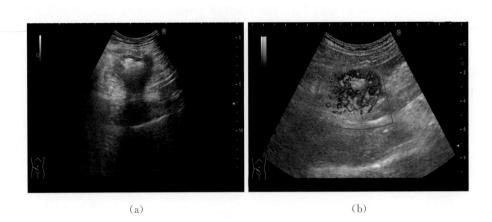

(a)   (b)

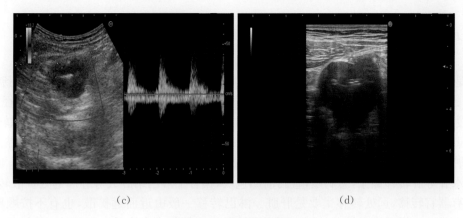

(c)　　　　　　　　　　　　　　　(d)

图 45 – 1　结肠癌声像图

(a)升结肠区域低回声肿块,中心可见强回声呈"假肾征";(b)能量多普勒显示增厚肠壁
内可见较丰富血流;(c)PW:测及高速高阻型血流频谱;(d)高频超声显示低回声肿块。

三、超声所见及诊断

1. 超声所见

患者右中腹见低回声肿块,大小约 5.5 cm×3 cm,边界尚清,内部回声不均匀,中心可见条带状强回声,呈"假肾征",彩色及能量多普勒显示肿块内有较丰富彩色血流。PW:测及高速高阻型动脉血流频谱(见图 45 – 1)。

2. 超声诊断

右中腹实性肿块,考虑结肠癌可能。

3. 最后诊断

升结肠癌。

四、超声分析和鉴别诊断

1. 超声分析

患者为男性,腹胀 1 年,近半年来出现排便习惯改变,大便不成形,出现黏液便,由 1 次/天变为 2~3 次/天,便前腹痛。查体可触及腹部包块。根据患者的临床症状及体征,考虑患者可能存在结肠病变,行钡灌肠示:升结肠壁增厚,黏膜毛糙、模糊、中断,肠壁蠕动僵硬。结肠良性肿瘤的肠壁表面光滑,则可初步排除,以上钡剂灌肠的表现都符合恶性的征象,但也不能除外溃疡性结肠炎等结肠炎性病变的可能。超声检查右中腹见低回声肿块,边界尚清,内部回声不均匀,中心可见条带状强回声,呈"假肾征",结合 PW 测及高速高阻型动脉血流频谱的结果,初步考虑为结肠癌的诊断。结合肠镜检查,确认结肠癌诊断。

2. 鉴别诊断

(1) 结肠良性肿瘤:病程较长,症状较轻,肠壁形态规则,表面光滑,肠腔不狭窄,未受累的结肠袋完整。

(2) 结肠炎性疾患(包括结核、血吸虫病肉芽肿、溃疡性结肠炎、痢疾等)肠道炎症性病变:病史方面各有其特点,大便镜检都有可能有其特殊发现,如虫卵、吞噬细胞等,痢疾可培养出致病菌。影像学检查受累肠管较长,而癌肿一般很少超过 10 cm。肠镜检查及病理组织学检查可进一步明确诊断。

(3) 结肠痉挛:为小段肠腔狭窄,为可复性。

(4) 阑尾脓肿:有腹部包块,患者有阑尾炎病史。

五、要点与讨论

结肠癌是常见的发生于结肠部位的消化道恶性肿瘤,好发于直肠与乙状结肠交界处。结肠癌主要为腺癌、黏液腺癌、未分化癌。大体形态呈息肉状、溃疡型等。结肠癌可沿肠壁环行发展,沿肠管纵径上下蔓延或向肠壁深层浸润,除经淋巴管、血流转移和局部侵犯外,还可向腹腔内种植或沿缝线、切口面扩散转移。

结肠癌患者早期表现为腹胀、消化不良,而后出现排便习惯改变,便前腹痛,稍后出现黏液便或黏液脓性血便。肿瘤溃烂、失血、毒素吸收后,常出现贫血、低热、乏力、消瘦、水肿等中毒症状。晚期可出现黄疸、腹水、水肿等肝转移征象,恶病质,直肠前凹包块,锁骨上淋巴结肿大等肿瘤远处扩散转移的表现。结肠癌往往有器官转移,远处转移主要是肝脏。淋巴转移一般由近而远扩散,也有不按顺序的跨越转移。癌肿侵入肠壁肌层后淋巴转移的概率更多。结肠癌癌细胞或癌栓子也可通过血液转移,先到肝脏,后达肺、脑、骨等其他组织脏器。结肠癌也可直接浸润周围组织与脏器,脱落在肠腔内,可种植到别处黏膜上。播散至全腹者,可引起癌性腹膜炎,出现腹腔积液等。

结肠癌的超声表现:受累肠壁一层或多层层次结构模糊、中断、增厚或消失。肿瘤呈低回声、边界不清、边缘不规则,内部回场声不均匀,呈不规则形突入肠腔或位于肠壁内或成环形、半环形实质肿块,多有肠腔狭小。肿瘤突破浆膜层者,可见周围器官浸润和淋巴结转移征象。

经腹超声肠道检查由于受气体干扰的限制,长期以来肠镜和钡剂造影是诊断结肠癌重要方法和术前检查的重要内容。近年来,超声内镜在肠道领域得到应用。但是,研究表明在充分认识正常结肠声像表现、掌握正确的检查方法、运用分辨率较高的超声仪器的条件下,经腹超声检查可获得较好的诊断效果。同时低频和高频探头联合应用还可显示肿块周围淋巴结转移情况。

经腹超声检查肠道病变存在一定的局限性,对于浸润性的病变或是肿块直径小于3 cm的病变则探查不理想,且病灶的显示受肠气干扰较大,肠道积气的患者病变较大也有可能不能显示。经腹超声对游离结肠段(如横结肠和乙状结肠)的病变位置的判断有困难,对位置较深的肠段病变的检出也存在困难,而对有明显肿块的病变有较好的显示效果。

综上,超声探查肠道病变可与其他检查方法联合使用,有助于对病情的全面了解。

六、思考题

(1) 结肠癌的超声表现有哪些?

(2) 结肠癌的鉴别诊断有哪些? 如何鉴别?

(3) 结肠癌的分类是哪几种? 分别是怎样的?

七、推荐阅读文献

[1] 周永昌,郭万学.超声医学[M].4版.北京:科学技术文献出版社,2003:1077-1077.

[2] Cote A, Graur F, Lebovici A, et al. The accuracy of endorectal ultrasonography in rectal cancer staging [J]. Clujul Med, 2015,88(3):348-356.

[3] Makino T, Kanmura S, Sasaki F, et al. Preoperative classification of submucosal fibrosis in colorectal laterally spreading tumors by endoscopic ultrasonography [J]. Endosc Int Open, 2015,3(4):E363-367.

[4] 谢晓华,陈缵安,林一鸣,等.经腹超声检查在结肠肿瘤诊断中的临床价值的探讨[J].中国医学影像技术,2004,20(Suppl):38-40.

(王　燕　刘亦伦)

案例 46
小肠淋巴瘤

一、病历资料

1. 病史

患儿,男性,10岁,因"腹部钝痛1月,伴有大便习惯改变"就诊,大便由一日1次变为一日3～4次,大便不成形,无便血。半年内发热5次,近3个月内体重下降7.5 kg。

2. 体格检查

患儿 T 38.6℃,面色苍白,腹部平坦,未见胃肠型、蠕动波及腹壁静脉曲张;全腹无压痛、反跳痛、肌紧张,Murphy征(一),肝脾肋下未触及,下腹部触及包块,直径约10 cm,可推动,按之无压痛;全腹叩诊呈鼓音,移动性浊音(一),肝区叩击痛(一);肠鸣音正常。

3. 实验室检查

粪常规:呈糊状,棕色,红细胞(一)。血常规:Hb 102 g/L↓。

二、影像资料

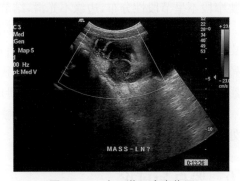

图46-1 小肠淋巴瘤声像图

下腹部膀胱上方可见不均质极低回声肿块,形态不规则,内见较丰富彩色血流信号。

三、超声所见及诊断

1. 超声所见

患儿下腹部膀胱上方见极低回声肿块,大小约10 cm×8 cm,形态不规则,内回声不均匀。CDFI检查:内见较丰富彩色血流信号(见图46-1)。肠腔变窄,边缘可见气体强回声,肠壁蠕动消失,近心端肠管扩张,内见无回声区,可见较多肠皱襞形成的条带状高回声,呈"琴盘征"。肝胆胰脾肾均未见明显异常。

2. 超声诊断

下腹部膀胱上方实质性肿块,考虑小肠淋巴瘤可能。

3. 最后诊断

小肠淋巴瘤。

四、超声分析和鉴别诊断

1. 超声分析

患儿为男性,腹部钝痛 1 月,伴有大便习惯改变,由一日 1 次变为一日 3～4 次,大便不成形,无便血。半年内发热 5 次。根据症状初步考虑肠道病变可能。超声检查下腹部见极低回声不均质肿块,形态不规则。CDFI 检查:内见较多彩色血流信号。需结合肿块与周围组织的关系与肿块的性质对其进行定位,并结合病史,考虑肿块为肠道来源。低回声内可见气体强回声,肠壁蠕动消失,其近端肠腔扩张,内可见肠内容物潴留,呈无回声,内有密集点状回声,肠腔内呈"琴盘征"。根据肠道肿块,呈极低回声,内血流丰富,伴有低热贫血消瘦,考虑小肠淋巴瘤可能。

2. 鉴别诊断

(1)克罗恩病:可有节段性狭窄,卵石征或假息肉的征象,有时难与恶性淋巴瘤相鉴别,但克罗恩病一般病史较长,常有复发史及肛周脓肿,晚期可有腹部肿块,往往因局部炎症穿孔形成内瘘,钡剂检查可见内瘘病变,节段性狭窄较光滑,近段扩张较明显,线性溃疡靠肠系膜侧,并有黏膜集中,肠襻可聚拢,呈车轮样改变,小肠恶性淋巴瘤肿块增长较快,一般无内瘘形成,临床表现重,患者常出现恶病质,X 线下狭窄段不呈节段性分布,边缘不光滑,结节大小不一,溃疡和空腔较大而不规则。

(2)肠结核或腹膜结核:也可出现腹部包块,有时与恶性淋巴瘤较难鉴别,但前者一般都有结核病史,有低热,盗汗及血沉加快,腹部检查有揉面感,周身情况一般不出现进行性恶化,小肠结核 X 线见增殖型者表现为单发或多发的局限性肠腔狭窄,边缘较恶性淋巴瘤光滑,近端扩张亦较明显;溃疡型者龛影一般与肠管纵轴垂直,恶性淋巴瘤的溃疡部位不定,龛影较大而不规则。

(3)小肠癌:病变往往局限,很少能触及包块,即使有也是较小的局限的包块,X 线钡餐检查仅为一处局限性肠管狭窄,黏膜破坏。

五、要点与讨论

小肠淋巴瘤是最常见的小肠恶性肿瘤。小肠淋巴瘤好发于小儿男性,B 细胞来源为主,组织学类型以弥漫大 B 细胞淋巴瘤最常见。小肠恶性淋巴瘤可分为原发性和继发性两种,前者是指肿瘤病变发生于小肠黏膜下淋巴组织,呈孤立结节生长,相当长时间不向周围浸润,预后较好。继发性指小肠病变为全身淋巴瘤的组成部分。淋巴瘤可发生于小肠的任何部位,以淋巴丰富的回肠末端发生率最高。病理分为两大类:霍奇金和非霍奇金淋巴瘤,以后者多见。

小肠淋巴瘤多起源于肠壁黏膜下层中的淋巴组织,当病变沿着肠壁并向纵深发展时,向外可侵入浆膜层、肠系膜及其淋巴结,向内则可浸润黏膜,使黏膜皱襞变平、僵硬。肠管可狭窄或稍宽,与正常肠管的分界不及癌肿明显,一般无局限的结节状肿块或明显的溃疡形成。小肠黏膜及黏膜下层有较丰富的淋巴组织,是肠道原发淋巴瘤发生的常见部位。但在确诊前,需排除淋巴瘤系统病变累及小肠的可能性。临床上由于肠壁神经丛受到淋巴肉瘤浸润的压迫,常有腹部钝痛,可有不规则发热和腹泻,很少有便血发生。

根据小肠淋巴瘤的超声表现,可将其分为 4 型:

(1)浸润型:表现为肠壁条状增厚呈较均匀的低回声,中心可见长条形气体强回声。

(2)肿块型:表现为肠壁增厚并与局部形成低回声肿物,中心见气体强回声,呈特征性的"靶环状"或"假肾征"表现。

(3)肠系膜型:表现为分叶状低回声肿物,边界欠清,不伴有中心气体强回声。

(4)混合型:表现为形态不规则的低回声肿物,边界不清,回声不均匀,可见气体强回声。可见伴有肠管扩张、肠套叠或腹腔、腹膜后淋巴结肿大。

小肠淋巴瘤的超声表现具有一定特点,正确辨认这些特征对此病的正确诊断及鉴别诊断有很大帮助。

六、思考题

(1) 小肠淋巴瘤的超声表现有哪些?

(2) 小肠淋巴瘤的分型有哪些?

(3) 小肠淋巴瘤的鉴别诊断有哪些? 如何鉴别?

七、推荐阅读文献

[1] 周永昌,郭万学.超声医学[M].4 版.北京:科学技术文献出版社,2003:1039-1039.

[2] Lee J, Kim WS, Kim K, et al. Intestinal lymphoma: exploration of the prognostic factors and optimal treatment [J]. Leuk Lymphoma, 2004,45(2):339-344.

[3] 崔宁宜,王勇,赫玉芝,等.原发性小肠淋巴瘤的超声诊断价值[J].中国超声医学杂志,2015,31(2):150-153.

(王　燕　刘亦伦)

案例 47

小儿肠系膜淋巴结炎

一、病历资料

1. 病史

患儿,女性,5岁,因"阵发性脐周及右下腹痛1周"就诊,1月内曾有上呼吸道感染病史。

2. 体格检查

患儿腹部平坦,未见胃肠型、蠕动波及腹壁静脉曲张;全腹无压痛、反跳痛、肌紧张,Murphy 征(一),肝肋下刚可触及,脾肋下 2 cm 处可触及,移动性浊音(一),肝区叩击痛(一);肠鸣音正常。

3. 实验室检查

WBC $12.4 \times 10^9 / L$。

二、影像资料

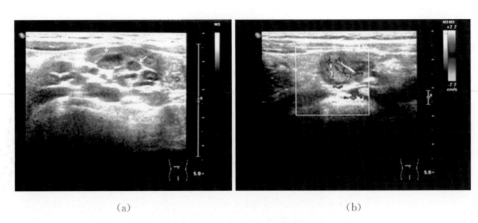

(a)   (b)

图 47-1 小儿肠系膜淋巴结炎

(a)右下腹沿肠系膜多发淋巴结肿大,呈串珠样排列,部分相互融合,边界尚清,内部回声相对均匀;(b)CDFI检查:内见分枝状彩色血流信号。

三、超声所见及诊断

1. 超声所见

患儿右下腹部沿肠系膜探及多个低回声,呈串珠样排列,部分相互融合,最大者 1.8 cm×1.2 cm,呈卵圆形,边界尚清,形态稍饱满,内部回声相对均匀,探头加压时有压痛。CDFI 检查:内见较丰富分枝状彩色血流信号,可见淋巴门结构,RI 0.56(见图 47 - 1)。

2. 超声诊断

腹部多发淋巴结肿大,考虑炎增生症可能。

3. 最后诊断

肠系膜淋巴结炎。

四、超声分析和鉴别诊断

1. 超声分析

患儿为女性,5 岁。出现阵发性脐周和右下腹痛 1 周,无明显恶心、呕吐,无发热。1 月内曾有上呼吸道感染病史。超声检查示右侧中下腹部探及数个低回声,呈卵圆形,形态稍饱满,内部回声均匀,边界清晰,部分相互融合,探头加压时有压痛。压痛范围较大,不固定,一般位于麦氏点稍上方,依此与阑尾炎鉴别。CDFI 检查:内见较丰富分枝状彩色血流信号,可见淋巴门结构。当淋巴结大于 10 mm,形态较饱满,内部血流丰富,结合临床表现及病史,考虑肠系膜淋巴结炎可能,但肠系膜淋巴结肿大可以伴随急性胃肠炎或阑尾炎出现,因此必须排除腹部原发病如急性阑尾炎或胃肠炎后慎重诊断。

2. 鉴别诊断

(1) 急性阑尾炎:患者有转移性右下腹痛,压痛局限于右下腹麦氏点附近,右下腹及右腹可见肿大淋巴结,数量相对较少,体积较小,多呈卵圆形或椭圆形,内部回声相对均匀,边界清晰,CDFI 示其内血流信号不明显。大部分患儿伴有典型阑尾肿大声像图。

(2) 恶性淋巴瘤:患者可有反复发热病史,声像图表现在脊柱及腹膜后大血管周围出现大小不等的多发圆形、类圆形低回声淋巴结,实质回声均匀,淋巴门正常结构消失,对周围组织和血管有挤压,部分呈融合状、分叶状生长。CDFI 检查示:血供丰富,血流阻力增高。

五、要点与讨论

急性肠系膜淋巴结炎为小儿腹痛的常见病因之一,临床上易与急性阑尾炎相混淆,多见于 7 岁以下的小儿,多属病毒感染。好发于冬春季节,常在急性上呼吸道感染病程中并发,或继发于肠道炎症之后。由于远端回肠的淋巴引流十分丰富,回肠、结肠区淋巴结多。上呼吸道感染或肠道感染后,病毒、细菌及其毒素沿血循环到达该区淋巴结,引起肠系膜淋巴结炎。

典型表现为在上呼吸道感染后有咽痛、倦怠不适,继之发热、腹痛、呕吐,有时伴腹泻或便秘。腹痛是本病最早出现的症状,可发生在任何部位,但因病变主要侵袭末端回肠的一组淋巴结,故以右下腹常见,腹痛性质不固定,可表现为隐痛或痉挛性疼痛,在两次疼痛间隙患儿感觉较好。压痛部位靠近中线或偏高,不似急性阑尾炎时固定,并且程度较急性阑尾性炎轻微,少有反跳痛及腹肌紧张。偶可在右下腹部扪及具有压痛的小结节样肿物,为肿大的肠系膜淋巴结。当患儿在临床上出现发热、腹痛、呕吐且伴有上呼吸道感染,或发生于肠道炎症之后,无腹肌紧张者应考虑急性肠系膜淋巴结炎。本病的特点:

①大多在上呼吸道感染或肠道感染中并发,临床有发热、腹痛、呕吐等表现;②腹痛以右下腹痛常见,呈阵发性、痉挛性痛,反跳痛及腹肌紧张少见;③腹部压痛不固定,可随体位改变而变化;④超声检查示肠系膜淋巴结肿大,内血流丰富;⑤诊断本病需与急性阑尾炎、肠蠕动亢进、肠蛔虫症等急腹症相鉴别;⑥经抗炎、抗病毒治疗后预后好。

正常小儿肠系膜淋巴结多数不易在超声下显示,少部分可显示,尤其是4~6岁的幼儿,其体积与形态也非常小,长径/横径>2。小儿肠系膜淋巴结炎腹痛的部位因发炎的淋巴结位置不同而不同,但肠系膜淋巴结在回肠末端部分较多,故压痛发生在右腹部最为多见,所以临床易误诊为阑尾炎。阑尾炎引起回结肠淋巴结肿大,由于其固有的淋巴分布,超声可在相应位置查寻。本病压痛部位不像急性阑尾炎是压痛固定,少数有反跳痛及腹肌紧张,而且腹部移动性压痛阳性体征较多,患儿平卧时右下腹部有压痛,而左侧卧位时右下腹部压痛移位脐部,因回盲部肠系膜内的炎性肿大的淋巴结随体位改变而移动向腹部内侧,故触痛范围较急性阑尾炎广。该患儿右下腹及腹痛明显,局部探及数个淋巴结回声,体积较小,一般长径大于横径,多呈卵圆形或椭圆形,形态较扁,无明显膨胀感,内部回声相对均匀,边界清晰,一般直径大于1 cm,严重者可相互融合,探头加压时局部有压痛CDFI检查可见低回声内有自淋巴结门进入的分支状彩色血流。

腹腔及腹膜后淋巴结在临床上的触诊是个盲区,超声检查显然优于临床触诊检查,可以发现临床检查遗漏的隐匿的异常淋巴结。为临床疾病的诊断提供较为可靠的诊断依据,指导临床合理选择治疗方法。超声对腹腔及腹膜后的淋巴结诊断技术也有其不足的一面,受腹腔肠道气体干扰,有些部位淋巴结检出率较低。若单一以淋巴结形态、大小作为良恶性的诊断是比较困难的。

六、思考题

(1) 小儿肠系膜淋巴结炎的超声表现有哪些?

(2) 小儿肠系膜淋巴结炎需要与哪些疾病鉴别? 如何鉴别?

(3) 小儿肠系膜淋巴结炎的临床表现有哪些?

七、推荐阅读文献

[1] 周永昌,郭万学.超声医学[M].4版.北京:科学技术文献出版社,2003:1551-1551.

[2] 史小龙,周国平.小儿肠系膜淋巴结炎的超声诊断[J].临床超声医学杂志,2002,4(1):49-49.

[3] Ol'khova EB, Shumeiko NK, Fomichev MIu. Mesadenitis in children with acute abdominal pain syndrome: clinical and echographic parallels [J]. Vestn Rentgenol Radiol, 2011,(3):45-48.

(王 燕 刘亦伦)

案例 *48*

小儿肥厚梗阻性幽门狭窄

一、病历资料

1. 病史

患儿,男性,1个月,因"出现喷射性呕吐、拒食1日"就诊。不伴有发热、腹泻。

2. 体格检查

患儿上腹部稍膨隆,见胃形及蠕动波,腹软,于中上腹可扪及肿块,呈橄榄形,大小约3 cm×2 cm,质地不硬。肝肋下可及,剑突下2 cm,脾肋下2 cm可及。肠鸣音正常,未闻及血管杂音。

3. 实验室检查

Hb 160 g/L。

二、影像资料

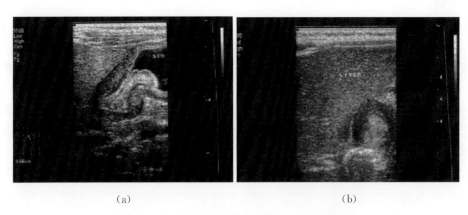

(a)   (b)

图48-1 小儿肥厚性梗阻性幽门狭窄声像图

(a)幽门部增厚肥大,幽门管中央黏膜层呈强回声;胃内可见液体潴留;(b)横切面幽门呈低回声团块,中心见气体强回声,呈"靶环征"。

三、超声所见及诊断

1. 超声所见

患儿幽门部增宽,肌层增厚,肌层厚度约 0.5 cm,呈实质性低回声团块,轮廓清楚,边界清晰,幽门管中央黏膜层呈强回声,长轴切面呈梭形,短轴切面呈"靶环征"幽门管长度约 2.5 cm,胃腔内可见大量的液体潴留,蠕动活跃(见图 48-1)。

2. 超声诊断

幽门口处狭窄,幽门部肌层增厚、肥大,考虑肥厚性梗阻性幽门狭窄。

3. 最后诊断

肥厚梗阻性幽门狭窄。

四、超声分析和鉴别诊断

1. 超声分析

患者为男婴,生后 1 月,出现喷射性呕吐,体格检查见胃蠕动波及扪及幽门肿块。这 3 个为幽门梗阻的特征性表现,临床初步考虑为幽门梗阻。进行超声检查,幽门管中央黏膜层呈强回声,胃腔内可见内容物潴留,这进一步证实了幽门梗阻的诊断。幽门部肌层增厚,肥大,呈实质性低回声团块,轮廓清楚,边界清晰,考虑为幽门肥厚引起的梗阻性幽门狭窄。

小儿肥厚性梗阻性幽门狭窄的超声图像为肥厚的幽门环肌呈实质性中等或低回声团块,轮廓清晰,边界清,幽门管中央黏膜层呈强回声,幽门管腔呈线状回声。当胃蠕动强烈时可见少量液体通过幽门管。并可注意观察幽门管的开闭和食物通过情况,有人发现少数病例幽门管开放正常:称为非梗阻性幽门肥厚,随访观察肿块逐渐消失。超声诊断标准:测量幽门长度≥2.0 cm,幽门管宽度≥1.0 cm,幽门肌层厚度≥0.4 cm。

2. 鉴别诊断

(1) 幽门痉挛:多在出生后即出现呕吐,为间歇性,次数不多,程度较轻,无喷射性呕吐,超声显示幽门管径正常,管腔内可见内容物通过。

(2) 贲门痉挛:指先天贲门部食管肌肉持续痉挛造成食管下端梗阻及食管本身的高度扩张与肥厚,故又称为先天性巨食管症。超声表现为饮水后食管扩张呈梭形或烧瓶形,扩张下段食管呈鸟嘴或毛笔状狭窄、变长,水过受阻。早期管壁增厚,深呼气时狭窄管腔开放,水流通过。深吸气时腹腔压力增加,无水流通过。后期梗阻局部因瘢痕妨碍贲门收缩,引起一定的胃食管反流,胃腔几乎不充盈,部分显示腹腔段食管以上扩张、积液。

(3) 十二指肠梗阻:超声检查可见十二指肠第一段扩张,与胃扩张形成典型的"双泡征"。呕吐物含有胆汁。

五、要点与讨论

本病为婴幼儿常见的腹部外科疾病,均为足月婴儿,男性占 80%,病因说法众多,尚无定论。多数人认为系先天发育缺陷,幽门肌间神经丛减少及神经细胞发育不全,致使幽门功能紊乱,引起持续收缩,幽门处环形肌肥厚,管腔狭窄,产生机械性梗阻。此病表现为胃内食物通过困难而出现呕吐,但因多为不完全梗阻,故多在 2~3 个月内开始出现症状,而且逐渐加重,最后因严重营养不良,以致衰竭死亡。

依据典型的临床表现，见到胃蠕动波、扪及幽门肿块和喷射性呕吐等三项主要征象，诊断即可确定。其中最可靠的诊断依据是触及幽门肿块。如未能触及肿块，则可进行实时超声检查或钡餐检查以帮助明确诊断。症状出现于生后3～6周时，也有更早的，极少数发生在4个月之后。呕吐是主要症状，最初仅是回奶，接着为喷射性呕吐。开始时偶有呕吐，随着梗阻加重，几乎每次喂奶后都要呕吐，呕吐物为黏液或乳汁，在胃内潴留时间较长则吐出凝乳，不含胆汁。少数病例由于刺激性胃炎，吐物含有新鲜或变性的血液，有报道幽门狭窄病例在新生儿高胃酸期中，发生胃溃疡的大量呕血者，也有报告发生十二指肠溃疡者。在呕吐之后婴儿仍有很强的求食欲，如再喂奶仍能用力吸吮。未成熟儿的症状常不典型，喷射性呕吐并不显著。

本病的病理改变主要为幽门壁以环肌为主，各层组织均肥厚增大，形成纺锤形肿物样改变，在触诊时可在右上腹部触到橄榄状肿块为此病特征。上述病理改变，为超声诊断提供了良好的条件，在胃腔适度充盈下，可于相应部位探及肿块。目前比较通用的标准为：幽门肌层长≥2.0 cm，厚度≥0.4 cm，横断面直径≥1.5 cm，而幽门环状肌厚度以≥0.5 cm为宜。超声检查所见：①于胃腔下口处，腔道逐渐狭窄，幽门部增厚，肥大，如管腔中有气体时，呈现强回声反射。②幽门长轴断面，幽门腔的前后壁肌层增厚（≥0.5 cm），近端宽阔，远端狭窄，呈低回声。③幽门短轴断面，肥大的幽门表现为一圆形团块，呈低回声，但常因管腔部回声不同而呈环状低回声，如管腔含气较多，可呈环靶状。

本病具有一定的解剖特征，超声诊断符合率均达90%以上，对早期发现、早期确诊、手术治疗均很有意义。

六、思考题

（1）小儿肥厚性幽门梗阻的超声表现有哪些？

（2）小儿肥厚性幽门梗阻的鉴别诊断有哪些？如何鉴别？

（3）小儿肥厚性幽门梗阻的临床表现是什么？有何特殊体征？

七、推荐阅读文献

［1］周永昌，郭万学.超声医学［M］.4版.北京：科学技术文献出版社，2003：1047－1047.

［2］严志龙，吴晔明，杜隽.先天性肥厚性幽门狭窄的诊断标准与B超评分系统［J］.中华小儿外科杂志，2002，23（4）：298－300.

［3］Pilling DW. Infantile hypertrophic ploric stenosis：a fresh approach to the diagnosis［J］. Clin Radial，1983，34：51－53.

（王　燕　刘亦伦）

案例 49

腹膜后淋巴管瘤

一、病历资料

1. 病史

患者,女性,55 岁,因"体格检查发现腹部肿物一周"就诊。否认高血压史、糖尿病病史、冠心病病史。

2. 体格检查

患者腹部平坦,未见胃肠型、蠕动波及腹壁静脉曲张;左侧中上腹部触及一包块,质地软,可推动,无压痛、反跳痛,Murphy 征(一),肝脾肋下未触及,全腹叩诊呈浊音,移动性浊音(一),肝区叩击痛(一);肠鸣音正常。

3. 实验室检查

血常规正常范围内。

二、影像资料

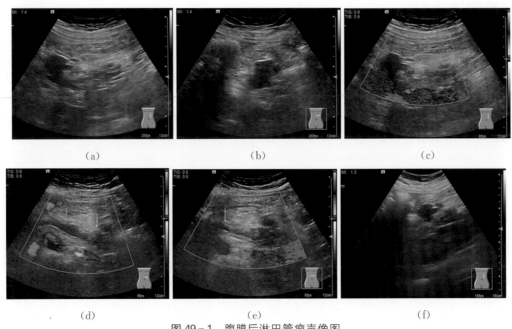

(a)   (b)   (c)

(d)   (e)   (f)

图 49-1　腹膜后淋巴管瘤声像图

(a)纵切面:左肾前方(左肾动静脉前方)探及一蜂窝状无回声区,形态不规则,未见明显包膜;(b)横切面:左肾前方蜂窝状无回声区;(c)肿块内未见明显彩色血流信号;(d、e)经脊柱前方延至下腔静脉前方,边界不清,箭头所指处为病灶;(f)肿块与左肾无关。

三、超声所见及诊断

1. 超声所见

患者左肾前方(左肾动静脉前方)探及一蜂窝状无回声区,上下径 8.1 cm,左右径 3.2 cm 前后径 3.3 cm,未探及明显包膜,形态不规则,边界不清,内未见明显彩色血流,与胰尾及左肾无明显关系(见图 49-1)。肝胆胰脾肾未见明显异常。

2. 超声诊断

左肾及脊柱前方多房囊性占位,考虑淋巴管瘤可能。

3. 最后诊断

腹膜后淋巴管瘤(多房囊性)。

四、超声分析和鉴别诊断

1. 超声分析

本病例患者为女性,体检发现腹部肿物前来就诊。超声检查见左肾前方(左肾动静脉前方)探及蜂窝状无回声区,未探及明显包膜,形态不规则,边界不清,内未见明显彩色血流,与胰尾及左肾无明显关系。本病例中的肿块与胰尾及左肾分界清晰,故暂时排除胰腺及左肾来源,初步考虑为后腹膜来源。肿块内未见明显血流信号,见管状回声,考虑为扩张的淋巴管。初步考虑本病例为腹膜后淋巴管瘤。

位于腹部的淋巴管瘤以囊状淋巴管瘤为多见。囊状淋巴管瘤多表现为单房或多房性囊性肿块,多呈椭圆形,包膜完整、光滑,边界清楚,内为无回声,少数可见细小光点沉积,后壁及后方回声增高。

2. 鉴别诊断

(1)恶性淋巴瘤:来源于原始网状细胞及由其演化而来的组织细胞,淋巴细胞的肿瘤性增生。通常根据其中占优势的细胞成分进行病理学分类,可分为霍奇金淋巴瘤和非霍奇金淋巴瘤两大类。临床以青少年多见,男性多于女性,半数以上有浅表淋巴结肿大。声像图可见脊柱前方、两侧、腹主动脉旁大小不等的实质性肿块。

(2)神经母细胞瘤:又称成神经细胞瘤,60%位于腹膜后间隙,20%在纵隔,少数发生在盆腔或颈部交感神经节。腹膜后神经母细胞瘤起源于肾上腺髓质及交感神经节细胞。多发生于婴幼儿,5岁以上儿童很少发病。肿瘤生长迅速,瘤体坚硬,表现结节状。声像图表现为双肾上极或腹主动脉旁实质性肿块,一部分有明显边界,另一部分则侵袭周围组织,外形不整,呈结节状或分叶状。内部呈低回声或中等回声,分布较均匀,如有出血坏死或囊性变则出现不规则状无回声区。

五、要点与讨论

淋巴管瘤是淋巴管源性良性病变,是一种少见的病因尚不清楚的肿瘤,常见于小儿,偶尔发生于成人。一般认为它是一种发育异常,即淋巴管畸形,在淋巴管道系统的发生发展过程中由于淋巴系统胚胎组织缺陷,淋巴管发育不全、错构,淋巴引流梗阻,管腔异常扩张,致淋巴管肿瘤样增大;或为早期淋巴管在间充质细胞出现裂隙、融合,与静脉系统交通过程中失常、不受约束导致淋巴管瘤;也有人认为该病的发生与感染、外伤及放射性损伤等因素有关。病理上由新生的淋巴间隙和淋巴小管形成的肿瘤,又称淋巴水瘤,此瘤一般多为囊状,在一个大囊腔旁伴许多小囊腔,也可为单囊,囊液含有丰富的蛋白和脂类,可见较多的淋巴细胞,肉眼观呈淡黄色清亮的淋巴液。

通常将淋巴管瘤分为 4 类,即海绵状淋巴管瘤、囊性淋巴管瘤(又称囊性水囊瘤)、弥漫性多发性淋巴管瘤(又称淋巴管瘤病)、表皮皮肤淋巴管瘤(其中包括单纯性淋巴管瘤和曲张性淋巴管瘤)。发生于腹膜后的淋巴管瘤因具有很大的扩张余地,早期因体积小常常没有症状,只有淋巴管瘤长到一定大小压迫邻近神经、血管、脏器时才会出现相应的症状,从而增加了本病的早期发现及诊断难度。

六、思考题

(1) 淋巴管瘤的影像学表现有哪些?

(2) 淋巴管瘤的鉴别诊断有哪些? 如何鉴别?

(3) 淋巴管瘤可分为哪几种类型? 分别多见于哪些部位?

七、推荐阅读文献

[1] 周永昌,郭万学.超声医学[M].4 版.北京:科学技术文献出版社,2003:1526 - 1543.

[2] 李建军,郭怀虎,刘小平,等.腹部淋巴管瘤的诊断和治疗[J].临床肿瘤学杂志,2002,8(6):1165 - 1166.

[3] Takafumi Sato, Yoichi Matsuo, Kazuyoshi Shiga, et al. Laparoscopic resection of retroperitoneal lymphangioma around the pancreas: a case report and review of the literature [J]. J Med Case Rep, 2015,9:279 - 282.

(王　燕　刘亦伦)

案例 50
腹膜后神经母细胞瘤

一、病历资料

1. 病史

患儿,男性,12岁,因"腹部膨隆伴中上腹部胀痛1年余,加重1个月"就诊。腹部胀痛呈持续性,无明显恶心呕吐,与进食无明显关系。

2. 体格检查

患儿腹部稍膨隆,未见胃肠型、蠕动波及腹壁静脉曲张;中上腹触及包块,活动度较差,无压痛、反跳痛;Murphy征(一),肝脾肋下未触及,全腹叩诊呈鼓音,移动性浊音(一),肝区叩击痛(一);肠鸣音正常。

3. 实验室检查

血常规、肝肾功能均在正常范围内。

二、影像资料

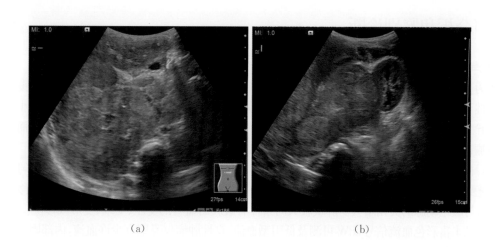

(a)   (b)

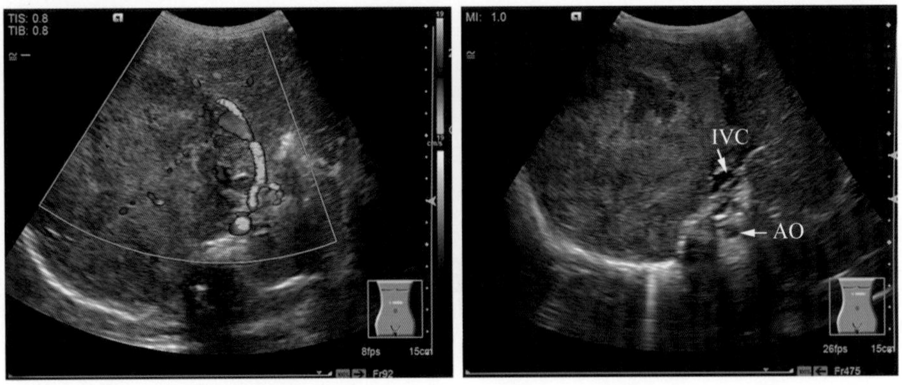

图 50 - 1　腹膜后神经母细胞瘤声像图

(a)中上腹部见实质性不均质肿块,肿块形态不规则,与肝脏存在分界;(b)肾脏受压向前上移位,肿块与肾脏分界清,肾脏大小及内部回声未见明显异常;(c)肿块内见少许条带状血流信号;(d)下腔静脉及腹主动脉受压移位,管腔未见明显狭窄。

三、超声所见及诊断

1. 超声所见

患儿中上腹部脊柱前方探及实质性不均质肿块,大小约为 20.1 cm×12.0 cm,内回声不均匀,肿块形态不规则。CDFI:内可见少许彩色血流信号。肿块随呼吸移动性小,与肝脏可见分界,肝内回声尚均匀。肾脏向前上移位,与肾脏分界尚清,下腔静脉及腹主动脉受压移位,肾脏大小及内部回声未见明显异常(见图 50 - 1)。

2. 超声诊断

中上腹部脊柱前方实质性不均质肿块,考虑为腹膜后肿瘤可能。

3. 最后诊断

腹膜后神经母细胞瘤。

四、超声分析和鉴别诊断

1. 超声分析

患儿为男性,12 岁。腹部膨隆伴中上腹部胀痛一年余,加重一个月。超声检查示上腹部脊柱前方探及实质性不均质肿块,与肝脏及肾脏均可见分界,肝脏内回声尚均匀,肾脏受压移位、大小及内部回声未见明显异常,故初步可排除肝脏、肾脏来源可能。因肿块位置较深,且随呼吸移动性小,而来源于周围脏器的肿瘤随呼吸移动性较大,故初步考虑肿块来源于腹膜后,初步诊断为腹膜后肿瘤。

腹膜后神经母细胞瘤的超声图像特征为圆形、分叶状或不规则形肿块,内呈低或中等不均匀回声,当有出血、坏死、囊变和钙化时,内部可出现无回声或强回声。周围组织器官受压,可见腹膜后壁大血管移位、受压及肠系膜上动脉与腹主动脉的夹角增大。肿块较大时常伴有腹膜后血管的受压、变细、变形或移位。CDFI:部分恶性肿瘤内可见丰富彩色血流信号,PW 可测及低阻型血流;良性肿瘤仅囊壁有少许血流,内部则无血流。

2. 鉴别诊断

(1)肾母细胞瘤:肾母细胞瘤时,肾脏失去正常形态和轮廓,而腹膜后神经母细胞瘤时,肾脏一般正常,有时位置可被推移(常被推向前方、下方或外上方)。

(2)神经节细胞瘤:良性,界清,多发生于肾上腺外部位及年长儿童。

(3) 肝母细胞瘤:随呼吸活动度大,少见钙化,一般无肾脏受压移位,尿香草基杏仁酸(VMA)不高,血清 AFP 显著增高。而本病活动度小且常伴钙化,多方位检查肝边缘与其分界以资鉴别。

五、要点与讨论

　　神经母细胞瘤是儿童最常见的颅外肿瘤,是婴幼儿最常见的肿瘤。神经母细胞瘤属于神经内分泌性肿瘤,可以起源于交感神经系统的任意神经脊部位,其最常见的发生部位是肾上腺,但也可以发生在颈部、胸部、腹部以及盆腔的神经组织。神经母细胞瘤的初发症状不典型,因此在早期诊断有所困难。比较常见的症状包括疲乏、食欲减退、发烧以及关节疼痛。肿瘤所导致的症状取决于肿瘤所处的器官以及是否发生转移。

　　腹膜后神经母细胞瘤的超声表现:肿块体积常较大,呈圆形或椭圆形,也可呈分叶状或不规则形,肿块后缘贴近后腹壁,境界一般较清楚,如肿瘤向周围组织浸润,则境界较模糊而不规则。向前推移腹膜腔器官(如肝、胃、小肠等),甚至抵达前腹壁。边界不规则,可无包膜或有假包膜回声。如肿瘤侵及椎管,可呈哑铃状延伸。肿块的内部回声不均匀,强弱不等,多为低回声,瘤体内可因出血、坏死、囊性变等出现无回声或低回声区,如有局限性钙化灶时,可相应地出现强回声并伴有声影。位于肠系膜根部的腹膜后淋巴瘤体积较大,也可因缺血、坏死呈不均质回声。周围组织器官受压,可见腹后壁大血管移位、受压及肠系膜上动脉与腹主动脉的夹角增大。腹膜后肿块随呼吸移动性小,实时观察可见腹腔器官(如胃、肠管、肝脏)在吸气鼓腹过程中超过肿物向下移动,呼气时恢复原位,而腹膜后肿物无移动或移动度小,以此可与腹腔内肿物作鉴别。肿块较大时常伴有腹膜后血管的受压、变细、变形或移位,肾常受压呈现肾积水,腹膜后淋巴结转移时常呈现低回声结节。彩色多普勒血流显像:部分恶性肿瘤内可见丰富彩色血流信号,PW 可测及低阻型血流;良性肿瘤仅囊壁有少许血流,内部则无血流。

　　超声检查可发现较小的肿瘤,并可实时观察肿瘤所在部位、大小及内部回声、与周围脏器及血管的关系、肿瘤的血供情况,并能配合呼吸运动有助于肿瘤来源的识别,超声有非侵入性、价廉、方便、重复性好等优点,特别是检查肿瘤对血管侵袭的表现优于 CT、MRI,因此,超声可作为神经母细胞瘤的重要检查,特别是作为初选检查和临床随访检查。

　　超声对本病手术治疗也有重要指导作用,手术及超声结果对照研究表明,血管被肿瘤包绕者不能手术切除,瘤体将血管推挤移位者仍有手术希望,CDFI 可对肿瘤是否包绕血管或血管受推压显示清晰,这对指导手术有重要意义。

六、思考题

　　(1) 神经母细胞瘤可发生在哪些部位?
　　(2) 神经母细胞瘤有哪些超声特征?
　　(3) 神经母细胞瘤需要与哪些疾病相鉴别?如何鉴别?

七、推荐阅读文献

　　[1] 周永昌,郭万学.超声医学[M].4 版.北京:科学技术文献出版社,2003:1538-1538.
　　[2] 周永昌,郭万学.超声医师培训丛书:儿科超声[M].北京:人民军医出版社,2010:397-399.
　　[3] 易文鸿,彭雪敏,刘红梅,等.成人腹膜后神经母细胞瘤超声表现1例[J].中国医学影像技术,2011,27(6):1315-1315.

(王　燕　刘亦伦)

案例 51
肾上腺腺瘤

一、病历资料

1. 病史

患者,女性,37 岁,因"颜面、四肢水肿 1 年,双下肢乏力 2 月"就诊。

2. 体格检查

患者 BMI 21.2 kg/m², 血压 100 mmHg/60 mmHg, 稍有向心性肥胖, 满月脸, 稍有多血质, 发际线低, 多毛, 针头注射处可见瘀斑, 无紫纹, 颜面、四肢轻度水肿, 双下肢毛孔粗大, 四肢肌力正常。

3. 实验室检查

皮质醇 4 pm 23.23 μg/dL, 皮质醇 8am 25.64 μg/dL, 24 h 尿皮质醇 899.08 μg, 促肾上腺皮质激素＜1.00 ng/L。

二、影像资料

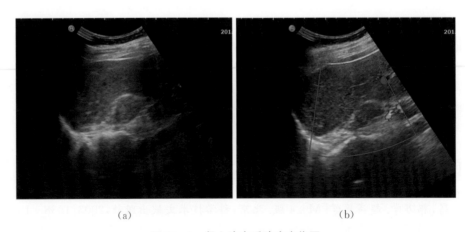

(a)　　　　　　　　　　　　　　(b)

图 51-1　肾上腺皮质腺瘤声像图

(a)右肾上腺区域探及一中等回声占位,大小 2.8 cm×2.1 cm;(b)右肾上腺区域中等回声占位,与肝、右肾之间分界清楚,可见包膜回声,形态椭圆。CDFI 检查示:内未见明显彩色血流。

三、超声所见及提示

1. 超声所见

患者右肾上腺区域探及一中等回声占位,大小 2.8 cm×2.1 cm,与肝、右肾之间分界清楚,可见包膜回声,形态椭圆。CDFI 检查示:内未见明显彩色血流。

2. 超声诊断

右侧肾上腺区域实质性占位病变,结合病史考虑肾上腺腺瘤可能。

3. 最后诊断

右肾上腺皮质腺瘤。

四、超声分析和鉴别诊断

1. 超声分析

本病例为青年女性,自诉颜面、四肢水肿 1 年,双下肢乏力 2 个月,因此来我院就诊。超声检查发现右侧肾上腺区域实质性占位,该占位随呼吸活动度好,与肝、右肾之间分界清楚,可见相对运动,为右侧肾上腺占位的特征性征象。肾上腺的病变有多种,包括腺瘤、囊肿、髓样脂肪瘤、腺癌等,每种病变有各自的声像图特征,该病例的肿块边界清楚,可见包膜回声,形态规则,内部呈中等偏低回声。CDFI 检查示:内部血流未见明显血流信号。依据占位的位置、大小及形态,并结合颜面、四肢水肿 1 年,双下肢乏力 2 个月的病史和皮质醇升高、促肾上腺皮质激素下降的实验室检查,初步诊断为右侧肾上腺腺瘤可能。肾上腺皮质腺瘤多为单侧性,边缘较规则,轮廓线较清晰且与其周围组织分界清楚,内部呈分布均匀的低回声者多见,呈中等回声次之,回声不均匀者少见。位于肾上腺内或接近边缘者,可见肾上腺轮廓增大,外形较饱满;位于肾上腺边缘者,局部可见圆形或椭圆形结节向外膨出。

2. 鉴别诊断

(1) 肾上极肿瘤:肾上极肿瘤向外生长容易与肾上腺肿瘤混淆,要从不同角度扫查进行鉴别。肾肿瘤一般位于肾包膜内,与肾实质分界不清;而肾上腺肿瘤位于肾包膜外,嘱患者深呼吸,可见肾包膜与肾上腺肿瘤之间相对运动。

(2) 肝肿瘤:右肝后下偏内侧向外生长的肝肿瘤,因其占据肾上腺位置,易与肾上腺肿瘤相混淆,对此可采用与肾上极肿瘤类似的鉴别方法。

(3) 肾上腺结节样增生:肾上腺腺瘤多有较明显的包膜,内部呈低回声或等回声,与周围腺体组织的高回声差别较大。肾上腺结节样增生则无明显包膜,与其周围的肾上腺组织亦无明显分界,且回声多较高。

(4) 肾上腺皮质腺癌:皮质腺癌一般体积较大,内部回声不均匀,边缘多不规则或与周围组织分界不清。

五、要点与讨论

肾上腺皮质腺瘤是最常见的肾上腺肿瘤,其中 80% 为无分泌功能的皮质腺瘤,20% 为功能性皮质腺瘤。前者为原发于肾上腺皮质的肿瘤,由于酶系不完备,不能使孕烯醇酮转变成具有生物学活性的激素,称为无功能性肾上腺皮质腺瘤;在功能性皮质腺瘤中,80%～90% 为醛固酮瘤,是原发性醛固酮增多症的主要病因,引起高血压、肌无力或麻痹、多尿三大症状;15%～20% 为库欣瘤,引起皮质醇增多症,表现为满月脸、水牛背、紫纹、乏力、多毛等临床症状。

声像图表现：肾上腺区出现圆形或者椭圆形实性低回声结节，边界光整，有完整包膜，内部回声均匀。无功能皮质腺瘤直径可达几十厘米；醛固酮瘤体积较小，直径多仅 1～2 cm；库欣瘤稍大，直径一般为 2～3 cm，同时可见患者皮下脂肪、肾周脂肪和肾上腺周围脂肪均明显增厚，本例符合库欣瘤表现。

六、思考题

（1）肾上腺皮质腺瘤的特征声像图表现有哪些？

（2）肾上腺皮质腺瘤的鉴别诊断主要有哪几个？如何鉴别？

（3）肾上腺皮质腺瘤分为哪几种类型？

七、推荐阅读文献

［1］ 王正滨,张春华,王建红,等.肾上腺恶性肿瘤的超声显像定位与定性诊断价值［J］.中华超声影像学杂志,2004,13(9):693－695.

［2］ 吴乃森.腹部超声诊断与鉴别诊断学［M］.北京:科学技术文献出版社,2005:312－341.

［3］ 林振湖,林礼务,薛恩生,等.彩色多普勒超声对肾上腺肿瘤的诊断价值［J］.中华医学超声杂志(电子版),2006,3(6):339－341.

［4］ 周永昌,郭万学.超声医学［M］.5 版.北京:科学技术文献出版社,2006:801－813.

（胡　兵　王　玉）

案例 52
肾上腺髓样脂肪瘤

一、病历资料

1. 病史

患者,男性,45岁,因"体检发现右侧肾上腺肿块1周"就诊。既往有高血糖5年病史,否认其他不适。

2. 体格检查

患者腹软,双侧肾区叩击痛阴性,双侧输尿管行径无压痛,膀胱区未及压痛或包块。

3. 实验室检查

4 h尿游离皮质醇:正常。

二、影像资料

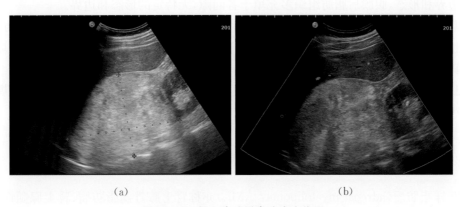

(a)   (b)

图 52-1 肾上腺髓样脂肪瘤声像图

(a)右肾上腺区域纵切面显示实质性肿块,内部呈不均匀高回声;(b)右肾上腺区域实质性肿块内部无明显血流信号。

三、超声所见及提示

1. 超声所见

患者右肾上腺区域探及实质性肿块,大小 14.2 cm×10.6 cm×10.6 cm,肿块边界清楚,与肝、右肾之间分界清楚,内部呈基本均匀高回声。CDFI 检查示:内部无明显血流信号(见图 52-1)。该肿块、肝、右肾随呼吸活动度好,可见相对运动,有形变。腹主动脉旁、肝门旁未见明显肿大淋巴结。

2. 超声诊断

右侧肾上腺区域实质性肿瘤,考虑右肾上腺髓样脂肪瘤可能。

3. 最后诊断

右侧肾上腺髓样脂肪瘤。

四、超声分析和鉴别诊断

1. 超声分析

本病例为男性,自诉无明显不适,因体检发现"右侧肾上腺肿块"来就诊。超声检查发现右肾上腺区域实质性肿块。该肿块随呼吸活动度好,与肝、右肾之间分界清楚可见相对运动,可排除肝肾来源,初步考虑为右侧肾上腺区域实质性肿瘤。肾上腺的病变有多种,包括腺瘤、腺癌、囊肿等,每种病变有各自的声像图特征,该病例的肿块边界清楚,内部呈基本均匀高回声,肿块体积也较大,质软、有形变是该瘤的特征性表现。CDFI检查示:内部未见明显血流信号。符合肾上腺髓样脂肪瘤的声像图表现,故诊断。

肾上腺髓样脂肪瘤通常呈圆形或椭圆形,包膜光滑完整,回声取决于其内部组织成分,如内部为分布均匀的脂肪组织,则呈均匀高回声,如内部不仅有脂肪组织还有造血组织,则表现为高低回声相间的不均匀回声,而有极少数以造血组织为主,脂肪含量特别少,则表现为均匀低回声。肾上腺髓样脂肪瘤的血供一般较少,所以彩色多普勒超声检查一般探测不到血流信号。

2. 鉴别诊断

(1)肝右后叶血管瘤或肾上极的血管平滑肌脂肪瘤:两者均表现为偏高回声团,边界清楚,鉴别主要依赖病灶与肾脏的关系,且呼吸时肾上腺髓样脂肪瘤与肝脏或肾脏会产生相对运动;另外,超声造影检查与肝血管瘤易鉴别,后者表现为向心性高增强。

(2)腹膜后脂肪:小的肾上腺髓样脂肪瘤应与腹膜后脂肪鉴别,两者回声相似,但肾上腺髓样脂肪瘤有明显的边界和形态,腹膜后脂肪组织多充填于各间隙,无特定的形态和边界。

(3)腹膜后脂肪瘤、脂肪肉瘤、畸胎瘤:腹膜后脂肪瘤以脂肪成分为主,回声均匀;脂肪肉瘤为恶性肿瘤,周围组织常发生浸润,边缘不清晰,形态不规则,内部回声不均匀,常伴有出血、液化、坏死;畸胎瘤含有强回声钙化影及毛发漂浮征象容易鉴别。

(4)肾上腺结核:多为双侧,常有明显的临床表现,超声多呈边界不清、伴有钙化的不规则低回声,内可见强回声伴声影。

五、要点与讨论

肾上腺髓样脂肪瘤(adrenal myelolipoma,AML)亦称肾上腺骨髓脂肪瘤、肾上腺髓性脂肪瘤及肾上腺髓质脂肪瘤,是一种少见的良性无功能性肿瘤。发病年龄在 30～60 岁,男女发病率无明显差别。AML 以单侧和单发多见,且多见于右侧,这可能与超声检查时右侧肾上腺区的声窗明显好于左侧有关。AML 多发生于肾上腺髓质区,由不同比例的脂肪和骨髓成分组成,其声像图表现主要取决于以上两种组织在肿瘤中的分布及其所占的比例不同而异,大部分表现为不规则的高回声区,与肾周围脂肪有分界,随呼吸运动可与肝、肾之间有相对运动。

AML 绝大多数无临床症状,当肿瘤较大时周围脏器受到压迫和肿瘤出现坏死、出血时会引起腰、腹部不适。肿瘤大小悬殊,直径从微小至 30 cm 不等。超声是首选的筛查方法,CT 为特异的影像学检查,如果测出肿瘤内低密度组织的 CT 值小于-30 Hu,则证实脂肪组织存在,诊断基本明确。

　　总之,超声对具有特征性声像图表现的 AML 可做出正确诊断,但是对肿瘤出血、坏死或者髓质成分较多者或伴有内分泌异常性改变时,需结合其他影像学和临床症状进一步检查诊断。

六、思考题

　　(1) 肾上腺髓样脂肪瘤的特征声像图表现有哪些?

　　(2) 肾上腺髓样脂肪瘤的鉴别诊断主要有哪几个? 如何鉴别?

七、推荐阅读文献

　　[1] 徐钟慧,姜玉新,李建初,等.肾上腺髓样脂肪瘤的超声诊断[J].中华超声影像学杂志,2005,14(10):761-763.

　　[2] 李雄.肾上腺髓样脂肪瘤超声表现 1 例[J].中国超声医学杂志,2010,26(12):1087-1087.

　　[3] 徐钟慧,姜玉新,李建初,等.肾上腺髓样脂肪瘤的超声诊断[J].中华超声影像学杂志 2005,14(10):761-763.

　　[4] 周永昌,郭万学.超声医学[M].6 版.北京:人民军医出版社,2011:1039-1039.

(胡　兵　王　玉)

案例 53

肾结石

一、病历资料

1. 病史
患者,男性,46岁,因"左侧腰背部酸胀感1年余"就诊。否认血尿,尿频、尿急、尿痛,腹痛及头晕等不适。

2. 体格检查
患者双侧肾区叩击痛阴性,双侧输尿管行径无压痛,膀胱区未及压痛或包块,双侧胁腹部无肿块。

3. 实验室检查
尿检结果阴性。

二、影像资料

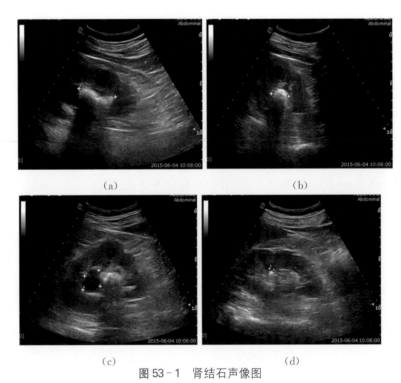

(a)　　　　　　　　　　　　　　(b)

(c)　　　　　　　　　　　　　　(d)

图 53-1　肾结石声像图

(a)左肾中部见强回声,长度约4.0 cm,呈鹿角样,后方伴声影;(b)左肾中部见强回声,宽度约1.9 cm,后方伴声影;(c)左肾中部强回声上方肾盂分离,上下径2.0 cm,前后径2.7 cm;(d)右肾中盏探及强回声,直径0.48 cm,不伴肾积水。

三、超声所见及诊断

1. 超声所见
患者左肾大小：上下径 11.1 cm，左右径 6.1 cm。右肾大小：上下径 10.0 cm，左右径 5.1 cm。左肾中部见强回声，长度约 4.0 cm，宽度约 1.9 cm，呈鹿角样，后方伴声影；其上方肾盂分离，上下径 2.0 cm，前后径 2.7 cm。右肾中盏探及强回声，直径 0.48 cm，不伴肾积水。双肾皮质回声未见明显增强，未见肿瘤。彩色多普勒血流显像示：肾内血流正常分布（见图 53-1）。

2. 超声诊断
双肾结石，左肾呈鹿角样结石伴左侧肾盂积水。

3. 最后诊断
肾结石。

四、超声分析和鉴别诊断

1. 超声分析
本病例为男性患者，自诉左侧腰背部酸胀感 1 年余，否认血尿、尿频、尿急、尿痛、腹痛及头晕等不适。超声检查发现左肾中部强回声，呈鹿角样，后方伴声影，其上方肾盂分离，符合鹿角形肾结石典型声像图表现；研究表明鹿角形结石密度及体积均较大，当充满肾盂和肾盏时，其外形轮廓酷似"鹿角"，从而得名，声像图上往往无法显示结石的整体轮廓，呈现肾盂和肾盏内多个大小不等相连的强回声，后方伴声影，故诊断为左肾鹿角样结石伴左侧肾盂积水；超声检查另发现右肾中盏小强回声，不伴肾积水，后方声影不明显，符合低密度肾结石的声像图表现，研究表明低密度结石的体积较小，密度较低，透声性相对较好，声像图可显示其全貌，后方无明显声影或者声影较弱，故诊断为右肾结石。

2. 鉴别诊断
（1）肾钙乳症囊肿：肾钙乳症分为积水型和囊肿型两种：前者为尿液潴留于肾盂肾盏内形成，后者则发生于肾盏憩室或肾盂源性囊肿内。不管何种类型都可观察到囊内结石随体位改变而移动。而肾盏结石位于柄部可导致该肾盏扩张积水，改变体位结石位置无变化。

（2）正常或钙化的血管壁：血管壁与超声声束垂直时，在周围低回声的肾实质衬托下会表现为小的点状回声，它和肾内微小结石均因体积小且后方不呈现声影而导致混淆，但根据肾内血管的走行特征及点状回声所处的部位可鉴别。如位于肾锥体侧方的点状回声可能是肾叶间动脉的表现。而皮髓质交界部出现直径在 0.3~0.5 cm 的点状高回声或强回声，仔细辨认或放大后，可见其呈现为两条平行的短线状结构，这是弓状动脉的表现。因为弓状动脉在皮髓质交界处走行、与肾表面平行，当超声束入射时，因与其形成垂直角度关系则发生全反射，表现为点状高回声或强回声，彩色多普勒超声对这些血管壁的鉴别有一定帮助。

（3）肾内钙化灶：位于肾皮质和肾包膜下的强回声多为实质钙化灶，而结石多位于肾窦内或肾窦边缘。肾结核空洞并局部钙化时，强回声常位于边缘或在其周围，仅凭声像图几乎无法与肾结石鉴别，结合输尿管和膀胱的声像图改变及实验室检查就容易鉴别了。

（4）钙质沉着症和髓质海绵肾：肾钙质沉着症是钙在肾组织内沉着，声像图上表现为各肾锥体均完整显示为强回声，无声影。髓质海绵肾是先天性发育异常所致，临床不常见，海绵肾的髓质囊肿内钙质沉淀形成的小结石，位于肾锥体内扩张的集合管内，在肾锥体的乳头部呈放射排列。声像图不典型时，两者易被误认为肾盏内小结石伴积水，动态观察并结合病史有助于鉴别。

五、要点与讨论

肾结石是一种常见病,男性多于女性。依据其化学成分不同分为:草酸钙、磷酸钙、尿酸、胱氨酸及感染石等,其中草酸钙和磷酸钙结石最常见。肾结石的病因比较复杂,局部因素包括:尿路机械性梗阻、感染和异物;新陈代谢紊乱包括:肾小管病变、酶的紊乱、高血钙、尿酸结石和药物原因;其他因素包括:气候、水质、饮食、遗传等。

肾结石多数位于肾盂肾盏内,典型的声像图表现为强回声及其后方声影,但也因结石的大小、成分、形态及部位的不同而不同。高密度结石的透声性极差,声像图仅能显示其轮廓,表现为弧形带状强回声,后方伴有明显声影;低密度结石的体积较小,透声性较好,声像图可显示其全貌,后方无明显声影或者声影较弱;鹿角形结石的密度及体积均较大,当充满肾盂和肾盏时,其外形轮廓酷似"鹿角",从而得名,但声像图上往往无法显示结石的整体轮廓,呈现肾盂和肾盏内多个大小不等的强回声团,后方伴声影;散发性肾结石多分布在肾窦边缘,体积多较小,多无明显声影,主要见于痛风患者。

六、思考题

(1) 肾结石声像图表现有哪些?

(2) 肾结石的鉴别诊断主要有哪几个?

七、推荐阅读文献

[1] 周永昌,郭万学.超声医学[M].4版.北京:科学技术文献出版社,2003:1161-1162.

[2] 李治安,李建国,刘吉斌,等.临床超声影像学[M].北京:人民卫生出版社,2003:1090-1091.

[3] 陈瑶.肾钙乳症的超声诊断价值[J].中华现代影像学杂志,2006,3(4):358-359.

[4] Ather MH,Jafri AH,Sulaiman MN. Diagnostic accuracy of ultrasonography compared to unenhanced CT for stone and obstruction in patients with renal failure [J]. BMC Med Imaging,2004,4(1):2-2.

[5] Ahmed NA,Ather MH,Rees JV. Unenhanced helical computed tomograpgy in the evaluation of acute flank pain [J]. Int J Urol,2003,10(6):287-292.

(胡 兵 王 玉)

一、病历资料

1. 病史

患者,女性,68 岁,因"右侧腰背部酸胀感 10 年余"就诊。否认血尿、尿频、尿急、尿痛、腹痛及头晕等不适。

2. 体格检查

患者双侧肾区叩击痛阴性,双侧输尿管行径无压痛,膀胱区未及压痛或包块,双侧胁腹部无肿块。

3. 实验室检查

尿检结果阴性。

二、影像资料

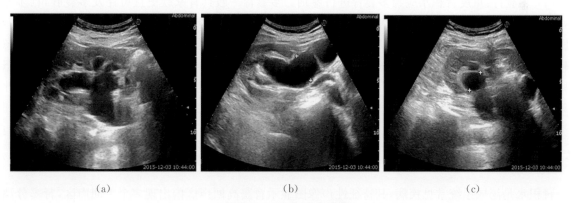

（a）　　　　　　　　　　　（b）　　　　　　　　　　　（c）

图 54 - 1　肾积水声像图

（a）右肾积水,呈花瓣状；（b）右肾肾盂分离 2.8 cm；（c）右肾肾盏分离 2.1 cm。

三、超声所见及诊断

1. 超声所见

患者右肾大小:上下径 11.6 cm,左右径 5.4 cm。右肾积水,呈花瓣状,肾盂分离 2.8 cm,肾盏分离

2.1 cm(见图 54-1)。两侧输尿管未见扩张,膀胱内未见异常。

2. 超声诊断

右肾积水(轻中度),考虑肾盂输尿管连接部梗阻,狭窄可能。

3. 最后诊断

右肾积水。

四、超声分析和鉴别诊断

1. 超声分析

本病例为老年女性患者,自诉右侧腰背部酸胀感 10 年余。否认血尿,尿频尿急尿痛,腹痛及头晕等不适。超声检查发现右肾肾盂分离 2.8 cm,肾盏分离 2.1 cm,符合肾积水典型声像图表现。肾积水是因为尿路梗阻后发生肾盂肾盏内尿液潴留,梗阻可发生在尿路任何部位,其原因是肾盂输尿管连接部缺陷,尿路排泄道受阻或尿路外病变等。本例患者无明显结石并排除明显下尿路梗阻等疾病,且病程较长,右输尿管腹段未见扩张,故考虑肾盂输尿管连接部梗阻,狭窄可能。

2. 鉴别诊断

(1)肾囊肿:肾外型肾盂伴积水需要与肾门部包膜下囊肿鉴别。后者呈圆形或椭圆形,肾包膜局部向外凸起,内膜光滑,局部肾窦受压变形;前者为尿路梗阻引起,当梗阻位于输尿管中下部时,肾盂扩张近似"烟斗形",当梗阻位于肾盂输尿管连接部时,肾盂外形可类似椭圆形或"倒梨形",肾盂积水同时伴有不同程度肾盏扩张时多不难鉴别。

(2)结核性肾积脓:肾积水合并感染与结核性肾积脓的鉴别较为困难。两者内部透声较差,有较多沉积物,随体位改变可移动,声像图上无法鉴别时可结合临床及实验室检查。

(3)多发性肾囊肿:肾内型肾盂积水需与多发性肾囊肿鉴别。前者声像图可似"调色盘"状,扩张的肾盏围绕肾盂似放射状排列,变换角度扫查可见各无回声区相通;而后者表现为无回声区大小悬殊、排列散乱、互不相通,囊肿较大见到被挤压变形的肾窦回声时,较容易鉴别。

(4)多囊肾:重度肾积水应与多囊肾进行鉴别。多囊肾一般具有家族史且可伴发多囊肝,且多为双侧,重度肾积水则以单侧多见。两者肾脏体积均可明显增大,但以多囊肾为著,且多囊肾外形不规则,表面凹凸不平。重度肾积水时扩张的肾盏形成的无回声区以肾盂为中心呈放射状排列,互相通连,形态一般较规则,肾皮质被不同程度的压缩;而多囊肾内很难见到正常肾组织结构,无回声区大小不等,形态不规则,排列杂乱,最重要的是它们互不相通。重度肾积水多能查出病因,如结石、肿瘤、结核或先天性畸形等,而多囊肾则属先天性疾病。

五、要点与讨论

肾积水是泌尿系统常见疾病,其特征性声像图显示肾窦高回声区内出现多个无回声区,肾窦分离扩张,伴有后方回声增强。单侧肾积水原因多为上尿路病变,双肾积水原因多为下尿路病变。超声能显示引起肾积水疾病的图像特征,提示肾积水的程度和肾实质厚度,为临床医生判断肾功能提供重要价值。超声诊断肾积水的另一方面是协助临床医生找到病因,女性多与盆腔疾病有关,男性多与前列腺疾病有关,小儿多因为先天性狭窄或畸形。

肾积水的超声表现与积水程度及病因的不同表现各异,可分为轻度、中度和重度:轻度肾积水患者的肾实质的外形没有发生变化,可在肾窦部探及卵圆形或窄带状的无回声区,患者的肾小盏可轻度扩张,肾锥体顶端变平;中度肾积水患者的肾窦区有明显的"烟斗状"或者"手套状"的无回声区,肾小盏的终末端和肾锥体顶端轮廓均变平坦,但肾脏结构及外形并没有发生明显的变化;重度肾积水患者的肾脏体积明显增大,肾皮质变薄或者完全萎缩。当超声探及肾盂轻度分离时,应注意区分生理性还是病理性:大量饮水、膀胱充盈、妊娠期及解痉药的应用可导致肾盂轻度分离,但分离一般不超过 1.5 cm,分离超过 2.0 cm 即可确定为肾积水。

六、思考题

(1) 肾积水声像图表现有哪些?

(2) 肾积水应与哪些疾病进行鉴别?

七、推荐阅读文献

[1] 周永昌,郭万学.超声医学[M].5 版.北京:科学技术文献出版社,2006,801:1141-1142.

[2] 曹铁生,段云友,袁丽君,等.超声诊断临床实践指南[M].北京:人民军医出版社,2009:140-160.

[3] 吴阶平.泌尿外科[M].济南:山东科学技术出版社,1999:274-283.

[4] 曹海根,王金锐.实用腹部超声诊断学[M].北京:人民卫生出版社,2005:7-7.

(胡　兵　王　玉)

案例 55

肾囊肿

一、病历资料

1. 病史

患者,女性,36岁。来我院体检。自诉既往无明显不适,否认血尿、尿频、尿急、尿痛、腹痛及头晕等。

2. 体格检查

患者双侧肾区叩击痛阴性,双侧输尿管行径无压痛,膀胱区未及压痛或包块,双侧胁腹部无肿块。

3. 实验室检查

尿常规正常。

二、影像资料

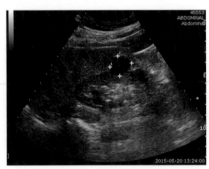

图 55-1　肾囊肿声像图

右肾中部探及无回声区,大小 2.2 cm×1.9 cm,内无分隔光带。

三、超声所见及诊断

1. 超声所见

患者右肾中部探及无回声区,大小 2.2 cm×1.9 cm,形态椭圆形,边界清楚,内壁光滑,内无分隔光带,向肾外突起,内无分隔光带,内部未见明显血流信号(见图55-1)。

2. 超声诊断

右肾囊肿。

3. 最后诊断

右肾囊肿。

四、超声分析和鉴别诊断

1. 超声分析

本病例因体检来院就诊,无明显症状及体征,实验室检查未见异常。超声检查发现右肾中部无回声区,形态规则,边界清楚,内壁光滑,内无分隔光带,符合肾囊肿声像图表现。孤立性肾囊肿的典型声像图表现为单侧或者双侧肾实质内单个圆形或者椭圆形无回声区,直径为 0.5~10 cm,囊壁薄且光滑,内部透声好,后壁回声增强,有时可压迫肾窦使其变形或向外突出并不同程度地压迫邻近脏器。

2. 鉴别诊断

(1)多囊肾:多囊肾早期的囊肿数量较少,应与数量较多的多发性肾囊肿鉴别。前者肾呈普遍性增大,无回声区呈弥漫性分布,多而密集,不易数清囊肿的数目,多为双侧肾,而且常合并多囊肝;而后者肾多为局限性肿大,无回声区呈散在分布,囊肿可计数,且多为单侧。

(2)肝囊肿:位于右肾上极囊肿较大时向外突出使肝受压,易误诊为肝囊肿。鉴别要点是嘱患者深呼吸,观察肝、肾和囊肿的相对运功情况,如果囊肿与肝脏无相对移动,说明为肝囊肿,反之,则为肾囊肿。此外,肾窦受压并贴近肾窦是诊断肾囊肿的佐证,彩色多普勒血流显像检查,若囊肿紧贴肝内血管或有绕行征象,则为肝囊肿。

(3)肾包虫囊肿:患者有高发流行区居住史,声像图显示无回声区内透声较差并可见子囊回声,囊壁较厚,回声较高。当鉴别困难时,可结合 Casoni 实验或血清学检查协助诊断。

(4)肾盂源性肾囊肿:发生于肾窦旁的较小肾囊肿的声像图表现与肾盂源性肾囊肿相似。肾盂源性肾囊肿的囊壁相对稍厚,内膜欠光滑,囊内透声稍差,囊肿紧贴或不同程度地深入肾窦,仔细观察可见排尿后囊肿有一定程度地缩小。鉴别困难时,可凭借静脉肾盂造影检查。

(5)囊性肾肿瘤:出血性或感染性肾囊肿有时与囊性肾肿瘤不易鉴别。后者囊壁稍厚,囊内有多个分隔,各囊腔无回声区透声较好,其内无沉积样、血凝块或脓块状回声,且无相应临床症状,彩色多普勒检测肿块边缘及其内部分隔可见血流信号,而囊肿内部不会探及血流信号,超声造影可有助于诊断。

五、要点与讨论

单纯性肾囊肿是最常见的肾囊性良性病变,可发生于任何年龄,但以成年人居多。可能与某些肾疾病导致肾小管阻塞、连接不良或退行性变有关。近年来由于超声诊断技术的不断发展,各种大小的肾囊肿的检出率也不断提高。绝大多数囊肿进展缓慢,无临床症状,多在体检或因腹部包块就诊时偶然发现。但当单纯性肾囊肿出现出血、感染、囊壁增厚钙化等合并症,或一部分囊液成分异常时,由于其声像图变的复杂,被称为所谓的复杂性肾囊肿或不典型肾囊肿,此时需要与囊性肾癌等鉴别。

六、思考题

(1) 肾囊肿声像图表现有哪些?

(2) 肾囊肿的鉴别诊断主要有哪几个?

七、推荐阅读文献

[1] 曹海根,王金锐.实用腹部超声诊断学[M].2 版.北京:人民卫生出版社,2005:243-244.

[2] 周永昌,郭万学.超声医学[M].6 版.北京:人民卫生出版社,2013:1080-1080.

[3] 孙颖浩,许传亮,余永伟,等.囊性肾癌 15 例分析[J].中华泌尿外科学杂志,2011,21(7):407-408.

[4] Park BK,Kim B,Kim SH,et al. Assessment of cystic renal masses Based on Bosniak classification:comparison of CT and contrast-enhanced US[J]. Eur J Radiol,2007,61(2):310-314.

(胡 兵 王 玉)

一、病历资料

1. 病史
患者,男性,58岁,因"体检发现右肾占位1周"就诊。既往否认血尿、腰痛及其他不适。

2. 体格检查
患者双侧肾区叩击痛阴性,双侧输尿管行径无压痛,膀胱区未及压痛或包块,双肾区未触及肿块。

3. 实验室检查
血尿(一)。

二、影像资料

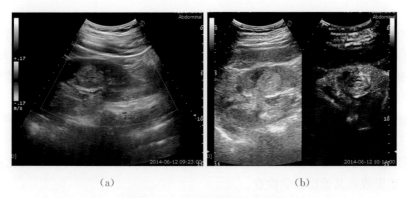

(a)   (b)

图 56-1 肾透明细胞癌声像图

(a)右肾纵切面显示右肾中部靠前高回声团块;(b)超声造影显示团块呈不均匀增
强,自15 s开始明显增强,整体强度高于肾实质,中央呈低增强表现,周边见假包膜征。

三、超声所见及诊断

1. 超声所见
患者右肾中部靠前见高回声团块,大小:上下径2.9 cm,前后径2.8 cm,左右径2.7 cm,内部回声稍欠均匀,结节轮廓清,压迫肾窦,周边见少许血流信号。超声造影:肾实质自 10 s 开始出现造影剂增强;团块周边自 9 s 开始出现造影剂增强,呈不均匀增强,自 15 s 开始明显增强,整体强度高于肾实质,中央呈低增强表现,周边见假包膜征,1 min 开始消退。

2. 超声诊断

右肾实质性占位性病变,压迫肾盂,结合造影考虑肾肿瘤(恶性)可能性大。

3. 最后诊断

右肾透明细胞癌。

四、超声分析和鉴别诊断

1. 超声分析

本病例为男性,自诉无明显不适,因偶然发现"右侧肾脏占位病灶"来我院就诊。超声检查发现右肾中部靠前高回声结节,大小上下径 2.9 cm,前后径 2.8 cm,左右径 2.7 cm,内部回声稍欠均匀,结节轮廓清,向肾窦内压迫,周边见少许血流信号。因为轮廓清的高回声结节可能是血管平滑肌脂肪瘤,也可能是肾癌,故仅仅凭借回声强度、轮廓清及周边的少许血流信号并不能明确其性质,随后超声造影进一步行检查。超声造影显示早期不均匀高增强表现,周边见假包膜征,符合肾肿瘤的特征性表现,故诊断为肾肿瘤可能。

肾细胞癌(renal cell carcinoma,RCC)中肾透明细胞癌(clear cell renal cell carcinoma,CCRCC)最常见。肿瘤大小不一,位于肾包膜附近者会向表面隆起,由于肾脂肪囊的强回声分界,肿块边缘尚清。肿瘤的内部回声与肿瘤大小及肿瘤的组织细胞结构有关:2 cm 以下的肿瘤可呈低回声,肾透明细胞癌的癌细胞为印戒细胞,核被推向一侧,细胞内大部分为脂滴,这种脂肪内部均匀,界面较少,故呈低回声;2~4 cm 的肿瘤多半为等回声,也有部分呈高回声,容易与血管平滑肌脂肪瘤混淆;5 cm 以上的肿瘤常为低回声或混合回声。肿瘤较大可以向内使集合系统挤压移位,出现局限性凹陷,甚至压迫致肾盂积水。当出现转移的时候,较常见的是肾静脉内癌栓及肾门淋巴结肿大等。

2. 鉴别诊断

(1)血管平滑肌脂肪组织瘤:组织学上由血管、平滑肌和脂肪组织构成,不同患者 3 种成分比例不同,其声像图特征也各异:以脂肪组织为主的呈强回声;以平滑肌为主的呈分叶状的不均质低回声;以血管和平滑肌为主并伴广泛内出血的可呈混合性回声。后方回声衰减可作为与肾癌鉴别的超声特征表现,但由于其声像图的复杂性和交叉性,还需结合超声造影以及其他影像学检查。

(2)肾嗜酸细胞瘤:肾嗜酸细胞瘤的声像图主要表现为均质、边界清楚的实性回声,以等回声多见,部分肿瘤中心可见星形回声带。

(3)复杂性肾囊肿:复杂性肾囊肿由于感染、囊壁增厚、部分分隔、部分囊壁钙化而使得鉴别较困难,可以结合超声造影或者其他影像学检查。

(4)肾嫌色细胞癌:是一种少见的特殊类型肾细胞癌,研究发现其与部分染色体丢失有关。其病程长,生长慢,多单发,肿瘤常较大,常有钙化。二维超声难以与透明细胞癌鉴别时,可结合超声造影及其他影像学检查。超声造影检查中,相对于乏血供的肾嫌色细胞癌,透明细胞癌血流灌注量大,超声造影多呈"快进快出"表现,强化程度明显高于肾皮质。

(5)乳头状细胞癌:其与肾嫌色细胞癌一样,均为少血供,但它的超声特点往往表现为回声不均匀,有明显出血坏死囊性变,有报道称乳头状细胞癌的瘤内钙化出现率较高。

(6)肾球旁细胞瘤:又称肾素瘤,是分泌肾素的良性肿瘤。临床表现为高血压、高肾素血管症、高醛固酮症和低血钾,故易鉴别。

五、要点与讨论

　　肾透明细胞癌又称 Crawits 瘤,是肾细胞癌中最常见一种病理类型,在肾恶性肿瘤中约占 85%,主要来源于肾小管上皮,发生在肾实质内,如及时发现,早期治疗,可明显提高生存率。其二维声像图特征是肾内出现圆形或椭圆形占位性病灶,常凸出于肾表面,多为低回声团块或等回声,而其内出现出血、坏死、纤维化等改变时可则表现为高或强回声为主的不均质回声,这种不典型表现常与肾血管平滑肌脂肪瘤混淆可结合超声造影进行鉴别。声像图表现为不完整或完整的环型低回声区,Yamashita 等对肾透明细胞癌的研究发现,肾肿瘤生长过程中挤压肾实质会形成假包膜,边界清楚,随着肿瘤瘤体的增大,尤其是肿瘤直径>4 cm 后,假包膜的显示率是降低的。

　　彩色多普勒血流显像可较好的显示肿瘤周边及内部血流,有助于判断肿瘤性质。通常情况下血流丰富者多为恶性肿瘤,周边可见环绕型血流信号,并向瘤体内流入,部分可见动脉样血流频谱;肿瘤体积较小时病理检查可见细小网状薄壁血管,随着体积增大,部分肿瘤因乏血供而发生坏死、液化,以星点状及抱球状彩色血流信号为主。肾癌(主要是透明细胞癌)的另一种声像图表现特征呈现为囊性分隔或蜂窝样肿块,分隔厚薄不均,超声造影有较大的诊断价值。

六、思考题

　　(1) 肾透明细胞癌的特征声像图表现有哪些?
　　(2) 肾透明细胞癌的鉴别诊断主要有哪几个? 如何鉴别?

七、推荐阅读文献

　　[1] 吴恩惠,李松年.中华影像医学泌尿生殖系统卷[M].2 版.人民卫生出版社,2003:79-82.

　　[2] 黄备建,王文平,丁红,等.小肾癌的超声造影表现[J].中华超声影像学杂志,2009,18(5):425-428.

　　[3] 董柏君,张进,陈永辉,等.上海仁济医院肾癌数据库资料分析[J].中华泌尿外科杂志,2008,29(4):222-225.

　　[4] Yamashita Y, Honda S, Nishiharu T, et a1. Detection of pseudocapsule of renal cell carcinoma with MR imaging and CT [J]. AJR Am J Roentgenol, 1996,166(5):1151-1155.

(胡 兵 王 玉)

案例 57

肾血管平滑肌脂肪瘤

一、病历资料

1. 病史
患者,女性,51 岁,因"体检发现右肾占位 2 周"就诊。否认血尿、尿频、尿急、尿痛、腹痛及头晕等不适。

2. 体格检查
患者双侧肾区叩击痛阴性,双侧输尿管走行区无压痛,膀胱区未及压痛或包块,双侧胁腹部无肿块。

3. 实验室检查
肿瘤指标未见明显异常。

二、影像资料

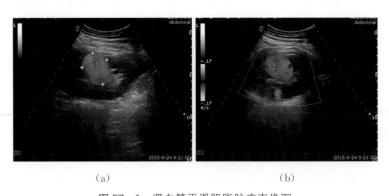

(a)   (b)

图 57-1 肾血管平滑肌脂肪瘤声像图

(a)右肾纵切面可见右肾中部高回声肿块;(b)右肾中部高回声肿块,边界尚清,
内见少许血流信号。

三、超声所见及诊断

1. 超声所见
患者右肾大小:上下径 10.8 cm,左右径 5.7 cm。右肾中部见高回声肿块,大小:上下径 3.8 cm,前后径 3.9 cm,左右径 3.3 cm,边界尚清,内见少许血流信号(见图 57-1)。左肾未见异常。双肾未见明

显积水。

2. 超声诊断

右肾实质占位病变,提示右肾血管平滑肌脂肪瘤可能。

3. 最后诊断

右肾血管平滑肌脂肪瘤。

四、超声分析和鉴别诊断

1. 超声分析

本病例为女性,自诉无明显不适,因体检发现右肾占位病变来我院就诊。超声检查发现右肾中部高回声占位,与正常组织之间界限明显,密集而均匀的高回声是肾血管平滑肌脂肪瘤的典型声像图表现,依据占位的位置,大小及形态,初步诊断为血管平滑肌脂肪瘤。

2. 鉴别诊断

(1) 肥大肾柱:肥大肾柱突入肾窦内,但其与肾实质相连续,多切面扫查见其在靠肥大的肾柱侧无包膜,无球体感,多位于肾中上部,回声与肾皮质回声接近,长期随访无明显改变,彩色血流可显示正常走向的血供,超声造影与肾实质无明显差别。

(2) 肾癌:分化较好的肾癌与回声较低的肾血管平滑肌脂肪瘤容易混淆:前者内部回声不均,肿瘤周围可有声晕,较小的包膜下肿瘤也可导致肾外形改变;后者虽无包膜回声,边缘不规则,但边界清楚。肾癌多数为富血管肿瘤,病灶内可探及速度较快的血流信号。

(3) 肾脂肪瘤:肾脂肪瘤体积多较小,主要见于肾窦区域及其周围,回声较高,且边缘多不规则,肿瘤可压迫肾实质,但很少深入到肾实质内;肾血管平滑肌脂肪瘤多位于肾实质内,更多见于近肾包膜区域,较大的肿瘤虽可压迫肾窦并使其变形,但与肾窦分界清楚。当鉴别困难时,可凭借 CT 等其他检查。

(4) 肾血管瘤:通常所见的肾血管瘤体积多较小,多发生在肾窦旁或肾窦内,呈圆形或椭圆形。对于声像图表现难以与肾血管平滑肌脂肪瘤鉴别者,可根据肾血管瘤患者多有阵发性肉眼血尿的病史予以鉴别。

(5) 肾嗜酸细胞瘤:肾内显示体积较大,分布较均匀的低回声或等回声团块,边界较清楚,肿瘤内部很少出现坏死及出血,彩色多普勒血流显像可检测到团块内部血流信号稀少。若肿瘤内部显示片状或带状较低回声,即"星样"瘢痕时,对本病的诊断意义较大。

五、要点与讨论

肾血管平滑肌脂肪瘤又称肾错构瘤,是一种良性肿瘤,由脂肪、血管和平滑肌以不同比例交织构成,位于肾皮质或髓质内,与正常组织之间界限明显,但无真正包膜。既往认为肾错构瘤的典型声像图为密集而均匀的高回声,而目前认为肾错构瘤不仅临床症状复杂,而且由于肿瘤内的血管、平滑肌、脂肪三者所占比例不同,超声表现也不尽相同,可以分为三种类型,①脂肪型:以脂肪为主,血管平滑肌呈不规则形态间隔分布于脂肪组织内。②血管平滑肌型:以血管平滑肌成分为主,散在分布少量脂肪组织,大量束样平滑肌杂乱无章地分布在血管组织中间。③混合型:无明显成分轻重比例。鉴于肾血管平滑肌脂肪瘤病理结构及组织成分比例不同,所显示的声像图特征表现各异。不典型肾错构瘤回声可以分为三型:低回声型、无回声型和混合回声型。肿瘤体积大者多表现为混合回声型,这主要是由于肿瘤内血管发育畸形导致瘤内出血,肿瘤液化坏死、退行性变等造成的。有文献报道超声误诊肾错构瘤的主要原因是其内脂肪含量较低,故临床工作中应该注意和不同疾病的鉴别以减少漏诊误诊。

六、思考题

(1) 肾错构瘤的特征声像图表现有哪些?

(2) 肾错构瘤的鉴别诊断主要有哪几个? 如何鉴别?

七、推荐阅读文献

[1] 韩秀婕,董宝玮.肾血管平滑肌脂肪瘤超声表现及病理对照分析[J].中华超声影像学杂志,2003,12(11):697-699.

[2] 陈松华,魏淑萍,杨斌.肾肿瘤超声诊断的研究进展[J].临床军医杂志,2011,39(1):177-180.

[3] 吴乃森.腹部超声诊断与鉴别诊断学[M].北京:科学技术文献出版社,2005:312-341.

[4] 周永昌,郭万学.超声医学[M].5版.北京:科学技术文献出版社,2006:801-813.

(胡　兵　王　玉)

肾盂癌

一、病历资料

1. 病史

患者,女性,78岁,因"反复出现无痛性镜下及肉眼血尿半年"就诊。尿频、尿痛、无发热,后行静脉肾盂造影提示右侧输尿管上段局部扭曲伴其上输尿管及右侧肾盂稍扩张。否认其他不适。

2. 体格检查

患者双侧肾区叩击痛阴性,双侧输尿管走行区无压痛,膀胱区未及压痛或包块,双侧胁腹部无肿块。生殖器检查正常。

3. 实验室检查

尿隐血(+)。

二、影像资料

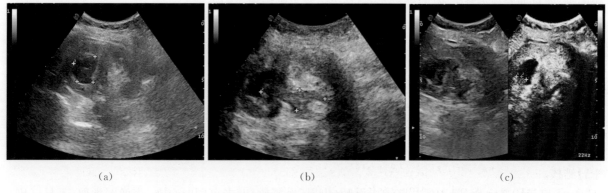

(a)　　　　　　　　　(b)　　　　　　　　　(c)

图 58-1 肾盂癌声像图

(a)右肾纵切面示右肾上盏扩张;(b)右肾纵切面示右肾肾盂内低回声区,向右肾上盏内延伸;(c)超声造影示右肾盂内肿块呈中等增强,图片所示右肾上盏内部分乳头状突起,其余部分呈无增强表现。

三、超声所见及诊断

1. 超声所见

患者右肾上盏扩张,大小:上下径 2.4 cm,前后径 2.8 cm,左右径 2.9 cm。右肾肾盂内探及低回声区,向右肾上盏内延伸,范围约上下径 4.6 cm,前后径 1.4 cm,形态不规则,边界欠清。右肾皮质回声未见明显增强,未见结石。超声造影:肾实质自 12 s 开始出现造影剂灌注,右肾肾盂内肿块自 14 s 开始出现造影剂增强,与肾实质相似,1 min 开始出现造影剂消退,强度低于肾实质。图片所示右肾上盏内探及部分乳头状突起,大小约 1.0 cm×0.6 cm,其余部分呈无增强表现(见图 58-1)。

2. 超声诊断

右肾盂肾盏占位病变(肿瘤可能)。

3. 最后诊断

右肾盂癌(移行上皮细胞癌)。

四、超声分析和鉴别诊断

1. 超声分析

本病例为老年女性,因反复出现镜下及肉眼血尿,尿频、尿痛、无发热,后行静脉肾盂造影提示右侧输尿管上段局部扭曲伴其上输尿管及右侧肾盂稍扩张,无其他不适。超声检查发现右肾肾盂内低回声区,向右肾上盏内延伸,边界欠清,超声造影开始呈等增强,1 min 开始出现造影剂消退,故可排除出血及结核等,初步考虑为右肾盂肾盏占位性病变。

肾盂癌的超声诊断要点:典型声像图表现为肾盂、肾盏扩张并见其内实质性团块回声,部分患者合并输尿管和/或膀胱内肿块,转移患者可有肾门及远处淋巴结肿大。肾盂内无明显肾积水时表现为集合系统回声中断、内可见团块样回声。患者出现血尿就诊时多已进入中、晚期,此时肿块较大,直径多大于3 cm,超声检查及其他影像学检查容易诊断。疾病早期尤其是无血尿出现且肿块较小时,影像学检查则较困难,而早期发现小肾盂癌(直经<2 cm)是决定肾盂肿瘤预后的关键。

2. 鉴别诊断

(1) 肾窦内脂肪增殖:肾窦增宽,为高低混杂回声,与肾盂肿瘤鉴别点是无肾积水表现,彩色多普勒可见其内血管分支走形规则,无中断与绕行征象。

(2) 肾结核:肾结核以局灶型居多,其声像图特点是肾内形态不规则且不均质回声区,轮廓模糊,其内或周边有点状及条状强回声,肾集合系统分离,改变体位时肾集合系统内的异常回声可移动。彩色多普勒超声对于鉴别肾盂癌与肾结核有一定价值,其原因是肾结核灶内部多为干酪样坏死和新生肉芽组织,血管网较少;肾盂癌瘤体生长迅速,癌组织内具有较为丰富的血管网,肾盂癌内部血流检出率明显高于肾结核。

(3) 肾盂内凝血块:肾盂癌与肾盂内血肿(出血、血凝块)两者可同时存在,声像图类似,不易区别,可结合超声造影及其他影像学检查。近期内有急性肾盂出血者,可动态观察,如发现低回声或强回声团块位置的改变,或在复查时发现缩小或消失时,应考虑为凝血块。

(4) 肾细胞癌:直径大于3 cm 的肾盂肿瘤侵入肾实质时,需要与肾癌鉴别,检查者需行多切面观察,可见肿瘤绝大部分位于肾盂内,并可见其浸润性生长突破肾盂壁的声像图表现。而肾细胞癌为肾实质内的占位性病变,回声多样化,肾盂和肾盏可受压变形,但少有肾积水征象;转移时常伴肾静脉、下腔静脉内癌栓,而肾盂癌少见。肾细胞癌多数为血供丰富的肿瘤,而肾盂癌为相对来说少血供肿瘤,故彩色多普勒检查及超声造影对鉴别从部位上难以区分的肾细胞癌与肾盂癌有较大帮助。

五、要点与讨论

　　肾盂肿瘤多为移行上皮细胞癌,超声检查多发现肾窦外形饱满,内部回声结构紊乱,伴有不同程度肾集合系统分离,其内可显示有不规则低肿块。由于肾盂癌多为少血供肿瘤,且彩色多普勒超声受较多因素影响,显示血流信号不是很理想。超声造影对诊断有较高的价值,不仅可了解肿块血流灌注状况,而且可排除血块及肾盂内炎性沉积物。在临床实际工作中,如出现肾盂内肿块、肉眼血尿,应高度怀疑为肾盂癌,探测的范围还应扩张到输尿管、膀胱,寻找可能存在的肿瘤。

六、思考题

　　(1) 肾盂癌的特征声像图表现有哪些?

　　(2) 肾盂癌的鉴别诊断主要有哪几个? 如何鉴别?

七、推荐阅读文献

　　[1] 周永昌,郭万学. 超声医学[M]. 5 版. 北京:科学技术文献出版社,2006:801-813.

　　[2] Fan L, Lianfang D, Jinfang X, et al. Diagnostic efficacy of contrast-enhanced ultrasonography in solid renal parenchymal lesions with maximum diameters of 5 cm [J]. J Ultrasound Med, 2008,27(6):875-885.

（胡　兵　王　玉）

案例 *59*
输尿管癌

一、病历资料

1. 病史

患者,男性,48 岁,因"无痛性肉眼血尿半年"就诊。外院超声检查发现右侧输尿管轻度扩张积水,未行特殊诊治。

2. 体格检查

患者双侧肾区叩击痛阴性,双侧输尿管走行区无压痛,膀胱区未及压痛或包块,双侧胁腹部无肿块。生殖器检查正常。

3. 实验室检查

尿隐血:(＋＋＋)。

二、影像资料

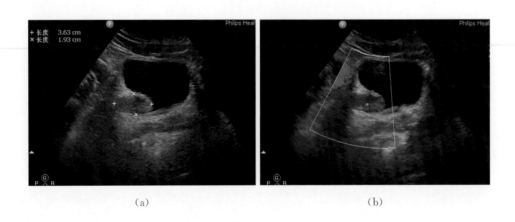

(a)   (b)

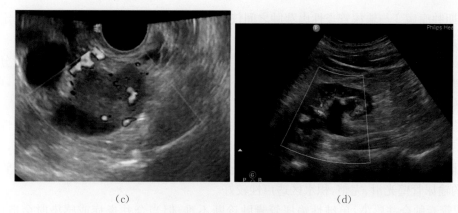

(c)　　　　　　　　　　　　　　(d)

图 59 - 1　输尿管癌声像图

(a)右侧输尿管开口处见一低回声,范围约 3.6 cm×1.9 cm×3.5 cm;(b)右侧输尿管开口处低回声区内见较丰富血流信号;(c)右肾肾盂分离 2.1 cm,肾盏分离 1.4 cm;(d)右输尿管上段内径 0.8 cm。

三、超声所见及诊断

1. 超声所见

患者右侧输尿管开口管腔内处见一低回声,范围约 3.6 cm×1.9 cm×3.5 cm,边界欠清,内见较丰信号。局部膀胱壁连续性差。右肾肾盂分离 2.1 cm,肾盏分离 1.4 cm。右输尿管上段内径 0.8 cm,盆腔段内径 1.1 cm。

2. 超声诊断

右输尿管开口处实质性占位,输尿管肿瘤可能性大,伴右肾右输尿管积水。

3. 最后诊断

右输尿管浸润性高级别尿路上皮癌。

四、超声分析和鉴别诊断

1. 超声分析

本病例为中年男性,自诉 6 月前开始无明显诱因下出现无痛性血尿,来我院就诊,发现右侧输尿管轻度扩张积水,未行特殊诊治。超声检查发现右侧输尿管开口处输尿管腔内探及一低回声,另外患侧肾脏的肾盂、肾盏扩张,病变以上输尿管扩张,因此考虑为输尿管病变,可能为肿瘤、炎症或者沉积物等。该病例中输尿管内低回声区形态不变,位置固定,肿块内见血流信号,局部膀胱壁连续性差,因此首先考虑为输尿管肿瘤。

2. 鉴别诊断

(1)膀胱癌:位于输尿管开口处的膀胱癌与从输尿管突入膀胱的输尿管癌很难鉴别。输尿管开口旁的肿瘤,如合并输尿管积水扩张,应更多地考虑为输尿管肿瘤。

(2)输尿管周围肿瘤:肿瘤常发生输尿管中下段,压迫输尿管致使该处管腔狭窄,近侧的输尿管扩张,应寻找输尿管周围的肿瘤病变。

(3)输尿管结石:输尿管中段及下段易受肠道气体干扰而显示不清,而声影不典型的结石要与肿瘤进行鉴别,可结合超声造影及其他影像学检查。

(4)输尿管炎性肉芽肿:常见于输尿管结石所致的炎性增殖性病变,表现为输尿管壁局限性增厚,黏膜粗糙,早期肿瘤病变与输尿管炎性肉芽肿之间仅凭声像图表现在鉴别诊断方面存在一定的困难,需结合病史进行谨慎判断。

(5)输尿管内血凝块:血凝块形态、大小、位置可因体位、时间变化而改变,与输尿管壁分界清晰,无血流信号,治疗后可消失;而输尿管肿瘤形态、位置不会随时间而改变,可有血流信号显示,可向周围组织和淋巴结转移。

(6)泌尿系结核性病变:结核性病变一般累及输尿管全程,表现为全程管壁的不均匀性增厚,管腔粗细不一,肾盂、肾盏边缘不整齐、呈虫蚀样改变,积水区内透声性差,内见密集点状回声,可见膀胱挛缩;而虽然梗阻部位输尿管癌表现为局部肿物及邻近管壁异常,造成梗阻以上肾盂及输尿管扩张,但病变部位以外的输尿管壁光滑、完整,积水区透声性较好。

(7)输尿管囊肿合并感染:单纯性输尿管囊肿诊断不难,但当合并炎症或感染时会造成内部透声差,需要与输尿管癌鉴别,鉴别要点在于合并感染的囊肿内无明显血流信号,且常有尿路感染的症状。

五、要点与讨论

原发性输尿管癌是较少见的泌尿系恶性肿瘤,约80%为移行细胞乳头状癌,肉眼或镜下血尿、腰痛和肾积水是原发性输尿管癌的三大临床表现,多发生于中下段,易侵犯肌层,造成输尿管管腔僵硬、狭窄,进而造成尿路梗阻,严重者可导致肾衰竭。超声是首选的影像检查,主要表现为扩张的输尿管腔内乳头状或结节样回声突入输尿管内,局部管壁增厚,输尿管连续性中断,发生在输尿管下段的肿瘤,可浸润输尿管口或突入膀胱;间接征象是患侧肾不同程度增大,肾盂、肾盏及病变以上输尿管扩张。对于具有典型临床症状但无肾盂及输尿管扩张的病例,要做到尽可能地全程追踪输尿管。在扫查过程中如果遇到肠道气体较多的情况,可以按压下腹部尽量推开肠管以提高输尿管的显示率。常规超声对于早期输尿管癌的诊断仍有困难,对于常规扫查实在难以观察的患者,可考虑使用输尿管腔内微型探头导管超声切面显像等方法。目前超声造影对诊断输尿管肿瘤也显示较高的价值,多数表现为肿瘤高血流灌注改变。

根据病变浸润范围不同,输尿管癌的临床病理分期分为A期、B期、C期及D期。A期病变浸润黏膜下层;B期病变浸润黏膜下层和肌层而无输尿管周围浸润,肿瘤病变主要向输尿管内生长,阻塞输尿管,因而声像图主要表现为输尿管的病变;C期病变浸润到输尿管周围组织;D期病变浸润到输尿管周围组织外,有局部淋巴结和远处转移,因而声像图主要表现为肿块与周围器官浸润。腔内高频超声检查均可对B期、C期与D期输尿管癌的超声表现做出准确分期,C期与D期输尿管结构消失,且粗细不均匀,与周围组织分界不清,可清晰观察到肿大的淋巴结。腔内高频超声检查均可对B期、C期与D期输尿管癌的超声表现做出准确分期,C期与D期输尿管结构消失,且粗细不均匀,与周围组织分界不清,可清晰观察到肿大的淋巴结。目前,A期、B期输尿管癌与输尿管息肉在诊断与鉴别诊断方面还存在着一定的难度,还需继续寻求鉴别诊断依据。

六、思考题

(1)输尿管癌的特征声像图表现有哪些?

(2)输尿管癌的鉴别诊断主要有哪几个?如何鉴别?

(3)分析输尿管癌漏诊的原因。

七、推荐阅读文献

[1] Francisca Yankovica，Robert Swartzd，Peter Cuckowa，et al. Incidence of Deflux calcification masquerading as distal uretericcalculi on ultrasound [J]. Journal of Pediatric Urology，2013,9(6 Pt A):820-824.

[2] Pateman K，Mavrelos D，Hoo WL，et al. Visualization of ureters on standard gynecological transvaginal scan: a feasibility study [J]. Ultrasound Obstet Gynecol，2013,41(6):696-701.

[3] 王晓，黄备建，夏罕生，等. 超声造影诊断输尿管占位的初步探讨[J]. 中华超声影像学杂志，2011,20(3):245-248.

[4] 胡兵，应涛，朱家安，等. 输尿管腔内微型探头导管超声切面显像[J]. 中华超声影像学杂志，2001,10(7):393-395.

（胡 兵 王 玉）

案例 60

膀胱癌

一、病历资料

1. 病史

患者,男性,78 岁,因"无痛性肉眼血尿 10 天"就诊。

2. 体格检查

患者双肾区未及明显叩击痛,双输尿管走行区未及明显压痛或叩击痛,耻骨上膀胱区未及明显压痛或包块。生殖器检查正常。

3. 实验室检查

尿隐血:(＋＋)。

二、影像资料

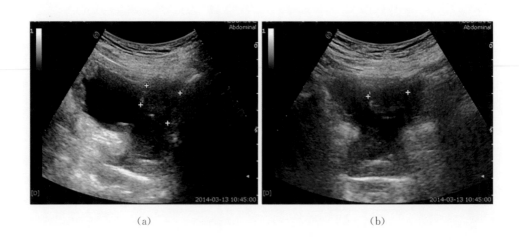

(a)　　　　　　　　　　　　　　　(b)

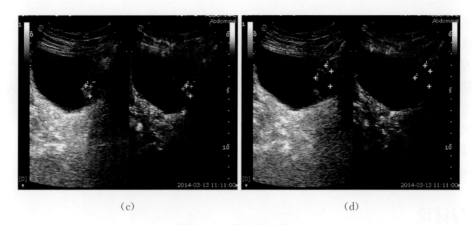

图 60 - 1　膀胱癌声像图

(a)膀胱纵切面示膀胱前壁近底部实质性肿块,呈低回声,大小 2.6 cm×2.5 cm;(b)膀胱前壁近底部实质性肿块横切面;(c、d)超声造影示膀胱前壁近底部两个低增强区,大小分别为1.9 cm×1.6 cm 及 1.0 cm×0.8 cm。

三、超声所见及诊断

1. 超声所见

患者膀胱前壁近底部见实质性肿块,呈低回声,大小:上下径 2.6 cm,前后径 2.5 cm,左右径 2.4 cm,肿块基底不清。超声造影:膀胱前壁近底部见两个低增强区,大小分别为 1.9 cm×1.6 cm 及 1.0 cm×0.8 cm(见图 60 - 1)。

2. 超声诊断

膀胱前壁近底部实质性占位性病变,超声造影呈低增强表现,提示膀胱癌可能。

3. 最后诊断

膀胱浸润性乳头状尿路上皮癌,高级别。

四、超声分析和鉴别诊断

1. 超声分析

本病例为老年男性,自诉 10 天前无明显诱因出现无痛性肉眼血尿。超声检查发现膀胱前壁近底部实质性肿块,呈低回声,肿块形态不规则,基底不清。超声造影见膀胱前壁近底部 2 个低增强区。依据无明显诱因出现无痛性肉眼血尿的病史及膀胱占位的位置、大小、形态及超声造影表现,初步诊断为膀胱前壁近底部实质性占位性病变,提示膀胱癌可能。

膀胱癌的声像图表现为膀胱壁局限性增厚突入膀胱腔内,表面不光滑。病变早期多凭借窄蒂与膀胱相连,膀胱壁回声正常(未侵及肌壁),振动膀胱壁可见肿瘤在液体中摆动。晚期病变侵犯膀胱肌层时,肿物基底增宽,局部膀胱壁增厚,层次不清,连续性中断,甚至浸润到膀胱周围组织和器官,彩色多普勒可探及树枝样伸入其内的动脉血流信号。

2. 鉴别诊断

(1)腺性膀胱炎:结节型或乳头型腺性膀胱炎容易与膀胱癌相混淆,通常膀胱肿瘤相对血供较丰富,所以可以通过彩色血流信号加以鉴别。

(2)膀胱子宫内膜异位症:子宫内膜异位症偶见于膀胱壁,病变多累及膀胱外组织,彩色多普勒探测不到典型的肿瘤滋养动脉。结合痛经史及周期性血尿更易诊断。

（3）膀胱结核：膀胱壁增厚范围一般较广，膀胱容量一般较小，并有相应的临床表现，且常伴有肾结核或前列腺结核的超声表现。

（4）膀胱内血凝块：血凝块似棉絮状或不规则状，在改变体位或震动探头时可出现移动，甚至完全离开膀胱壁在膀胱腔内漂移，幅度较大。

（5）膀胱异物：往往有放入异物的病史，可随体位改变移动，无血流信号。

（6）膀胱结石：膀胱结石可随体位移动，其后常常伴有声影。

（7）突向膀胱的前列腺组织：多方位扫查清晰显示前列腺与膀胱的解剖关系可以鉴别。

五、要点与讨论

　　膀胱肿瘤是泌尿系统最常见的肿瘤，其中最常见的是移行细胞乳头状癌，多位于膀胱三角区。早期临床症状多为间歇性发作的无痛性肉眼血尿，晚期出现尿频、尿痛、尿潴留和排尿困难等。超声是诊断膀胱癌的常用方法。正常膀胱壁从内到外表现为两明一暗的 3 层结构：内层明线为黏膜层，中层暗线为肌层，外层明线为浆膜层，在声像图上均呈光滑连续的带状回声，较易区分。膀胱癌的声像图特征：膀胱壁上见菜花样、乳头状或结节状实性占位，形态不规则，表面不平整，向腔内突出，内部为中低回声、回声不均匀，有时表面可见强回声。瘤蒂细长者可随体位改变而移动，多局限于黏膜层；累及肌层时，肿瘤基底部肌层低回声带不连续，肌层轻度增厚，但外层高回声带连续；一旦累及膀胱壁全层，则肿瘤基底部的膀胱壁全层连续性中断。膀胱三角区肿瘤压迫或浸润输尿管口者，可见患侧输尿管扩张，严重者可见肾积水。彩色多普勒多探及树枝状血流延伸到肿瘤内部，肿瘤周边的血流信号多为动脉频谱；而良性肿瘤内一般观察不到明显的树枝状血流信号，有时可见点状或短棒状血流，周边多无血流信号。位于膀胱顶部及前壁的肿瘤常常会漏诊，其原因可能是混响伪像掩盖病灶，不易被发现，因此检查时要注意调节仪器以减少伪像的干扰，并对各个方向、不同切面进行细致的观察。对于瘤径小于 0.5 cm 的膀胱肿瘤常常会漏诊；膀胱如果充盈不足同时伴有小梁或皱襞回声时，更不易发现；而膀胱充盈过度时，肿瘤组织受压变扁紧附于膀胱壁上也不易发现，故检查时膀胱需适度充盈。单纯依靠经腹部超声检查膀胱癌具有一定局限性，对于临床怀疑有肿瘤但常规超声结果阴性者，应进一步辅助以直肠超声、尿液瘤细胞以及膀胱镜等检查。超声造影对膀胱肿瘤诊断有较高的价值。对于膀胱移行上皮乳头状癌，超声也可作出分期诊断。

六、思考题

（1）膀胱癌的特征声像图表现有哪些？

（2）膀胱癌的鉴别诊断主要有哪几个？如何鉴别？

七、推荐阅读文献

［1］张逸仲,杨楚香,曾斌,等.实时三维彩色超声成像技术诊断膀胱癌 28 例［J］.中国医学影像技术,2009,25(S1):117 - 119.

［2］吴朝贵,底炜.CDFI 超声诊断膀胱癌的价值探讨［J］.中国超声医学杂志,2015,31(5):473 - 475.

（胡　兵　王　玉）

腺性膀胱炎

一、病历资料

1. 病史

患者,男性,53岁,因"体检发现膀胱占位1月"就诊。既往有前列腺增生病史,否认其他不适。

2. 体格检查

患者双侧肾区叩击痛阴性,双侧输尿管走行区无压痛,膀胱区未及压痛或包块,双侧胁腹部未及明显肿块,外生殖器检查正常。

3. 实验室检查

血尿(一)。

二、影像资料

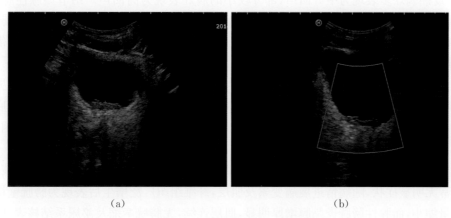

(a)   (b)

图 61-1 腺性膀胱炎声像图

(a)膀胱三角区局部增厚,厚度约0.6 cm,呈片状,无明显球体感,膀胱肌层连续;(b)膀胱三角区局部增厚区域内部未见明显血流信号。

三、超声所见及诊断

1. 超声所见

患者膀胱三角区局部增厚,厚度约 0.6 cm,呈片状,腔面毛糙,无明显球体感,膀胱肌层连续,内部未见明显血流信号(见图 61-1)。

2. 超声诊断

膀胱三角区局部增厚,考虑腺性膀胱炎可能。

3. 最后诊断

腺性膀胱炎。

四、超声分析和鉴别诊断

1. 超声分析

本病例为中年男性,自诉无明显不适,因"体检发现膀胱占位 1 月"来我院就诊。超声检查发现膀胱三角区局部成片状增厚,考虑膀胱占位性病变,但其与膀胱肌层连续,且未见明显血流信号,故考虑良性病变可能性大,腺性膀胱炎多呈乏血供病灶,而膀胱尿路上皮癌血供多较丰富,结合病史及其位置,大小及与膀胱肌层连续,初步诊断为腺性膀胱炎。

腺性膀胱炎是一种膀胱黏膜增生性病变,多发于成年女性。腺性膀胱炎病因至今不清楚,可能与膀胱感染、下尿路梗阻以及膀胱结石等物理化学因素有关。腺性膀胱炎的声像学表现可分为 4 型:①结节型,局部膀胱壁结节状隆起;②结节增厚型,膀胱壁局部增厚伴结节状隆起;③片状增厚型,局部膀胱壁草坪样增厚;④弥漫增厚型,累及全膀胱黏膜。

2. 鉴别诊断

(1)膀胱尿路上皮癌:主要与结节型腺性膀胱炎相鉴别。结节型腺性膀胱炎病灶多表现为高回声,而膀胱尿路上皮癌病灶多表现为中等回声,部分较小的病灶表现为高回声。结节型腺性膀胱炎高回声的声像图表现是由于其内众多小囊壁的界面反射,而呈腺样结构的 Brunn 细胞巢可能是其声像表现的病理组织学基础。彩色多普勒血流成像有助于对两者的鉴别,结节型腺性膀胱炎多呈乏血供病灶,而膀胱尿路上皮癌的新生血管较多,血供多较丰富,彩色多普勒多呈富血供。

(2)膀胱内翻性乳头状瘤:是泌尿系统少见的良性肿瘤,其发病率占膀胱肿瘤的 6%,男性多见,好发于膀胱三角区。超声主要表现为回声强弱不等,内部回声较均匀,表面较光滑,多为宽基底,不侵及基层。有研究表明超声检查时某些膀胱内翻性乳头状瘤表面及内部可见囊泡状结构。鉴别困难时需结合其他检查。

(3)膀胱结核:弥漫性腺性膀胱炎表现为膀胱壁增厚时易与膀胱结核混淆。膀胱结核多继发于肾结核等,早期常无明显症状,随病情进展病变累及肌层,纤维组织广泛增生后表现为膀胱壁增厚,内膜不规整,膀胱容量缩小,而腺性膀胱炎黏膜增厚明显,肌层连续,无膀胱挛缩及泌尿系结核表现。

五、要点与讨论

腺性膀胱炎是一种较少见的非肿瘤性膀胱黏膜增生性病变,国内外文献报道其发病率为 0.9%~1.9%,多发于成年女性,常见于膀胱三角,可演变为腺癌。典型的特征是超声上述图像改变,慢性膀胱刺激症状,影像学造影呈低灌注。但有相当部分患者无任何临床症状而在查体时偶然发现膀胱病变,极易与膀胱肿瘤相混淆。

　　腺性膀胱炎的声像图表现:局部向膀胱腔内隆起的结节,也可为形态扁平,基底较宽,表面粗糙不平病变,与膀胱壁分界清楚。病变较大时回声偏低,囊性变时出现无回声区,后方回声增强。彩色多普勒显示血流信号稀少,基底部与膀胱壁平行分布,无周边血流。弥漫性腺性膀胱炎表现为膀胱壁增厚时易与膀胱结核混淆;局限性腺性膀胱炎无论临床或超声检查均易与膀胱肿瘤混淆。目前,膀胱镜及病理学检查是确诊本病的主要手段。

六、思考题

　　(1) 腺性膀胱炎的特征声像图表现有哪些?
　　(2) 腺性膀胱炎的鉴别诊断主要有哪几个? 如何进行鉴别?
　　(3) 腺性膀胱炎分为哪几种类型?

七、推荐阅读文献

　　[1] 柯丽明,陈志奎,等.腺性膀胱炎的超声分型与误诊漏诊分析[J].中国超声医学杂志.2014,30(12):1114-1116.

　　[2] 赵开银,孙先禹,周孝林,等.三维超声对膀胱癌的诊断价值[J].中华超声影像学杂志,2004,13(3):234-235.

　　[3] 黄丽燕,柯丽明,陈志奎,等.结节型腺性膀胱炎与膀胱尿路上皮癌的超声表现比较[J].中华医学超声杂志(电子版),2015,12(3):238-240.

　　[4] 班永光,马新武,栾钦花,等.膀胱内翻性乳头状瘤的超声诊断[J].中华超声影像学杂志,2013,22(7):606-609.

　　[5] Semins MJ, Sehoenberg MP. A case of florid cystitis glandularis [J]. Nat Clin Pratt Urol. 2007,4(6):341-345.

(胡 兵 王 玉)

案例 62

膀胱憩室

一、病历资料

1. 病史

患者，男性，71岁，因"体检发现膀胱囊性区1月"就诊。既往5年前行前尿道成形术，术后排尿困难症状好转不显著，否认其他不适。

2. 体格检查

患者双侧肾区叩击痛阴性，双侧输尿管走行区无压痛，膀胱区未及压痛或包块，双侧胁腹部无肿块。生殖器检查正常。

3. 实验室检查

尿隐血：(一)。

二、影像资料

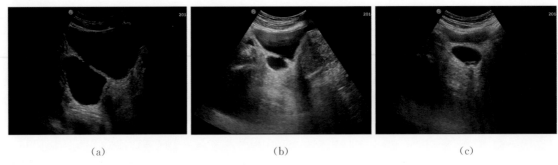

(a)   (b)   (c)

图 62-1　膀胱憩室声像图

　(a)膀胱右侧的后方无回声区且与膀胱相通，无回声区大小约7.1 cm×3.5 cm，开口处的宽度0.5 cm；(b)膀胱右侧的后方另见无回声区且与膀胱相通，无回声区大小约3.9 cm×2.3 cm，开口处宽度0.4 cm；(c)无回声区内可见强回声，直径约0.5 cm。

三、超声所见及提示

1. 超声所见

患者膀胱充盈尚可,膀胱右侧的后方探及一无回声区且与膀胱相通,大小约 7.1 cm×3.5 cm,开口处的宽度 0.5 cm;其旁无回声区大小约 3.9 cm×2.3 cm,开口处宽度 0.4 cm,透声差,无回声区内可见强回声,直径约 0.5 cm,后方伴声影(见图 62-1)。膀胱排空后,该无回声区略缩小。

2. 超声诊断

膀胱憩室,多发,伴结石。

3. 最后诊断

膀胱憩室。

四、超声分析和鉴别诊断

1. 超声分析

本病例为老年男性,因体检发现"膀胱囊性区1月"来我院就诊,患者发病过程中未出现明显肉眼血尿,尿隐血微量。超声检查发现膀胱内2个无回声区,呈椭圆形,壁薄,边界清晰,光滑,颇似囊肿,但仔细探查后显示该无回声区与膀胱腔相连通,相通处即为"憩室口",为膀胱憩室的典型声像图表现。其旁较小无回声区内透声差,与膀胱腔相连通,内可见强回声,初步诊断为憩室伴结石。依据囊性区的位置、大小、形态及开口,初步诊断为膀胱憩室,多发,伴结石。

膀胱憩室的典型声像图表现为膀胱壁外的圆形或椭圆形无回声区,壁薄,边界清晰,光滑,颇似囊肿,该无回声区与膀胱腔相连通,相通处即为"憩室口","憩室口"是诊断膀胱憩室的主要条件。对于较小的憩室口超声很难显示,此时可对比排尿前后囊腔的大小,憩室的囊腔在排尿后缩小。当膀胱炎引起膀胱壁增厚时会导致膀胱内张力较高,而憩室壁较薄,张力较低,排尿后憩室的囊腔不会缩小,此时可向膀胱内注射生理盐水,观察膀胱及囊腔的大小,如果憩室增大,可判断两者相通,即可诊断为膀胱憩室。另外,当膀胱憩室合并感染时,内部透声性差,囊壁可增厚,表面粗糙;当憩室腔内合并结石时,憩室腔内可见强回声,后方常常伴有声影;当憩室内合并肿瘤时,憩室腔内可见软组织回声类型的占位性病变,无声影,且与囊壁相连,不能随体位改变发生移动。

2. 鉴别诊断

(1) 盆腔囊性肿物:盆腔内囊性肿物与膀胱靠近时,虽呈圆形或椭圆形,可有完整的包膜,需要与膀胱憩室进行鉴别。无论做何切面扫查盆腔囊性肿物均不与膀胱相通,排尿后膀胱体积缩小,而肿物大小及形态无改变。

(2) 输尿管囊肿:绝大多数属于先天性疾病,由于输尿管出口狭小,导致膀胱输尿管黏膜向膀胱呈气球样膨出,壁菲薄,由内外两层黏膜组成,声像图显示膀胱三角区输尿管口圆形无回声区,其与膀胱憩室的鉴别要点是前者会随喷尿有节律性地增大或缩小。

五、要点与讨论

膀胱憩室分为先天性和后天性,临床上以后者多见,一般为膀胱黏膜层通过肌层薄弱部位疝出所形成,其发生往往与下尿路梗阻导致膀胱内压升高有关。憩室常发生于膀胱后部及两侧,一般不发生于膀胱三角区。憩室可单发,也可多发,大小相差悬殊,大者甚至可超过膀胱。膀胱憩室的典型临床为"两段排尿"和膀胱刺激症状,如在此基础上出现间歇性无痛性全程肉眼血尿应高度怀疑并发憩室癌。

　　超声诊断膀胱憩室时可嘱患者分次排尿可以反复做比较:寻找憩室口需要在膀胱充盈时进行,无回声区大小和形态可随膀胱充盈度而改变,在膀胱中度充盈时,无回声区呈椭圆形,待膀胱过度充盈时再探查,无回声区可呈圆球形,体积变大;而排尿后再探查,无回声区缩小,甚至消失。对于带有导尿管的患者,还可以利用导尿管排尿或向膀胱内注射无菌液体以动态观察憩室口液体流出及流入时的情况。彩色多普勒超声检查则可显示憩室口喷射状的红色或蓝色信号。对较大的憩室,应确定何为膀胱腔,何为憩室腔,其鉴别要点是通过二维或彩色多普勒观察输尿管口排尿加以区别,凡直接向囊腔内喷尿者,则该腔为膀胱腔,否则为憩室腔。约50%的膀胱憩室合并憩室内结石,偶见膀胱憩室内肿瘤生长。如憩室内见小乳头状回声,应考虑憩室肿瘤的可能。

六、思考题

(1) 膀胱憩室的特征声像图表现有哪些?

(2) 膀胱憩室的鉴别诊断主要有哪几个? 如何鉴别?

(3) 膀胱憩室排尿后一定缩小吗? 为什么? 如何判断?

七、推荐阅读文献

　　[1] 黄建华,彭波,刘敏,等.膀胱憩室癌1例报告及文献回顾[J].临床与病理杂志,2015,35(4):582-586.

　　[2] 宋鲁杰,徐月敏,傅强,等.膀胱憩室癌19例诊治分析[J].中华临床医师杂志(电子版),2012,6(8):2228-2229.

(胡　兵　王　玉)

一、病历资料

1. 病史

患者,男性,70 岁,因"排尿不畅 10 年余,发现前列腺特异抗原(PSA)升高 3 月"就诊。患者 10 年前无明显诱因下出现排尿踌躇,费力,无发热,无尿频、尿急、尿痛,夜尿 2～3 次/天,尿液颜色正常。3 月前体检发现 PSA 值 10.07 ng/ml,遂来我院就诊。

2. 体格检查

患者双肾无叩击痛,双侧输尿管移行区无压痛,耻骨上膀胱区无膨胀,无压痛,直肠指检示前列腺体积增大,表面光滑,质韧,边缘清楚,中央沟变浅,未扪及明显硬结。

3. 实验室检查

PSA 10.07 ng/ml, fPSA 3.98 ng/ml, fPSA/PSA 0.39。尿常规(—),血常规(—)。

二、影像资料

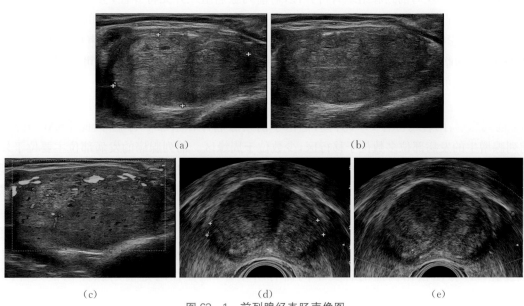

(a)　　　　　　　　　　　　　　　(b)

(c)　　　　　　　　(d)　　　　　　　　(e)

图 63-1　前列腺经直肠声像图

(a)经直肠纵切面声像图示前列腺内腺明显增大,可见增生结节;(b)经直肠纵切面声像图示前列腺周缘区受压变薄,内外腺之间可见结石;(c)经直肠纵切面彩色多普勒血流图示前列腺右侧周缘区血流信号稀少,移行区血流信号较周缘区稍多;(d)经直肠横切面声像图示前列腺最大横切面测量前列腺左右径,前列腺形态饱满接近圆球形,内外腺之间可见结石;(e)经直肠横切面彩色多普勒血流图前列腺横切面显示双侧周缘区血流信号稀少。

三、超声所见及诊断

1. 超声所见

患者前列腺上下径 6.00 cm，前后径 4.24 cm，左右径 5.72 cm，Vol 75.67 ml。PSA 10.07 ng/ml，fPSA 3.98 ng/ml，f/T 0.395，PSAD 0.133。内腺上下径 4.92 cm，前后径 3.55 cm，左右径 3.55 cm。Vol 32.24 ml。TPSAD 0.312。前列腺形态饱满，中叶稍突向膀胱，高 0.6 cm，宽 0.7 cm。周缘区前后径与移行区前后径比值约 1∶5。尿道内口至精阜距离 3.5 cm，尿道内口距前列腺后缘 2.6 cm，尿道内口距前列腺前缘 2.7 cm。内腺可见增生结节，内外腺之间可见结石。前列腺周缘区回声不均匀，可见散在分布的片状回声减低区域。双侧周缘区未见占位病变。CDFI 检查：双侧移行区彩色血流不丰富，双侧周缘区彩色血流稀少，前列腺内未见异常血流丰富区域。残尿：30 ml。

2. 超声诊断

前列腺增生伴结石；前列腺周缘区回声不均匀，合并慢性前列腺炎可能。

3. 最后诊断

前列腺组织增生。

四、超声分析和鉴别诊断

1. 超声分析

患者为老年男性，排尿不畅多年，无明显诱因下出现排尿踌躇，夜尿次数增多就诊。经直肠超声检查提示前列腺形态饱满，体积明显增大（正常前列腺体积一般不超过 20 ml），尤以内腺体积增大明显，中叶突向膀胱，内腺可见增生结节，外腺受压变薄，出现残余尿，这些都是前列腺增生的典型声像图表现，因此超声诊断为前列腺增生。

本例患者是由于 PSA 值增高而就诊，PSA 是由前列腺腔上皮产生的糖蛋白抗原，在前列腺癌时 PSA 值会升高，但 PSA 对前列腺组织有特异性，对前列腺癌组织并无特异性，会受多种因素的影响，如前列腺增生、前列腺炎时 PSA 值也会升高。超声检查时通过 PSAD 和 TPSAD 的计算，排除了前列腺体积对 PSA 值的影响，如在本病例中患者的 PSA 值虽然大于 10 ng/ml，但其超声检查所得到的 PSAD 值和 TPSAD 值均略低于常用的参考临界值，因此我们的诊断排除了前列腺癌的可能，其后的穿刺活检结果也证实了我们的诊断。

2. 鉴别诊断

（1）前列腺癌：两者均可有 PSA 升高，但由于前列腺癌体积增加不明显，因此 PSAD 升高更为显著。前列腺增生的发病部位多数位于移行区，少数位于周缘区。前列腺癌的发病部位主要位于外腺（周缘区）。声像图上前列腺增生结节多为圆形或类圆形、形态规则、边界多较清楚，而前列腺癌多表现为形态不规则或边界不清楚的低回声区，结节感多不明显。对早期前列腺癌及前列腺增生合并前列腺癌，鉴别较困难，可行超声引导下穿刺活检。

（2）前列腺肉瘤：前列腺肉瘤多发生于中青年男子，也有发生于小儿的。前列腺肉瘤恶性程度高，转移早，主要症状为排尿困难和血尿，血清 PSA 值往往不增高。直肠指检时前列腺明显增大，质地软似囊肿。声像图根据肉瘤的种类不同而有所差异，但往往均是前列腺体积很大，内部回声减低。

五、要点与讨论

　　良性前列腺增生(benign prostatic hyperplasia,BPH)是老年男性的常见疾病之一,与性激素平衡失调有关。病理表现为腺体、平滑肌及纤维组织增生并压迫尿道,使尿道阻力增加。

　　典型的 BPH 声像图表现为前列腺体积增大,形态饱满,部分可向膀胱突出;前列腺内部回声不均匀,可见等或高回声的增生结节压迫尿道,尿道走行扭曲变细;前列腺内腺增大,尤以前后径增加明显,外腺受压变薄,内外腺比例失调,通常大于 2.5∶1;内外腺之间多有伴发结石。彩色多普勒血流表现为内腺血流增多,增生结节周围可见血流环绕,脉冲多普勒显示多为低阻动脉频谱。此外,长期 BPH 可引起膀胱小梁小房形成,残尿量增加,尿潴留,长此以往会造成膀胱结石、肾积水等并发症,产生相应的声像图表现。

　　超声检查较易诊断 BPH,经直肠超声可以准确测量前列腺各径线,计算前列腺体积,观察突向膀胱情况。最重要的是通过高频率的直肠探头,可以对前列腺内部的回声改变进行清晰显示,从而对前列腺的炎症和肿瘤进行进一步排查。

六、思考题

　　(1) 超声如何诊断前列腺增生症?
　　(2) 前列腺增生症与前列腺癌的鉴别诊断要点是什么?

七、推荐阅读文献

　　[1] 连雪,田慧中,关雨章,等.超声检查对前列腺增生症诊断标准的探讨[J].中国超声医学杂志,2000,16(9):696-698.

　　[2] Jepsen JV, Bruskewitz RC. Comprehensive patient evaluation for benign prostatic hyperplasia [J]. Urology, 1998,51(4A Suppl):8-13.

　　[3] McClennan BL. Diagnostic imaging evaluation of benign prostatic hyperplasia [J]. Urol Clin North Am, 1990,17(3):517-536.

　　[4] 卓忠雄,刘政,杨红俊,等.前列腺增生症声像图及病理基础的初步探讨[J].中华超声影像学杂志,1996,5(6):274-276.

(王 韧 郭 倩)

案例 64
前列腺癌

一、病历资料

1. 病史

患者，男性，79 岁，因"发现血清 PSA 值升高 1 年"就诊。患者 1 年前体检发现血清 PSA 值升高，之后复查两次，PSA 值逐渐增高，1 月前 PSA 值为 8.21 ng/ml。期间无发热，无尿频、尿急、尿痛，夜尿 1～2 次，尿液颜色正常。

2. 体格检查

患者双肾无叩击痛，双侧输尿管走行区无压痛，耻骨上膀胱区无膨胀，无压痛，直肠指检示前列腺体积稍增大，中央沟变浅，左侧扪及结节，结节质硬。

3. 实验室检查

PSA 8.2 ng/ml，fPSA 0.98 ng/ml，fPAS/PSA 0.12，尿常规、血常规（一）。

二、影像资料

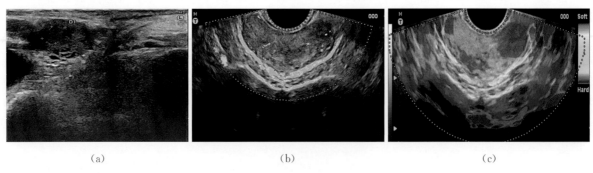

(a)　　　　　　　　　(b)　　　　　　　　　(c)

图 64-1　前列腺癌声像图

（a）经直肠纵切面声像图示前列腺左侧周缘区探及低回声区；（b）经直肠横切面彩色多普勒血流图示左侧周缘区低回声结节内血流信号较对侧增多；（c）经直肠横切面弹性成像图示左侧周缘区低回声结节质地硬。

三、超声所见及诊断

1. 超声所见

患者前列腺上下径 4.4 cm，前后径 2.8 cm，左右径 4.7 cm，Vol 30.11 ml。PSA 8.21 ng/ml，PSAD 0.272。内腺上下径 3.0 cm，前后径 1.9 cm，左右径 2.8 cm。Vol 8.30 ml。TPSD 0.988。

前列腺形态稍饱满，中叶不突向膀胱。尿道内口至精阜距离 1.8 cm，尿道内口距前列腺后缘 1.5 cm，尿道内口距前列腺前缘 1.4 cm。内腺可见增生结节，较大者 0.7 cm×0.6 cm，内外腺之间可见结石。

左侧周缘区见异常回声区，呈低回声，范围 0.95 cm×0.77 cm×0.96 cm，形态欠规则，边界尚清楚，低回声区向包膜外隆起不明显，弹性评分：5 分。CDFI 检查：低回声区内部可见少许血流信号（见图 64 - 1）。残尿：<10 ml。

2. 超声诊断

（1）前列腺左侧周缘区异常回声区，考虑前列腺癌可能。

（2）前列腺增生伴结石。

3. 最后诊断

前列腺癌合并前列腺增生，前列腺右侧周缘区中部、左侧周缘区外侧、左侧移行区：前列腺腺癌，Gleason 评分 9 分（4+5）伴神经周围癌浸润，脉管内见瘤栓。前列腺右侧周缘区外侧、右侧周缘区旁正中、左侧周缘区旁正中、左侧周缘区中部、右侧移行区：前列腺组织增生。

四、超声分析和鉴别诊断

1. 超声分析

本病例为老年男性患者，血清 PSA 值逐渐增高，期间无发热，无尿频、尿急、尿痛等尿路感染体征。直肠指检于左侧扪及结节，质硬。临床上对于 PSA 进行性增高的老年男性，无明显症状但直肠指检触及硬结者，应首先考虑前列腺癌。经直肠超声检查提示左侧周缘区低回声，形态欠规则，边界尚清楚，弹性成像显示结节质地硬，内部血流信号较对侧周缘区丰富，是前列腺癌典型的声像图表现，因此初步诊断为前列腺癌。

2. 鉴别诊断

（1）前列腺增生：患者临床症状表现为排尿不畅，残余尿增多，夜尿次数增多。前列腺增生超声表现为前列腺体积增大，形态饱满，向膀胱内突出，内外腺比例失调，内腺明显增大，外腺则受压变薄，内腺内可见边界清楚的增生结节，彩色血流显示内腺区域彩色血流信号增多。前列腺癌的病灶多发生在周缘区。早期前列腺癌与前列腺增生较难鉴别，可在超声引导下穿刺活检明确。前列腺增生合并前列腺癌的患者，因兼备两者的声像图表现，更易遗漏后者，鉴别诊断也更有赖于前列腺穿刺活检。

（2）慢性前列腺炎：慢性前列腺炎时 PSA 也可有明显增高，声像图上表现为前列腺弥漫性回声不均匀，包膜可增厚，周缘区可见腺管扩张，前列腺周围静脉丛扩张。

（3）膀胱颈部肿瘤：膀胱颈部癌可侵入前列腺，前列腺癌也可侵入膀胱，向膀胱内生长，此时两者需鉴别。鉴别要点是膀胱癌自膀胱向腺体内侵犯，而前列腺癌则多自腺体外后侧向前延伸，彩色多普勒超声检查多能提示膀胱颈部肿瘤滋养血管，而前列腺癌少有这种典型的图像。此外，血清 PSA 检查也有助于两者的鉴别。

五、要点与讨论

前列腺癌70%发生于前列腺周缘区,且90%以上为多灶性散发。早期前列腺癌声像图往往显示周缘区低或等回声结节,边界清晰或不清晰,形态欠整齐。如果病灶向外生长累及包膜或周围脂肪组织,前列腺周围的线状强回声(前列腺周围脂肪)将变形或扭曲,甚至中断。部分前列腺癌灶内有钙化征象。中晚期前列腺癌可见前列腺左右不对称,内部出现边界不清低回声,可侵犯精囊、膀胱、直肠等部位。这些直接或间接征象均对诊断具有提示意义。此外,彩色多普勒探及点条状或穿支血流进入,频谱多普勒探及高阻血流,弹性超声显示异常回声部位质地偏硬,也有一定辅助诊断价值。

经直肠超声检查能清晰显示前列腺内部及周边回声改变情况,对前列腺癌的早期诊断具有重要价值。多种前列腺疾病均可使血清PSA增高,且外腺的低回声病灶还可与其他良性病变如炎性结节、良性增生等共存,加之内腺的增生结节也需与癌灶鉴别,此时单纯依靠超声进行影像学诊断有一定局限性,需结合MRI等其他影像学检查,而对于多种影像学表现均不典型的患者仍需要前列腺穿刺活检来确诊。

六、思考题

(1) 前列腺癌的典型声像图表现有哪些?

(2) 前列腺癌的鉴别诊断主要有哪些? 如何鉴别?

七、推荐阅读文献

[1] 周永昌,郭万学.超声医学[M].4版.北京:科学技术文献出版社,2003:1294-1296.

[2] 姜玉新,王志刚.医学超声影像学[M].北京:人民卫生出版社,2010:252-253.

[3] 王小燕,凌冰,黄向红,等.前列腺癌经直肠超声表现及特征与临床分期探讨[J].中国超声医学杂志,2014,30(2):150-154.

[4] Westendarp M, Postema A, de la Rosette JJ, et al. Advances in ultrasound techniques for the diagnosis and staging of prostate cancer. Elastography, Doppler ultrasound, ultrasound contrast media, ultrasound quantification media and MRI fusion [J]. Arch Esp Urol, 2015,68(3):307-315.

(王　韧　郭　倩)

案例 65

肉芽肿性前列腺炎

一、病历资料

1. 病史

患者,男性,79岁,因"体检发现前列腺硬结1周"就诊。患者1周前体检直肠指检发现有前列腺硬结来我院就诊。追问病史,患者3月前曾有尿频、尿急、尿痛症状,外院诊断为尿路感染,经抗感染治疗后症状缓解。

2. 体格检查

患者双肾无叩击痛,双侧输尿管走行区无压痛,耻骨上膀胱区无膨胀,无压痛,肛门指诊示前列腺体积稍增大,左侧扪及一结节,结节质韧。

3. 实验室检查

PSA 6.05 ng/ml, fPSA 1.23 ng/ml, fPSA/PSA 0.20。尿常规:WBC 75 个/μl, RBC 21 个/μl。血常规(一)。

二、影像资料

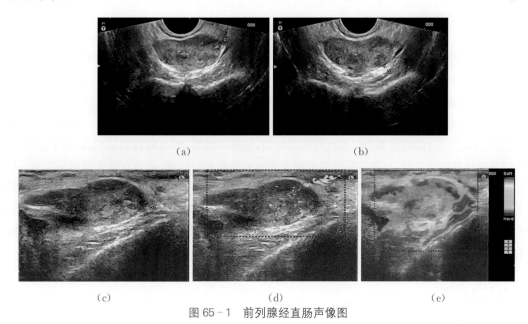

(a)　　　　　　　　　　　　　　(b)

(c)　　　　　　　(d)　　　　　　　(e)

图 65-1　前列腺经直肠声像图

(a)经直肠横切面声像图示前列腺左右不对称,左侧周缘区隆起;(b)经直肠横切面声像图示左侧周缘区、左侧移行区见异常回声区,呈不均匀回声,以低回声为主;(c)经直肠纵切面声像图示左侧周缘区移行区不均质低回声区,向包膜外隆起明显,无明显边界;(d)经直肠纵切面彩色多普勒血流图示左侧周缘区移行区不均质低回声区内血流稍丰富;(e)经直肠纵切面超声弹性成像图示左侧周缘区低回声区质地不硬。

三、超声所见及诊断

1. 超声所见

患者前列腺上下径 3.7 cm,前后径 2.3 cm,左右径 4.2 cm,Vol 18.59 ml。PSA 6.05 ng/ml,PSAD 0.325。内腺上下径 2.5 cm,前后径 1.5 cm,左右径 2.1 cm。Vol 4.10 ml。TPSAD 0.678。前列腺形态不饱满,中叶不突向膀胱。尿道内口至精阜距离 2.1 cm,尿道内口距前列腺后缘 1.8 cm,尿道内口距前列腺前缘 0.8 cm。内腺未见增生结节,尿道旁可见结石。左侧周缘区、左侧移行区见异常回声区,呈不均匀回声,以低回声为主,范围约 2.28 cm×1.22 cm×1.41 cm,无明显边界,形态欠规则,向包膜外隆起明显,内部血流稍丰富,弹性评分:1 分。残尿:20 ml。

2. 超声诊断

前列腺左侧周缘区、左侧移行区异常回声区,结合病史考虑炎症可能大,但不能完全排除前列腺癌可能,建议必要时穿刺活检以明确性质;前列腺结石。

3. 最后诊断

(前列腺左侧周缘区旁正中、左侧周缘区中部、左侧周缘区外侧、左侧移行区)穿刺活检:非特异性肉芽肿性前列腺炎。(前列腺右侧周缘区外侧、右侧周缘区中部、右侧周缘区旁正中、右侧移行区)穿刺活检:前列腺组织增生。

四、超声分析和鉴别诊断

1. 超声分析

患者为老年男性,体检直肠指检发现有前列腺硬结,曾有尿频、尿急、尿痛症状,经抗感染治疗后症状有所缓解。PSA 稍有增高。经直肠超声检查提示前列腺左侧周缘区、左侧移行区呈不均匀回声,以低回声为主,无明显边界,形态欠规则,向包膜外隆起明显,内部血流稍丰富,声触诊结节质地软。结合病史考虑炎症可能大,但因声像图表现与前列腺癌难以鉴别,因此不能完全排除前列腺癌可能,因此最终进行穿刺活检明确病变性质。

2. 鉴别诊断

(1) 前列腺癌:前列腺癌的发病部位主要位于外腺(周缘区),表现为周缘区边界不清血供较丰富的低回声病灶。肉芽肿性前列腺炎声像图表现缺乏特异性,可为周缘区单发、边界清楚的低回声结节,也可为分布于周缘区和移行区的多发低回声结节,这些图像特征难以与癌结节进行区分。对于声像图表现难以与前列腺癌鉴别者,诊断有赖于超声引导下穿刺活检。

(2) 慢性前列腺炎:前列腺多为弥漫性回声不均匀,包膜可增厚,PSA 可有明显增高,对于边界不清的低回声炎性结节或局部病变区域,与肉芽肿性前列腺炎的鉴别诊断相对困难,确诊有赖于前列腺穿刺活检。

(3) 前列腺增生:前列腺增生多表现为前列腺体积增大,形态饱满,部分可向膀胱突出;前列腺内部回声可不均匀,可见等或高回声的增生结节压迫尿道,增生结节多位于内腺,多数形态较规则,边界较清楚,呈中等回声或高回声者居多。尿道走行扭曲变细;前列腺内腺增大,尤以前后径增加明显,外腺受压变薄,内外腺比例失调等特征与肉芽肿性前列腺炎不难鉴别。

五、要点与讨论

肉芽肿性前列腺炎是一类慢性前列腺感染性疾病,临床较少见。该病常见于 50 岁以上人群。非特异性肉芽肿性前列腺炎可能与人类白细胞抗原——DR15 相关的 T 细胞对前列腺分泌物的应答反应有关。特异性常见于结核分枝杆菌、梅毒螺旋体、病毒或真菌等感染。手术后肉芽肿性前列腺炎见于经尿道部分切除前列腺导致前列腺上皮、间质的免疫反应及嗜酸性粒细胞浸润者。系统性肉芽肿性病由于过敏原破坏上皮细胞,细菌毒素和前列腺分泌物引起炎症反应。

　　该病临床症状及体征缺乏特异性,可表现为下尿路感染症状,如尿频、排尿困难、急性尿潴留、脓尿及血尿等。直肠指检可触及变硬或呈结节状的前列腺,与前列腺癌难以区分。若指诊时压痛明显或经过抗炎治疗后前列腺硬度有好转者倾向炎症诊断。PSA 水平难以有效鉴别本病与前列腺恶性肿瘤。与癌症不同,肉芽肿性前列腺炎引起的血清 PSA 升高为暂时性或一过性。

　　经直肠超声检查具有较高的分辨率,能够清晰显示前列腺回声特点及血供特征,是评估前列腺疾病的理想成像技术。但肉芽肿性前列腺炎和前列腺癌的图像特征相似,声像图表现缺乏特异性,可为周缘区单发、边界清楚的低回声结节,也可为分布于周缘区和移行区的多发低回声结节,这些图像特征难以与癌结节进行区分。病灶可表现为边界不清、不均质低回声,也可表现为腺体内多发性囊、实性病变,囊性区域透声性差,部分有分隔,这可能由肉芽肿性病变导致的炎性坏死所致。对于声像图表现难以与前列腺癌鉴别者,诊断有赖于超声引导下的前列腺穿刺活检。

六、思考题

　　(1) 肉芽肿性前列腺炎的诊断要点是什么?
　　(2) 请列举肉芽肿性前列腺炎的声像图表现及相关鉴别诊断。

七、推荐阅读文献

　　[1] 李岩密,唐杰,郭爱桃,等. 肉芽肿性前列腺炎经直肠常规超声及超声造影特征探讨[J]. 中国超声医学杂志,2011,27(12):1105-1108.

　　[2] Uzoh CC, Uff JS. Granulomatous prostatitis [J]. BJU Int, 2007,99(3):510-512.

　　[3] Madrid García FJ, Alvarez Ferreirra J, Núñez Mora C, et al. Granulomatous prostatitis. Analysis of 15 cases and review of the literature [J]. Arch Esp Urol, 1996,49(8):789-795.

　　[4] Rodríguez Martínez JJ, Fernández Gómez JM, Madrigal Rubiales B, et al. Granulomatous prostatitis. Review of 22 cases [J]. Actas Urol Esp, 1998,22(7):575-580.

（王　韧　郭　倩）

案例 66
尿道狭窄

一、病历资料

1. 病史

患者，男性，32 岁，因"后尿道重建术后 2 年，进行性排尿困难 6 个月"就诊。患者 2 年余前因外伤致骨盆骨折，膜部尿道断裂，于当地医院行急诊尿道会师术（具体不详），术后 1 个月拔出尿管后排尿尚可，在当地医院门诊间歇尿道扩张维持。近半年出现排尿困难，逐渐加重，1 个月前出现尿滴沥，当地医院给予膀胱造瘘处理，患者为进一步诊治入院。

2. 体格检查

患者双侧肾区叩痛（－），双侧输尿管及膀胱区压痛（－），膀胱造瘘中，耻骨上膀胱区可见纵行陈旧性手术瘢痕，阴茎发育正常，阴囊内双侧睾丸及附睾质地可，无明显肿块。

3. 实验室检查

无殊。

二、影像资料

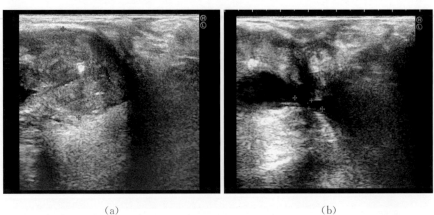

（a）   （b）

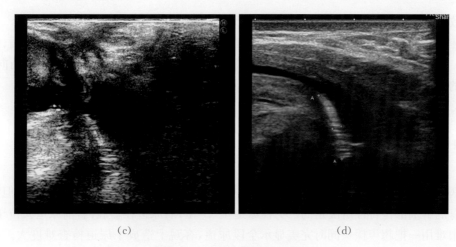

（c）　　　　　　　　　　　　　　　　　（d）

图 66-1　膜部尿道狭窄声像图

（a）静止期后尿道纵切图；（b）排尿期后尿道纵切图；（c）排尿期后尿道纵切图，重点显示
膜部尿道；（d）排尿期前尿道纵切图。

三、超声所见及诊断

1. 超声所见

经直肠探测，患者前列腺上下径 4.0 cm，前后径 3.1 cm，左右径 3.5 cm。静止期后尿道呈正常闭合状态。经注水后观察，前、后尿道开放较顺利，尿道内腔较毛糙。膜部尿道见狭窄，长度 0.5 cm，狭窄处内径 0.29 cm。低回声瘢痕范围 0.56 cm，瘢痕深度 0.13 cm。球部尿道可见强回声附于尿道腔面，范围 1.3 cm ×0.18 cm。

2. 超声诊断

（1）膜部尿道狭窄。

（2）球部尿道炎症表现。

3. 最后诊断

膜部尿道狭窄。

四、超声分析和鉴别诊断

1. 超声分析

本例患者为一年轻男性，有明确尿道外伤及手术病史，目前出现的排尿困难首先应考虑吻合口狭窄可能。因此，观察重点首先考虑膜部尿道。从静止期后尿道图像中，隐约可见膜部尿道周围有低回声瘢痕，后方有声影，进一步明确了诊断。检查过程中让患者用力排尿，使得整个尿道充盈，此时膜部尿道腔内情况得到清晰显示，尿道狭窄的程度能够准确评估，周围瘢痕结构也显示更清楚。通过进一步观察充盈的前尿道，发现前尿道的一些继发性改变，从而完整了解全段尿道情况，得出全面正确的诊断，为临床手术提供可靠的依据。特别要指出的是，对于引起尿道狭窄的瘢痕观察是重中之重。因为根据瘢痕的厚度及长度才能正确选择手术方式。根据文献报道，瘢痕厚度在 0.5 cm 以内是尿道内切开手术的最佳适应证。

2. 鉴别诊断

尿道狭窄的诊断主要解决两个问题：首先是定位，该问题会在讨论中详细展开；其次为定性，主要原因有外伤所致尿道狭窄、炎症以及其他一些尿道先天性疾病所致。

（1）尿道炎症所致尿道狭窄：可分为特异性和非特异性两类。特异性的主要于因淋病、尖锐湿疣或者结核所致。好发于前尿道，后尿道少见。表现为尿道壁不均匀的增厚，或息肉样组织凸向尿道腔内。与外伤所致的瘢痕狭窄不同，结合病史分析，诊断不难。

（2）先天性尿道狭窄：少见。

五、要点与讨论

尿道疾病的超声诊断目前国内外开展不多，可能和操作繁琐、技术仪器要求高有关。但实际上也是因为尿道本身的解剖部位特性所决定的。男性尿道呈"S"型，后尿道在盆腔内，前尿道又位于会阴体表，因此检查者很难用一把超声探头同时完美显示全段尿道，客观上造成了尿道检查难度大。可以用凸阵探头放置于患者会阴处显示整个尿道，但由于探头频率过低，无法显示细节。经直肠双平面探头联合经会阴线阵高频探头联合观察的方法是目前较好的检查方法学。通过经直肠观察，可以尽可能贴近后尿道，线阵、凸阵探头自由切换可以较容易获得尿道纵切及横切的高清图像，为诊断提供了良好的基础。经会阴利用线阵探头观察前尿道，图像质量较好。

另一个需要解决的探查难点是，当尿道闭合时，检查者很难观察尿道腔面情况及腔内病变。可以采用顺行性充盈法或者逆行充盈法显示尿道腔。顺行充盈法就是让患者自行排尿（尿道外口处用阴茎夹夹闭）。该方法更符合人体自然状态，不容易导致因尿道过度充盈所引起的测量误差。但有部分患者由于各种原因无法排尿成功，造成检查失败。逆行充盈法就是从尿道外口向尿道内灌注灭菌生理盐水等造影剂，此法充盈前尿道相对容易，如果患者膜部尿道功能正常，后尿道充盈较困难，需加压注入大量生理盐水才能成功，患者痛苦度较大，同时容易因为过度充盈尿道引起假阴性。两种方法各有所长，可以根据实际检查情况灵活使用。

超声对尿道狭窄的定位较易，超声显像的优势在于能清晰显示膀胱颈、前列腺、膜部结构、球海绵体、耻骨联合内下缘以及充盈时的球部近端尿道的特有形态，并凭借于这些解剖标志对狭窄部位做出定位。正常膜部尿道周围呈低回声结构，其远端前方适对耻骨联合内下缘，充盈的球部近端尿道呈平滑鸟嘴状。其尖端也适于该处终止；且球部近端尿道旁具有特有形态和回声的球海绵体标志，因此有足够的依据来区分前、后尿道，对于球部或膜部尿道狭窄抑或两个部位同时受累能做出明确的诊断。骨盆骨折等后腹膜损伤往往导致膜部尿道受损而骑跨伤等常可导致球部尿道损伤。对于狭窄段尿道瘢痕深度的估测超声具有较大优势。尿道瘢痕组织的范围是决定临床采取何种术式的重要依据。因此能否对瘢痕范围做出估测，在很大程度上决定了该种检查方法在临床诊断中的地位。超声显像的显著特点是能对尿道腔及其周围结构层次等予以清晰显示。研究表明瘢痕组织在声像图上能以显示并可对其严重程度进行分型，这为瘢痕范围的超声估测提供了重要的依据和前提。

六、思考题

外伤性后尿道狭窄的好发部位是哪里？

七、推荐阅读文献

[1] 胡兵,陈曾德,庄奇新,等.男性尿道狭窄超声显像与X线尿道造影的比较性研究[J].中国医学影像学技术,2001,17(9):870-873.

　　[2] 胡兵,周永昌,陈曾德,等.创伤性尿道狭窄术后吻合口形态超声诊断与手术结果的对照[J].上海医学影像杂志,2001,10(2):82-84.

　　[3] 胡兵,周永昌,陈曾德,等.创伤性尿道狭窄术后尿道超声研究:尿道狭窄术后吻合口形态超声分型[J].中国医学影像技术,2000,16(5):344-345.

　　[4] 胡兵,周永昌,陈曾德,等.创伤性尿道狭窄术后尿道超声研究:术后排尿基本正常的超声检测[J].中国医学影像技术,2000,16(5):342-343.

　　[5] 胡兵,周永昌,陈曾德,等.创伤性尿道狭窄术后尿道超声研究:对排尿与尿道探杠导入出现矛盾现象的分析[J].中国医学影像技术,2000,16(5):339-340.

　　[6] 胡兵,周永昌.创伤性尿道狭窄术后尿道超声研究:术后近期出现排尿困难的超声检测[J].中国医学影像技术,2000,16(5):337-338.

（陈　磊　胡　兵）

案例 67
混合性血管功能勃起障碍

一、病历资料

1. 病史

患者,男性,42 岁,因"后尿道重建术后勃起功能下降 9 月"就诊。患者 2 年余前因外伤致骨盆骨折、后尿道损伤,急诊于当地医院行膀胱造瘘。1 年余前于外院行后尿道成形术(具体术式不详),术后 1 月拔出尿管后排尿困难症状逐渐加重,直至无法自行排尿。10 个月前来我院就诊,查尿道造影提示后尿道闭锁,遂在全麻下行后尿道端端吻合术,术后 1 月拔除尿管后排尿正常。自受伤以来,阴茎勃起功能明显下降,自我察觉无晨勃,有性刺激的情况下也无法勃起,无法正常完成夫妻生活,尿道重建术后觉阴茎勃起功能较前差,患者为其进一步诊治入院。

2. 体格检查

双侧肾区叩痛(一),双侧输尿管及膀胱区压痛(一),耻骨上膀胱区可见纵行陈旧性手术瘢痕,阴茎发育短小,会阴部可见陈旧性手术瘢痕,阴囊内双侧睾丸及附睾质地可,无明显肿块。

3. 实验室检查

(1) E_2 98. 41 pmol/L(正常范围:男性<187. 2 pmol/L),FSH 2. 91 IU/L(正常范围:男性 1. 4～18. 1 IU/L),LH:4. 10 IU/L(正常范围:男性 1. 5～9. 3 IU/L),PRL 121. 44 mIU/L(正常范围:男性 45～375 mIU/L),TSTO 10. 3 nmol/L(正常范围:男性 8. 4～28. 7 nmol/L)。

(2) NPT(阴茎夜间勃起试验)检查:夜间勃起微弱。

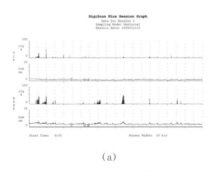

(a)

图 67 - 1　NPT 检测结果

二、影像资料

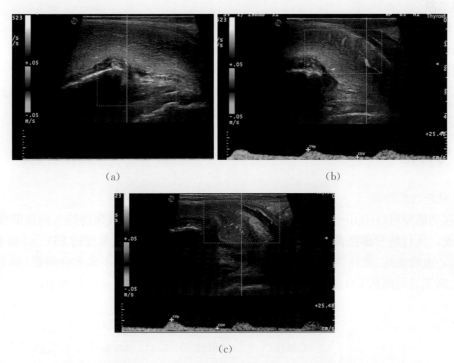

(a)　　　　　　　　　　　　　　　(b)

(c)

图 67-2　混合性血管功能勃起障碍声像图

(a)平静状态下观察阴茎背深动脉；(b)在阴茎根部一侧注入罂粟碱 20 mg 和酚妥拉明 1 mg，阴茎完全勃起后检查。药物注射后，观察阴茎背深动脉；(c)药物注射后，观察阴茎背静脉。

三、超声所见及诊断

1. 超声所见

患者平静状态下检测阴茎血流(背深动脉)：PSV 11 cm/s，EDV 3 cm/s，RI 0.74，ACCV 83 cm/s^2，AT 32 ms。

注药后检测阴茎血流(背深动脉)：PSV 9 cm/s，EDV 3 cm/s，RI 0.70，ACCV 56 cm/s^2，AT 45 ms。背深静脉：9 cm/s。如图 67-2 所示。

2. 超声诊断

血管性勃起功能障碍存在，分型为混合性。

3. 最后诊断

勃起功能障碍(ED)，混合性。

四、超声分析和鉴别诊断

1. 超声分析

本例患者为一中年男性，存在外伤尿道手术引起勃起功能障碍(ED)的明确病史。术前 NPT(阴茎夜间勃起试验)已明确为器质性 ED。患者术前检查中可见其激素水平正常，故已可排除内分泌因素导致的 ED。本次检查目的很明确，就是观察患者的 ED 是否为血管因素所致，如果存在血管性 ED 并对其分型，便于指导下一步治疗。故检查重点就在于阴茎血管的观测，由于其特殊性，必须在注射药物让阴茎完全勃起后检查，方能得到正确结果。

2. 鉴别诊断

血管性 ED 的分型特征：

（1）动脉性 ED：主要表现为 PSV 减低，ACCV 减低，AT 延长。

（2）静脉性 ED：主要表现为 RI 减低，EDV 增大，VV 增快。

（3）混合性 ED：即同时存在动脉功能不良及静脉瘘。事实上接近 50% 的 ED 患者属此类型。主要表现为 PSV 减低，EDV 增快。也可伴有静脉持续的回流。

五、要点与讨论

1. 男性勃起功能障碍

男性勃起功能障碍（erectile dysfunction，ED）的定义为不能获得或保持持久的能够维持满意性生活的勃起功能。流行病学研究表明，大约 5%～20% 的男性存在中度或重度的 ED。引起 ED 常见的危险因素包括：心血管疾病、肥胖、吸烟、高胆固醇血症、代谢性疾病、盆腔手术和会阴部（尿道）外伤等，通过加强锻炼、减肥等可降低 ED 的发生率。现将勃起功能障碍分类如图 67－3 所示：

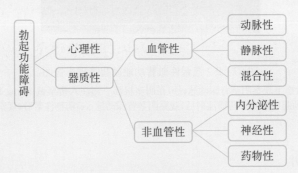

图 67－3　勃起功能障碍分类

勃起功能障碍的发生可起源于多种不同的病理生理过程，通常分为心理性和器质性两类。器质性原因占 ED 的 50%～90%，而其中大部分为动脉功能不良或/和静脉漏所致的血管性 ED，单纯的动脉性 ED 约占 30%，动、静脉混合性 ED 比较常见，约占 50%。

在该疾病诊断中，早年就利用了超声原理：阴茎-肱动脉指数（penile-brachial index，PBI）测定。该方法具体操作如下：先测量患者的肱动脉血压，然后用多普勒听诊器或多普勒血流探测仪测定阴茎动脉收缩压，通过公式 FBI＝阴茎海绵体动脉收缩压/肱动脉收缩压即可得到 FBI 值。FBI＝0.75 为正常。由于该方法仅能在阴茎疲软状态下进行，无法反映勃起后的情况；且仅能取得几条阴茎动脉的混合信息，准确性较差，目前已基本不用。

一般情况下诊断 ED 可先让患者进行 ⅡEF－5（国际勃起功能评分）的量表自测，如果存在 ED 的可能，再进行 NPT 检测排除心理因素导致的 ED。

1984 年，Lue 等首先用高频超声加上多普勒技术测定阴茎血管的血流情况，随着技术的进步，这种无创检查在阴茎勃起功能障碍诊断中的应用日益普遍，日益完善，尤其是在血管性勃起功能障碍的诊断中的价值得到肯定。目前已成为勃起功能障碍诊断的一线检查方法。

2. 药物性阴茎双功能超声（pharmacopenile duplex ultrasonography，PPDU）的检查方法

由于该疾病的检查涉及患者隐私，所以必须在单独、舒适、安静的专用检查室中完成。一般情况下仅检查者与患者单独在场，检查者必须在检查前向患者详细解释检查内容，建立良好医患关系，帮助患

者放松紧张的心情,建立信心,避免外界因素对测量结果的影响。

　　患者取仰卧位,阴茎伸直向上靠于前腹壁上,用高频(频率 7.5～10.0 MHz)线阵探头置于阴茎腹侧根部的中线位置。首先探测阴茎海绵体,横切显示阴茎声像图,表现为阴茎海绵体成对、圆形、均匀回声,边界由高回声的白膜包绕。阴茎中隔是一条线状高回声,将阴茎海绵体隔开。然后显示阴茎海绵体动脉,位于阴茎海绵体中央或略偏向阴茎中隔,在阴茎海绵体注射血管活性物质之前,用 Doppler 超声检查,先用多普勒超声确定海绵体动脉血流,再用脉冲多普勒测定左、右海绵体动脉流速曲线图,并用多普勒超声确定阴茎背静脉血流和脉冲多普勒测定背静脉流速曲线图。然后在阴茎根部上一条止血带,向阴茎海绵体内任何一侧注射罂粟碱 30～60 mg 和(或)酚妥拉明 1 mg,也可注前列腺素 E_1 20 mg,2 min 后松开止血带,站立位观察勃起角度。用 Doppler 超声测定阴茎海绵体动脉血流频谱,注意声束与血流角度小于 60°,获得最佳频谱信号。连续观察约 20 min 左右。

　　3. 正常情况下的阴茎海绵体动脉血流动力学曲线随时间的变化

　　阴茎海绵体动脉血流频谱在不同时段表现迥异,可以分为 0～5 期。

　　0 期:阴茎疲软状态下,呈收缩期单峰频谱,不出现或出现极低的舒张期血流频谱。

　　1 期:阴茎勃起后呈增加的收缩及舒张期连续血流频谱。

　　2 期:随着阴茎海绵体内压增加,其血流频谱在收缩末期出现一向下凹的切迹,舒张期流速下降。

　　3 期:多普勒频谱显示舒张末期血流消失。

　　4 期:呈全舒张期血流翻转频谱。

　　5 期:多普勒频谱收缩期频带变窄,峰值流速降低。

　　4. 评价指标及其意义

　　评价阴茎内血管功能的常用参数有:动脉收缩期最大血流速度(PSV)、舒张末期血流速度(EDV)、阻力指数(RI)、加速度(ACCV)和加速度时间(AT)、阴茎背静脉血流速度(VV)等。

六、思考题

　　血管性 ED 的分型?

七、推荐阅读文献

　　[1] Mancini M, Bartolini M, Maggi M, et al. Duplex ultrasound evaluation of cavernosal peak systolic velocity and waveform acceleration in the penile flaccid state: clinical significance in the assessment of the arterial supply in patients with erectile dysfunction [J]. Int J Androl, 2000,23(4):199-204.

　　[2] Zhu YC, Zhao JL, Wu YG, et al. Clinical features and treatment options for Chinese patients with severe primary erectile dysfunction [J]. Urology, 2010,76(2):387-90.

　　[3] Halls J, Bydawell G, Patel U. Erectile dysfunction: the role of penile Doppler ultrasound in diagnosis [J]. Abdom Imaging,2009,34(6):712-725.

　　[4] 冯超,徐月敏,俞建军.尿道外伤患者勃起功能障碍相关因素的临床研究[J].中国男科学杂志,2006,20(8):22.

　　[5] L Chen,B Hu,C Feng,et al. Predictive value of penile dynamic colour duplex Doppler ultrasound parameters in patients with post-traumatic urethral stricture [J]. J Int Med Res, 2011,39(4):1513-1519.

　　[6] 周永昌,陈亚青等.男性生殖系疾病超声诊断与介入治疗[M].北京:科学技术文献出版社.2013.

(陈　磊　胡　兵)

案例 68

睾丸鞘膜积液

一、病历资料

1. 病史

患者,男性,64 岁,因"发现右侧阴囊肿大 1 年"就诊。患者 1 年前无明显诱因下出现阴囊肿大,无睾丸疼痛,无排尿困难,无尿急、尿痛、尿频,尿液颜色正常。

2. 体格检查

患者双肾无叩击痛,双侧输尿管走行区无压痛,耻骨上膀胱区无膨胀,无压痛。阴囊肿大,有沉重感,透光试验阳性。

3. 实验室检查

血常规(一),尿常规(一)。AFP(一),CEA(一),HCG(一)。

二、影像资料

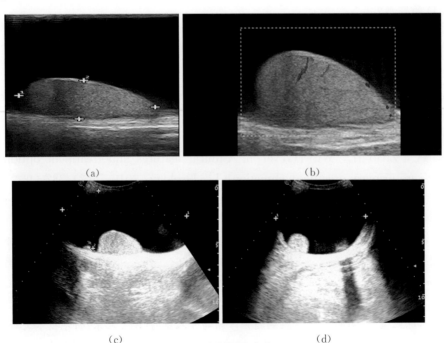

(a)   (b)

(c)   (d)

图 68-1　右侧阴囊声像图

(a)线阵探头右侧阴囊纵切图;(b)右侧阴囊纵切彩色多普勒血流图;(c)腹部探头右侧阴囊纵切图;(d)腹部探头右侧阴囊横切图。

三、超声所见及诊断

1. 超声所见

患者右侧睾丸大小 3.75 cm×2.07 cm×2.05 cm,右侧附睾头大小 0.65 cm×0.43 cm,右侧附睾尾大小 0.75 cm×0.61 cm,睾丸和附睾回声细密,均匀,未见占位性病变。右侧阴囊内探及无回声区,范围 11.4 cm×5.0 cm×8.3 cm,透声好,无回声区局限于阴囊内,不与腹腔相通,加压阴囊后无回声区未见流向腹股沟区和腹腔(见图 68-1)。

2. 超声诊断

(1)右侧睾丸鞘膜积液。

(2)右侧睾丸、附睾未见异常。

3. 最后诊断

右侧睾丸鞘膜积液。

四、超声分析和鉴别诊断

1. 超声分析

本例患者为男性,以睾丸无痛性肿大来院就诊,结合超声表现:睾丸附睾正常形态,内部回声均匀,未见明显实性占位,血供正常,右侧睾丸周边大量积液,透声好,局限于阴囊,阴囊壁张力较大,加压后积液未见与腹腔相通,再结合透光试验阳性可以诊断为睾丸鞘膜积液。

超声诊断鞘膜积液有几种类型:睾丸鞘膜积液、精索鞘膜积液、睾丸精索鞘膜积液(婴儿型鞘膜积液)、交通性鞘膜积液,以上类型的鞘膜积液都会在阴囊处形成积液,但又各具特点,本例患者超声诊断为睾丸鞘膜积液,其声像图特征表现为阴囊内有积液呈囊肿样无回声区,睾丸附着于鞘膜囊的一侧,积液三面包绕睾丸周围,鞘膜囊壁光滑,积液透声好。由于无回声区局限于阴囊内,因此可以首先排除精索鞘膜积液和睾丸精索鞘膜积液(婴儿型鞘膜积液);加压后阴囊内无回声区未见流向腹股沟区和腹腔,因此可以排除交通性鞘膜积液;双侧睾丸附睾均未见异常,患者无外伤病史,无回声区透声好,因此可排除鞘膜内积血,睾丸鞘膜积液诊断成立。

由于本病例睾丸鞘膜积液范围较大,因此在测量积液范围时改用了低频凸阵探头以获得更广的检查视野,经此法测量的积液范围通过椭球公式计算积液量与手术时发现的鞘膜积液量基本相符。

2. 鉴别诊断

(1)精索鞘膜积液与睾丸精索鞘膜积液(婴儿型鞘膜积液):两者均多见于婴幼儿,精索鞘膜积液是由于近睾丸部鞘突管未闭,腹腔内液体经内环流注精索鞘膜管,声像图特点为积液仅局限于精索部位,与睾丸无相关;睾丸精索鞘膜积液主要是指婴儿型鞘膜积液,鞘膜突仅在内环处闭合,精索处未闭合,并与睾丸鞘膜腔相通,声像图特点为积液包绕睾丸外并延伸至精索部位,因而鞘膜积液的位置可作为与睾丸鞘膜积液疾病作为鉴别诊断依据。

(2)交通性鞘膜积液:交通性鞘膜积液可同时在睾丸周边或者精索处出现,但表现为鞘膜囊的积液与腹腔相通,站立位时肿大,平卧位时积液流入腹腔内,囊液随之缩小或消失,所以液性暗区的大小随体位变化是其特点。

(3)腹股沟斜疝:腹腔内脏器或者组织经腹股沟管突出即为腹股沟斜疝,占全部腹外疝的 90%,以男性居多,右侧多于左侧,基本征象为阴囊肿大,囊内通常显示不均匀包块回声,内容物主要是肠管与大网膜,与腹腔相通,形态随腹压改变,阴囊透光试验阴性。

（4）阴囊血肿：通常是由于阴囊外伤致使蔓状静脉破裂出血或者睾丸破裂出血破入鞘膜引起鞘膜内积血，又或者手术中止血不完善，术后又未放置引流，导致睾丸周围出现大片液性回声区，内可探及低淡光点和细条状光带，探头加压或改变体位可出现低淡光点在液体中"浮动"，外伤后，阴囊壁及睾丸附睾回声分布不均匀，阴囊透光试验阴性。

（5）睾丸肿瘤：大部分为恶性，可分为原发性及继发性两大类，约占男性恶性肿瘤的 10%，部分原发性肿瘤以精原细胞瘤、畸胎瘤等居多，肿瘤患侧睾丸肿大，触之坚硬，沉重感，不透光，内部伴占位性病变，肿瘤边界一般不清，表面不光整，内部回声或表现为较均匀的低回声，或为不均匀低回声，可伴有结节，彩色多普勒超声一般显示肿瘤内血流信号丰富，部分睾丸肿瘤血清 AFP 或者 HCG 可增高。

五、要点与讨论

鞘膜腔内液体过多超过正常时称鞘膜积液，其原因为精索部分的鞘膜突未完全闭合，鞘膜分泌过多或吸收过少，是阴囊增大的最常见原因，在婴儿及老年患者中较常见，其可分为原发性及继发性鞘膜积液、先天性鞘膜积液 3 种，原发性睾丸鞘膜积液多无明显病因，其发生及发展缓慢，可单侧或者双侧发生，睾丸周围被无回声包绕，大量积液时睾丸贴附于阴囊壁背侧，不随体位变动，积液内含胆固醇结晶时透声差，伴多发细点状雾状回声。继发性鞘膜积液多发生于急性睾丸炎、附睾炎、精索炎、睾丸肿瘤、睾丸外伤及其他感染性病变，由于其他原因刺激鞘膜渗出增加，造成积液，积液往往量比较少一些，内部含内容物比较多，透声欠佳。先天性鞘膜积液常见于小儿，均因发育过程中鞘突管闭塞出现异常，使其与腹膜腔相通，因此，在诊断阴囊疾病时，应该不仅仅关注单纯的阴囊内鞘膜积液病变，更应该思考其有无合并其他异常改变。

在诊断阴囊肿大疾病中，鞘膜积液是最常见的疾病，而鞘膜积液本身又包含好几种疾病，其分别为睾丸积液、精索鞘膜积液、睾丸精索积液、交通性鞘膜积液，由于每一种积液所处的位置不一样，积液程度不一样，对于治疗及预后也不相同，因而我们不仅要诊断鞘膜积液，清楚积液的量及范围，还应该辨别属于哪一种类型鞘膜积液，对临床同样重要。

在鞘膜积液的影像学检查中，超声检查可以进行双侧对比检查及变换体位时的对比检查，并且可以使用彩色多普勒对睾丸附睾血流信号进行检测，这些对于睾丸鞘膜积液的明确诊断非常重要。因此，超声是诊断睾丸鞘膜积液一种既准确又简便的影像学检查方法，已经得到了临床的共识。

六、思考题

（1）鞘膜积液的临床分类有哪些？

（2）睾丸鞘膜积液的超声鉴别诊断有哪几种？

（3）在临床实际操作中，如何正确使用超声辨别睾丸鞘膜积液与腹股沟斜疝？

七、推荐阅读文献

［1］王纯正，徐智章. 超声诊断学［M］. 2 版. 北京：人民卫生出版社，2003：342-343.

［2］夏焙，吴瑛. 小儿超声诊断学［M］. 北京：人民卫生出版社，2001：376-377.

［3］龚以榜，吴雄飞. 阴茎阴囊外科［M］. 北京：人民卫生出版社，2009：256-257.

［4］周永昌，郭万学. 超声医学［M］. 6 版. 北京：人民军医出版社，2011：1167-1167.

（王　韧　郭　倩）

睾丸附睾炎

一、病历资料

1. 病史

患者,男性,63岁,因"右侧睾丸肿胀疼痛2个月"就诊。患者2个月前因"前列腺增生"于外院行前列腺电切术,术后4天起,出现右侧阴囊肿胀疼痛,伴发热,予以抗炎治疗,症状好转后即出院。出院后患者肿胀及疼痛程度加重,伴发热。于1月前当地医院住院治疗,予以抗炎补液保守处理后疼痛及发热症状缓解。出院后患者右侧阴囊肿痛症状再次加重,遂至我院就诊。

2. 体格检查

患者神清,精神可。腹软,无压痛,无反跳痛。双侧输尿管走行区无压痛,双肾区无叩痛。右侧睾丸明显肿胀,质硬,触痛明显,局部皮温升高;左侧睾丸大小正常,无触痛。

3. 实验室检查

血常规:WBC 13.2×10^9/L。尿常规:WBC 5150 个/μl, RBC 77 个/μl。

二、影像资料

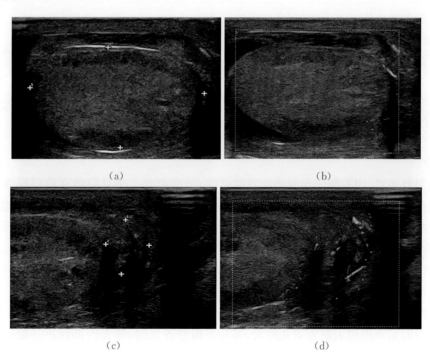

（a）　　　　　　　　　　　　（b）

（c）　　　　　　　　　　　　（d）

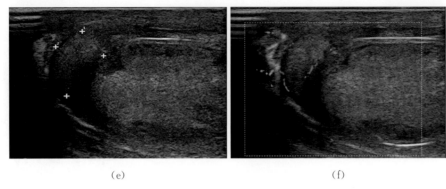

(e)   (f)

图 69-1　睾丸附睾炎

(a)右侧睾丸纵切图示内见散在片状低回声;(b)右侧睾丸纵切彩色多普勒血流图示右侧睾丸内部血流稀少,周边见星点状血流信号;(c)右侧附睾尾纵切图示附睾尾部肿大,回声杂乱,与周围鞘膜组织分界不清;(d)右侧附睾尾纵切图彩色多普勒血流图示右侧附睾体尾部及周围鞘膜组织内血流较丰富;(e)右侧睾丸附睾头纵切图;(f)右侧睾丸附睾头纵切图示右侧附睾头部血流稀少。

三、超声所见及诊断

1. 超声所见

患者右侧睾丸大小 3.89 cm×2.71 cm×2.43 cm,右侧附睾头大小 1.70 cm×0.95 cm,右侧附睾尾大小 1.46 cm×0.97 cm。右侧睾丸内回声不均匀,见数个片状低回声区,低回声区无球体感。CDFI 检查:右侧睾丸内部血流稀少,周边见星点状血流信号。右侧附睾肿大,回声偏低,体尾部回声杂乱,与周围鞘膜组织分界不清。鞘膜组织增厚,回声减低,不均匀。CDFI 检查:右侧附睾体尾部及周围鞘膜组织分界不清。鞘膜组织增厚,回声减低,不均匀。CDFI 检查:右侧睾丸体尾部及周围鞘膜组织内血流较丰富,右侧附睾头部血流稀少。左侧睾丸大小 3.08 cm×2.08 cm×2.13 cm,左侧附睾头大小 0.92 cm×0.71 cm,左侧附睾尾大小 0.75 cm×0.53 cm。左侧睾丸及附睾未见明显异常。

2. 超声诊断

右侧睾丸附睾肿大伴回声不均匀,考虑炎症可能。

3. 最后诊断

右侧睾丸附睾缺血性坏死伴急性化脓性炎。

四、超声分析和鉴别诊断

1. 超声分析

本病例为男性患者,因右侧阴囊肿痛于我院就诊,结合患者 2 个月前曾有前列腺电切手术史,术后右侧阴囊肿胀疼痛,伴发热,血常规白细胞计数升高,尿常规白细胞达 5150 个/μl,红细胞达 77 个/μl,初步考虑为炎症。超声检查后发现右侧睾丸稍肿大,二维图像显示内部回声不均匀,可见片状低回声区,代表可能存在炎症改变。从彩色血流图分析,患者右侧睾丸内部血流稀少,仅周边见星点状血流信号,而急性睾丸炎往往整个睾丸血流信号增加,因此尚不能完全排除睾丸扭转。而附睾肿大回声杂乱及附睾内血流信号增加则是附睾炎的典型超声图像。最终术中发现精索根部因炎性狭窄环阻断了睾丸的血供、睾丸发黑坏死及附睾头部脓肿样坏死也证实了化脓性炎症的诊断。

急性睾丸炎时超声图像表现为睾丸肿大,睾丸表面整齐光滑,睾丸内部回声一般比较均匀,彩色血流图显示整个睾丸血流信号普遍增加。合并附睾炎时附睾头部及体尾部肿大,伴回声减低或回声杂乱,彩色血流图显示附睾血流信号明显增加。

2. 鉴别诊断

(1) 睾丸扭转:多数发生于青少年,诱因可为外界温度改变或剧烈运动,左侧多见,典型症状为突发性一侧睾丸疼痛,疼痛持续、剧烈,可放射至腹股沟及下腹部,可伴恶心、呕吐。Prehn 征阳性,即抬高阴囊到耻骨联合处可使疼痛加剧。睾丸扭转在急性期时睾丸肿大,内部回声呈弥漫性低回声,附睾肿大,回声不均。睾丸的位置升高,甚至横位。睾丸内彩色血流信号减少甚至消失。睾丸回声不均匀伴多个低回声区是睾丸实质缺血造成不可逆损害的表现。进入慢性期后睾丸逐渐缩小,内部呈低回声。

(2) 精原细胞瘤:当精原细胞瘤侵犯整个睾丸时需与睾丸炎鉴别。精原细胞瘤起源于睾丸原始生殖细胞,为睾丸最常见的肿瘤,表现为睾丸增大,睾丸形态仍保持椭圆,轮廓整齐,肿瘤内部常呈中等亮度的细小光点,均匀分布,彩色血流图显示血管走向迂曲。

(3) 睾丸白血病:白血病往往累及双侧睾丸。双侧睾丸肿大,内部呈中等回声,光点细小,分布均匀。

(4) 附睾结核:附睾结核是尿路结核或前列腺、精囊结核的蔓延。首先发生在附睾尾,以后扩大到附睾其他部位和睾丸,发病缓慢,偶呈急性过程,患者突然发热,阴囊肿痛,以后脓肿、破溃、瘘道形成。声像图与附睾炎相似,回声不均匀,以低回声和中等回声为主,可有钙化灶强回声伴有声影。彩色血流图附睾内血流信号减少,低回声区内不出现血流,脓肿形成时也无血流信号。

五、要点与讨论

睾丸附睾炎多由化脓性致病菌引起,如葡萄球菌、链球菌、大肠杆菌、肺炎球菌和绿脓杆菌。致病菌可通过输精管管腔进入附睾,或通过淋巴系统和血行感染附睾,附睾炎直接蔓延至睾丸引起睾丸炎最为常见,导尿、经尿道器械的应用、前列腺摘除术后留置导尿管等也常导致睾丸炎的发生。

附睾睾丸炎在起病前后常伴随发热,当附睾急性感染时,充血水肿,高低不平,并形成脓肿,鞘膜增厚、变硬并分泌脓性物,睾丸淤血肿胀,继发感染。附睾睾丸炎患者患侧阴囊下垂,皮温升高,抬高阴囊疼痛会有所缓解。血常规可见白细胞计数增高,伴核左移,血培养可能有致病菌生长。

二维超声图像显示:睾丸肿大,内部回声呈中等细小密集的点状回声,分布均匀。如出现坏死可表现为睾丸内回声不均匀,可见不规则低回声区。彩色多普勒超声可见睾丸内动脉血管的数量和密度增加,如睾丸发生坏死,则坏死区域血流信号减少。

本病例的特殊处在于由于睾丸附睾的炎症在起病后较长时间内没有得到有效地控制,导致在精索根部形成了炎性狭窄环,逐渐阻断了睾丸的血供,进而导致了睾丸的缺血,睾丸和附睾头部因缺血而发展至组织坏死,组织坏死又进一步加重了化脓性炎症。炎性缩窄环的形成不会像睾丸扭转那样突然完全的阻断睾丸和附睾的血供,因此在彩色多普勒声像图上形成了附睾尾部血流增多,睾丸和附睾头部血流减少的超声表现。

六、思考题

(1) 睾丸炎及附睾炎的典型声像图表现有哪些?

(2) 睾丸炎及附睾炎需与哪些疾病鉴别?如何鉴别?

七、推荐阅读文献

［1］周永昌,郭万学.超声医学[M].4 版.北京:科学技术文献出版社,2003:1238 - 1249.

［2］吴阶平.吴阶平泌尿外科学[M].2 版.济南:山东科学技术出版社,2009:588 - 588.

［3］张豪杰,盛璐,孙忠全,等.急性附睾睾丸炎致睾丸坏死 6 例报告并文献复习[J].中国男科学杂志,2008,22(11):44 - 46.

（王　韧　郭　倩）

一、病历资料

1. 病史

患者，男性，22岁，因"右侧阴囊部疼痛5天"就诊。患者5天前运动后突然出现右侧阴囊剧痛，其后出现阴囊胀痛，阴囊肿大，无发热，急诊当地医院，诊断右侧附睾炎，给予消炎治疗后无好转，故来我院就诊。

2. 体格检查

患者双侧肾脏及输尿管走行区无殊，膀胱区无隆起，右侧睾丸肿大，抬高，压痛阳性。

3. 实验室检查

血常规：WBC 12.5×10^9/L，N 77.8%。尿常规：（-）。

二、影像资料

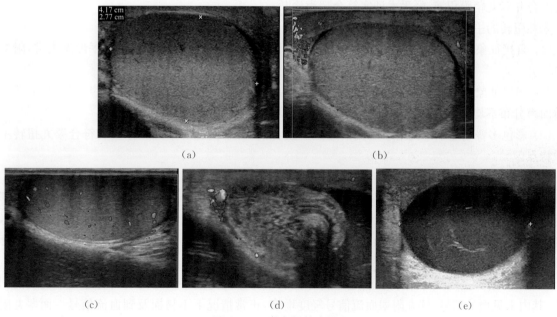

(a)   (b)

(c)   (d)   (e)

图 70-1　睾丸扭转声像图

(a)右侧睾丸纵切图示右侧睾丸前后径略增大，内部回声稍欠均匀；(b)右侧睾丸纵切彩色多普勒血流图示右侧睾丸内未见血流信号；(c)左侧睾丸纵切彩色多普勒血流图示左侧睾丸彩色血流信号丰富程度正常；(d)右侧附睾头部彩色多普勒血流图示右侧附睾头明显增大，失去正常形态，内部回声不均匀，右侧附睾头内未见血流信号；(e)右侧阴囊横切图示右侧阴囊内可见鞘膜积液，有分隔，内容浑浊。

三、超声所见及诊断

1. 超声所见

患者右侧睾丸大小 4.17 cm×2.77 cm×2.48 cm,回声不均匀,较左侧睾丸回声略增高,未见占位病变。右侧附睾明显增大,失去正常形态,内部回声不均匀。右侧睾丸和附睾内未见血流信号。右侧精索根部可见扭曲的血流信号。右侧阴囊内探及无回声区,范围 2.7 cm×2.5 cm×3.7 cm,内见细密点状回声,另见多条细分隔回声,不与腹腔相通。左侧睾丸附睾未见明显异常。

2. 超声诊断

右侧睾丸扭转;右侧睾丸附睾坏死可能;右侧睾丸鞘膜积液(内容浑浊);左侧睾丸、附睾未见明显异常。

3. 最后诊断

右侧睾丸扭转,右侧睾丸附睾出血伴坏死。

手术简要经过:右侧阴囊正中切开阴囊皮肤,逐层打开,直至睾丸鞘膜,打开鞘膜后见右侧睾丸呈黑色,向右侧扭转一圈,复位后,切开右侧睾丸无血流出,判断睾丸和附睾完全坏死后分离右侧精索,分别离断输精管和精索血管,结扎逢扎,放一枚引流皮片,逐层缝合切口。

四、超声分析和鉴别诊断

1. 超声分析

本病例为年轻男性患者,在外院以急性附睾炎处理无效来我院就诊,超声影像学诊断表现:对比左侧,右侧睾丸稍大,实质回声分布不均匀,内部未见明显血流信号,右侧附睾体积增大,形态失常,回声不均匀,无明显血流信号。另外,右侧阴囊内出现积液,内部浑浊,透声差,而左侧睾丸附睾大小形态正常,实质回声分布均匀,内部血供正常,根据以上表现可以初步诊断为右侧睾丸完全扭转伴右侧睾丸附睾坏死可能合并睾丸鞘膜积液,经手术证实符合超声诊断。

睾丸扭转的主要声像特点:

(1) 直接征象为附睾头与精索近睾丸端有大小不等的非均质性高回声团块,附睾形态失常,附睾头消失。

(2) 间接征象为睾丸及附睾体尾部增大伴睾丸轴向异常,早期睾丸内部实质回声增强,缺血坏死后实质回声分布不均匀,部分呈镶嵌征,阴囊壁弥漫性增厚伴少量鞘膜积液。

(3) 彩色多普勒显示睾丸附睾血流信号减少或者消失,本例患者睾丸声像图均符合睾丸扭转主要声像特点。

2. 鉴别诊断

(1) 急性睾丸-附睾炎:临床较多见,急性睾丸-附睾炎声像图特点:患侧附睾体积增大,以头尾部增大明显,回声减低或增高,睾丸体积也增大,实质回声不均匀。患侧睾丸、附睾内血流信号明显增多,经抗炎治疗有效,复查彩超睾丸、附睾内血流信号明显减少直至恢复正常血流。而睾丸扭转抗炎治疗无效,睾丸附睾血流开始就减少,直至完全消失。

(2) 睾丸附件扭转:睾丸附件扭转超声特异性表现为睾丸与附睾头之间或两者边缘不均质高回声结节,其内未见血流信号,睾丸附睾血流信号轻度增多,正常情况下不易探及到血流信号。而睾丸附件扭转时睾丸、附睾内血流信号轻度增加,与睾丸扭转血流信号减少或消失正相反,通过此特征性表现与睾丸扭转区别。

（3）原发性睾丸鞘膜积液：睾丸鞘膜积液在临床上也可表现为阴囊肿大，但是一般为无痛性肿大，肿大阴囊内充满液体，透光试验阳性，部分液体通过精索可与腹腔相通，但睾丸的影像学表现正常，内部回声均匀，血供正常，睾丸扭转晚期也可出现少许积液，但其最主要的表现为睾丸缺血坏死。

（4）睾丸肿瘤：一般为恶性，是青年男性较常见的肿瘤，以无痛性睾丸肿大为主，二维超声表现为病侧睾丸增大，精原细胞瘤病变区边界尚清，内部回声均匀减低，后方声衰减不明显，周围可见正常睾丸组织。胚胎癌及混合性生殖细胞癌病变区边界不清，内部回声不均匀，有不规则液性暗区。肿瘤周边及内部血流信号丰富，分布杂乱。

（5）睾丸血肿：有外伤病史，二维超声显示病侧睾丸肿大，部分包膜不完整，内部出现形态不规则低回声，并有片状无回声及密集点状回声，彩色多普勒显示低回声区内血供减少或者无血流信号，外伤初期睾丸明显增大，后逐渐恢复正常大小。

（6）腹股沟斜疝：腹股沟斜疝为疝内容物由于腹压增大通过腹股沟管进入阴囊，引起阴囊增大伴疼痛，通过超声检查可以发现疝入阴囊内组织为肠管或者肠系膜等结构，与腹腔相通，超声检查显示阴囊内睾丸及附睾形态正常，内部回声均匀，内部血供正常。

五、要点与讨论

睾丸扭转又称精索扭转而导致睾丸血液循环障碍，引起睾丸缺血或坏死，典型临床表现是突发性一侧阴囊剧烈持续性疼痛，多发生在青春期，在临床上可分为鞘膜内睾丸扭转、鞘膜外睾丸扭转、睾丸附件扭转 3 类。鞘膜内睾丸扭转部位多在睾丸与精索连接之间，有些扭转发生部位是在睾丸与附睾之间；鞘膜外睾丸扭转又叫精索扭转，几乎全部发生在新生儿，不容易早期诊断，程度多在 360°以上；因为连接睾丸与附件间系膜异常松弛或较长，睾丸与附件之间也可发生睾丸附件扭转。依据其血供程度及超声表现，又可分为睾丸不全扭转及睾丸完全性扭转，早期睾丸不全扭转超声表现为睾丸轻度增大或者不增大，内部回声可表现为均匀，睾丸上极上方扭转的蒂形如"麻花征"。多普勒超声检查显示患侧睾丸内部血供比健侧稍差，部分表现为静脉血减少，睾丸动脉血流未见减少，即表现为不全扭转超声表现。随着病情进展，扭转程度加重，睾丸体积显著增大，内部回声减低，呈弥漫性改变，多普勒超声检查显示睾丸附睾内部动静脉血流明显减少直至消失，最后即表现为睾丸完全性扭转。根据以上分析，睾丸完全扭转大部分是不全扭转患者未经治疗复位发展的结果，因此，对于睾丸扭转患者，早诊断、早治疗非常关键。

临床引起阴囊急性疼痛的病因有很多，主要有睾丸扭转、急性睾丸炎、附睾炎、睾丸血肿、腹股沟疝嵌顿、尿道结石等。急性附睾炎是平时急诊中较常见的一类疾病，而睾丸扭转是日常急症中诊断难度大、危害大容易误诊的一类疾病，因此，掌握每一种疾病的诊断及鉴别诊断尤为重要，尤其是睾丸扭转与急性睾丸炎、急性附睾炎的鉴别。

通过仔细分析本例患者病史，本例患者阴囊肿痛有并伴血象增高、睾丸鞘膜积液，如果是在当睾丸扭转尚处于早期不完全扭转阶段，睾丸血供没有明显减少，与急性附睾-睾丸炎诊断鉴别的确有一定的难度，这就要求诊治医生对于睾丸扭转的发展进程及危害性有更清晰的认识，对于这类患者，在进行抗炎等治疗时应密切关注睾丸的血供变化。有研究分析，对于睾丸隐痛但初次检查正常的患者应该使用超声彩色多普勒或者能量多普勒在每隔 1 小时复查睾丸血供细微变化非常重要，同时与患者密切沟通，一旦临床可疑睾丸扭转，即需做好手术探查及复位的准备。

六、思考题

（1）睾丸扭转的主要超声诊断表现是什么？

（2）睾丸扭转的主要超声鉴别诊断有哪些？

（3）在急诊中，超声医生如何正确诊断与处置可疑睾丸不全扭转患者？

七、推荐阅读文献

［1］吴阶平，裘法祖，黄家驷.外科学［M］.5 版.北京：人民卫生出版社，1992：1856 - 1857.

［2］张武.现代超声诊断学［M］.12 版.北京：科学技术文献出版社，2008：359 - 360.

［3］周永昌，郭万学.超声医学［M］.4 版.北京：科学技术文献出版社，2000：1245 - 1246.

［4］陈振，李献国，周世领，等.彩色多普勒超声对睾丸扭转和急性附睾-睾丸炎的鉴别诊断［J］.中国超声医学杂志，2003，19(11)：852 - 853.

（王　韧　郭　倩）

精原细胞瘤

一、病历资料

1. 病史

患者，男性，27岁，因"发现右睾丸肿块1月"就诊。患者1月前偶然发现右侧睾丸内肿块，无明显疼痛，无坠胀感。患者自起病以来，精神可，胃纳可，大小便如常，无发热、乏力，体重未见明显下降，睡眠好。

2. 体格检查

患者双侧肾脏及输尿管走行区无殊，阴茎形态正常，无畸形，无下裂；双侧睾丸大小正常，右侧睾丸上极、下极各可触及一肿块，质韧，表面光滑，无触痛。

3. 实验室检查

血常规（－），尿常规（－）。AFP（－），CEA（－），HCG（－）。

二、影像资料

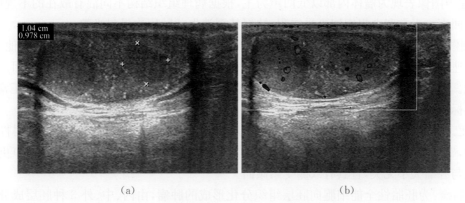

（a）　　　　　　　　　　　（b）

图 71－1　右侧睾丸声像图

（a）右侧睾丸纵切图示右侧睾丸部探及两个低回声；（b）右侧睾丸纵切彩色多普勒血流图示低回声区内彩色血流信号稍增多。

三、超声所见及诊断

1. 超声所见

患者右侧睾丸大小 3.51 cm×1.75 cm×2.49 cm,右侧睾丸上极与中下部各探及一个低回声,大小分别为 1.41 cm×1.29 cm×1.56 cm, 1.04 cm×0.98 cm×1.3 cm,位于上极者形态较圆,位于中下部者形态欠规则,两者边界均清楚。CDFI 检查:内部彩色血流信号稍增多。左侧睾丸未见明显占位病变。双侧睾丸内可见散在分布的细砂样点状高回声,后方未见声影。双侧附睾回声尚均匀,内部未见明显占位病变。双侧睾丸鞘膜内未见明显积液。右侧肾门、腹主动脉旁、右侧腹股沟未见明显肿大淋巴结。

2. 超声诊断

右睾丸实性占位,精原细胞瘤可能;双侧睾丸微结石形成。

3. 最后诊断

右侧睾丸精原细胞瘤。

四、超声分析和鉴别诊断

1. 超声分析

本病例为青年男性,偶然发现右侧睾丸内肿块就诊,AFP、CEA 及 HCG 均正常范围。超声检查于右侧睾丸上极与中下部各探及一个肿块,内部呈均匀低回声,肿块形态尚规则,边界清楚,彩色血流信号较周围睾丸组织稍增多。本例患者的超声表现虽与典型的精原细胞瘤超声表现不完全一致,但结合AFP、HCG 等实验室检查结果仍初步诊断为右侧睾丸精原细胞瘤。另本例患者超声检查显示双侧睾丸实质内散在分布细砂样点状高回声,后方无声影,为睾丸微结石的表现。

2. 鉴别诊断

(1) 胚胎癌:胚胎癌占睾丸生殖细胞肿瘤的 15%～25%,多数发生在 20～30 岁,是一种高度恶性肿瘤,预后很差。肿瘤为实质性,内有点片状出血或坏死区,可破坏睾丸白膜向周围浸润。镜下组织结构复杂多变,超声图像表现为瘤体内部以低回声为主,根据病理组织结构不同混有散在的不规则无回声区及斑片状高回声。正常睾丸组织回声受侵犯、缺损甚至消失。肿瘤边界欠光整。

(2) 内胚窦瘤:好发于小儿、儿童及青少年,少见,患者除有患侧睾丸肿大外,常无其他症状。由于病程进展迅速,可使肿瘤发生出血、坏死,有类似急性睾丸炎症状。超声表现为不均匀低回声,常伴有多个无回声区。内胚窦瘤患者的 AFP 及 HCG 均可增高,特别是 AFP,约 94% 的患者超过正常值,是本病重要的肿瘤标志物。确诊主要依靠病理学检查。

(3) 淋巴瘤:发病率较低,约占所有睾丸肿瘤的 1%～8%,多发于 60 岁以上的老年男性,可为弥漫性或结节性,睾丸淋巴瘤在声像图上虽也表现为均匀低回声,但与精原细胞瘤相比其回声更低,内部血流较丰富且与肿瘤大小无关,且具有双侧受累倾向。

(4) 畸胎瘤:为胚胎性全能细胞向胚层组织分化形成的肿瘤,由内、中、外 3 种胚层成分构成,根据分化程度的不同,可分为成熟型、未成熟型和恶性畸胎瘤 3 种类型。成熟型畸胎瘤多见于小儿,甲胎蛋白阴性,睾丸畸胎瘤含有两个以上胚层的多种成分,结构混乱,超声表现为杂乱回声团块、不均匀囊实性团块及混合回声团块,内部血流信号不丰富。未成熟畸胎瘤较睾丸成熟畸胎瘤实性成分比例大,瘤内检出血流的可能性也较大,含未成熟的骨组织或软骨组织,回声不均匀的程度有所降低。恶性畸胎瘤回声极不均匀,内部血流较丰富。

五、要点与讨论

　　睾丸肿瘤分为生殖细胞和非生殖细胞肿瘤两大类。生殖细胞肿瘤占睾丸肿瘤的 95% 以上，非生殖细胞肿瘤占 2%～5%。其中精原细胞瘤约占睾丸生殖细胞肿瘤的 40%～70%，以 20～40 岁的青壮年多见，多发生于萎缩或未降的睾丸。精原细胞瘤来源于曲细精管胚芽上皮的原始生殖细胞，其病理分典型精原细胞瘤、间变性精原细胞瘤和精母细胞性精原细胞瘤 3 个亚型。以典型精原细胞瘤多见，间变性精原细胞瘤恶性程度高，侵袭性强，精母细胞性精原细胞瘤多见于老年人，预后较好。HCG 可在 5%～10% 精原细胞瘤中出现。但含量不应超过 1 μg/L，否则应疑有绒毛膜上皮癌的存在。AFP 应为阴性，如含量增加，表示有其他肿瘤混合存在。

　　睾丸精原细胞瘤在声像图上常表现为睾丸弥漫性增大，睾丸形态及轮廓仍保持椭圆，瘤体组织常表现为均匀低回声，内部血流信号的丰富程度与病灶的大小呈正比。有时肿瘤内部回声与正常睾丸回声极为接近，如肿瘤累及大部分睾丸组织时由于缺乏正常睾丸组织的对照反而易造成漏诊，这时仔细观察睾丸组织的边缘则仍可探及睾丸回声和肿瘤回声的细小差别。

　　笔者在近年来的检查工作中也遇到了多例超声表现不典型的精原细胞瘤的病例，如本病例就是如此，患者的睾丸并没有增大，睾丸实质内同时出现了两个占位性的病灶，病灶内的血供也仅是稍增多。这些特殊病例增加了对睾丸肿瘤进行分类的难度，但临床上单纯的精原细胞瘤与胚胎癌、畸胎瘤的预后是不同的，处理方法也不完全一样。因此，如能对一部分睾丸肿瘤病例作出病理分类的判断是有利于治疗方案的决定的。

六、思考题

　　(1) 睾丸精原细胞瘤的典型声像图表现有哪些？
　　(2) 精原细胞瘤需与哪些疾病鉴别？如何鉴别？
　　(3) 常见的睾丸肿瘤有哪些？它们各自有哪些典型的表现？

七、推荐阅读文献

[1] 吴阶平.吴阶平泌尿外科学·上卷[M].济南:山东科学技术出版社,2012:1001-1008.

[2] 马腾骧.男生殖系肿瘤[J].中华泌尿外科杂志,1999,20(9):520-523.

[3] 柳澄,史浩,武乐斌.泌尿男生殖疾病影像学图鉴[M].济南:山东科学技术出版社,2002:255-256.

[4] 刘东,李凤华.超声诊断单侧睾丸多发胚胎性癌 1 例[J].中国男科学杂志,2007,21(6):59-59.

[5] 王林辉,颜克钧,孙颖浩,等.睾丸内胚窦瘤[J].中华泌尿外科杂志,2000,21(11):683-685.

[6] 董艳平,韩治宇,曾惜秋,等.睾丸淋巴瘤超声诊断价值[J].中华医学超声杂志(电子版),2011,8(5):1053-1057.

[7] 黄磊,张弦,许崇永.睾丸畸胎瘤的 CT 和超声表现[J].中国医学影像学杂志,2007,15(4):314-315.

（王　韧　郭　倩）

案例 72

子宫肌瘤

一、病历资料

1. 病史

患者，女性，37岁，因"体检发现子宫占位6年余"就诊。既往偶有尿频，否认尿痛、血尿、排尿困难等，否认腹痛、腹胀、恶心、呕吐、消瘦等，否认经量增多、经期延长、月经周期缩短等，无不规则阴道出血、阴道排液等。

2. 体格检查

患者外阴已婚已产式，阴道畅；宫颈轻糜，子宫前位，活动，明显增大，左前壁突出明显，质硬，无压痛；双侧附件区未及包块，无压痛。

3. 实验室检查

CA125、CA199（一）。

二、影像资料

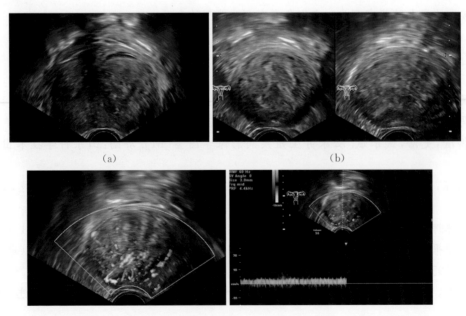

(a)   (b)

(c)   (d)

图 72-1 子宫富细胞型平滑肌瘤声像图

(a)子宫矢状面声像图示子宫左前壁肌层内探及一等回声区，向外突起；(b)子宫肌层内占位冠状面、矢状面声像图示占位呈椭圆形，回声欠均匀，边界清楚；(c)彩色多普勒声像图示子宫占位周边探及半环状血流信号，内部探及丰富血流信号；(d)频谱多普勒声像图示子宫占位内部探及静脉血流频谱。

三、超声所见及诊断

1. 超声所见

患者子宫前位,长径 6.1 cm,厚径 4.9 cm,宽径 7.6 cm,左前壁肌层内探及一等回声区,呈椭圆形,内回声欠均匀,边界清楚,大小 4.7 cm×4.4 cm×5.9 cm,向外突起,CDFI:等回声区周边探及半环状血流信号,内部探及丰富血流信号,以静脉血流为主(见图 72-1)。余肌层回声均匀,内膜厚 0.7 cm,内部回声均匀,宫颈长 4.0 cm,内部回声均匀。双侧卵巢内部回声未见明显异常。

2. 超声诊断

子宫肌层实性占位,浆膜下肌瘤可能。

3. 最后诊断

子宫浆膜下肌瘤(富细胞型平滑肌瘤)。

四、超声分析和鉴别诊断

1. 超声分析

本病例为中年女性,偶有尿频,余无明显不适,因体检发现子宫占位 6 年余就诊。超声发现子宫左前壁肌层内实质性占位,该占位形态呈椭圆形,内部回声欠均匀,边界清楚,周边探及半环状血流信号,根据占位的位置、形态及其周边半环形的血流分布初步诊断为肌瘤可能,该占位突向浆膜下,故诊断为子宫浆膜下肌瘤可能。本病例子宫肌层占位内见丰富血流信号,说明肌瘤内细胞增生活跃,而富细胞型平滑肌瘤内细胞相当丰富,一般血供丰富,故不能排除该诊断。

2. 鉴别诊断

(1) 子宫平滑肌肉瘤:子宫平滑肌肉瘤一般生长较迅速,形态较不规则,内部可呈低回声、等回声,无子宫肌瘤的漩涡状回声,内部呈囊实混合性回声、蜂窝状回声,与正常肌层的边界欠清晰或不清。子宫富细胞型平滑肌瘤与子宫平滑肌肉瘤均可表现为占位内血流信号丰富。因此,对于内部血流信号丰富的占位需注意与两者的鉴别诊断。子宫平滑肌肉瘤周边没有环形或半环形的血流信号,而在内部见丰富血流信号(见图 72-2)。子宫平滑肌肉瘤缺乏特异性声像图表现,尤其是早期子宫肉瘤,两者鉴别有一定困难,建议结合年龄、病史、MRI 等其他辅助检查来辅助鉴别,最终仍需依靠手术病理确诊。

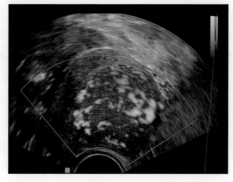

图 72-2　子宫内膜间质肉瘤周边无环形或半环形的血流信号,内部见丰富血流信号

（2）卵巢或输卵管的实质性肿瘤：蒂较细长并突向附件区的浆膜下子宫肌瘤需与卵巢或输卵管的实质性肿瘤仔细鉴别，观察占位的形状、分析占位与子宫的关系，寻找瘤体周围有无正常卵巢结构，有助于诊断占位的来源。尝试用于从腹部推动肿块，或用探头从阴道推动宫颈和宫体运动，观察肿块与子宫相对运动情况，也可帮助判断肿块来源。若肿块与子宫同步移动，可能为子宫来源；反之，则考虑附件肿块（见图 72-3）。有时难以鉴别占位的来源，建议结合年龄、病史、MRI、超声造影等其他辅助检查来鉴别诊断，必要时术中病理诊断。

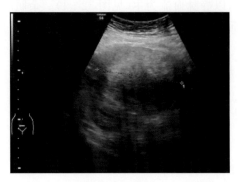

图 72-3　卵巢卵泡膜纤维瘤与子宫不同步移动

（3）子宫肥大症：亦可表现为子宫增大，但子宫多均匀性增大，无瘤体表现，患者常有多产史，声像图上子宫形态正常，回声均匀，无低回声或等回声占位。

（4）子宫腺肌病：子宫肌层的局限性内膜异位症，声像图上子宫均匀性增大，肌层内探及与肌层边界不清的占位，内可出现积血小囊，经期前后观察子宫大小和回声可有变化，但部分患者声像图上依然较难诊断，建议结合病史及血 CA125 值，子宫腺肌病一般有进行性痛经史，血 CA125 值升高。

五、要点与讨论

子宫肌瘤是妇科最常见的良性肿瘤，由子宫平滑肌细胞增生而成，剖面呈漩涡状，声像图上呈圆形低回声或等回声区。根据肌瘤与子宫肌层的关系分为肌壁间肌瘤、浆膜下肌瘤、黏膜下肌瘤。浆膜下肌瘤的瘤体向子宫浆膜面生长，突起于子宫表面，一般浆膜下肌瘤无明显月经改变，若瘤体继续向浆膜面生长，仅有一蒂与子宫肌壁相连，则成为带蒂的浆膜下肌瘤，有时可因扭转而引起急腹症而需手术治疗。因各种类型肌瘤治疗方法不同，超声检查时需注意肌瘤类型的鉴别。子宫肌瘤的特征性声像图表现为：子宫肌层为呈圆形或椭圆形等回声或低回声占位，边界清，因存在假包膜，周边可探及环形或半环形血流信号，内部血流信号情况依据肌瘤内部细胞的活跃性而有所改变，如果肌瘤内细胞停止增生并退化，则肌瘤内无明显或少量血流信号，如果肌瘤内细胞增生活跃，则肌瘤内血流信号丰富。因此诊断子宫肌瘤时，应说明肌瘤内部的血流信号是否丰富。

子宫肌瘤大部分为普通型平滑肌瘤，但有 5%～10%特殊类型的平滑肌瘤，如富细胞型平滑肌瘤、奇异型平滑肌瘤等。在特殊类型的平滑肌瘤中 85%以上是富细胞型平滑肌瘤。富细胞型平滑肌瘤的肌瘤细胞相当丰富，明显多于普通型平滑肌瘤，它的发病年龄、生育史、临床表现与普通型子宫平滑肌瘤类似，但易复发，甚至多次复发，部分患者复发后病理上可有去分化的改变，细胞异型性增加，甚至可发展为低度恶性（高分化）平滑肌肉瘤。尤其是 45 岁以上的女性，富细胞型平滑肌瘤复发、恶变的可能性更大。富细胞型平滑肌瘤一般富于血供，肌瘤内的血流信号明显丰富于普通型平滑肌瘤，因此超声在检查子宫肌瘤时，需仔细观察肌瘤内的血流信号是否丰富。

六、思考题

(1) 子宫肌瘤声像图的特征性表现有哪些?

(2) 子宫肌瘤鉴别诊断有哪些? 如何鉴别?

七、推荐阅读文献

［1］沈国芳.妇产超声图片指南［M］.南京:江苏科学技术出版社.2012:13-15.

［2］张新玲,贺需旗,郑荣琴,等.超声造影在浆膜下子宫肌瘤与卵巢纤维瘤鉴别诊断中的初步应用［J］.中华超声影像学杂志,2013,22(3):239-242.

［3］Tropé CG, Abeler VM, Kristensen GB. Diagnosis and treatment of sarcoma of the uterus: A review［J］. Acta Oncologica, 2012,51(6):694-705.

(沈国芳　蒋业清)

案例 73
子宫内膜癌

一、病历资料

1. 病史

患者,女,43岁,因"月经量增多伴血块2个月"就诊。自诉既往月经规律,无头晕眼花、畏寒发热、腹痛腹胀等不适。

2. 体格检查

外阴已婚式,阴道畅,宫颈光滑,子宫前位,大小如常,无压痛。双侧附件未触及明显异常。

3. 实验室检查

肿瘤指标:甲胎蛋白(AFP)、癌胚抗原(CEA)、糖类抗原(CA125)、糖类抗原(CA199)均(-)。

二、影像资料

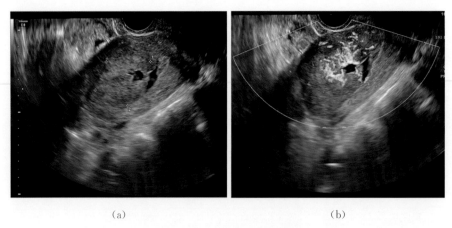

(a)　　　　　　　　　　　　　(b)

图 73-1　子宫内膜癌声像图

(a)子宫宫腔分离,内膜表现为乳头状凸起相互融合;(b)宫腔占位内见较丰富的血流信号。

三、超声所见及诊断

1. 超声所见

子宫前位,长径 5.7 cm,厚径 5.1 cm,宽径 6.4 cm,轮廓清晰,肌层回声尚均匀,宫腔分离 1.2 cm,未见明显正常形态内膜回声,内膜表现为多个乳头状突起,相互融合,范围约 4.0 cm×3.1 cm×3.5 cm,内部回声不均匀。CDFI:内探及较丰富血流信号,与其相邻肌层内见较丰富血流信号。宫颈长 2.9 cm。

双侧卵巢大小、形态正常,边界清晰,内回声未见明显异常。

2. 超声诊断

(1) 宫腔内实质性占位,考虑子宫内膜癌可能。

(2) 宫腔积液。

(3) 双侧卵巢未见明显异常。

3. 最后诊断

子宫内膜样腺癌(Ⅱ级、ⅢC1 期)。

四、超声分析和鉴别诊断

1. 超声分析

本病例为中年女性患者,月经量增多两个月前来就诊。影像学发现宫腔内占位合并宫腔积液,未见明显正常内膜回声,内膜表现为多个乳头状突起,相互融合。根据正常子宫内膜形态消失,表现为乳头隆起性病变伴宫腔轻度积液,且内见较丰富的血流信号,可考虑子宫内膜癌。肿块相邻肌层内见较丰富血流信号,怀疑病变累及肌层,但是本病例中累及深度是否达到肌层厚度的 1/2 超声表现不明显。宫颈未见累及,可有两种情况:一是顺序型发展,病变目前局限于宫体,处于 Ⅰ 期;二是跳跃型发展,即不经历 Ⅱ 期即达 Ⅲ 期。此时需结合诊断刮宫病理及术前 MRI 等检查进一步明确分级和分期。

2. 鉴别诊断

(1) 子宫内膜息肉:妇科较常见的良性病变,需与局限性的子宫内膜癌相鉴别。鉴别要点一是内膜息肉与周围正常子宫内膜界限清晰,而子宫内膜癌界限不清;二是内膜息肉基底层完整,与局部肌层分界清晰,而内膜癌常浸润肌层,分界不清;三是内膜息肉一般情况下血流信号不丰富,呈中等偏高阻力型血流频谱。早期的子宫内膜息肉局部癌变与局限性子宫内膜癌声像图上很难鉴别,只能依靠病理。

(2) 子宫内膜增生症:本病系大量雌激素刺激子宫内膜,导致内膜过度增生,临床上引起无排卵性功能性子宫出血,多见于青春期及更年期,需与弥漫性子宫内膜癌鉴别。子宫内膜增生一般呈均匀性增厚,也可表现多小囊性回声或不均匀斑块状回声,但内膜基底线清晰,与肌层分界清楚,整体内膜外形轮廓规则,内部多无彩色血流信号,重度增殖时可探及条状中等阻力动脉血流。

(3) 卵巢癌:子宫内膜癌晚期向子宫体外侵犯、转移,可在宫旁出现混合性低回声肿块,需与卵巢癌鉴别。鉴别要点在于仔细辨认子宫颈结构,在子宫颈上方的是子宫体,若未能探及正常子宫回声,应高度怀疑此包块来源于子宫,而不是卵巢。

(4) 子宫内膜间质肉瘤:多数的子宫肉瘤发生于肌层,而子宫内膜间质肉瘤发生于内膜,较少见,与子宫内膜癌超声难以区别,依赖病理检查。

五、要点与讨论

子宫内膜癌是指发生在子宫内膜的一组上皮性恶性肿瘤,又称宫体癌,80％以上发生于绝经期女性。病变大体可分为:弥漫型、局限型、息肉型。病理可有腺癌、鳞腺癌、腺角化癌、透明细胞癌(极少见)。

肿瘤分期:

Ⅰ期:肿瘤局限于宫体

ⅠA期:肿瘤无肌层浸润或浸润深度＜1/2肌层

ⅠB期:肿瘤浸润深度≥1/2肌层

Ⅱ期:肿瘤侵犯宫颈间质,但无宫体外蔓延

Ⅲ期:肿瘤局部和(或)区域扩散

ⅢA期:肿瘤累及浆膜层和(或)附件

ⅢB期:阴道和(或)宫旁受累

ⅢC期:盆腔淋巴结和(或)腹主动脉旁淋巴结转移

ⅢC1期:盆腔淋巴结阳性

ⅢC2期:腹主动脉旁淋巴结阳性,合并或不合并盆腔淋巴结阳性

Ⅳ期:肿瘤侵及膀胱和(或)直肠黏膜,和(或)远处转移

ⅣA期:肿瘤侵及膀胱或直肠黏膜

ⅣB期:远处转移,包括腹腔内和(或)腹股沟

淋巴结转移分期对临床选择治疗方案及判断预后有重要意义。患者早期无明显症状,临床表现可有不规则子宫出血、绝经后子宫出血、阴道排液、白带增多,晚期转移可有肾盂、输尿管扩张,出现下腹痛及全身症状。

子宫内膜癌的声像图特点:疾病早期超声可无阳性发现或轻度宫腔分离,随着病情进展,弥漫型子宫内膜癌子宫内膜呈不均匀增厚,局限型子宫内膜癌局部呈团块状回声,基底部增厚;息肉型子宫内膜癌为息肉状突起的肿块回声,基底部增厚。当癌组织有坏死、出血时,内部可见不规则液体暗区。癌组织阻塞宫颈管时可表现宫腔积液、积脓或积血所致的无回声。当病变累及肌层时,局部内膜与肌层界限不清,局部肌层呈低而不均匀回声,受累范围较大时,无法辨认子宫正常结构。晚期子宫增大、变形、轮廓模糊,累及宫颈时宫颈亦可表现为回声杂乱,宫颈管结构不清。晚期肿瘤向子宫体外侵犯、转移,可在宫旁出现混合性低回声肿块,与卵巢癌回声相似,易误诊。必要时应经腹及经阴道超声联合探查。

彩色多普勒超声特点:子宫内膜内或内膜基底部可显示一至数个点状、条状或短棒状血流。受累肌层局部血流信号增多,血供丰富,可辅助判断肌层侵犯程度。频谱多普勒呈低阻动脉血流特征,RI＜0.4,多数可低于0.35,血流收缩期峰值流速常高于20 cm/s,甚至达40 cm/s。

子宫内膜癌的超声诊断难点在于早期诊断,需密切结合病史及诊刮病理检查。目前超声探索采用多种新技术来辅助早期诊断:经阴道三维能量多普勒超声对低速、微小、弯曲迂回的血流显示率较高,可显示血管走行的立体空间结构;经阴道三维超声可全方位显示内膜和宫腔情况,使宫腔内病变和周围组织的关系更清晰直观,测量子宫内膜厚度和体积更准确;经静脉声学造影可显示病灶的血流灌注过程,反映癌变内部的供血情况,更清楚地显示子宫内膜癌浸润肌层的深度及与周围组织的关系;宫腔超声检查是将特殊的宫腔探头经阴道放入宫腔内进行检查,目前临床应用较少。

六、思考题

（1）子宫内膜癌的声像图表现是什么？

（2）子宫内膜癌的鉴别诊断主要是哪些？如何鉴别？请举例（至少2种）

七、推荐阅读文献

[1] 周永昌,郭万学.超声医学[M].6版.北京:人民军医出版社,2011:1181-1185.

[2] 谢红宁.妇产科超声诊断学[M].北京:人民卫生出版社,2005:225-233.

[3] 姜玉新,王志刚.医学超声影像学[M].北京:人民卫生出版社,2010:267-269.

[4] 张丹,李燕东,王茜,等.国际妇产科协会子宫内膜癌分期标准的修订与超声诊断的探讨[J].中国医学影像学杂志,2011,19(10):753-757.

（应　涛　张贤月）

案例 *74*

卵巢畸胎瘤

一、病历资料

1. 病史

患者,女性,41岁,因"体检发现左下腹肿块1周"就诊。自诉既往无明显不适,平素月经规则,无畏寒及发热,无腹痛,无阴道异常出血,无咳嗽等不适。

2. 体格检查

患者外阴发育正常,阴道畅;宫颈Ⅱ度糜烂,肥大,子宫前位,质中,活动好,无压痛;左侧附件区触及肿块,质软,无压痛,右侧附件区未及包块,无压痛。

3. 实验室检查

CA125、CA199(一)。

二、影像资料

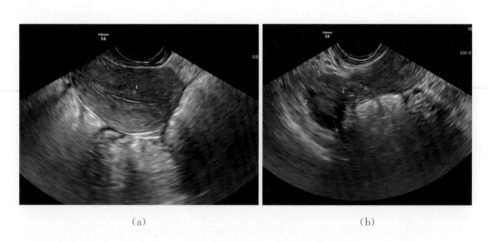

(a)   (b)

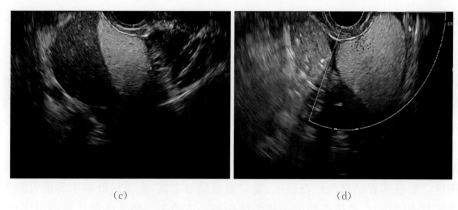

$$(c) \qquad\qquad\qquad (d)$$

图 74-1　左侧卵巢畸胎瘤声像图

(a)子宫内膜厚度 0.6 cm；(b)右侧卵巢内部回声未见明显异常；(c)左侧卵巢内探及一混合回声区，大小 6.7 cm×5.1 cm，内呈"脂液分层"征；(d)CDFI 示混合回声内部未探及明显血流信号。

三、超声所见及诊断

1. 超声所见

患者子宫后位，宫体大小约 4.5 cm×3.9 cm×5.1 cm，轮廓清晰，肌层回声均匀，位置正常，内膜厚度 0.6 cm，内部回声均匀，宫颈长 3.0 cm。左侧卵巢内探及一混合回声，大小 6.7 cm×5.1 cm，形态规则，边界清，囊壁光滑完整，壁厚 0.1 cm，包块内可见一强回声水平线，线一侧回声呈均质密集细小点状强回声，水平线另一侧为无回声区，包块内部未见明显血流信号（见图 74-1）。右侧卵巢未见明显异常。

2. 超声诊断

（1）左卵巢内囊性占位，成熟畸胎瘤可能。

（2）子宫未见明显异常。

（3）右侧卵巢未见明显异常。

3. 最后诊断

左卵巢成熟畸胎瘤。

四、超声分析和鉴别诊断

1. 超声分析

本病例为女性中年患者，因体检发现左侧附件区肿块来院就诊。影像学发现左侧附件区囊性占位，依据占位的位置、大小及形态，初步诊断为左侧卵巢来源，因包块形态规则，边界清，囊壁光滑完整，除显示一般卵巢囊肿的声像图外，包块内有一强回声水平线，线上为脂质成分，呈均质密集细小点状强回声，水平线下为无回声区，内部未见明显血流信号，以上为畸胎瘤的特异性征象——脂液分层征，因此诊断为左卵巢内成熟畸胎瘤。

2. 鉴别诊断

（1）恶性畸胎瘤：少见，主要见于儿童及青年妇女，肿瘤恶性度高，病情发展迅速，因常穿透包膜侵犯周围组织器官，并可在腹腔内广泛种植性转移，患者多表现为腹水并伴有不同程度的腹痛，恶性畸胎瘤体积一般较大，可呈实性或囊实性，以实性为主，肿瘤除具备良性畸胎瘤的特征性表现外，内部可见液性暗区及散在密集粗点及分隔等,彩色血流频谱显示为低阻频谱。患者一般体征表现为腹痛及腹水。

(2) 卵巢囊腺癌:最常见于 40～60 岁女性,早期常无临床症状,肿块体积较大,形态多不规则,可呈实性或囊实性表现,囊壁不规则,可有乳头状凸起突向囊腔,内有分隔时,隔增厚不整齐,肿块内部回声强弱不均或呈融合性团状强回声。肿块向外生长或有浸润时,肿块轮廓不清,边缘不整齐,彩色多普勒超声检查显示:肿块实质性内部探及较丰富血流信号。肿瘤巨大时常合并腹水。结合实验室指标CA125 及 CA199,有助于卵巢囊腺癌与畸胎瘤的鉴别诊断。

(3) 黄体囊肿:多发生于月经周期黄体期,超声探测表现为无回声区囊肿图像,其内可有分隔光带或片状高回声区。彩色多普勒超声检查显示:囊壁血流信号丰富,血流呈低到中等血管阻力指数。至月经后第 5 天进行复查随访时,黄体囊肿可表现为体积缩小或消失。较大的黄体囊肿可能自发破裂,此时常伴有急腹症表现。

(4) 卵巢内膜异位囊肿:进行性加剧的痛经史,随着子宫内膜异位病程的长短,声像图可表现为多样性,卵巢内膜异位囊肿偶表现为存在液平面,但其液平面回声不强,囊肿边缘毛糙,外形欠规则,肿块常与周边组织存在不同程度的粘连。当超声诊断困难时,建议在月经周期的不同时间段复查肿物的大小及内部回声的变化情况。

(5) 异位妊娠:多有停经史,早期异位妊娠可表现为附件区(多以输卵管内常见)囊性包块,与卵巢关系不密切,当异位妊娠囊与卵巢有粘连时,仔细观察可发现包块内部可见小囊状结构,无包膜,内部可见卵黄囊,甚至可探及原始心血管搏动。结合血 HCG 有助于做出鉴别诊断。

(6) 肠道气体:当畸胎瘤内主要为毛发所填充且油脂物质较少时,可仅表现为肿瘤表面为增强回声或弧形强光带伴后方声影。肠道气体的声像图也可显示为弧形强回声后方伴声影,但其声影呈外展型并具有活动性。探头轻轻加压并向两侧摆动、推挤,即可发现肠气所造成的强回声形态会发生变化。必要时排空大便后复查,有助于诊断的准确性。

五、要点与讨论

卵巢畸胎瘤为来源于生殖细胞的肿瘤,因具有向体细胞分化的潜能,大多数肿瘤内含有至少两个或三个胚层组织成分,约占所有卵巢肿瘤的 15%～20%。依据不同的病理学表现及预后情况,分为成熟畸胎瘤(良性)及未成熟畸胎瘤(恶性)。

成熟畸胎瘤又称皮样囊肿,属良性肿瘤,占卵巢良性肿瘤的 10%～20%、生殖细胞肿瘤的 85%～97%、畸胎瘤的 95% 以上。可发生于任何年龄,以 20～40 岁者居多。多为单侧,双侧仅占 10%～17%。中等大小,呈圆形或卵圆形,壁光滑、质韧。多为单房,肿瘤可含外、中、内胚层组织。肿瘤往往呈囊性,可充满皮脂样物质、毛发、肌肉、骨骼等物质。根据畸胎瘤中各种组织成分含量不同,其声像图表现也具有多样性。但常具有典型的特有征象,如脂液分层征、面团征、星花征、线条征、壁立结节征、多囊征、瀑布征或垂柳征等多种征象。绝大多数成熟畸胎瘤彩色超声血流特征为少血流或无血流信号,即无论瘤内回声特征如何,瘤中部甚至包膜上都极难显示出血流信号。根据这些征象,超声不难做出诊断,诊断的符合率可达 80%～90%。但膀胱充盈欠佳,肿瘤位于子宫后方或瘤蒂较长,位于肠区中则易致漏诊。如瘤体内充满乳头、毛发等结构,液体成分较少时,声像图上也常难显示或误诊为实质不均肿块,需结合妇科检查。此外,偶见向单一胚层分化,形成高度特异性畸胎瘤,如卵巢甲状腺肿,当卵巢畸胎瘤仅由甲状腺组织构成或甲状腺组织含量超过其他所有组织成分时,称为卵巢甲状腺肿,可分泌甲状腺激素,甚至引起甲状腺功能亢进。声像图上表现为附件区多房囊性或囊实性肿物,边界清晰,外形不规则,呈分叶状或有多处半圆形凸起。囊实性者内部回声不均匀,部分肿物实性部分见丰富低阻力血流信号。必要时可建议患者行[131]I 扫描,结果显示盆腔高强度摄片时,即可确诊。

　　未成熟畸胎瘤与成熟畸胎瘤相比,在肿瘤组织内查见未成熟组织,占 20 岁以下女性所有恶性肿瘤的 20%,平均发病年龄为 18 岁。病理上以神经外胚层多见,如脑及神经组织,毛发、皮脂较少见,牙齿、肠襻、骨骼等器官样结构几乎未见,故超声上特异性回声较少。彩色多普勒超声上,未成熟畸胎瘤往往显示较丰富的低阻力血流,可帮助与成熟畸胎瘤相鉴别。

六、思考题

　　(1) 卵巢成熟性畸胎瘤的特征性声像图表现有哪些?
　　(2) 卵巢成熟性畸胎瘤的鉴别诊断主要有哪几个? 如何鉴别?
　　(3) 卵巢畸胎瘤分为哪几种类型?

七、推荐阅读文献

　　[1] 周永昌,郭万学. 超声医学[M]. 4 版. 北京:科学技术文献出版社,2003:1294 - 1294.
　　[2] 张晶,汪龙霞,王军燕. 卵巢不同最终类型畸胎瘤的超声表现及误诊原因分析[J]. 中国超声医学杂志,2002,18(1):40 - 43.
　　[3] 石一复. 14006 例卵巢肿瘤组织类型分析[J]. 中华妇产科杂志,1992,27(6):335 - 337.
　　[4] 陈乐珍. 妇产科诊断病理学[M]. 北京:人民军医出版社,2002:325 - 329.
　　[5] 李玉林. 病理学[M]. 7 版. 北京:人民卫生出版社,2010:274 - 274.

(应　涛　白　云　窦超然)

案例 75

卵巢子宫内膜异位囊肿

一、病历资料

1. 病史

患者,女性,31岁,因"自觉腹部包块1月余"就诊。自诉无腹痛、痛经史,无头晕,无恶心呕吐,无消瘦,无尿频等不适。

2. 体格检查

患者外阴已婚式,阴道畅;宫颈轻度糜烂,子宫前位,正常大小,活动欠佳,无压痛;右附件区未及明显包块,左附件区触及较大包块,质地软,边界清楚,无压痛,活动可。

3. 实验室检查

CA125 90.55 IU/ml。

二、影像资料

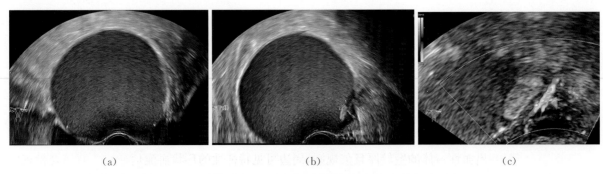

(a) (b) (c)

图 75-1 卵巢子宫内膜异位囊肿声像图

(a)经阴道超声左卵巢内囊性包块,内充满细密点状弱回声;(b)经阴道超声左卵巢包块内探及附壁偏高回声,边界清,后方伴声衰减;(c)经阴道超声左卵巢包块附壁偏高回声内未探及明显血流信号。

三、超声所见及诊断

1. 超声所见

患者左卵巢位于子宫左侧后方,内探及一弱回声包块,大小 8.9 cm×9.1 cm×9.4 cm,壁厚 0.2 cm,

囊内充满细密点状弱回声,CDFI:未探及明显血流信号;囊内另探及一附壁偏高回声区,大小 1.1 cm×0.4 cm×1.6 cm,边界清,后方伴声衰减,内未探及明显血流信号;包块周边可探及少许正常卵巢组织。探头推动包块时可见包块与子宫之间有相互运动(见图 75-1)。子宫和右卵巢未见异常。

2. 超声诊断

左卵巢内囊性包块,卵巢子宫内膜异位囊肿可能。

3. 最后诊断

左卵巢子宫内膜异位囊肿。

四、超声分析和鉴别诊断

1. 超声分析

本病例为女性,因自觉腹部包块就诊,超声发现子宫左侧后方见一囊性包块,根据包块旁显示部分正常卵巢组织考虑为左卵巢来源,该囊肿的内部回声有特异性,为密集的点状弱回声,一般认为是异位在卵巢内的内膜随月经周期反复出血而形成的独特表现,如囊肿周围粘连严重,则边界欠清;如囊肿与子宫或周围组织粘连少,则边界尚清晰。随着病程进展,囊肿内反复出血,囊液逐渐稠厚,囊肿逐渐增大,并可有粘连带、贴壁血块或贴壁机化的血块出现,此时囊肿内可出现较密集的粗点状回声,有时可在内壁内探及呈偏高回声的贴壁机化的血块,但内部无法探及血流信号。

2. 鉴别诊断

(1) 卵巢成熟性畸胎瘤:子宫内膜异位囊肿需与成熟性畸胎瘤相鉴别,尤其囊壁有贴壁血块的子宫内膜异位囊肿。一般畸胎瘤内的各组成部分边界较卵巢子宫内膜异位囊肿中的贴壁血块边界清楚,与子宫侧后方及周边组织粘连较少。但因部分卵巢成熟性畸胎瘤内部也呈细密点状回声,有时与卵巢子宫内膜异位囊肿难以区别(见图 75-2)。

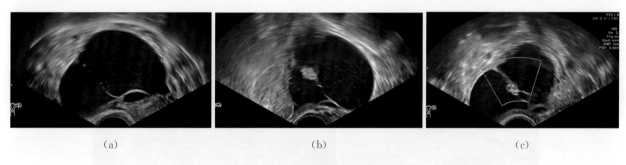

(a)　　　　　　　(b)　　　　　　　(c)

图 75-2　卵巢成熟性畸胎瘤

(2) 黄体囊肿:出血性黄体的壁较厚且欠规则,周边可见特征性的环状血流信号。同时结合检查时是月经周期中的黄体期可帮助确认黄体。实在难以鉴别者,可建议月经后复查随访,若囊肿消失,则支持黄体囊肿的诊断。

(3) 卵巢黏液性或浆液性囊腺瘤:囊腺瘤包膜完整,与周围组织无粘连,界线清晰,显示出明显的包膜结构,囊壁或间隔上常可显示纤细的血流信号。经阴道超声仔细观察囊肿内壁可见大部分囊腺瘤内壁较光滑,有乳头状突起时,乳头与囊液界线亦清晰可辨。

(4) 输卵管卵巢积脓:常有盆腔炎症表现,仔细扫查囊肿可见囊壁厚薄不均,可显示管道状结构。卵巢子宫内膜异位囊肿合并感染时鉴别较困难,需结合有无相应病史,抗感染治疗后复查可助确诊。

五、要点与讨论

卵巢子宫内膜异位囊肿是子宫内膜异位症中最多见的一种,是卵巢的子宫内膜异位症。约50%患者两侧卵巢同时受累。较小的囊肿经阴道扫查可在囊肿外侧见到部分正常含卵泡的卵巢组织,借此可判断囊肿来源于卵巢,但囊肿较大时则难以见到正常卵巢组织。卵巢子宫内膜异位囊肿呈圆形或椭圆形,可单发或多发,囊壁外缘较清晰,但内壁毛糙。囊肿内回声随月经周期、病程长短不同而有一定特征性改变,均匀稀疏低回声常见于病程不长及月经前,均匀云雾状低回声常见于月经期或月经刚结束时,混合云雾状回声见于病程较长者。与周围组织或器官紧密粘连是卵巢子宫内膜异位囊肿的临床表现之一,囊肿常粘连于子宫一侧或双侧后方,形态欠规则,张力较大,壁较厚,内可有分隔。随着病程进展,囊液逐渐稠厚,囊内为均匀分布的细小点状回声[见图75-3(a)],并可见一个或数个结节凸向囊腔,其病理成分可能为粘连带、贴壁血块或贴壁机化的血块,声像图上表现为小片状稍高回声区[见图75-3(b)、图75-3(c)],Patel等报道此种高回声区在卵巢子宫内膜异位囊肿中的出现率远高于其他附件疾病。子宫内膜异位囊肿可自发性破裂,可合并感染[见图75-3(d)],也可发生癌变,但少见。

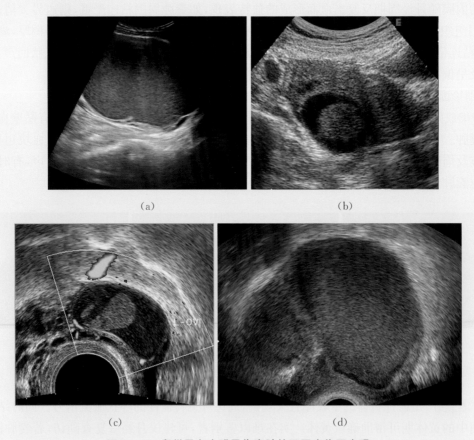

(a)   (b)

(c)   (d)

图75-3　卵巢子宫内膜异位囊肿的不同声像图表现

(a)卵巢子宫内膜异位囊肿囊液稠厚;(b)卵巢子宫内膜异位囊肿内贴壁血块;(c)卵巢子宫内膜异位囊肿内贴壁血块内未探及明显血流信号;(d)卵巢子宫内膜异位囊肿合并感染;LOV:左侧卵巢。

六、思考题

(1) 卵巢子宫内膜异位囊肿的病理基础是什么?

（2）卵巢子宫内膜异位囊肿需与哪些疾病鉴别？

七、推荐阅读文献

［1］沈国芳.妇产超声图片指南［M］.南京:江苏科学技术出版社,2012:46-49.

［2］谢红宁.妇产超声诊断学［M］.北京:人民卫生出版社,2005:260-265.

［3］张惜阴.实用妇产科学［M］.2版.北京:人民卫生出版社,2003:744-749.

［4］Patel MD,Feldstein VA,Chen DC,et al. Endometriomas: diagnostic performance of US. ［J］Radiology,210:1739-1999.

［5］Peter W Callen.妇产科超声学［M］.5版.北京:人民卫生出版社,2010:844-861.

（沈国芳　蒋业清）

案例 76
卵巢囊肿蒂扭转

一、病历资料

1. 病史

患者,女性,27 岁,因"4 小时前无明显诱因下出现右下腹疼痛"就诊。自诉为月经第 6 天,腹痛为持续性钝痛,伴恶心,无呕吐、腹泻,无心悸、头晕眼花等不适,休息后未好转。患者平素月经规律,有痛经史。

2. 体格检查

患者外阴已婚式,阴道畅,少量血迹;宫颈光,子宫常大,无压痛;右附件区增厚,压痛明显,左侧附件区未及明显包块,无压痛。

3. 实验室检查

血常规:WBC $7.3×10^9$/L, Hb 123 g/L, N 77.1%;血 HCG 0.18 IU/L(−);凝血功能:正常。

二、影像资料

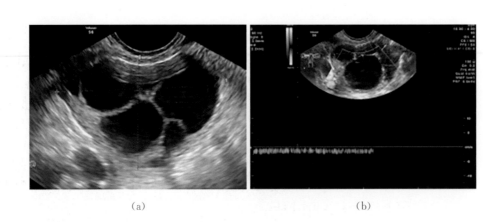

　　　　　(a)　　　　　　　　　　　　　　　　(b)

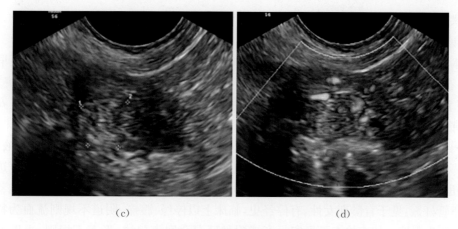

图 76-1　右卵巢囊肿蒂扭转声像图

(a)右卵巢体积增大,内探及数个大小不等的液性暗区,其外侧缘探及少量正常卵巢实质回声;(b)彩色多普勒超声显示右侧卵巢实质及囊壁内均可探及血流信号;(c)紧贴右卵巢下方探及一不均质等回声包块,边界尚清晰,形态尚规则,实时动态扫查显示该包块内部呈"超声漩涡征";(d)彩色多普勒超声显示该包块内部可见血流信号。

三、超声所见及诊断

1. 超声所见

患者右卵巢大小 5.5 cm×3.4 cm×4.0 cm,内探及数个液性暗区,最大者大小 3.0 cm×2.9 cm×5.3 cm,壁厚约 0.1 cm,CDFI:囊壁内探及血流信号,囊内未探及明显血流信号;其周边探及少许卵巢实质回声,内可见血流信号,探及动静脉频谱。右卵巢旁见一不规则等回声,范围约 1.2 cm×1.3 cm×1.0 cm,呈"超声漩涡征",CDFI:内探及血流信号,可测得动脉频谱,静脉频谱未测及(见图 76-1)。

2. 超声诊断

右卵巢囊肿,蒂扭转可能。

3. 最后诊断

右卵巢单纯性囊肿,不完全性蒂扭转。

四、超声分析和鉴别诊断

1. 超声分析

患者右卵巢体积明显增大,内见大小不等的液性暗区,右卵巢旁可见一团状等回声包块,内呈"漩涡征",以上为卵巢囊肿蒂扭转的特征性表现,初步诊断为右卵巢囊肿蒂扭转。

卵巢囊肿蒂扭转是由于卵巢囊肿的蒂部发生急性扭转后引起的急腹症,影像学上可见卵巢增大,内部有囊肿病变,在囊肿旁边可找到扭转的囊肿蒂部回声,可呈"漩涡征"或不规则包块样。根据扭转的程度及时间的不同,蒂部及卵巢囊肿壁内的血流信号、囊肿的声像图表现也有差异:扭转刚发生或扭转蒂部较疏松,则囊壁多可探及动静脉血流信号,囊肿的回声表现与扭转前相比无明显变化;随着病程进展,静脉血流信号消失,最后影响动脉,导致动脉血流信号消失,且卵巢囊肿的囊壁开始出现水肿,可以表现为囊壁的增厚、回声减低;囊肿发生缺血坏死,囊肿内部透声变差,可出现絮状或团状回声,壁内血流信号完全消失。本病例中,囊肿壁未发生明显增厚,囊肿内部透声好,囊肿壁及卵巢实质内部动静脉血流信号均可显示,囊肿蒂部也可见动脉血流信号,考虑尽管卵巢囊肿蒂已发生扭转,但扭转的蒂部较疏松未对卵巢血供产生明显的影响。

2. 鉴别诊断

（1）黄体囊肿破裂：黄体囊肿是最常见的卵巢非赘生性囊肿之一，发生于经前或妊娠早期，由于肿瘤张力较大，在受到外力作用（如跑、跳、大便等）时可发生破裂，引起急性腹痛，临床上以突发性下腹痛为特点，可伴有恶心、呕吐。超声检查可见病变侧附件区有混合回声包块，形态不规则，边界欠清晰，包块有明显触痛，同时伴有盆腔游离液体，且液体透声差，内部可见密集细点状回声，结合临床后穹隆穿刺得不凝血即可明确盆腔游离液体为血性；当出血量较大时，上腹部扫查也可发现大量游离液体。伴有严重出血的患者可出现失血性休克等并发症。囊肿扭转时，超声检查可发现附件区包块回声边界较清晰，触痛点位于扭转的蒂处，盆腔内也可有游离液体，但一般液体透声较好，同时结合病史多能鉴别。

（2）输卵管妊娠：见于育龄期女性，有停经史，临床上以停经、腹痛、阴道不规则流血为特点，实验室检查血尿 HCG 为阳性。超声检查可见卵巢旁或附件区混合回声包块，形态不规则，边界欠清晰，胚囊型的输卵管妊娠则在包块内部可见孕囊回声，甚至可见存活的胚芽而明确诊断；当输卵管妊娠发生破裂或流产时，则除发现盆腔内混合回声包块外，还可见不等量的游离液体，液体透声差，结合临床后穹隆穿刺得不凝血可明确盆腔游离液体为血性，同时检测液体的 HCG 明显高于血 HCG 可提示异位妊娠。因此，结合病史、血尿 HCG 及超声影像学表现一般不难鉴别。

（3）附件区炎症：是以下腹痛为主要临床表现的妇科常见炎性疾病，伴或不伴发热，起病比较急，可单侧发病或双侧同时发病，临床体格检查可发现附件区增厚，有明显压痛，炎症明显时可同时伴有宫颈举痛。实验室检查血常规可见血象明显增高，尤以中性粒细胞明显。超声检查可于病变侧附件区发现增粗积液或积脓的输卵管，严重的炎症可累及卵巢，使二者分界不清，仅于附件区探及混合回声包块，形态不规则，边界多不清晰，触痛明显，盆腔内可见不等量的游离液体，内部透声差，可见粗细不等的点状回声，后穹隆穿刺可提示液体为脓性，结合病史、体征、实验室检查多不难鉴别。

（4）阑尾周围脓肿：以右下腹痛为主要临床表现，继发于急性阑尾炎后，由于炎症未能及时得到控制导致阑尾穿孔、脓液流至阑尾周围盆腔内，后经机体自身局限控制形成脓肿。超声检查可于右下腹阑尾区探及混合回声包块，仔细观察可发现包块与阑尾关系密切，或可在包块内部发现肿大阑尾，若炎症未累及附件区，则超声检查时子宫及双侧附件多无明显阳性发现，偶有合并附件囊肿的，囊肿回声表现正常，囊内透声好，囊壁无增厚水肿表现，囊肿区域亦无明显压痛和触痛，有助于鉴别；若炎症累及附件，则表现为右下腹附件区混合回声包块，边界不清，很难明确病变为附件来源还是阑尾来源，但包块整体呈炎性表现，与囊肿扭转时"干净"的附件包块不同，排除囊肿扭转不难。

五、要点与讨论

卵巢囊肿蒂扭转是常见的妇科急症，主要发生在瘤蒂长、中等大、活动度良好、重心偏于一侧的肿瘤。常因突然改变体位、剧烈运动、妊娠期或产褥期子宫位置相对改变而发生扭转。另外，蒂扭转还可能与腹压急剧变化、肠蠕动亢进有关。卵巢囊肿的蒂是由蒂根部血管、骨盆漏斗韧带、卵巢固有韧带、输卵管等组成。发生扭转时以卵巢血管为中轴线而旋转，导致动脉、静脉及淋巴回流受阻，继而导致瘤体组织缺血、坏死、囊肿壁增厚水肿。当蒂部扭转超过 360°角，为完全性扭转；蒂部扭转小于 360°角时为不完全性扭转。

卵巢囊肿扭转后囊肿本身的超声表现可为诊断囊肿扭转提供间接征象，典型的扭转后的囊肿可表现为囊肿内透声差，可见絮状回声或混合回声，囊肿囊壁水肿增厚，囊肿壁内血流信号消失等。但卵巢囊肿蒂扭转的直接征象仍有赖于超声对扭转的蒂的识别，一般情况下，仔细观察瘤体旁多可发现，扭转的蒂呈"靶环样"、"蜗牛壳样"或呈低回声圆形肿块样，实时连续动态扫查蒂部时可发现其呈"漩涡状"。彩色多普勒超声可显示蒂部及囊肿壁的血流分布情况，了解其内部是否还有血流，是否有动静脉血流缺失,并可据此初步预测卵巢的功能情况。

　　经阴道超声在寻找和观察扭转的蒂方面有明显优势,可清晰显示蒂的位置、大小及内部血流情况;对于肿块较大、位置较高的,其蒂部的位置一般也较高,经阴道超声的深度受限,此时经腹部超声对寻找蒂部优势更明显;高频探头则对观察贴近腹壁的蒂有得天独厚的优势,可很好地弥补经腹部超声分辨率差的缺点,帮助显示蒂内部回声情况及血流分布情况,提高诊断率。因此,结合经腹部及经阴道超声,同时配合应用不同频率探头,对提高囊肿扭转的检出率以及明确诊断非常有帮助。

六、思考题

　　(1)卵巢囊肿蒂扭转的病理生理过程是什么?
　　(2)卵巢囊肿蒂扭转的声像图表现有哪些?

七、推荐阅读文献

　　[1] 王纯正,徐智章.超声诊断学[M].北京:人民卫生出版,1999:390-399.

　　[2] 姜立新,沈国芳,胡兵.超声"漩涡征"诊断卵巢囊肿蒂扭转[J].中国医学影像杂志,2012,20(7):545-547.

　　[3] Helvie MA, Silver TM. Ovarian torsion:sonographic evaluation [J]. J Clin Ultrasound,1989,17(4):327-332.

　　[4] Chang HC, Bhatt S, Dogra VS. Pearls and pitfalls in diagnosis of ovarian torsion [J]. Radiographics,2008,28(5):1355-1368.

（李　勤　应　涛）

案例 77
原发性输卵管癌

一、病历资料

1. 病史

患者,女性,63岁,因"阴道黄水分泌物4个月"就诊。自诉已绝经12年,近半年偶发左下腹钝痛,可自行缓解,无阴道出血,无发热。

2. 体格检查

患者外阴发育正常,阴道畅;宫颈轻度糜烂,子宫体积小;左侧附件区触及包块,大小4 cm×3 cm×4 cm,质地中等,边界欠清,位置较固定,活动度差,有轻微压痛;右附件区未及明显包块,无压痛。

3. 实验室检查

CA125 219 IU/ml,CA199 201 IU/ml。

二、影像资料

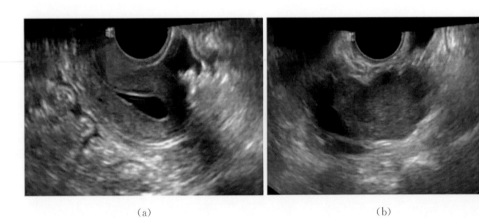

(a)   (b)

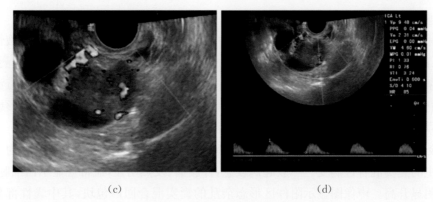

(c)　　　　　　　　　　(d)

图 77 - 1　左输卵管癌声像图

(a)子宫长轴切面,显示宫腔积液;(b)左附件区囊实混合性肿块形态不规则,边界尚清;
(c)CDFI:肿块实性部分内探及稍丰富血流信号;(d)频谱多普勒探及动脉频谱,RI 0.76。

三、超声所见及诊断

1. 超声所见

患者子宫后位,长径 3.4 cm,厚径 2.1 cm,宽径 3.4 cm,轮廓清晰,肌层回声均匀,宫腔分离 0.7 cm,内膜单层厚度 0.1 cm,宫颈长 2.2 cm。右卵巢大小 1.6 cm×1.1 cm,边界清晰,内部回声未见明显异常。左卵巢未探及。左附件区探及一部分等回声、部分无回声的混合回声包块,大小 5.4 cm×3.9 cm×6.0 cm,等回声部分大小 4.0 cm×3.1 cm×3.7 cm,形态不规则,边界尚清,与周围组织似有粘连,CDFI:内部探及较丰富血流信号,RI:0.76;无回声部分呈迂曲管状,CDFI:内部未探及明显血流信号。子宫直肠陷凹无回声区深 2.0 cm(见图 77 - 1)。

2. 超声诊断

左附件区囊实混合性占位,左输卵管恶性肿瘤可能,宫腔积液,盆腔积液。

3. 最后诊断

左输卵管腺癌Ⅲ级。

四、超声分析和鉴别诊断

1. 超声分析

本病例为女性患者,绝经 13 年,因阴道流出黄水分泌物来院就诊,无发热,偶有左下腹钝痛。超声检查未能显示左侧卵巢,仅在左附件区探及一囊实混合性占位,形态不规则。占位的实性部分血流信号丰富,囊性部分呈迂曲管状,故首先考虑该占位为左输卵管来源,左卵巢受累不能除外。输卵管来源的囊实混合性占位较少见,且占位形态不规则,实性部分血流丰富,结合患者年龄较大,且有阴道流液的临床表现,故考虑输卵管来源恶性肿瘤可能性大。

阴道流液是输卵管癌最常见的临床表现,超声检查显示患者子宫宫腔积液,与阴道流液的临床表现相符。但绝经后女性出现阴道流液的情况还需要与子宫内膜癌等相鉴别。子宫内膜癌也常常出现阴道流液,但液体通常为血性,影像等多可提示子宫内膜不规则增厚。而该患者的声像图显示内膜菲薄,单层仅厚 0.1 cm,尚在正常范围,暂不考虑子宫内膜癌可能。

2. 鉴别诊断

（1）卵巢囊腺癌：也表现为附件区囊实混合性肿块，晚期可侵犯到输卵管。分为浆液性囊腺癌和黏液性囊腺癌，以前者多见，是成年女性最常见的卵巢恶性肿瘤。肿瘤通常较大，多为部分囊性部分实性，内可见乳头或杂乱的分隔，内部血流信号也较丰富。但卵巢肿瘤的患者一般不出现阴道流液这一临床表现，故结合病史有利于鉴别诊断。同时，卵巢囊腺癌的形态较输卵管癌规整，多呈圆形或椭圆形膨胀性生长，可见不均匀增厚的囊壁及分隔，引起腹膜广泛性转移者，常合并腹水。

（2）附件炎性包块：由慢性附件炎症迁延不愈所致，多发生于育龄期女性，常表现为双侧附件区以输卵管受累为主的囊实混合性病变。一般起病较急，伴腹痛、发热明显，血常规显示白细胞计数总数、中性粒细胞比例明显升高。声像图显示附件区形态杂乱的囊实混合回声包块，其中囊性部分呈迁曲管状走行，实性部分形态不规则，可见少许血流信号。当输卵管积脓时，囊性部分内见丰富细密光点，透声更差。经过积极抗炎治疗后，以上表现可以完全消失。

（3）胚囊型输卵管妊娠：发生于育龄期女性，多有停经史，常表现为附件区混合回声包块，与卵巢关系不密切。输卵管妊娠，包块内部可见孕囊结构，内部可见卵黄囊，甚至探及胚芽及原始心血管搏动。结合血 HCG 有助于做出鉴别诊断。

（4）输卵管积水：系输卵管慢性疾病并发症，表现为左、右附件区迁曲走行的管状或腊肠状无回声。双卵巢显示清晰。多发生于育龄期女性，也可遗留至绝经期，但无回声的管壁回声均匀，厚度约 0.1～0.3 cm，壁上一般不会出现乳头状突起或形态不规则的实性成分，追问病史及临床表现可协助鉴别诊断。

五、要点与讨论

原发性输卵管癌是一种少见的女性生殖系统恶性肿瘤。其发病率仅占妇科恶性肿瘤的 0.5%，以 40～65 岁居多，多发生于绝经后妇女。本病病因不明，70% 患者有明显输卵管炎病史，50% 有不孕史。单侧输卵管癌患者的对侧输卵管经病理检查多有炎性改变，推断慢性炎性刺激可能是发病诱因。

该病早期多无明显症状，中晚期主要表现为阴道内流出液体，轻微腹痛，当肿瘤生长到一定程度时，可发现腹部包块。阴道排液、腹痛、盆腔包块，即输卵管癌"三联症"。其中，阴道流液是该病最常见的症状之一，发生率为 63%～83%。当癌灶坏死或侵袭血管时，可出现阴道流血。腹水较少见。

早期输卵管癌由于病灶小，经腹部超声检查容易漏诊。经阴道超声能较大程度地提高诊断敏感性与准确性。由于癌肿能使输卵管伞端闭塞，输卵管可因积水、积血而扩张，故病变输卵管在声像图上常常表现为单侧附件区或紧贴子宫一侧后方以囊性为主的混合性肿块，形状多呈腊肠型或长块状。在肿块内，液性部分常呈迁曲管状，在其周边或内部可见大小不等的实性成分或乳头状突起，彩色多普勒可探及其内较丰富血流信号。此时结合临床，应高度怀疑原发性输卵管癌可能。

晚期输卵管癌常侵犯卵巢。当肿块较大时，对原发部位难以判断，影响定位诊断。但反复阵发性阴道排液是本病特征性临床表现，因此结合病史及声像图表现仍然可提示诊断，最终确诊仍需依靠病理。

六、思考题

（1）原发性输卵管癌的特征性声像图表现是什么？

（2）原发性输卵管癌应与哪些疾病相鉴别，如何鉴别？

（3）原发性输卵管癌的临床特点？

七、推荐阅读文献

［1］李卓群,李青,蒋宇.超声诊断输卵管癌 7 例分析［J］.武汉大学学报:医学版,2001,22(1):83－84.

［2］陈乐珍.妇产科诊断病理学［M］.北京:人民军医出版社,2002:421－425.

［3］李玉林.病理学［M］.7 版.北京:人民卫生出版社,2010:331－334.

［4］王军梅,赵梅,宋伊丽.原发性输卵管癌超声图像特征分析［J］.中华超声影像学杂志,2004,13(12):956－958.

（伍　星　应　涛）

案例 78

卵巢浆液性囊腺癌

一、病历资料

1. 病史

患者,女性,65 岁,因"腹胀、左下腹痛伴恶心呕吐 3 天"就诊。患者自诉入院前 3 天出现腹胀、左下腹阵发性疼痛,疼痛逐渐加剧,伴恶心呕吐,呕吐后腹痛不缓解。否认头晕、发热、咳嗽咳痰、咯血、肛门坠胀感等不适。入院前一天于当地医院对症支持治疗,腹痛无明显缓解,遂至我院就诊。已绝经 15 年,绝经后无阴道流血流液等不适,既往月经规律,否认痛经、经量增多等不适。

2. 体格检查

患者下腹部可扪及巨大包块,上界平脐,张力大,活动度欠佳,有压痛,左侧明显,宫体触诊不清,宫颈光滑,无举痛及接触性出血。

3. 实验室检查

CRP 59.86 mg/L,CA125 100.8 IU/ml,血常规、肝肾功能(一)。

二、影像资料

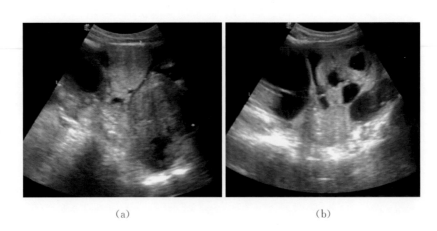

(a)   (b)

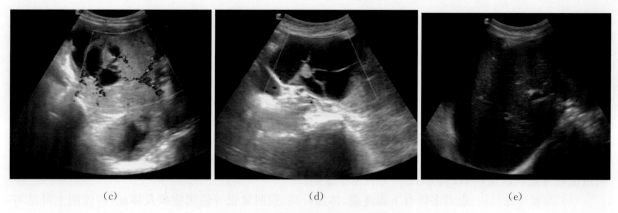

(c)　　　　　　　　　　　　　(d)　　　　　　　　　　　　　(e)

图 78-1　卵巢浆液性囊腺癌声像图

（a）经腹二维超声显示子宫前方盆腔内囊实性肿块纵切面；（b）经腹二维超声显示子宫前方盆腔内囊实性肿块横切面；（c）CDFI：囊实性肿块实性部分内探及较丰富血流信号；（d）CDFI：囊实性肿块内分隔上探及血流信号；（e）肝前见无回声区。

三、超声所见及诊断

1. 超声所见

患者双侧卵巢显示不清，子宫前方盆腔内探及一囊实混合回声区，范围约 14.4 cm×13.3 cm×15.6 cm，内部回声一半囊性一半实性，囊性部分内透声较差，实性部分内部回声不均匀，CDFI：实性部分内部血流信号丰富；囊壁厚薄不均，内见分隔及乳头状突起，CDFI：内可探及血流信号。子宫直肠陷凹内无回声区深约 1.2 cm，肝前无回声区深约 4.5 cm，脾肾间隙无回声区深约 3.9 cm，下腹腔无回声区深约 7.6 cm。

2. 超声诊断

（1）盆腔内囊实性肿块，考虑为来源于卵巢的上皮性肿瘤可能（恶性可能大）。

（2）腹水（大量）。

3. 最后诊断

左侧卵巢浆液性乳头状囊腺癌Ⅱ级。

四、超声分析和鉴别诊断

1. 超声分析

本病例为女性患者，绝经多年，因"腹胀、左下腹痛伴恶心呕吐三天"来院就诊，查体发现盆腔内巨大包块，张力大，活动度欠佳，临床初步诊断为盆腔占位。经腹超声检查发现子宫前方探及一囊实混合性肿块，因该肿块位于子宫的前方，紧贴子宫，初步考虑为附件来源；根据肿块呈囊实性，内见较多分隔及乳头状突起，分隔及突起内均探及血流信号等声像图特征，考虑该肿块为来源于卵巢的上皮性肿瘤的可能性大，同时结合患者盆腹腔大量积液，CA125 高于正常值（100.8 IU/ml）等，超声诊断结果更倾向于恶性，即卵巢浆液性囊腺癌。该患者术后病理证实为左侧卵巢浆液性乳头状囊腺癌Ⅱ级，伴大片坏死出血。

2. 鉴别诊断

（1）浆液性囊腺瘤：浆液性囊腺瘤约占所有卵巢良性肿瘤的 25%，双侧性占 15%，主要分为单纯性和乳头状两种。前者囊壁光滑，多为单房，超声表现为轮廓清晰的圆形或椭圆形无回声区，内壁光滑，后方回声增强，内部无明显血流信号，囊壁可见血流信号；后者囊壁上有乳头状物向囊内突起，常为多房性，多为双侧，超声表现为圆形或椭圆形多房肿块，囊壁上有大小不一的乳头状偏高回声结构突向囊内，乳头状突起之间常有沙砾钙化小体,肿瘤的囊壁、囊内间隔以及乳头上可探及点状血流信号,但其囊壁及分隔一般厚薄均一,与囊腺癌不同,有助鉴别。

(2)卵巢纤维瘤:卵巢纤维瘤是卵巢良性实性肿瘤中较常见的一种,多为单侧、呈圆形、椭圆形或多个结节状,边缘常较规则,内部呈低回声,后方伴有声衰减,肿块内部较难探及血流信号,部分肿块可于近场探及少许血流信号。

(3)卵巢子宫内膜异位囊肿:卵巢子宫内膜异位囊肿当其病程迁延、反复合并感染时,其囊肿壁增厚且不规则,囊内出现不规则实性回声和粗细不等的间隔,有时与浆液性囊腺癌很难鉴别,但子宫内膜异位囊肿内分隔及囊壁上血流信号不丰富,结合子宫内膜异位症常有的进行性痛经、经量过多、不规则阴道流血等症状以及 CA125、CA199 等有助于鉴别。

(4)盆腔炎性包块:患者多伴有下腹疼痛、体温升高、腹肌紧张等临床症状及体征,声像图上可见与周围组织粘连的混合回声包块,同时可伴有输卵管积液、盆腔积液等。

五、要点与讨论

浆液性囊腺癌是成人最常见的恶性卵巢肿瘤,占卵巢上皮性癌的 50%,1/2 为双侧性,约 30% 有沙砾体,肿瘤大小约 10~15 cm,多为部分囊性部分实性,呈乳头样生长,此肿瘤生长很快,常伴有出血坏死。

典型的浆液性囊腺癌超声主要表现为:①一侧或双侧附件区出现圆形无回声区,其内有散在浮动的细密点状回声;②囊壁及分隔有不均匀的增厚,可见乳头状结构突入囊内或侵犯壁外;③若肿瘤伴有出血或有不规则坏死物脱落时,无回声区内可见片状或团块状高回声随体位改变而移动;④晚期病例的囊腺癌可向子宫和肠管浸润或有腹膜广泛性转移,引起腹水,形成粘连性肠管强回声且多固定于腹后壁,表现为粘连性肠管强回声间呈多个不规则的无回声区。彩色多普勒超声显示分隔及实性突起内血流信号丰富,血流阻力指数降低。三维超声可更直观地显示囊肿形态及囊肿内部情况,可见多房囊肿囊壁边缘不光整,囊内团块实性成分较多,结构紊乱,多条厚薄不均的间隔,但以大小不等的乳头状改变为主。

早期恶性卵巢肿瘤仅靠超声检查难以分辨,最终确诊仍需病理诊断。当肿块较大时,通过观察肿块的形态、边界、囊壁厚度,囊内分隔及实性突起的回声特点,以及实性部分的血流特点等,再结合临床表现及实验室检查等,判断良恶性一般不困难。

六、思考题

(1)请描述浆液性囊腺癌的特征性声像图表现。

(2)浆液性囊腺癌的鉴别诊断主要有哪些?如何进行鉴别?

(3)卵巢上皮性肿瘤包括哪些?

七、推荐阅读文献

[1] 周永昌,郭万学.超声医学[M].4 版.北京:科学技术文献出版社,2003:1298-1298.

[2] 任卫东,常才.超声诊断学[M].3 版.北京:人民卫生出版社,2013:388-389.

[3] 李玉林.病理学[M].7 版.北京:人民卫生出版,2010:272-272.

[4] 谢幸,苟文丽.妇产科学[M].8 版.北京:人民卫生出版社,2013:326-326.

[5] Valentin L, Ameye L, Testa A, et al. Ultrasound characteristics of different types of adnexal malignancies [J]. Gynecologic Oncology, 2006,102(1):41-48.

(应 涛 殷 露)

卵巢黏液性囊腺瘤

一、病历资料

1. 病史

患者,女性,39岁,因"体检发现右卵巢囊性占位1年,进行性增大5个月"就诊。自诉既往无明显不适,月经规则,无腹痛,无阴道异常出血。

2. 体格检查

患者子宫前位,正常大小,活动好,无压痛;右侧附件区扪及肿块,大小5 cm×3 cm×4 cm,质软,表面光滑,无压痛,活动度好;左侧附件区未及包块,无压痛。

3. 实验室检查

CA125、CA199(一)。

二、影像资料

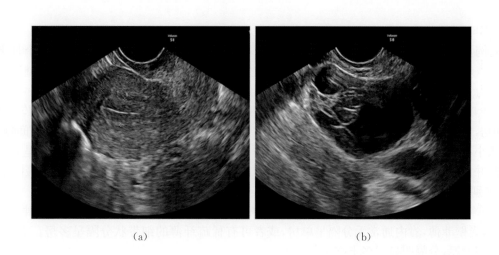

(a)   (b)

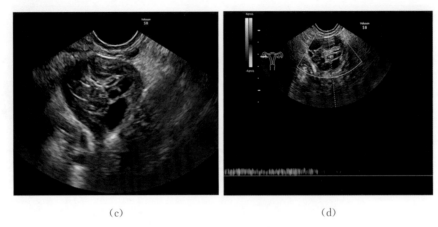

(c)　　　　　　　　　　　　　　　　(d)

图 79‐1　右卵巢黏液性囊腺瘤声像图

(a)子宫长轴切面；(b)右卵巢内探及一囊性肿块，形态规则，边界清楚，内见分隔；(c)肿
块囊壁略厚，内部分隔较丰富；(d)分隔上探及血流信号，频谱多普勒可探及静脉频谱。

三、超声所见及诊断

1. 超声所见

患者子宫未见明显异常。右卵巢内探及一无回声区，大小 5.1 cm×3.8 cm×4.6 cm，囊壁厚
0.15 cm，内见稍丰富分隔，隔厚 0.16 cm，CDFI：囊壁及隔上见较丰富血流信号（见图 79‐1）。左卵巢大
小2.0 cm×1.2 cm，边界清晰，内部回声未见明显异常。

2. 超声诊断

右侧卵巢内多房囊性肿块，黏液性囊腺瘤可能。

3. 最后诊断

右卵巢黏液性囊腺瘤。

四、超声分析和鉴别诊断

1. 超声分析

本病例为女性患者，自诉无明显不适，因体检发现右卵巢囊肿 1 年并进行性增大 5 个月来院就诊。
经阴道超声观察到右卵巢囊性占位，因占位单侧发生，中等大小，形态规则，边界清楚，囊壁厚度均匀，并
结合患者为年轻女性，初步考虑为右卵巢上皮来源的良性囊肿可能。

卵巢上皮来源的良性肿瘤包括浆液性囊腺瘤和黏液性囊腺瘤两大类。浆液性囊腺瘤囊壁均匀菲薄，通常无
分隔呈单房，或者有稀疏的纤细分隔呈多房。而黏液性囊腺瘤的囊壁均匀较厚，囊内可见较丰富间隔光带，呈多
房，房腔大小不一。此患者右卵巢囊性肿块的囊壁略厚，厚度约 0.15 cm，囊内分隔较丰富，局部呈大小不一的多
房性表现，并且囊壁及分隔上均能探及较丰富血流信号，与黏液性囊腺瘤的声像图符合，故考虑黏液性囊腺瘤可能。

2. 鉴别诊断

（1）单纯性浆液性囊腺瘤：单纯性浆液性囊腺瘤占所有卵巢良性肿瘤的 15% 左右。肿瘤多呈球形，
外表光滑，囊壁菲薄，囊内通常无分隔呈单房，或者可有稀疏纤薄的细带状分隔呈多房。而黏液性囊腺
瘤较之囊壁增厚，分隔明显增多丰富。

（2）乳头状浆液性囊腺瘤：肿瘤一般呈圆形或椭圆形，囊壁光滑，多房或单房，但囊壁有大小不一的乳
头状凸起，凸起的轮廓光滑，彩色多普勒可探及乳头状凸起内部的血管存在。该肿瘤可发生穿孔并发腹
水，引起肿瘤种植，造成"浆液性乳头状瘤病"。而黏液性囊腺瘤内部主要见丰富的分隔，少见乳头状凸起。

（3）黏液性囊腺癌：约占卵巢上皮性癌的 40%，常为单侧发生，多由黏液性囊腺瘤演变而来。与黏

液性囊腺瘤相比,黏液性囊腺癌多呈椭圆形或分叶状,形态不规则。肿瘤的囊壁明显不规则增厚,可向周围浸润,轮廓不规整;肿瘤内部的分隔增多、杂乱、增厚、不均匀,房腔变多,可有增殖的乳头状凸起;彩色多普勒可显示实性部分血流信号丰富、紊乱,呈低阻血流。

（4）浆液性囊腺癌:是成人最常见的卵巢恶性肿瘤,占卵巢上皮性癌的 50%。其中一半为双侧发生,30% 有沙砾体。肿瘤通常较大,多呈部分囊性部分实性,可呈乳头状生长。囊壁不均匀增厚,有分隔时,分隔厚而不均,可见乳头状光团突入囊内或侵犯壁外。彩色多普勒显示隆起的团块内血流丰富、紊乱,阻力降低。晚期可向子宫、肠管浸润,或引起腹膜广泛性转移,合并腹水。

（5）卵巢内膜异位囊肿:是卵巢的子宫内膜异位症,50% 的患者常同时累及双侧卵巢。与周围组织、器官紧密粘连是内膜异位囊肿的重要临床特征之一。囊肿常粘连于子宫侧后方,形态欠规则,张力较大,囊壁较厚,内可有分隔。声像图上囊肿内部常常表现为充满丰富细密光点的弱回声,声像图类似"毛玻璃"样,也可见团状高回声附壁。

五、要点与讨论

黏液性囊腺瘤为来源于卵巢上皮细胞的良性肿瘤,较浆液性少见,占所有卵巢良性肿瘤的 20%。95% 的肿瘤为单侧发生,表面灰白色,体积较大或巨大,切面常为多房,囊腔大小不一。囊肿间隔由结缔组织组成,囊液呈胶冻样,含粘蛋白或糖蛋白。肿瘤表面光滑,很少有乳头生长。囊腔被覆单层高柱状上皮,能产生黏液。恶变率为 5%～10%。

声像图显示肿瘤呈单侧多房性,表面光滑,因内含黏液性液体,故无回声区内常见细弱散在光点。囊壁均匀较厚,边缘光整,囊内可见稍丰富间隔光带,呈多房,房腔大小不一。肿瘤体积常较大,内径可达 10 cm 以上,甚至巨大占满全腹腔。10% 的黏液性囊腺瘤可有乳头状物生长于囊壁,表现为局限性团状回声呈乳头状突向囊内或壁外。彩色多普勒超声可在囊壁及分隔上探及血流信号,呈中等血流阻力。若囊肿破裂,可引起腹膜种植,产生大量黏液,成为腹膜囊腺瘤。

卵巢黏液性囊腺瘤患者的一般临床表现为腹部肿块、腹胀、腹痛或伴压迫症状。若晚期进展为黏液性囊腺癌可出现恶病质、消瘦等表现。绝大部分患者无月经改变。由于黏液性囊腺瘤为良性肿瘤,手术切除效果较好。体积过大的肿瘤不易完整取出时可先抽取囊内液体,应防止内容物溢出,以免囊液感染腹盆腔形成种植,可能引起腹膜假黏液瘤。

六、思考题

（1）卵巢囊实混合性肿块有哪些疾病,各自有什么声像图特征?

（2）卵巢黏液性囊腺瘤的鉴别诊断主要有哪几个? 如何鉴别?

七、推荐阅读文献

[1] 周永昌,郭万学.超声医学[M].4 版.北京:科学技术文献出版社,2003:1294－1296.

[2] 沈国芳.妇产超声读片指南[M].南京:科学技术出版社,2012:50－56.

[3] 石一复.14006 例卵巢肿瘤组织类型分析[J].中华妇产科杂志,1992,27(6):335－337.

[4] 陈乐珍.妇产科诊断病理学[M].北京:人民军医出版社,2002:301－310.

[5] 李玉林.病理学[M].7 版.北京:人民卫生出版社,2010:290－293.

（伍　星　应　涛）

案例 80

卵巢黏液性囊腺癌

一、病历资料

1. 病史

患者,女性,49岁,因"发现腹胀、腹围增大 2 个月"就诊。患者自诉近 2 月来腹胀,自觉腹围增大,否认畏寒发热、腹痛、咳嗽咳痰、咯血、恶心呕吐等不适。绝经 3 年,绝经后无不规则阴道流血、流液等,既往月经规律,否认痛经、经量增多等不适。

2. 体格检查

患者下腹部可扪及巨大包块,上界平脐,质硬,活动度差;宫体触诊不清。阴道通畅;宫颈肥大,无举痛及接触性出血。

3. 实验室检查

血常规(一),肝肾功能(一),CA125、CA199(一)。

二、影像资料

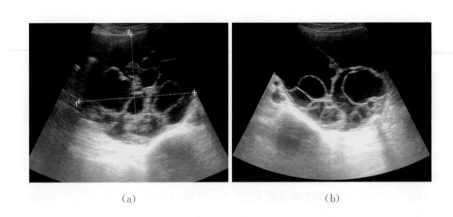

(a)　　　　　　　　　　　(b)

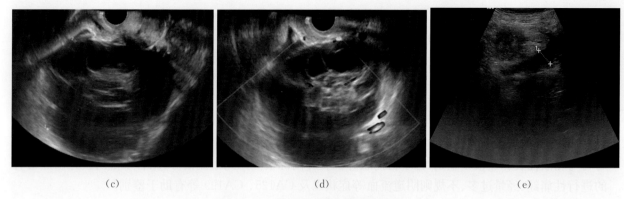

（c）　　　　　　　　　　　　（d）　　　　　　　　　　　　（e）

图80-1　卵巢黏液性囊腺瘤声像图

（a）经腹部盆腔囊性肿块纵切面示囊性肿块内见较多分隔，分隔薄厚不均；（b）经腹部盆腔囊性肿块横切面；（c）经阴道盆腔囊性肿块纵切面；（d）盆腔囊性肿块分隔上见彩色血流信号；（e）下腹腔纵切面示下腹腔见无回声区。

三、超声所见及诊断

1. 超声所见

经腹部超声：患者盆腔见一囊性包块，大小约11.8 cm×10.6 cm×12.3 cm，呈多房，内见多个分隔，分隔厚薄不均。肝前、肝肾间隙、脾肾间隙未见明显无回声区，下腹腔无回声区深1.8 cm。经阴道超声：子宫前位，长径4.3 cm，厚径3.6 cm，宽径4.0 cm，轮廓清晰，肌层回声均匀，内膜显示，厚度0.6 cm，内部回声均匀，宫颈长3.0 mm。宫腔内见节育器，位置正常。子宫右后方探及一囊性包块，大小12.8 cm×11.3 cm，形态不规则，边界尚清，内见多条粗大分隔，分隔厚薄不均匀，分隔内见血流信号（见图80-1）。左卵巢显示不清。

2. 超声诊断

（1）盆腔巨大囊性占位，右附件来源可能，黏液性囊腺癌可能，请结合临床。

（2）腹腔积液（少量）。

3. 最后诊断

右侧卵巢黏液性囊腺癌。

四、超声分析和鉴别诊断

1. 超声分析

本病例为中年女性患者，已绝经，自觉腹胀、腹围增大2月来院就诊，无腹痛、无异常阴道流血、流液等其他不适主诉。体检患者下腹部可扪及巨大包块，上界平脐，质硬，活动度差，临床初步诊断为盆腔占位。超声检查发现子宫右后方见一囊性包块，因该肿块位于子宫右后方，紧贴子宫，首先怀疑为右侧附件来源可能；根据该囊性肿块内见多个分隔，分隔厚薄不均等声像图特征，超声诊断应考虑到黏液性肿瘤的可能，同时结合分隔上见彩色血流信号，患者下腹腔又有少量积液等特点，虽然患者CA125、CA199在正常范围内，也应该考虑到卵巢恶性病变黏液性囊腺癌的可能。该患者术后病理证实为右卵巢黏液性囊腺癌。

2. 鉴别诊断

（1）黏液性囊腺瘤：黏液性囊腺瘤系卵巢良性上皮性肿瘤，多为单侧多房性，约占卵巢良性肿瘤的20%。声像图表现为圆形或椭圆形无回声区；肿块边缘光滑，囊壁呈均匀厚壁型；无回声区内可见细密点状回声,呈多房结构,房腔大小不一;肿块体积较大,内径多在 10 cm 以上,有时甚至占满全腹;少数可呈乳头状生长;肿块囊壁及间隔上可探及点状血流信号。

(2)黄素囊肿:多见于 20～30 岁妊娠妇女或患有葡萄胎、绒毛膜癌、胎儿水肿、多胎等患者,超声多表现为卵巢内圆形或椭圆形囊性肿物,常为双侧性,大小差别很大,壁较薄,囊内分隔纤细、多房,囊内液体呈无回声,终止妊娠后可自行消退。

(3)卵巢子宫内膜异位囊肿:卵巢子宫内膜异位囊肿可有粘连性肿块,并伴有直肠子宫凹陷结节,当其病程迁延、反复合并感染时,其囊肿壁增厚且不规则,囊内出现不规则实性回声和粗细不等的间隔,有时与黏液性囊腺癌很难鉴别,但子宫内膜异位囊肿内部很少见到血流信号,结合子宫内膜异位症常有的进行性痛经、经量过多、不规则阴道流血等症状以及 CA125、CA199 等有助于鉴别。

五、要点与讨论

黏液性囊腺癌约占卵巢上皮性癌的 40%,常只限一侧,瘤体较大,多由黏液性囊腺瘤演变而来,囊腔变多,间隔增厚,有增殖的乳头状物。预后较浆液性囊腺癌好,5 年存活率为 40%～50%。黏液性囊腺癌瘤体外观光滑、圆形或分叶状,切面为囊性、实性,囊内壁可见乳头,囊腔内含血性胶状黏液,实性区常见出血坏死。

典型的黏液性囊腺癌的声像图主要表现为:①肿瘤呈椭圆形或分叶状无回声区,边界回声明显增厚且不规则;②囊腔内有较多的间隔,呈不均匀增厚,并有散在的点状或团状强回声;③增厚的囊壁可向周围浸润,可有向外延伸的局限性突起,轮廓不规整,多伴有腹水无回声区。彩色多普勒超声显示肿瘤囊壁、间隔及实质部分见较丰富的彩色血流信号,可记录高速、低阻动脉血流频谱。

超声检查能够发现附件区占位,可以提示肿块的大小、形态、内部回声、肿瘤与周围组织的关系,有无腹水。彩色多普勒超声可评价肿瘤内部血流供应状态及血流动力学改变。虽然卵巢肿瘤病理类型复杂,但声像图表现有一定的共性,因此部分肿瘤有着相似的声像图特征。超声检查可以利用自身优势,同时结合实验室检查,提示卵巢肿瘤可能的良恶性诊断,为临床提供重要信息。

六、思考题

(1)请描述黏液性囊腺癌的特征性声像图表现。

(2)黏液性囊腺癌的鉴别诊断主要有哪几个? 如何鉴别?

(3)简述超声对卵巢肿瘤的诊断价值。

七、推荐阅读文献

[1] 周永昌,郭万学.超声医学[M].4 版.北京:科学技术文献出版社,2003:1299-1300.

[2] 任卫东,常才.超声诊断学[M].3 版.北京:人民卫生出版社,2013:390.

[3] 李玉林.病理学[M].7 版.北京:人民卫生出版社,2010:273.

[4] 谢幸,苟文丽.妇产科学[M].8 版.北京:人民卫生出版社,2013:327.

[5] Valentin L, Ameye L, Testa A, et al. Ultrasound characteristics of different types of adnexal malignancies [J]. Gynecologic Oncology, 2006,102(1):41-48.

(应 涛 殷 露)

葡萄胎

一、病历资料

1. 病史

患者,女性,24岁,因"停经2月,呕吐半月,阴道流血8天,腹痛1天"就诊。自诉平素月经规则,量中等。生育史 G_2P_1。

2. 体格检查

患者外阴已婚式,阴道畅;宫颈光,子宫前位,子宫明显增大如孕3月余,质地软;双侧附件区增厚,无压痛。

3. 实验室检查

血 HCG>1 000 IU/L。

二、影像资料

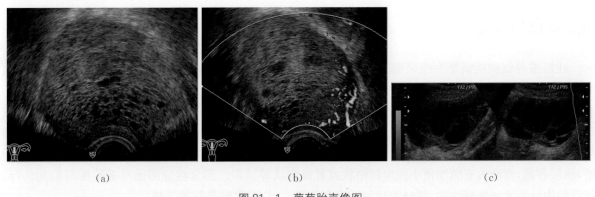

(a)   (b)   (c)

图 81-1 葡萄胎声像图

(a)经阴道超声示宫腔内充满细密网格状高回声,内有大小不等的不规则无回声区;(b)CDFI检查示宫腔内占位内部未探及明显血流信号;(c)双卵巢明显增大,内呈多房囊性。

三、超声所见及诊断

1. 超声所见

患者子宫前位,长径14.5 cm,厚径9.0 cm,宽径11.9 cm,宫腔内充满细密网格状高回声,内有不规则无回声区,范围 13.1 cm×7.7 cm×10.2 cm,CDFI:内未探及明显血流信号(见图 81-1)。右卵巢大小 10.4 cm×6.8 cm×6.3 cm,内充满大小不等无回声区,壁厚 0.1 cm,彩色多普勒超声示囊壁及隔内探及血流信号。左卵巢大小 10.1 cm×8.3 cm×5.6 cm,内充满大小不等的无回声区,壁厚 0.1 cm,彩色多普勒超声示囊壁及隔内探及血流信号。下腹腔积液深 2.1 cm。

2. 超声诊断

葡萄胎,双侧卵巢黄素囊肿,腹腔少量积液。

3. 最后诊断

葡萄胎伴双侧卵巢黄素囊肿。

四、超声分析和鉴别诊断

1. 超声分析

此患者有停经史,妊娠反应明显,血 HCG 明显升高,子宫增大,宫腔内未见正常孕囊回声,仅充满细密网格状高回声,子宫肌层内外未探及细密网格状等回声,故初步诊断为葡萄胎可能。双侧卵巢明显增大,内呈多房囊性,大小不等,分隔清楚,呈放射状或车轮样分布,此为卵巢黄素囊肿的表现。

2. 鉴别诊断

(1)胎盘水泡样变:发生于宫内妊娠不全流产或稽留流产后,局部声像图类似葡萄胎,但子宫无明显增大,宫腔内水泡样占位相对较少且不规则,声像图较杂乱,且血 HCG 滴度不高。

(2)子宫肌瘤囊性变:可表现为子宫内蜂窝状低回声区,与子宫正常肌层分界清晰,彩色多普勒显示其内血流信号不丰富。结合临床无停经史,HCG 阴性的特点,可与葡萄胎鉴别。

(3)侵蚀性葡萄胎、绒毛膜癌:均表现为子宫肌层内见多个或单个形态不规则的无回声或以无回声为主的混合回声占位,和/或宫外见不规则蜂窝状占位,CDFI:占位内部探及丰富血流信号,呈低阻血流。但仅凭声像图很难鉴别两者,需依据病史、病理进行鉴别。

五、要点与讨论

妊娠滋养细胞疾病是一组来源于胎盘绒毛滋养细胞的疾病,包括葡萄胎、侵蚀性葡萄胎以及绒毛膜癌(简称绒癌)等,其中以葡萄胎最为常见。

葡萄胎也称水泡状胎块,是指妊娠后胎盘滋养细胞异常增生,终末绒毛转变成水泡,水泡间相连成串,状似葡萄得名。葡萄胎的临床表现有停经后阴道流血,妊娠反应明显。检查发现子宫异常增大,卵巢可黄素化;血 HCG 明显升高。葡萄胎分为完全性和部分性两类。完全性葡萄胎子宫增大,轮廓清晰,肌层菲薄,宫腔内充满细密小圆形网格状或者蜂窝状等回声。部分性葡萄胎可葡萄胎与胎儿共存,其宫腔内见正常妊娠囊结构,部分胎盘绒毛蜂窝状改变,与正常胎盘分界清楚。

侵蚀性葡萄胎(见图 81-2)是指葡萄胎组织侵入子宫肌层,少数转移至子宫外,多数发生在葡萄胎清除后 6 个月内。绒毛膜癌(见图 81-3)为一种高度恶性肿瘤,早期就可发生血行转移。绒毛膜癌 50% 继发于葡萄胎(多在葡萄胎清除后 1 年以上),发生于流产或足月分娩后各 25%。绒毛膜癌或侵蚀性葡萄胎肌层内见单个或数个蜂窝状回声占位,少数宫外可见不规则蜂窝状回声占位,内血流信号丰富,为低阻血流。两者临床表现、超声表现和治疗方法相似。临床表现为阴道流血,腹痛,盆腔肿块,转移灶表现。病理上,侵蚀性葡萄胎可见绒毛结构,绒毛膜癌无绒毛结构可见。

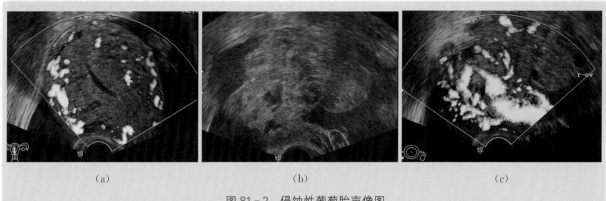

图 81 - 2　侵蚀性葡萄胎声像图

(a)子宫矢状面能量多普勒声像图示子宫肌层内血流信号丰富;(b)右卵巢旁等回声区冠状面声像图,呈蜂窝状,形态不规则;
(c)右卵巢旁等回声冠状面能量多普勒声像图示其内见丰富血流信号。

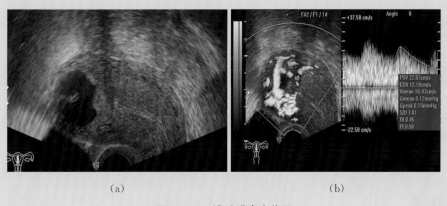

图 81 - 3　绒毛膜癌声像图

(a)子宫矢状面声像图示子宫宫底部及右侧角肌层内混合回声占位,边界不清;(b)子宫矢状面能量多普勒及频谱示占位内见丰富血流信号,呈低阻血流。

六、思考题

(1) 良性滋养叶细胞疾病与恶性滋养叶细胞疾病的诊断与鉴别诊断?

(2) 葡萄胎可与哪些疾病鉴别?

七、推荐阅读文献

[1] 沈国芳.妇产超声图片指南[M].南京:江苏科学技术出版社,2012:73 - 76.

[2] 张惜阴.实用妇产科学[M].2 版.北京:人民卫生出版社,2003:726 - 743.

[3] 陈晓端.妊娠滋养细胞疾病病理学特点[J].中国实用妇科与产科杂志,2011,27(9):647 - 650.

[4] 谢红宁.妇产超声诊断学[M].北京:人民卫生出版社,2005:222 - 224.

[5] Peter W Callen.妇产科超声学[M].5 版.北京:人民卫生出版社,2010:831 - 840.

(沈国芳　蒋业清)

案例 *82*
卵巢纤维瘤

一、病历资料

1. 病史

患者,女,34 岁,因"体检发现左侧附体区肿块 1 月余"就诊。自诉既往无腹痛腹胀,无尿频尿急,无便秘,无肛门坠胀感。

2. 体格检查

外阴已婚已产式,阴道畅,无异常分泌物,宫颈:重糜,子宫前位,大小如常,无压痛。左侧附件区可扪及一肿块,大小约 2 cm,质中,活动度一般,无压痛。右侧附件未触及明显异常。

3. 实验室检查

肿瘤指标:甲胎蛋白(AFP)、癌胚抗原(CEA)、糖类抗原(CA125)、糖类抗原(CA199)均(一)。

二、影像资料

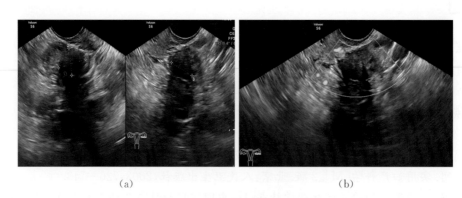

(a)   (b)

图 82 - 1　左卵巢纤维瘤声像图

(a)左卵巢内实性占位,为均匀实性低回声,形态规则,边界清晰,后方伴衰减;(b)肿块内未探及明显血流信号。

三、超声所见及诊断

1. 超声所见

子宫后位,长径 5.1 cm,厚径 4.1 cm,宽径 5.1 cm,轮廓清晰,肌层回声均匀,内膜显示,厚 0.9 cm,内部回声均匀,宫颈长 3.4 cm。

左卵巢内探及一低回声,大小约 1.9 cm×1.5 cm×1.6 cm,形态规则,边界清晰,内部回声均匀,后方伴声衰减。CDFI 检查:内未见明显血流信号。

右卵巢大小正常,边界清晰,内未见明显异常回声。

2. 超声诊断

(1) 左卵巢内实性占位,左卵巢纤维瘤可能。

(2) 子宫右卵巢未见明显异常。

3. 最后诊断

左卵巢纤维瘤。

四、超声分析和鉴别诊断

1. 超声分析

本例为 34 岁女性患者,自述无明显不适,因体检发现左侧附件区肿块前来就诊,影像学发现宫体左侧实性占位,在仔细探查后发现肿块与子宫肌层关系不密切,肿块周边见类似卵巢组织回声,故首先考虑左卵巢来源可能。此肿块形态规则,边界清晰,无包膜回声,内部回声似肌瘤回声,为均匀实性低回声,伴衰减,后方界限不清,肿块内未见明显血流信号,故初步诊断为卵巢纤维瘤可能。

2. 鉴别诊断

(1) 浆膜下子宫肌瘤:子宫肌瘤是女性生殖器官中最常见的良性肿瘤,由平滑肌及纤维结缔组织组成。子宫浆膜下肌瘤表现为子宫肌层内异常回声结节向浆膜下突出,子宫变形,部分浆膜下肌瘤可完全突出于子宫浆膜外,仅与宫体有一蒂相连,影像学上表现为宫旁的实性占位,故需与卵巢内的实性占位鉴别。仔细观察肿块与宫体及卵巢的关系,同时应用彩色多普勒超声寻找瘤体的供血血管均有助于辨别肿块的来源。

(2) 卵巢恶性肿瘤:起病隐匿,早期无任何症状,常合并腹水。当超声发现卵巢占位时,均应考虑排除卵巢恶性肿瘤可能。大多表现为囊实混合性,少数表现为实性。其中囊实混合性者囊壁厚薄不均,内部回声实性与囊性夹杂,囊腔内有乳头状或菜花样实性突起;实性者形态不规则,内回声杂乱,可有不规则液性坏死区。肿块的实性部分可显示丰富的彩色血流信号及低阻动脉血流频谱,RI 常小于 0.40。

(3) 卵泡膜细胞瘤:与卵巢纤维瘤同样来源于原始性腺中性索及间质组织的卵巢性索间质肿瘤,需相互鉴别。常与卵巢颗粒细胞瘤合并存在,具有内分泌功能,能分泌雌激素。超声表现为密集均匀稍低回声,后方回声轻度增强,没有囊壁结构。也可表现为实性不均质低回声,内见少许边界较清晰的无回声区,可探及散在分布的较微弱的血流信号。瘤体衰减不明显,常合并内分泌功能改变,如子宫内膜增生、功能性子宫出血有助于鉴别。

(4) 卵巢勃勒纳瘤(Brenner tumor):可分为良性、临界性和恶性,大部分为良性,也可合并胸腹水,即梅格斯综合征,需与卵巢纤维瘤鉴别。由于勃勒纳瘤的基本结构为纤维组织包绕上皮细胞形成细胞巢,故透声性更差,声像图表现实性肿块,瘤体内部因明显衰减而无法显示,整个瘤体常伴蛋壳样深重声影,瘤表面和瘤体内均无血流信号。瘤内蛋壳样深重声影有助于和卵巢纤维瘤相鉴别。

五、要点与讨论

卵巢纤维瘤来源于原始性腺中的性索及间质组织的卵巢性索间质肿瘤,为良性肿瘤,占所有卵巢肿瘤的 2%～5%,多见于中年妇女,单侧多见,伴发腹水或胸水时,称梅格斯综合征,切除肿瘤后胸腹水可自然消失。肿瘤为圆形或分叶状,质坚硬,白色,大小中等,表面光滑,切面呈灰白色,镜下大量含胶原纤维的梭形瘤细胞呈编织状排列。

超声表现:单侧、圆形或椭圆形实性肿块,边界及轮廓清晰,无包膜回声,内部回声似肌瘤回声,为均匀实性低或高回声,后方伴栅栏样衰减,后方界线不清。可有钙化斑,也可见退行性小囊状无回声。CDFI:近场可有少许血流,可探及中等阻力动脉频谱,远场后部分因衰减,常无血流信号显示。受机器条件和肿块深度等影响,内常未见明显血流信号。

典型的卵巢纤维瘤根据其特征性超声表现一般不难诊断,在排除浆膜下子宫肌瘤后,超声一般可做出诊断。联合应用经腹及经阴道超声能够探查到双侧正常卵巢结构,有利于排除卵巢纤维瘤。但对绝经后妇女、肥胖、双侧卵巢显示不清者以及不典型的卵巢其他病变等鉴别存在困难,最终确诊需手术探查和病理检查。

六、思考题

(1) 卵巢纤维瘤的超声声像图表现是什么?

(2) 卵巢纤维瘤的鉴别诊断有哪些? 最重要的是哪种,如何鉴别?

七、推荐阅读文献

[1] 谢红宁.妇产科超声诊断学[M].北京:人民卫生出版社,2005:275-281.

[2] 姜玉新,王志刚.医学超声影像学[M].北京:人民卫生出版社,2010:283-288.

[3] 周永昌,郭万学.超声医学[M].6版.北京:人民军医出版社,2011:1195.

[4] 曹云云,牛建梅,刘晓雯,等.卵巢卵泡膜-纤维瘤组肿瘤的超声表现及临床特点[J].中国超声医学杂志,2015,31(3):241-243.

[5] Jean Y,Suk H,Myung J,et al. Clinical characteristics and surgical management options for ovarian fibroma/fibrothecoma:a study of 97 cases[J]. Gynecol Obster Invest,2013,76(3):182-187.

[6] Karjak A,Predanic M. New scoring system for prediction ovarian malignancy based on transvaginal color Doppler sonography[J]. J Ultrasound Med,1992,11:631-633.

(应　涛　张贤月)

案例 *83*

宫颈功能不全

一、病历资料

1. 病史

患者,女性,33 岁。G_1P_0,因"孕 20 周 6 天,腹胀半天"就诊。自诉孕期无阴道流血流液。

2. 体格检查

无殊。

3. 实验室检查

无殊。

二、影像资料

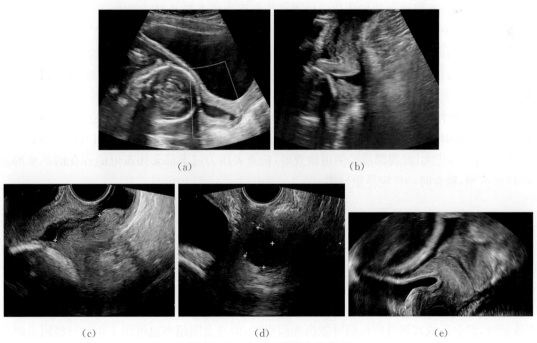

(a)   (b)

(c)   (d)   (e)

图 83 - 1 宫颈功能不全声像图

(a)经腹部检查宫颈矢状面示宫颈全程开放;(b)经会阴检查宫颈矢状面示宫颈全程开放,未见明显羊膜囊突出;(c)经阴道检查宫颈矢状面示宫颈全程开放,宫颈外口探及一球形无回声即突出的羊膜囊;(d)阴超探头在阴道内退出少许,显示宫颈外口处突出羊膜囊的矢状面;(e)经阴道超声显示正常妊娠中期宫颈回声,颈管呈闭合状态,无明显羊膜囊膨出。

三、超声所见及诊断

1. 超声所见

图 83 - 1a、图 83 - 1b 显示患者宫颈长度约 3.7 cm,宫颈全程开放,宫颈内口处开放内径约 0.26 cm,外口处开放内径约 1.2 cm。胎头紧贴宫颈内口,宫颈管内未见明显羊膜囊突出。图 83 - 1c、图 83 - 1d 为该孕妇行一系列保胎治疗 10 日后复查的宫颈声像图,可见宫颈管长度 2.7 cm,颈管全程开放,宫颈管开放内径约 0.9 cm。见羊膜囊突出于宫颈外口,突出范围约 2.4 cm×1.8 cm(见图 83 - 1)。

2. 超声诊断

宫颈功能不全。

3. 最后诊断

难免流产,宫颈功能不全。

四、超声分析和鉴别诊断

1. 超声分析

本病例为孕 20 周 6 天的孕妇,因腹胀半天来院就诊。影像学发现该孕妇宫颈管全程开放,甚至最终羊膜囊突出于宫颈外口,根据宫颈形态、开放程度及羊膜囊突出的表现,诊断为宫颈功能不全。宫颈机能不全的变化包括最初宫颈内口开放、宫颈逐渐缩短和沿宫颈管从宫颈内口至宫颈外口的开放,最终宫颈外口开放、宫颈管全程开放。本病例可见宫颈管全程开放甚至羊膜囊突出于宫颈外口,这已是处于宫颈机能不全的最终阶段的表现。虽采取卧床休息等一系列保胎治疗,但仍于 24 周 2 天时流产。

2. 鉴别诊断

(1) 短宫颈伪像:经会阴检查时直肠声影常会遮盖部分宫颈外口,造成可见的宫颈长度缩短。检查时需注意调节声束方向,可改变孕妇体位后检查或行经阴道检查避开直肠声影。

(2) 子宫下段:子宫下段可因前后壁肌层同时收缩、靠近,出现类似宫颈内口扩张声像图表现,需仔细区别下段肌层及宫颈内口位置,可等待收缩运动消失后再观察宫颈内口位置。经腹检查时,若膀胱充盈过度压迫子宫下段前壁时也可造成前后壁靠近类似宫颈内口扩张的表现,此时应嘱孕妇排尿后经阴道或经会阴检查。

(3) 宫颈过度拉伸:经腹部检查时,若膀胱充盈过度时会使宫颈拉长,且会压迫宫颈,从而掩盖可能存在的扩张的宫颈内口,此时应嘱孕妇排尿后经阴道经或会阴检查。

(4) 检查时压力过大:经腹部或经阴道检查时,检查者压力过大都会掩盖可能存在的扩张的宫颈内口,且会拉长宫颈,检查时动作应尽量轻柔。

五、要点与讨论

宫颈功能不全是由于宫颈内口括约肌结构或功能缺陷,引起妊娠期宫颈缩短、宫颈内口关闭不全,从而导致自然流产或早产。经阴道超声检查是妊娠期宫颈机能不全诊断的"金标准",通常应用于预测早产的筛查,操作时探头不必进入阴道很深,在阴道外 1/3 处即可得到清晰的图像。而经腹部超声检查需要充盈膀胱,但会造成宫颈被拉长而可能出现假阳性,而经会阴超声也可用于拒绝行经阴道超声的孕妇,检查时需注意避免后方直肠声影干扰而引起的假阳性。孕期正常宫颈特征主要是:宫颈内口闭合、宫颈管线状闭合,在妊娠 14 周到 30 周时正常宫颈长在 2.5 cm 以上。宫颈短是指上述孕周期间宫颈长度小于 2.5 cm。但是,宫颈的长度因人而异,有宫颈短者,也有宫颈展平者,宫颈功能不全不应仅根据超声测量值来诊断,而要结合临床表现和病史。预测早产的最佳时期在妊娠16～24 周。宫颈长度越短,变短时间越早,早产风险越高。宫颈管闭合的情况下,宫颈长度可能是需要测量的唯一参数。但若孕妇宫颈内口是张开的,则除测量闭合的宫颈长度外,还需要测量宫颈张开部分的长度及宫颈内口的直径,这能增加预测早产的敏感性。

六、思考题

(1) 宫颈功能不全的定义是什么?
(2) 超声测量宫颈时应注意什么?

七、推荐阅读文献

[1] Peter W. Callen. 妇产科超声学[M]. 5 版. 北京:人民卫生出版社,2010:608 - 628.

[2] Badreldeen Ahmed. 妇产科超声基础教程[M]. 北京:人民军医出版社,2011:65 - 72.

[3] Hernandez-Andrade E,Romero R,Ahn H,et al. Transabdomal evaluation of uterine cervical length during pregnancy fails to identify a substantial number of women with a short cervix [J]. Journal of maternal-fetal & neonatal medicine, 2012,25(9):1682 - 1689.

[4] Lamer JD,Lams JD. Is sonographic assessment of the cervix necessary and helpful? [J]. Clinical Obstetrics and Gynecology,2012,55(1):324 - 335.

[5] Rozenberg P,Gillet A,Ville Y. Transvaginal sonographic examination of the cervix in asymptomatic pregnant women:review of the literature [J]. Ultrasound in Obstetrics & Gynecology,2002,19(3):302 - 311.

(沈国芳　蒋业清)

案例 84

前置胎盘

一、病历资料

1. 病史

患者，女性，31岁，G_5P_1，因"孕33周1天，阴道出血4小时"就诊。自诉无明显腹痛、头晕眼花、胸闷，无皮肤瘙痒，无阴道流液等不适。既往孕期中2次因阴道少量出血行保胎治疗。

2. 体格检查

无殊。

3. 实验室检查

无殊。

二、影像资料

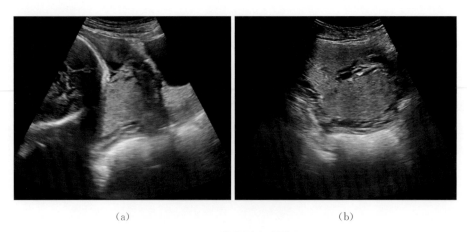

（a）　　　　　　　　　　　　　　　　　　（b）

图 84-1　前置胎盘声像图

（a）经腹超声子宫下段矢状面声像图示胎头下方至宫颈内口上方可见胎盘回声，胎盘下缘覆盖宫颈内口；（b）经腹超声子宫下段横断面声像图胎盘下缘位于子宫下段前壁、右侧壁及后壁。

三、超声所见及诊断

1. 超声所见

胎儿大小正常范围。胎盘位置主要位于子宫宫体后壁,厚度 3.0 cm,分级Ⅱ级,子宫下段矢状面显示胎头下方至宫颈内口上方可见胎盘回声,胎盘下缘完全覆盖宫颈内口。子宫下段横切面显示胎盘下缘位于子宫下段前壁、右侧壁及后壁(见图 84-1)。

2. 超声诊断

(1) 单胎,头位,存活。

(2) 完全性前置胎盘。

3. 最后诊断

G_5P_1,孕 33 周 1 天,头位,完全性前置胎盘,产前出血。

四、超声分析和鉴别诊断

1. 超声分析

本病例孕妇孕 33 周 1 天,因阴道流血 4 h 就诊,影像学发现胎盘主要位于后壁,其下缘位置完全覆盖宫颈内口,故诊断为完全性前置胎盘。胎盘位置部分或者全部覆盖宫颈内口者称为前置胎盘,根据胎盘与宫颈内口关系,前置胎盘可分为:边缘性前置胎盘、部分性前置胎盘及中央性前置胎盘,无痛性阴道流血是前置胎盘的首要症状,多发生在中晚孕期。经腹部超声检查时应适度充盈膀胱,在耻骨联合上方先找到宫颈长轴,显示宫颈内口所在位置,然后判断出胎盘下缘所在位置,最后确定胎盘下缘和宫颈内口的位置关系。

2. 鉴别诊断

(1) 胎盘早剥:一般有外伤或血管性病变病史,临床表现为阴道出血伴有明显腹痛,严重的胎盘早剥体格检查时可发现子宫张力较高,有时硬如板状,宫缩间隙不放松,宫体压痛,胎心监测可提示胎心减速甚至胎心消失。影像学上典型的胎盘早剥早期表现为病变处胎盘明显增厚,胎盘母体面与子宫肌层间有高回声或混合回声包块(血肿),形态欠规则,彩色多普勒超声显示包块内部无血流信号,随着时间推移,包块逐渐变成中等或中低回声,几周后可呈无回声。前置胎盘也是胎盘早剥的危险因素之一,因此,合并有腹痛、阴道流血的前置胎盘还需排除胎盘早剥可能。

(2) 胎盘边缘窦破裂:系胎盘边缘的血窦破裂出血,出血积在胎盘边缘的胎膜与宫壁间,有的可经宫颈、阴道流出体外,表现为无痛性阴道流血;若出血积在胎膜与宫壁间未流出体外,则可引起腹痛。它可发生在任何部位的胎盘边缘。超声上早期表现为胎盘边缘的胎膜与宫壁间不规则的中等回声区,向羊膜腔内突出,内无明显血流信号,而在胎盘与子宫壁之间则无明显异常回声。低置胎盘时可同时合并胎盘边缘窦破裂出血而表现为阴道出血,因注意鉴别。

(3) 妊娠合并宫颈疾病:宫颈炎症、宫颈癌常有阴道出血表现,妊娠合并上述疾病并有阴道出血时可与前置胎盘混淆,但结合超声检查及宫颈细胞学、组织学检查不难鉴别。

(4) 子宫下段肌层收缩假象:子宫下段肌层收缩使得子宫下段变短,因此声像图上可见胎盘接近或覆盖宫颈内口。而当子宫下段肌层收缩缓解时,前置胎盘征象消失。故应对孕妇进行复查。

(5) 膀胱充盈过度:宫颈被拉长,子宫下段受压向后方移位,使得子宫前后壁相互靠近类似前置胎盘声像图,应适度充盈膀胱时检查,必要时可行经会阴或经阴道超声检查排除前置胎盘。

五、要点与讨论

　　妊娠 28 周后，胎盘附着于子宫下段，甚至胎盘下缘达到或覆盖宫颈内口、位置低于胎儿先露部，称为前置胎盘。28 周之前，随着妊娠进展及子宫下段形成，胎盘下缘有逐渐上移的趋势，所以此时即使胎盘下缘达到或覆盖宫颈内口也一般不诊断前置胎盘，可描述超声所见胎盘下缘距宫颈内口的位置关系，并进行超声随访。

　　经腹部检查时，膀胱充盈过度时，可压迫子宫下段产生"前置胎盘"的假象，若膀胱排空，宫颈与声束角度不佳，存在辨认困难。因此，为了正确诊断，在膀胱适度充盈时，超声探测能清晰显示胎盘下缘与宫颈内口的关系，有利于早期诊断前置胎盘。由于孕晚期胎头或者胎儿躯体遮挡，经腹部检查作用有限，此时可以经阴道或者经会阴检查。经阴道检查时，探头置于阴道外 1/3 扫查，能清晰显示胎盘下缘与宫颈内口的关系，准确率高，且不用充盈膀胱，操作方便。经会阴检查则作为经阴道检查的替代，用于拒绝行阴道检查或者阴道大量出血的患者。

　　前置胎盘是妊娠晚期阴道出血的主要原因之一，是妊娠期的严重并发症，处理不当会危及母胎生命。定期超声检查可明确有无前置胎盘、前置胎盘的类型、胎盘的位置，对决定分娩方式、手术切口选择、出血量估计等处理十分关键。

六、思考题

　　(1) 前置胎盘分为哪几类？

　　(2) 诊断前置胎盘需要注意什么？

　　(3) 诊断前置胎盘时需与哪些疾病鉴别？

七、推荐阅读文献

　　[1] 沈国芳. 妇产超声图片指南[M]. 南京：江苏科学技术出版社，2012：237－241.

　　[2] 谢红宁. 妇产超声诊断学[M]. 北京：人民卫生出版社，2005：172－174.

　　[3] Peter W. Callen. 妇产科超声学[M]. 5 版. 北京：人民卫生出版社，2010：638－641.

　　[4] 张惜阴. 实用妇产科学[M]. 2 版. 北京：人民卫生出版社，2003：213－218.

　　[5] Silver RM. Abnormal placentation: placenta previa, vasa previa, and placenta accreta [J]. Obstetrics and Gynecology，2015，126(3)：654－668.

（沈国芳　蒋业清）

案例 85
前脑无裂畸形

一、病历资料

1. 病史

患者,女性,27岁,孕35周3天,因"外院常规产前超声检查提示胎儿脑积水"就诊。自诉既往产前检查无明显异常发现,否认家族遗传病史,未行唐氏筛查检查。

2. 体格检查

无殊。

3. 实验室检查

无殊。

二、影像资料

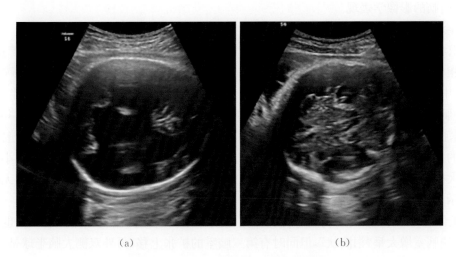

图 85-1 胎儿半叶前脑无裂畸形声像图

(a)胎儿颅脑侧脑室平面扫查:颅腔前部探及大片无回声,颅腔后部探及侧脑室后角样结构,无回声周围可见脑组织包绕;(b)胎儿颅脑小脑平面扫查:脑中线可见,双侧大脑半球对称,透明隔腔未显示,双侧丘脑基本呈椭圆形,第三脑室未显示,小脑显示,形态基本正常。

三、超声所见及诊断

1. 超声所见

胎儿双顶径9.1 cm,头围31.0 cm,颅腔前部探及大片不规则无回声,周围探及脑组织包绕,透明隔腔、胼胝体未显示,颅腔后部探及双侧丘脑和小脑回声及少量大脑实质,丘脑形态基本正常,呈椭圆形,第三脑室未显示,小脑形态大小正常,显示部分大脑实质对称,中间可见脑中线回声(见图85-1)。胎儿颜面部及余系统结构未见明显异常。

2. 超声诊断

胎儿颅脑发育异常,前脑无裂畸形可能。

3. 最后诊断

胎儿前脑无裂畸形(半叶全前脑)。

四、超声分析和鉴别诊断

1. 超声分析

本病例为正常育龄期女性,孕35周,首次妊娠,因外院发现"脑积水"来就诊。超声发现正常颅腔前部的脑中线结构消失,因此首先考虑胎儿颅脑发育异常。进一步检查发现胎儿颅脑前部仅见一单一不规则脑室,透明隔腔、胼胝体、第三脑室均无法显示。以上为前脑无裂畸形的特征性表现,因此初步诊断为胎儿前脑无裂畸形。

前脑无裂畸形又称全前脑,是由于胎儿前脑在发育过程中未能完全分开,从而导致的一系列脑发育畸形。根据大脑半球分开的程度,影像学上也相应的表现为大脑半球不同程度的融合。本例病例中,胎儿除了单一脑室、透明隔腔消失、胼胝体缺失等提示胎儿大脑未完全分开外,尚可见丘脑基本分开,小脑大小及形态基本正常,以及少量大脑实质,颅腔下部脑中线回声可见等提示胎儿颅脑有部分已分开,因此,是半叶全前脑的影像学表现。

2. 鉴别诊断

(1) 脑积水:该畸形是由于脑脊液过多的积聚在脑室系统内,从而导致脑室系统的扩张,超声上表现为累及的相关脑室系统扩张,呈无回声,内可见脉络膜"悬挂"。当侧脑室扩张超过1.5 cm时就可考虑为脑积水,中重度脑积水可形成双侧脑室融合的假象,但仔细观察可发现胎儿的大脑半球是分开的,透明隔腔、胼胝体等脑中线结构可正常显示。

(2) 积水性无脑畸形:该畸形主要表现为双侧大脑半球缺如,小脑和中脑存在,超声上也表现为颅腔内大范围的无回声区,不能显示正常的大脑半球组织,仅在颅腔的下部见岛状的中脑和小脑突向囊腔内。由于其大脑半球的完全缺失,故而超声上颅腔内无法显示任何大脑皮质回声,但前脑无裂畸形还是能在额部显示少量的大脑皮质回声。

(3) 胼胝体发育不全:该畸形表现为胼胝体完全或部分缺失,透明隔腔消失,超声上也无法显示透明隔腔,双侧侧脑室增大呈"泪滴状",但同时有第三脑室的扩张上移,另外双侧大脑半球是完全分开的,除了透明隔腔和胼胝体无法完整显示外,双侧大脑半球、丘脑、小脑均能完整显示。

五、要点与讨论

前脑无裂畸形(或全前脑)是由于胎儿前脑在发育过程中未能完全分开形成左右两叶而导致的胎儿

颅脑发育异常,根据大脑半球分开的程度,可分成 3 种类型:

(1) 无叶全前脑:为最严重的一种类型,即两侧大脑半球完全融合未分开,表现为单一脑室,丘脑融合。

(2) 叶状全前脑:即胎儿前脑绝大部分都分开,可见分开的双侧大脑半球和侧脑室,仅有少许结构在脑中线部位有融合,如透明隔腔。

(3) 半叶全前脑:是一种介于无叶全前脑和叶状全前脑之间的类型,即大脑半球和侧脑室在颅腔后侧的部分分开,但前方的部分仍有融合。

产前超声是筛查和诊断的重要手段。典型病例根据声像图表现诊断不难,部分叶状前脑无裂畸形因其表现与正常病例极为相似很难诊断,可借助胎儿核磁共振检查辅助。

前脑无裂畸形同时也可合并面部发育异常,是由于胎儿颜面部左右两侧也存在一定程度的融合而导致一系列的颜面部畸形。同大脑的情况相似,胎儿颜面部根据分开的程度不同,其表现也相应的不同,如眼距过近甚至融合成单眼等。因此,检查过程中一旦发现前脑无裂畸形,还应仔细观察评估颜面部有无发育异常;而发现典型的颜面部畸形时,也应进行详细的颅脑检查,两者互为线索,相互印证,对于诊断及鉴别诊断大有裨益,能够提高诊断准确性,减少漏误诊的发生。

前脑无裂畸形的发病可能与染色体异常有关,其中 75% 为 13 - 三体,其他还有 18 - 三体、15 - 三体、染色体不平衡异位等;其他尚有研究发现本病有家族倾向,但与父母年龄无关;动物实验发现乙醇、类视黄醇也可导致本病;人类母体糖尿病与本病有一定关系。前脑无裂畸形是严重的中枢神经系统异常。无叶全前脑和半叶全前脑常为致死性,出生后不久即夭折,一旦确诊应终止妊娠。叶状全前脑为非致死性畸形,患有该种畸形的患儿在接受相应治疗后仍可长期存活,但常伴有脑发育迟缓、智力低下。因此,在产前接受超声检查,明确全前脑畸形及畸形类型具有极为重要的临床意义。

六、思考题

(1) 引起前脑无裂畸形的病理实质是什么？与声像图表现有什么关系？

(2) 前脑无裂畸形的分型有哪几种？

(3) 前脑无裂畸形的鉴别要点有哪些？

七、推荐阅读文献

[1] 严英榴,杨秀雄. 产前超声诊断学[M]. 2 版. 北京:人民卫生出版社,2012:182 - 222.

[2] 李胜利. 胎儿畸形产前超声诊断学[M]. 北京:人民卫生出版社,2010,147 - 159.

[3] Capobianco G,Cherchi PL,Ambrosini G,et al. Alobar holoprosencephaly, mobile proboscis and trisomy 13 in a fetus with maternal gestational diabetes mellitus:a 2D ultrasound diagnosis and review of the literature [J]. Arch Gynecol Obstet,2007,275(5):385 - 387.

[4] Hsu TY,Chang SY,Ou CY,et al. First trimester diagnosis of holoprosencephaly and cyclopia with triploidy by transvaginal three-dimensional ultrasonography [J]. Eur J Obstet Gynecol Reprod Biol,2001,96(2):235 - 237.

（李　勤　应　涛）

案例 86
胎儿面部肿瘤

一、病历资料

1. 病史
孕妇,女性,29岁,G_1P_0,孕37周,常规行产前检查。否认家族遗传病史,孕妇出生生长在本地,家庭主妇。

2. 体格检查
无殊。

3. 实验室检查
无殊。

二、影像资料

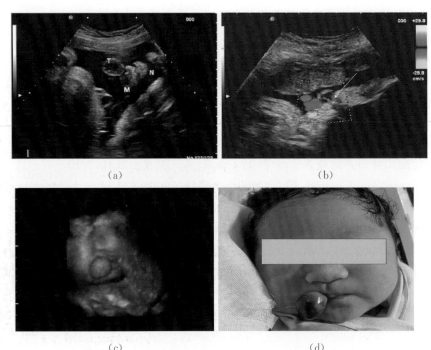

(a)　　　　　　　　　　　　　　　　　(b)

(c)　　　　　　　　　　　　　　　　　(d)

图 86-1　胎儿先天性牙龈颗粒细胞瘤声像图及照片

(a)二维超声显示胎儿颜面部嘴唇旁实质性肿块;(b)彩色多普勒显示肿块内血流信号
(箭头所指处);(c)三维超声显示胎儿嘴唇旁圆形肿块;(d)照片显示婴儿面部肿块。

三、超声所见及诊断

1. 超声所见

胎儿大小基本符合孕周,胎儿右侧上唇部外侧探及一低回声实质性肿块,大小约 2.3 cm× 1.8 cm×1.9 cm,内部回声不均匀,周边回声略高,CDFI:该肿块内部血流较丰富,可探及动脉及静脉频谱,该肿块与胎儿舌尖部及胎儿下唇部不相连,与上唇及牙槽关系密切,且可见内部营养血管来自右侧口角外侧区域,该肿块不随胎儿吞咽回纳入口腔(见图 86-1)。余胎儿各系统未见明显异常。

2. 超声诊断

胎儿右侧上唇部外侧实质性肿块。

3. 最后诊断

先天性牙龈颗粒细胞瘤。

四、超声分析和鉴别诊断

1. 超声分析

胎儿口唇附近探及不均质低回声肿块,大小 2.1 cm×2.3 cm×1.9 cm,形态椭圆,肿块起自下牙槽嵴,从胎儿口腔向外突起,肿块与舌之间有相对运动,肿块内探及血流信号。实时超声探及胎儿舌头活动与吞咽动作未受明显影响,3D 超声可清晰显示胎儿面部,肿块位于胎儿右侧面突出口腔。因此,初步判断该实质肿块来源于胎儿口腔。

2. 鉴别诊断

(1)上颌寄生胎:上颌寄生胎是一类罕见的发生于新生儿口咽腔或鼻咽腔的先天性畸形。由于病变的巨大体积占据了口咽或鼻咽腔,常常引起新生儿的上呼吸道梗阻,如果抢救不及时则导致死亡。上颌寄生胎在声像图上的主要表现为:在矢状面的图像上可见到胎儿的口咽腔存在有向外(口外或颅内)突出的不规则的、大小不一的、呈双向或单向扩展的囊实性肿块,具有钙化和囊性成分;囊内有多条分隔,分成多个大小不等的囊腔,内为无回声,实质部分呈实性不均质增强回声;口腔包块体积巨大的胎儿,可见其胃泡充盈差,体积小。

(2)脑膜脑膨出:脑膜脑膨出为多基因遗传病,主要是颅骨在发育过程中闭合不全,从颅骨膨出的类圆形肿物内含脑脊液或脑组织,75%见于后枕部,13%见于额部,12%见于顶部,均位于中线,但鼻根部少见,中枢神经系统部分组织经此缺损向颅外疝出,脑膜脑膨出典型声像图表现是胎头旁见包块回声内含无回声的脑脊液及等回声的脑组织,仔细观察可见膨出的脑组织与颅内的脑组织相连续,同时膨出部位的颅骨有缺损,颅骨光环不规则,明显的脑膜脑膨出双顶径小于孕龄。

(3)皮样囊肿:皮样囊肿是少见的先天性良性肿瘤,由于胚胎期上皮残留、表面外胚层植入而形成,主要是沿胚胎闭合线处分离的表皮细胞形成的囊肿。发生部位与骨缝有关,鼻侧发生于鼻额骨缝处,颞侧多发生在蝶骨大小翼骨缝及颞额缝附近,头皮部位的囊肿偶可向颅内扩展。表现为出生时上眼睑侧面的单个、小的、无压痛的皮下结节。Chawda 等报道,69%的眼眶皮样囊肿位于眶缘颞上方,胎儿眶周皮样囊肿超声检查具有以下征象:①囊肿位于颞额缝附近;②囊肿呈椭圆形向表面隆起,三维超声眶周可见明显隆起物;③囊肿内部透声差,可见团块状中等回声及粗点状强回声。

五、要点与讨论

先天性牙龈颗粒细胞瘤(congenital granular cell epulis，CGCE)发病十分罕见。最常见的发病部位是齿槽外侧面，特别是上颌骨，几乎全部病例在出生时或出生后不久即被发现。女性胎儿与男性胎儿的发生比例约为 10∶1，这种从胎儿至新生儿证明为新生儿牙龈颗粒细胞瘤的病例，国内罕见报道，提示胎儿期诊断的可能性。

CGCE 组织学特点表现为：肿瘤细胞为胞体较大的微嗜伊红染色颗粒状细胞构成，伴有丛状毛细血管网，散在的炎细胞及孤立的牙源性上皮细胞巢。免疫组化：CK、CEA、Desmin 激素受体或 S-100 阴性；Vimentin、NSE 阳性表达。WHO 关于本病定义为：一种起源于新生儿牙槽脊的良性肿瘤，由具有颗粒性细胞质的细胞巢组成，背景血管丰富。

本病病因尚不清楚。组织来源亦尚未确定，有牙源性、肌源性、组织细胞源性、间充质源性和神经源性、上皮源性等学说。目前多数学者认为系神经源性。本病主要与颗粒细胞瘤相鉴别，后者主要发生在成人，全身各部位均可发生，最常见于舌。表面上皮常伴假上皮瘤样增生，电镜下可见 Angulate 体，免疫组化染色 S-100 蛋白阳性。CGCE 可自行消退，但由于干扰进食和呼吸，应该首选手术切除，无复发倾向。

六、思考题

(1) 先天性牙龈颗粒细胞瘤超声诊断要点有哪些？
(2) 先天性牙龈颗粒细胞瘤鉴别诊断有哪些？

七、推荐阅读文献

[1] LiXin Jiang，Bing Hu，Qian Guo. Prenatal sonographic diagnosis of congenital epulis [J]. J Clin Ultrasound，2011，39(4)：217－220.

[2] Thoma V，Idrissi B，Kohler M，et al. Prenatal diagnosis of congenital epulis：a case study [J]. Fetal Diagn Ther，2006，21(4)：321－325.

[3] Williams RW，Grave B，Stewart M，et al. Prenatal and postnatal management of congenital granular cell tumours：a case report [J]. Br J Oral Maxillofac Surg，2009，47(1)：56－58.

[4] Roy S，Sinsky A，Williams B，et al. Congenital epulis：prenatal imaging with MRI and ultrasound [J]. Pediatr Radiol，2003，33(11)：800－803.

[5] Bhat C，Chaugule V，Patil V，et al. Congenital epulis in newborn case report [J]. N Y State Dent J，2012，78(1)：50－52.

（姜立新　吴　蕾）

唇腭裂

一、病历资料

1. 病史

患者,女性,23 岁,孕 24 周 2 天,行常规产前检查。自诉一年半前因 TSH 4.18 mIU/L 在内分泌科会诊后予左甲状腺素(优甲乐)0.5 粒 qd 口服,孕期随访,调整用药,现仍为 0.5 粒 qd 口服。既往 2 年前因"胎儿唇腭裂"引产一次。否认家族遗传病史。未行唐氏筛查检查。

2. 体格检查

无殊。

3. 实验室检查

无殊。

二、影像资料

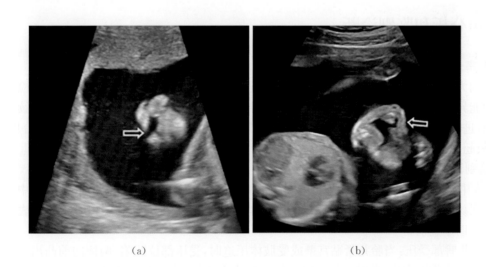

(a)   (b)

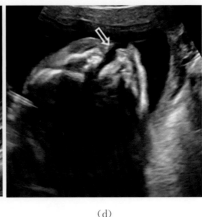

(c)　　　　　　　　　　　　(d)

图 87 - 1　胎儿唇腭裂声像图

(a)胎儿颜面部冠状面扫查:胎儿左侧上唇连续性中断;(b)胎儿颜面部冠状面扫查:双侧鼻孔不对称,左侧鼻孔明显塌陷,下唇连续性可;(c)左侧牙槽突连续性中断,中间探及条状裂隙;(d)胎儿上颌裂隙自口唇部深达咽喉部。

三、超声所见及诊断

1. 超声所见

胎儿大小和孕周基本相符,胎儿颜面部冠状面显示胎儿左侧上唇连续性中断约 0.9 cm,向上延伸达鼻孔,经上颌骨横断面显示上颌骨形态失常,正常"弧形"形态消失,左侧牙槽突连续性中断约0.8 cm,与上唇中断处连续,向内深达咽喉部(见图 87 - 1)。余系统结构未见明显异常。

2. 超声诊断

胎儿唇腭裂。

3. 最后诊断

胎儿唇腭裂。

四、超声分析和鉴别诊断

1. 超声分析

本病例为正常育龄期孕妇,既往有不良孕产史(唇腭裂)一次,本次妊娠进行正规产检,产前检查除甲状腺功能异常外无明显异常,甲状腺功能药物控制中。超声检查发现胎儿左侧上唇连续性中断,考虑胎儿唇裂,进一步检查发现,胎儿左侧牙槽突连续性中断,中断裂隙深达咽喉部,以上为胎儿腭裂的特征性表现,故超声提示为唇腭裂。

2. 鉴别诊断

(1) 人中:正常情况下,上唇和鼻孔之间的中线部位有一浅沟样的条状凹陷,即为人中沟,当人中沟较深时易误认为唇裂,仔细观察上唇唇线的连续性,动态观察胎儿张口和闭口时口唇的表现,或结合三维超声均有助于鉴别。

(2) 胎儿唇部受压:当胎儿紧贴宫壁或受肢体压迫时,受压部位凹陷,两侧向前凸出,冠状面时可出现类似唇裂的声像图表现,此时可轻推胎儿使其稍改变体位,或嘱孕妇活动 20 min 左右待胎儿体位改变后再复查多可排除。另外,脐带贴于胎儿口唇部时也可成为干扰因素,此时,除了等待胎儿活动改变体位后复查外还可结合彩色多普勒超声检查进行鉴别。

(3) 面横裂:该畸形主要表现为口角至外耳的面部裂隙,可为单侧或双侧发生,多有面部不对称,或伴有外耳畸形。常规二维超声很容易漏诊，注意观察双侧口角的对称性及完整性有助于降低漏诊率，另外三维超声凭借其直观的面部冠状面成像优势，对提高该畸形的检出率非常有帮助。

（4）中部面裂综合征：少见，除中央唇裂或腭裂外，主要表现为眼距过宽，分裂鼻，还可伴有前额部囊性或囊实性包块（系前额部脑或脑膜）。超声发现中央型唇裂后仔细观察鼻的形态、有无鼻孔及鼻孔间的间距有助于鉴别。

五、要点与讨论

唇腭裂是一种常见的胎儿先天性面部畸形，其发生主要是由于胚胎期上颌突鼻突融合障碍以及外侧颌突正中腭突融合障碍所致。唇腭裂的分类方法很多，临床上主要根据裂隙的部位、位置和程度进行分类。根据部位可分为单纯唇裂、单纯腭裂以及唇裂合并腭裂；根据位置可以分为左侧、右侧和双侧；根据程度可分为Ⅰ度、Ⅱ度和Ⅲ度。唇腭裂不仅造成患儿面貌的畸形，重要的是会影响患儿面部发育、吞咽及发音等功能，同时给患者造成极大的精神负担和严重的心理障碍，超声是诊断胎儿唇腭裂的非常有效的方法，超声医生对唇腭裂的准确判断可为临床医生和孕妇提供重要信息。

唇裂声像图主要表现为一侧或双侧的上唇连续性中断，中断处呈裂隙样无回声，由上唇一直向鼻孔延伸，根据程度的不同，其长度也不等；当裂隙深入鼻孔时，受累的鼻孔可发生变形，此时多合并有腭裂，仔细检查牙槽突的连续性时，即可发现牙槽突局部连续性中断，中断处也呈裂隙样无回声，一直向咽喉部延伸，严重的可见牙槽突正常弧形消失，在横切面上可见"错位"征象。由于受位置及胎儿上颌骨牙槽突声影的影响，单纯腭裂在产前诊断非常困难。

胎儿唇腭裂畸形也可同时合并其他结构畸形，与多种染色体畸变有关，常见的包括13、18、21-三体等以及3、4、5、7、10、11、13、18、21号染色体上存在不同程度的缺失和重复。因此，一旦超声发现胎儿存在唇腭裂畸形还需对胎儿进行全面系统的结构检查，排除多发畸形可能；对有继续妊娠意愿的，还应进一步行染色体检查。

六、思考题

（1）产前超声检查胎儿口唇时应注意什么？
（2）超声如何诊断胎儿唇腭裂？

七、推荐阅读文献

[1] 李胜利.胎儿畸形产前超声诊断学[M].北京:人民卫生出版社,2010:445-455.

[2] Rotten D, Levaillant J. Two-and three-dimensional sonographic assessment of the fetal face. An analysis of cleft lip, alveolus and palate [J]. Ultrasound Obstet Gynecol, 2004,24(4):402-411.

[3] SJ Bergé, H Plath, PTVD Vondel, et al. Fetal cleft lip and palate: sonographic diagnosis, chromosomal abnormalities, associated anomalies and postnatal outcome in 70 fetuses [J]. Ultrasound Obstet Gynecol, 2001,18(5):422-431.

[4] Bäumler M, Faure JM, Bigorre M, et al. Accuracy of prenatal three-dimensional ultrasound in the diagnosis of cleft hard palate when cleft lip is present [J]. Ultrasound Obstet Gynecol, 2011,38(4):440-444.

[5] W Lee, JS Kirk, KW Shaheen, et al. Fetal cleft lip and palate detection by three-dimensional ultrasonography [J]. Ultrasound Obstet Gynecol, 2000,16(4):314-320.

（李 勤 应 涛）

案例 88

隔离肺

一、病历资料

1. 病史
患者,女性,27 岁,G_1P_0,孕 22 周,行常规产前超声检查。自诉平素月经规律,各项常规检查无明显异常。

2. 体格检查
无殊。

3. 实验室检查
唐氏筛查低危。

二、影像资料

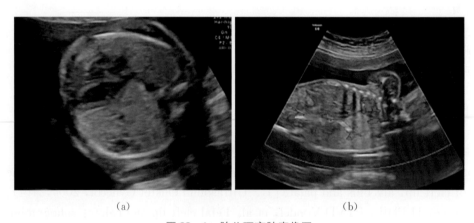

(a)   (b)

图 88-1　胎儿隔离肺声像图

(a)胎儿胸腔横断面扫查:左侧胸腔内可见一强回声包块;(b)胎儿胸腹部冠状面扫查:彩色多普勒超声显示强回声包块内可见一支粗大血管,且与腹主动脉相通。

三、超声所见及诊断

1. 超声所见
胎儿大小与孕周基本相符。胎儿左侧胸腔内见一强回声包块,大小约 4.0 cm×3.6 cm×4.5 cm,

278

态呈锲形,边界清晰,内见多个大小不等的小无回声,互不相通,大者大小约 0.2 cm,CDFI:包块内部探及血流信号,来源于降主动脉(见图 88-1)。

　　2. 超声诊断

　　胎儿左侧胸腔内占位,隔离肺可能。

　　3. 最后诊断

　　胎儿隔离肺。

四、超声分析和鉴别诊断

　　1. 超声分析

　　胎儿胸腔内的强回声占位最常见的病变是隔离肺、肺囊腺瘤和膈疝,因为包块回声相近,前两者较难鉴别,但锲形的形状和滋养血管来源都有助于隔离肺的诊断。本例中胎儿左侧胸腔内强回声占位,锲形,边界清晰,内部可见大小不等的囊性结构,首先考虑胎儿左侧胸腔病变,肺发育异常可能性大,进一步检查发现包块内部血流供应来源于腹主动脉,此为隔离肺的影像学特征,因此初步诊断为胎儿隔离肺。

　　2. 鉴别诊断

　　(1) 先天性肺囊性腺瘤样病变:先天性肺囊性腺瘤样病变可分为 3 型,其中 Ⅲ 型为"实质性"肿块,影像学上表现为病变部位高回声包块,边界清晰,容易和隔离肺混淆,但其血供来源于肺动脉,应用彩色多普勒超声追溯肿块的血供来源可鉴别。

　　(2) 膈疝:该畸形是由于膈肌的先天性缺损引起。当腹腔内压力增大时,腹腔内的脏器就会经缺损部位入胸腔,影像学上表现为纵隔移位,一侧胸腔内出现"占位"回声,该"占位"回声性质与疝入的腹腔器官有关,包括肝、肠、胃泡等,若为胃泡则呈无回声,肝脏则为等回声,肠管则为高回声,可有蠕动。仔细观察进入胸腔内的占位回声,明确其性质后多能鉴别。

　　(3) 支气管闭锁:该畸形以一段支气管闭锁为特征,发生在上叶肺的多见,影像学上闭锁的支气管远端的肺组织回声增高,可见扩张的支气管,仔细观察偶可发现引起阻塞的囊肿或肿瘤。根据扩张的支气管及血流供应来源可鉴别。

　　(4) 纵隔畸胎瘤:该畸形在影像学上表现为以高回声、强回声为主的混合回声包块,强回声后方多伴有声影。

五、要点与讨论

　　隔离肺是一种肺的先天性畸形,表现为肺的一部分与正常肺分离,分离的肺组织不与气管相通,且其血液供应也不来源于肺循环而来源于体循环。隔离肺可分为叶内型和叶外型,临床上叶外型明显多于叶内型。

　　叶外型最常见于下叶肺和膈肌之间,左侧多于右侧,其动脉来自体循环。声像图上以均匀性强回声包块为特征,多为单侧性病变,病变可大可小。位于胸腔内的包块表现为包块靠近肺底部,彩色多普勒超声检查可显示其内部的血液供应来自于降主动脉。膈下的隔离肺则表现为腹腔内均匀的强回声包块,病变过小时,很容易漏诊。隔离肺本身也可合并肺囊性腺瘤样病变,还可引起胸腔积液,羊水过多等。典型的隔离肺根据声像图表现不难诊断,对于诊断存在较大争议的病例,可进一步行胎儿核磁共振成像技术检查,进行鉴别诊断。

　　隔离肺可导致纵隔移位、肺发育不良、胸腔积液及羊水过多,也可同时合并其他畸形,以膈疝、先天性心脏病、前肠重复畸形为主,因此,超声发现隔离肺后还应进行详细的系统结构检查。绝大多数胎儿隔离肺预后良好。其中约40%病灶自发缩小或消失,围生期病死率仅为5%,危险因素主要因肿块的体积过大、生长过快,压迫心、肺、下腔静脉,导致严重肺发育不良。心衰及胎儿水肿,从而威胁胎儿生命。故肿块的体积及生长速度较病理类型更有价值。产前超声发现隔离肺后,应密切观察肿块生长速度及胎儿是否出现水肿,以指导临床治疗。

六、思考题

(1) 隔离肺与肺囊性腺瘤样病变的超声鉴别要点有哪些?

(2) 隔离肺的分型有哪些? 各不同类型的超声表现及鉴别要点有哪些?

七、推荐阅读文献

[1] Barnes NA, Pilling DW. Bronchopulmonary foregut malformations embryology radiology and quandary [J]. Eur Radiol,2003,13(12):2659-2673.

[2] 徐钟慧,戴晴.胎儿膈下叶外型肺隔离症超声表现1例[J].中华超声影像学杂志,2007,16(2):180-180.

[3] T Sancak, AK Cangir, Cetin Atasoy, et al. The role of contrast enhanced three-dimensional MR angiography in pulmonary sequestration [J]. Interact Cardiovasc Thorac Surg, 2003,2(4):480-482.

[4] Chen HW, Hsu WM, Lu FL, et al. Management of congenital cystic adenomatoid malformation and bronchopulmonary sequestration in newborns [J]. Pediatr Neonatol, 2010,51(3):172-177.

(李 勤 应 涛)

案例 89

胎儿右室双出口

一、病历资料

1. 病史

孕妇,女性,31 岁,G_3P_1,孕 23 周,无服药史,药物流产 1 次,孕早期曾患感冒,发热 2 天,未服药,否认高血压、高血糖史及抽搐史。

2. 体格检查

孕妇体温 36℃,脉搏 76 次/min,呼吸 18 次/min,血压 125 mmHg/80 mmHg,发育正常,营养中等,全身皮肤无黄染及出血点,双侧瞳孔等大,等圆,双侧对光反射存在,心肺(-),肝脾肋下未及,肝肾区叩痛(-),移动性浊音(-),双下肢水肿,胎心 151 次/min,无宫缩。

3. 实验室检查

血尿粪常规、肝功能、甲状腺功能、血压血糖均未见明显异常。

二、影像资料

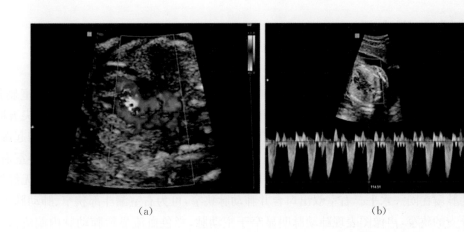

(a)   (b)

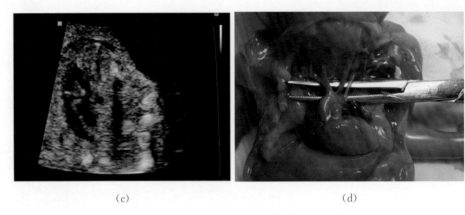

(c)　　　　　　　　　　　　　　　　　(d)

图 89－1　胎儿右室双出口声像图及照片

(a)胸骨旁四腔心切面显示肺动脉下室间隔缺损；(b)心尖四腔心切面，多普勒超声显示室间隔缺损处左向右分流频谱；(c)左室长轴切面显示主动脉、肺动脉起始部长轴呈平行排列，均发自右心室，失去正常主、肺动脉起始部交叉排列关系；(d)引产后尸体解剖可见主动脉位于肺动脉右侧，主动脉、肺动脉起始部长轴呈平行排列，均发自右心室，失去正常主、肺动脉起始部交叉排列关系。

三、超声所见及诊断

1. 超声所见

胎儿大小基本符合孕周，胎儿左心室内见多个强光点，大小 0.12 cm，室间隔缺损，大小 0.5 cm，左向右分流，峰值流速 114 cm/s，主动脉内径 0.36 cm，肺动脉内径 0.5 cm，主动脉位于肺动脉右侧，呈平行关系(见图 89－1)。余胎儿各系统未见明显异常。

2. 超声诊断

胎儿先天性心脏病，右室双出口，胎儿左心室内多发强光点。

3. 最后诊断

胎儿右室双出口。

四、超声分析和鉴别诊断

1. 超声分析

本例在四腔心切面可显示室间隔缺损，右心室略大于左心室，伴有左心发育不良，左心室显著缩小，由于室间隔缺损多位于主动脉下或肺动脉下，因此在心室流出道切面(左心长轴切面或心尖五腔切面)更易显示其室间隔缺损。在左心长轴切面或右室流出道切面显示两条大动脉呈平行关系均起源于右心室，左室流出道为一盲端，室间隔缺损为左心室唯一出口，彩色血流显像在收缩期可见左心室血流经室间隔缺损口进入右心室，主动脉瓣下与肺动脉瓣下均显示圆锥部结构，与二尖瓣及三尖瓣无纤维连接，主动脉瓣与肺动脉瓣在同一水平。右室双出口合并肺动脉狭窄，可为右室漏斗部狭窄、肺动脉瓣狭窄或肺动脉主干及分支的狭窄，声像图表现肺动脉明显窄于主动脉，彩色血流显示肺动脉内湍流血流，频谱多普勒显示肺动脉血流频谱峰值前移，但不会探及高速血流频谱。

2. 鉴别诊断

(1) 法洛四联症：法洛四联症的主要特征包括主动脉骑跨、室间隔缺损、肺动脉狭窄及右室壁肥厚。由于胎儿左、右心后负荷几乎相等，左、右心室厚度无明显的差异，所以右室壁肥厚并不能作为胎儿时期法洛四联症的典型特征；其主要的区别点在于法洛四联症的室间隔缺损都位于主动脉瓣下，房室连接和大动脉两者位置关系正常，一定并发肺动脉狭窄，主动脉多数增宽；彩色多普勒血流情况多为右向左分流，不会出现大动脉转位，室间隔缺损位置不会远离动脉瓣，也不会位于二尖瓣前叶和主动脉后壁，且主动脉后壁与二尖瓣前瓣根部连续。法洛四联症胎儿的心室流出道长轴切面显示主、肺动脉起始部交叉排列位置关系仍基本存在，仅在心底短轴切面由于室缺和主动脉骑跨及部分旋转不良的原因而显示两者似有平行关系存在。法洛四联症胎儿的左心室流出道长轴切面显示主动脉后壁与二尖瓣的前瓣环有纤维连接关系存在，而典型右室双出口无这种连接关系存在。

（2）大动脉转位：大动脉起始关系异常，主动脉起始于解剖学右室，肺动脉起始于解剖学左室。声像图表现为两条大动脉以平行的方式发自左、右心室，相互没有交叉。因此在左室长轴切面上能够显示两条大血管的长轴并列走行；而在大动脉短轴切面则表现为两个圆形结构，分别是主动脉和肺动脉的短轴。右室双出口需与合并室缺和肺动脉骑跨的完全性大动脉转位鉴别，主要鉴别点在于二尖瓣与肺动脉之间有纤维连续关系存在，三尖瓣与主动脉之间无连续关系存在。但是有时两者鉴别存在一定难度。可根据三血管-气管平面血管数目减少和室间隔缺损的位置来进行鉴别。

（3）永存动脉干：极罕见的复杂先天性心血管畸形，单一动脉干骑跨在室间隔缺损之上，肺动脉和冠状动脉均起源于动脉干，常见左心房，左心室大，仅有一组半月瓣。左、右心室均流向一根共同的动脉干，体循环、肺循环及冠循环的血供均直接来自动脉干。

五、要点与讨论

右室双出口（double-outlet right ventricle，DORV）是一种复杂的发绀型先心病，是由 Witham 在1957年首次提出，约占先心病的1.67%，与圆锥动脉干发育异常导致圆锥间隔发育不全和（或）旋转不良，未能与肌部室间隔正确衔接有关。圆锥动脉干是原始心管最前端的部分，位于第一对主动脉弓和原始右心室之间。正常情况下，圆锥动脉干隔将单腔的圆锥动脉分隔成并列的左、右心室流出道，主动脉瓣下圆锥吸收缩短，旋至左后方，并与二尖瓣呈纤维连续；肺动脉瓣下圆锥发育扩大成漏斗隔，将肺动脉瓣旋至右前方，与三尖瓣之间呈肌性连接。如果旋转方向相反则为大动脉转位（D-TGA）；若肺动脉瓣下圆锥未能充分发育，主动脉部分"右旋"，未能完全旋至左室而骑跨于室间隔上为法洛四联征（TOF）；DORV 则是介于 TOF 与 D-TGA 之间的一种情况。本病以男性多见，约占71%。

胎儿 DORV 的发生与多种因素有关，其高危因素主要来自母体、胎儿和社会环境3个方面。母体糖尿病，尤其是胰岛素依赖性糖尿病，与胎儿 DORV 密切相关。Ferencz 等对2559例孕妇进行胎儿超声心动图检查，其中胰岛素依赖性糖尿病35例，妊娠性糖尿病95例，发现心血管畸形与后者没有明显相关，而与前者密切相关，且多合并 DORV 和永存动脉干。高龄孕妇、母体感染性疾病，尤其是在12孕周之前感染，也是导致 DORV 高发的原因。当胎儿有染色体异常、羊水过多和单脐动脉时，DORV 的发生率也会随之升高。环境因素中，药物因素和接触致畸物质是导致 DORV 的发病率增高的主要病因。

经典的 DORV 应具备4项特征：主动脉及肺动脉均发自右心室；存在室间隔缺损，缺损四周均为肌性组织，室间隔缺损是左心室唯一的出口；两组半月瓣下均有肌性圆锥，半月瓣与房室瓣无纤维相连续；两组半月瓣位于同一水平。室缺口与大动脉开口的相互关系分以下4型：①室缺口位于主动脉开口下方，室缺多为嵴下型，此型最为常见。若无肺动脉狭窄出生后可无明显发绀。②室缺口位于肺动脉口下方，室缺多为干下型。此型在出生后主动脉含氧血大部分排入肺动脉，故可出现严重发绀。③室缺口靠近两大动脉口，同时位于主动脉和肺动脉瓣环之下方。④室缺远离两大动脉开口，室缺位于隔瓣后方。只有当 DORV 的室间隔缺损足够大，至少是主动脉内径的80%以上，才能保证左室流出道的通畅，否则需要术中人为扩大室缺口。

DORV 主动脉瓣与肺动脉瓣的空间位置关系复杂多样，可出现以下几种情况。

（1）接近正常型：即肺动脉干在主动脉的左前。

（2）并列型：主动脉在肺动脉右侧，两者并列，这是典型的 DORV 排列。

（3）转位型：主动脉在肺动脉的右前、正前或左前。

DORV 常合并染色体异常，常见的包括 21-三体、18-三体、45XO 等，其发生率约 12%～31%，文献报道，DORV 合并的综合征或心内畸形的发生率 36%。经常伴发的心内畸形包括心内膜垫缺损、肺静脉异位引流、左室发育不良等。常见的综合征包括 VACTERL 综合征、Cantrell 五联征，内脏异位综合征等。

产前超声心动图检查能够准确诊断 DORV，了解室间隔缺损与主动脉内径的比例关系，判断主动脉瓣与肺动脉瓣的空间位置。如果同时发现胎儿有伴发畸形，应尽可能行染色体检查，这些对于判断胎儿的预后及临床处置具有十分重要的意义。

六、思考题

（1）胎儿右室双出口主动脉瓣与肺动脉瓣的空间位置关系可有哪几种？

（2）胎儿右室双出口声像图诊断特征有哪些？

（3）胎儿右室双出口鉴别诊断有哪些？如何鉴别？

七、推荐阅读文献

[1] Gedikbasi A，Oztarhan K，Gul A，et al. Diagnosis and prognosis in double-outlet right ventricle [J]. Am J Perinatol，2008，25(7)：427-434.

[2] Gelehrter S，Owens ST，Russell MW，et al. Accuracy of the fetal echocardiogram in double-outlet right ventricle [J]. Congenit Heart Dis，2007，2(1)：32-37.

[3] 吕国荣，姜立新. 胎儿超声心动图学[M]. 北京：北京大学医学出版社，2003：85-85.

[4] Pitkänen OM，Hornberger LK，Miner SE，et al. Borderline left ventricles in prenatally diagnosed atrioventricular septal defect or double outlet right ventricle：echocardiographic predictors of biventricular repair [J]. Am Heart J，2006，152(1)：163-167.

（姜立新　吴　蕾）

胎儿左心发育不良综合征

一、病历资料

1. 病史

孕妇,女性,23岁,G₁P₀,孕23周,孕15周时感冒,无发热及服药史,否认高血压、高血糖史及抽搐史。

2. 体格检查

无殊。

3. 实验室检查

无殊。

二、影像资料

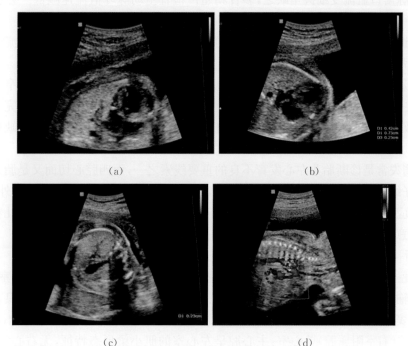

图 90-1　胎儿左心发育不良综合征声像图

（a)心尖四腔心切面:二维超声显示左心室小、心室发育不良、不伴室间隔缺损;(b)心尖四腔心切面:与上图为同一胎儿,二维超声显示二尖瓣及主动脉瓣闭锁,左室重度发育不良,二尖瓣位置为增强的纤维回声,舒张期无瓣膜开闭活动,三尖瓣口增大,活动幅度增大;(c)三血管切面显示主动脉明显变细,内径0.23 cm,肺动脉内径0.58 cm,主动脉/肺动脉（AO/PA)内径比值0.39;(d)主动脉弓长轴显示收缩期主动脉横弓及升主动脉内来自动脉导管倒灌的血流,为背离探头的蓝色血流信号,正常应为迎向探头的红色血流信号。

三、超声所见及诊断

1. 超声所见

胎儿大小基本符合孕周,四腔心切面,左心房大小 0.45 cm×0.69 cm,左心室大小 0.63 cm×0.46 cm,右心房大小 0.85 cm×0.89 cm,右心室大小 1.21 cm×0.71 cm,二尖瓣发育不良,彩色多普勒血流示收缩期有反流,卵圆瓣开放时突向右房。左室流出道切面示主动脉瓣未见明显彩色血流,三血管平面见主动脉细窄,内径仅 0.15 cm,血流反向,肺动脉增宽,内径 0.49 cm(见图 90-1)。

2. 超声诊断

胎儿左心发育不良综合征。

3. 最后诊断

胎儿左心发育不良综合征。

四、超声分析和鉴别诊断

1. 超声分析

本例在心脏四腔心切面,左、右室比例失调,左室缩小,右房、右室增大,左房略小,左、右心比例表现为极端不对称。二维超声表现为二尖瓣位置为增强的纤维回声,无瓣膜开闭活动;彩色多普勒血流显像可显示二尖瓣口彩色血流变细或血流消失;多普勒频谱检查二尖瓣口血流速度减低或无血流,三尖瓣增大,启闭活动幅度增大,可伴三尖瓣反流。左室内膜因纤维化而明显增厚,回声增强。在左室流出道和主动脉弓长轴或主动脉短轴切面,主动脉瓣闭锁或狭窄,主动脉弓缩窄,降主动脉扩张。彩色多普勒血流显像检查主动脉瓣口血流变细甚至缺乏,多普勒超声检查主动脉峰值流速减低。彩色多普勒检查有助于了解主动脉弓血流情况。若主动脉弓存在反向血流,提示预后较差。

在右室流出道切面,可探及肺动脉扩张,多普勒检查显示肺动脉血流峰值增高,流量增多。有时可出现肺动脉瓣舒张期反流或三尖瓣反流。

三血管切面是提示左心发育不良的另一重要切面。由于主动脉瓣闭锁或重度狭窄,因此,在三血管切面上可以表现主动脉和肺动脉内径比例失常;由于主动脉瓣完全闭锁,主动脉血液完全由动脉导管逆向供应,从而导致三血管平面上主动脉和肺动脉血流方向相反。可伴有室间隔缺损,缺损处可见异常彩色血流流动。

左、右室比例失常是诊断胎儿左心发育不良的重要线索之一,而四腔心切面又是胎儿超声筛查最基本的切面,因此仔细观察四腔心切面上各解剖结构,可以避免漏诊左心发育不良。此外,在超声检查心室发育不良时还应注意探查有无冠状动脉瘘的存在,从而使诊断更加全面,对评价胎儿预后及决定治疗方案具有重要的意义。

2. 鉴别诊断

(1) 右室主腔(左室附属腔)单心室:主心腔呈右心室肌小梁的形态特征,无左心室窦部,多数主心室腔经球室孔与输出腔相通,心室与大动脉的连接关系均不一致,少数主动脉发育不良。左心发育不良综合征有左心室窦部,心室与大动脉的连接关系一致,所有患病胎儿均有主动脉发育不良。

(2) 左室主腔(右室附属腔)单心室:主心腔呈左心室的肌小梁形态特征,无右心室窦部,多为输出腔,主心室经球室孔与输出腔相通,大部分有大动脉转位,大动脉关系正常者,两侧房室瓣均开口于主心腔,少数主动脉发育不良。左心发育不良综合征心室呈右心室肌小梁的形态特征,有右室窦部,大动脉关系正常,所有患病胎儿均有主动脉发育不良。

五、要点与讨论

胎儿左心发育不良综合征(hypoplastic left heart syndrome,HLHS)是新生儿期及婴儿期最严重的先天性心脏病,也是新生儿 1 周内死亡最常见的心脏病。活产儿发病率约为 0.16%~0.27%,男：女为 3：2~2：1,占新生儿先天性心血管畸形的 1.5%左右。

左心发育不良综合征(HLHS)发病机制尚不明了,可能与以下因素有关。

(1) 胎儿心脏的发育有赖于适当的前后负荷,当二尖瓣严重狭窄或闭锁时,将导致心脏的心肌细胞废用性萎缩,引起真正的左心室发育不良,进而引起主动脉和主动脉瓣发育不良。

(2) 当二尖瓣狭窄不严重,而以主动脉流出道梗阻为主时,心脏后负荷明显增加,心肌细胞增生,心肌肥厚,以克服后负荷增加,获得最多心输出量,但是胎儿心脏在患侧排出最多的心输出量后就停止发育。

(3) 房间隔和卵圆孔关闭过早,进入左半心及主动脉弓的血液减少。

(4) 原发性心肌发育和功能异常所致。

随着胎儿心脏超声诊断技术的发展,胎儿 HLHS 的检出率明显增加。根据主动脉和二尖瓣是否闭锁或狭窄将 HLHS 分为 4 种类型：①Ⅰ型为主动脉瓣和二尖瓣均狭窄；②Ⅱ型为主动脉瓣和二尖瓣均闭锁；③Ⅲ型为主动脉瓣闭锁而二尖瓣狭窄；④Ⅳ型为主动脉瓣狭窄而二尖瓣闭锁。

HLHS 的胎儿超声心动图诊断特点：

(1) 心尖四腔心切面：左右心比例表现极不对称,左室一般非常狭小,左室壁增厚、僵硬,右心房、右心室增大,左心房略小或正常；二尖瓣呈狭窄或闭锁状态时,二维超声表现为二尖瓣位置增强的纤维回声,无瓣膜开闭活动或瓣膜开放受限,CDFI 显示二尖瓣口彩色血流变细或血流消失；频谱多普勒检查血流速度低下或无血流；三尖瓣增大,启闭活动幅度增大,可伴反流。

(2) 三血管切面：由于主动脉瓣(或肺动脉瓣)闭锁或重度狭窄,三血管平面可显示主动脉变细,主动脉和肺动脉内径比例失常；由于主动脉血液完全由动脉导管逆向供应,彩色多普勒检查可发现主动脉和肺动脉血流方向相反。

(3) 胸骨旁四腔心切面：当伴房间隔完整时,二维超声显示房间隔增厚,无卵圆孔瓣活动,彩色多普勒未见过隔血流信号；房间隔不完整的 HLHS 胎儿卵圆孔径通常偏小、彩色多普勒显示左房向右房分流。

Surerus 等报道,HLHS 最常见的染色体异常为 18 -三体、13 -三体和 45XO。朱云晓等报道,18 例 HLHS 胎儿,染色体核型正常 6 例,异常核型 12 例,包括 13 -三体征 4 例,18 -三体征 3 例,1 例 45XO,4 例染色体片段异常,无 21 -三体的病例,且认为 HLHS 与 21 -三体无明显相关。王鸿等报道,26 例 HLHS 胎儿 5 例染色体核型异常,4 例为 21 -三体,1 例为 18 -三体,余 21 例染色体核型正常。各组报道均认为 HLHS 胎儿与 18 -三体及 13 -三体有关,但是否与 21 -三体有关各家报道不同,还存在一定的争论,有待进一步深入研究。但是,HLHS 胎儿易合并染色体是不争的事实。所以,如胎儿超声心动图发现 HLHS 后应建议行染色体检查。

六、思考题

(1) 胎儿左室发育不良综合征超声诊断要点有哪些?

(2) 胎儿左室发育不良综合征鉴别诊断有哪些? 如何鉴别?

七、推荐阅读文献

［1］姜立新,沈国芳,应涛,等.产前超声心动图诊断胎儿左心室发育不良综合征[J].中国医学影像技术,2010,26(12):1715-1719.

［2］Michelfelder E，Polzin W，Hirsch R．Hypoplastic left heart syndrome with intact atrial septum：utilization of a hybrid catheterization facility for cesarean section delivery and prompt neonatal inter-vention［J］．Catheter Cardiovasc Interv，2008,72(7):983-987.

［3］Marshall AC，Levine J，Morash D，et al．Results of in utero atrial septoplasty in fetuses with hypoplastic left heart syndrome［J］．Prenat Diagn，2008,28(1):1023-1028.

［4］王慧芳,熊奕,吴瑛,等.胎儿三血管气管平面在胎儿心室发育不良诊断中的价值[J].中国医学影像技术,2005,21(11):1738-1740.

［5］张静,周启昌,章鸣,等.多普勒超声检测胎儿心室发育不良血流动力学变化的研究[J].中华超声影像学杂志,2012,21(4):20-25.

（姜立新　吴　蕾）

案例 *91*

胎儿十二指肠梗阻

一、病历资料

1. 病史

患者,女性,27岁。孕33周5天,行常规产前超声检查。

2. 体格检查

无殊。

3. 实验室检查

无殊。

二、影像资料

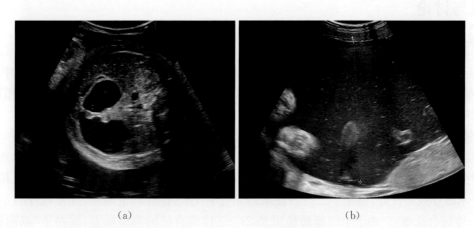

图 91-1 胎儿十二指肠梗阻声像图

(a)胎儿上腹部横切面示上腹部两个无回声区相通,提示"双泡征";(b)羊水过多。

三、超声所见及诊断

1. 超声所见

单胎,胎儿上腹部见两个无回声区,大小分别为 4.6 cm×3.1 cm 及 3.3 cm×2.2 cm,两无回声区相通。胎儿大小正常范围,余胎儿各系统检查(一)。羊水指数 278,胎心 148 次/min(见图 91-1)。

2. 超声诊断

胎儿十二指肠梗阻;羊水过多。

3. 最后诊断

胎儿十二指肠梗阻。

四、超声分析和鉴别诊断

1. 超声分析

本病例孕妇孕 33 周 5 天,行常规产前检查,胎儿上腹部可见两个无回声区相通,提示"双泡征",即扩张的胃泡和十二指肠第一段并列横于胎儿上腹部中线位置,故诊断考虑胎儿十二指肠梗阻可能。十二指肠梗阻声像图特征为:十二指肠梗阻上方胃及十二指肠扩张,在胎儿上腹部横切面上呈典型的"双泡征",左侧者为胃,右侧者为扩张的十二指肠近段,中间为幽门管,由于幽门部肌肉肥厚,故该处较狭小,而胃及十二指肠近段膨大。并伴羊水过多。"双泡征"一般在中孕晚期或晚孕早期才会出现。70% 的十二指肠梗阻的胎儿合并有其他结构畸形,十二指肠梗阻在 21-三体综合征中的发病率是 24%～35%,因此发现十二指肠梗阻时也需要排除有无合并其他畸形及染色体异常。

2. 鉴别诊断

(1) 中腹部囊性占位:若囊性占位的位置在幽门水平以上,位于幽门后方,可以排除十二指肠畸形;可寻找其他合并的结构异常,例如脊柱异常可能有神经肠源性囊肿,纵隔异常可能有气管源性囊肿;羊水量增加在十二指肠梗阻中常见,若羊水量正常则降低了十二指肠梗阻的可能性。

(2) 正常胃收缩波:声像图上可以类似于两个无回声中间以较狭小管道相连,但等胃收缩波消失后仍然只可见一个无回声即胃泡,故需要孕妇随访观察。

五、要点与讨论

十二指肠梗阻是胎儿消化系统常见的发育异常,它可发生在十二指肠的任何部位,以球部多见,在声像图上,正常胎儿上腹部仅在左侧可见一个无回声区,即为胃泡的回声,而十二指肠梗阻时,显示两个无回声区,左侧为扩张的胃泡,右侧为扩张的十二指肠近段,两无回声区由扩张的胃幽门管相通,由于幽门部肌肉肥厚而扩张有限致此处狭小而两侧膨大,呈"双泡征",常伴羊水过多。

21-三体综合征是染色体异常中最多见的一种,患儿智能及精神体格发育严重障碍,但 21-三体儿无明显的异常形态结构表现,只显示一些软指标异常,如颈项部颈皱皮层增厚、重叠指或六指、双泡征、肠壁回声增强或股骨长度偏短等,故不得不采取多种手段来检出 21-三体儿。而单纯十二指肠梗阻胎儿出生后手术治疗效果良好,但是十二指肠梗阻的胎儿有 70% 合并其他畸形,并可以伴有染色体核型异常(21-三体综合征等)。由于十二指肠梗阻是 21-三体综合征的典型标志,故对于"双泡征"胎儿应排除合并其他畸形并建议行染色体核型分析排除 21-三体儿。

六、思考题

(1) 胎儿十二指肠梗阻的声像图表现是什么?

(2) 胎儿十二指肠梗阻应与哪些疾病鉴别?

七、推荐阅读文献

[1] Singh MV，Richards C，Browen JC. Does Down syndrome affect the outcome of congenital duodenal obstruction? [J] Pediatric Surgery International，2004,20(8):586 - 589.

[2] 沈国芳. 妇产超声图片指南[M]. 南京:江苏科学技术出版社,2012:181.

[3] 谢红宁. 妇产超声诊断学[M]. 北京:人民卫生出版社,2005:118 - 119.

[4] 李胜利. 妇产超声检查[M]. 北京:人民军医出版社,2008:137 - 138.

[5] Peter W. Callen. 妇产科超声学[M]. 5 版. 北京:人民卫生出版社,2010:518 - 520.

（沈国芳　蒋业清）

案例 92

胎儿多囊性肾发育不良

一、病历资料

1. 病史

患者,女性,36岁,G_1P_0,孕23周2天。否认孕早期感冒、发热、服药史,否认放射线、毒物接触史及猫狗接触史。

2. 体格检查

无殊。

3. 实验室检查

唐氏筛查低危,糖尿病筛查低危。

二、影像资料

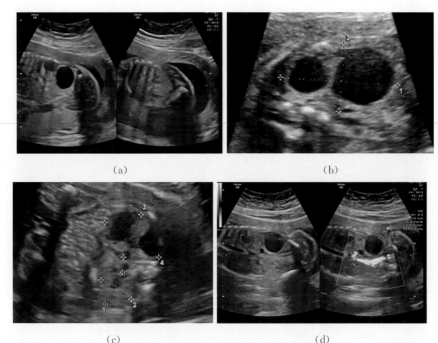

(a)   (b)

(c)   (d)

图 92-1 胎儿左肾多囊性发育不良声像图

(a)胎儿双肾矢状面:左肾体积明显增大,内部回声增高,可见两个较大的囊性回声,右肾形态大小及内部回声正常;(b)胎儿左肾矢状面:左肾内部可见数个大小不等的囊性回声,互不相通;(c)胎儿双肾横断面:左肾体积增大,内见数个大小不等的囊性回声;(d)彩色多普勒超声提示左肾实质内血流信号不清。

三、超声所见及诊断

1. 超声所见

胎儿大小符合孕周,右肾大小 2.9 cm×1.5 cm,形态如常,内部回声未见明显异常;左肾大小 4.0 cm×2.0 cm,皮髓质结构不清,内见数个大小不等的无回声区,各无回声之间互不相通,较大无回声位于左肾中下部,大小约 2.1 cm×1.9 cm,余肾实质部分内部回声稍增高,CDFI:双肾动脉显示,左肾实质内肾血流分布显示不清,右肾血流分布未见明显异常(见图 92-1)。羊水最大深度 4.5 cm,胎儿膀胱显示,余系统未见明显异常。

2. 超声诊断

胎儿左肾发育异常,多囊性肾发育不良可能。

3. 最后诊断

胎儿左肾多囊性肾发育不良。

四、超声分析和鉴别诊断

1. 超声分析

多囊性肾发育不良是一种以肾集合管囊样扩张为表现特点的先天性肾脏疾病。影像学上主要表现为病灶侧肾脏体积增大,伴有多个大小不等的相互不交通的囊肿。本例中胎儿左肾体积明显增大,内见数个大小不等的囊性回声,首先考虑胎儿肾脏囊性病变,进一步超声观察发现左肾正常肾皮髓质回声未显示,且肾内各囊性回声之间互不相通,另外可见正常的羊水量和膀胱。符合多囊性肾发育不良的特征性超声表现,故初步诊断为胎儿左肾囊性肾发育不良。

2. 鉴别诊断

(1) 肾盂肾盏积水:是泌尿道梗阻中常见的一种表现,严重的泌尿道梗阻会导致受累侧肾脏的肾盂肾盏分离扩张、积水,影像学上表现为肾脏体积增大,肾皮质受压变薄甚至显示不清,肾内充满大小不等的无回声区,仔细观察可发现各无回声区之间相通,且最终与扩张的肾盂相连;若梗阻的位置较低,还可见肾盂下扩张的输尿管,则更易鉴别。

(2) 肾囊肿:胎儿期单纯的肾脏囊肿较少见,肾多发囊肿时囊肿数目也较少,不会很多,囊肿之间可显示正常的肾实质回声,彩色多普勒超声还可显示肾脏内部血流分布正常。

(3) 胎儿小肠梗阻:该畸形也表现为腹腔内大量大小不等的无回声,但仔细扫查后不难发现,小肠梗阻引起的腹腔囊性回声之间相互交通,且最终与胃泡相通即可明确腹腔内囊性回声系扩张的肠管,同时可于胎儿脊柱两侧显示双侧正常肾脏回声即可鉴别。另外,肠道梗阻时,胎儿多有羊水偏多甚至过多,而多囊性肾发育不良时则会引起的羊水变化为羊水偏少而非偏多。

(4) 胎儿成人型多囊肾:是一种常染色体显性遗传病,以受累肾脏体积明显增大、肾内多个大小不等的囊肿为表现特征,囊肿之间无正常肾实质回声,同时可伴有肝、胰、脾等其他部位的囊性病变。由于是常染色体显性遗传,故若父母一方患有此病时,对本病的诊断非常有帮助。另外,染色体基因检测也可帮助诊断此病。

(5) 胎儿婴儿型多囊肾:是一种常染色体隐性遗传病,以双肾体积异常增大(几乎充满整个腹腔)、肾实质回声增强为表现特征。肾内的囊性结构非常小,因此,普通超声往往无法显示,使用高频探头可有助于微小囊肿的检出,可显示仅数毫米大小的囊性结构,对诊断本病有帮助。染色体基因检测可确诊本病。

五、要点与讨论

　　胎儿肾脏囊性病变种类较多,产前的表现各不相同,遗传方式上也不同,因此,不能简单地将胎儿肾脏囊性病变归为"多囊肾"。目前胎儿肾囊性病变声像图特征多采用 Potte 分类法分型,即 Ⅰ 型常染色体隐性遗传性多囊肾(又称胎儿型),Ⅱ 型多囊性肾发育不良,Ⅲ 型常染色体显性遗传性多囊肾(又称成人型),Ⅳ 型梗阻性囊性发育不良肾(又称囊性发育不良肾)。

　　Ⅱ 型多囊性肾发育不良一般认为是一种非遗传性肾病(但实际也有一部分是可遗传的),是肾脏囊性疾病中很常见的一种。其发病可以是双侧、单侧或不完全性的,即局限在一侧肾脏的一部分。影像学上多囊性肾发育不良也很有特征,包括:受累肾脏体积的增大,形态失常,肾内大小不等的囊性结构且互不相通,肾的中央可见少量残留的正常肾实质回声,双侧发病时可伴有羊水过少、膀胱不显示等,典型的多囊性肾发育不良根据声像图表现诊断不难。多囊性发育不良肾单侧发病者,如果对侧肾脏发育正常,则预后好,不影响生存,但有可能发展为高血压;如果对侧肾脏异常,则预后取决于这个肾脏畸形的严重程度。由于有多囊性发育不良的肾脏功能非常差,因此,双侧发病的胎儿产后不能存活,一旦产前确诊,任何孕周都应终止妊娠。

　　多囊性肾发育不良本身也可与其他结构异常合并出现,同时也出现在一些综合征中,如 Meckel-gruber 综合征、Dandy-Walker 综合征等的表现之一,因此,超声发现多囊性肾发育不良时还需对胎儿进行系统的结构检查排查其他结构异常。

六、思考题

　　(1) 胎儿肾脏囊性病变有哪些? 不同类型的囊性病变的声像图表现有何不同?

　　(2) 胎儿肾脏囊性病变需与那些疾病相鉴别?

七、推荐阅读文献

　　[1] 田雨,杨太珠,罗红.产前超声诊断胎儿肾脏发育异常 196 例临床分析[J].实用妇产科杂志,2012,28(10):861－863.

　　[2] O Boyer,MF Gagnadoux,G Guest,et al. Prognosis of autosomal dominant polycystic kidney disease diagnosed in utero or at birth [J]. Pediatr Nephrol,2007,22(3):380－388.

　　[3] 李辉,刘彤,刘川,等.B 超检查胎儿肾脏回声增强的临床意义[J].中华妇产科杂志,2007,42(4):236－238.

　　[4] Chaumoitre K,Brun M,Cassart M,et al. Differential diagnosis of fetal hyperechogenic cystic kidneys unrelated to renal tract anomalies:A multicenter study [J]. Ultrasound Obstet Gynecol,2006,28(7):911－917.

(李　勤　应　涛)

一、病历资料

1. 病史

患者,女性,29 岁,孕 16 周 6 天,常规产前检查。G_1P_0。否认家族遗传病史。

2. 体格检查

无殊。

3. 实验室检查

无殊。

二、影像资料

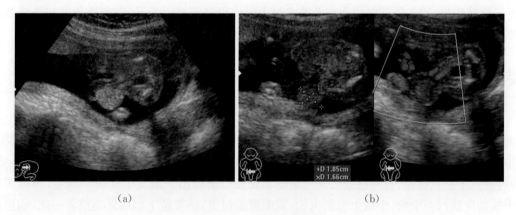

(a)   (b)

图 93 - 1 脐膨出声像图

(a)胎儿下腹部横断面示脐根部团状混合回声(箭头)向外突起,外覆包膜;(b)胎儿下腹部横断面及彩色多普勒声像图示脐根部团状混合回声(箭头),内无明显血流信号。

三、超声所见及诊断

1. 超声所见

胎儿大小基本符合孕周。胎儿脐根部见团状混合回声,大小 1.9 cm×1.7 cm,边界清,外覆包膜,包块内部为肠管回声,与腹腔内肠管连续(见图 93-1)。羊水深度 3.2 cm。胎心 150 次/min。双侧掌骨与尺桡骨成角。

2. 超声诊断

(1) 单胎存活。

(2) 脐膨出。

(3) 双侧腕关节畸形。

3. 最后诊断

脐膨出,双侧腕关节内收畸形,18-三体综合征。

四、超声分析和鉴别诊断

1. 超声分析

本病例孕妇孕 16 周 6 天,行常规产前检查,超声发现胎儿脐根部有一混合回声包块向外突起,首先需要鉴别腹裂与脐膨出,因包块外有包膜覆盖,故可排除腹裂,且其边界清,内部为肠管,脐带位于包块一侧,故诊断为脐膨出。30%~40%的脐膨出胎儿合并染色体异常,发现脐膨出时也需要排除有无合并其他畸形,此胎儿超声检查还发现双侧掌骨与尺桡骨成角,故建议孕妇行染色体检查,最后诊断为18-三体综合征。脐膨出一般发生在腹中线上,声像图特点是前腹壁中线处皮肤回声中断,中线上见膨出物,表面覆盖包膜,脐带位于包块顶端或者一侧,疝出的脏器可有肠管、肝脾等脏器。

2. 鉴别诊断

(1) 腹壁裂:一般缺损位置在中线旁,以右侧多见,表面无包膜覆盖,疝出的脏器以胃肠道较多见,肝脏较少,除合并肠旋转不良和空回肠闭锁外,其他少见,母血 AFP 常明显增高,但常无染色体异常。

(2) 生理性中肠疝:由于消化道生长速度超过腹壁及腹腔的生长速度,中肠被挤到脐带底部,向外膨出一包块,常见于 10~12 周,后自行回纳消失,包块直径很少超过 1 cm。如包块较大,则应警惕脐膨出。

(3) 假性脐膨出:胎儿腹部斜切面或者羊水过少时使得腹部显示变形,应变换角度扫查或者改变体位后仔细观察腹壁连续完整的结构。

五、要点与讨论

胎儿前腹壁异常包括脐膨出、腹壁裂、膀胱外翻、体蒂异常等,而脐膨出和腹壁裂作为最常见的两种先天性前腹壁缺损,是我国产前监测的重要内容。脐膨出是由于胚胎期外胚层皮肤向中线包卷失败,导致前正中线处腹壁缺损,从而使腹膜及腹腔内器官一起膨出体外。疝出的内容物表面覆盖有一层很薄的膜,为腹膜或羊膜及腹膜,在两层膜之间充填华腾氏胶。脐膨出一般发生在腹中线上,声像图特点是前腹壁中线处皮肤回声中断,中线上见膨出物,表面覆盖包膜,脐带位于包块顶端或者一侧,疝出的脏器可有肠管、肝脾等脏器。脐膨出多合并其他畸形,母血 AFP 无明显升高,但是常伴有染色体异常,以18-三体常见。

18-三体综合征是一种常见的染色体核型异常,它多一条 18 号染色体,围产儿预后极差,其特点是合并多发畸形,可合并脉络丛囊肿、胎儿心脏畸形、小脑发育不良、脐膨出、上肢发育不良(腕关节内收畸形、尺桡骨发育不全)、羊水过多、单脐动脉等异常。脐膨出的预后很大程度上取决于有无合并其他畸形及畸形的程度。因此,应尽可能发现合并的其他畸形,对胎儿的预后的评估很有意义。若胎儿并无合并染色体异常或其他畸形,产后进行手术修补可获得良好的结果。因此对于脐膨出胎儿应排除合并其他畸形的可能并建议行染色体核型分析排除 18-三体儿。

六、思考题

(1) 脐膨出声像图表现?

(2) 脐膨出应与哪些疾病鉴别,鉴别要点是什么?

七、推荐阅读文献

[1] Garne E, Loane M, Dolk H, et al. Prenatal diagnosis of severe structural congenital malformations in Europe [J]. Ultrasound in Obstetrics and Gynecology,2005,25(1):6 - 11.

[2] 沈国芳.妇产超声图片指南[M].南京:江苏科学技术出版社.2012:158 - 159.

[3] 谢红宁.妇产超声诊断学[M].北京:人民卫生出版社.2005:125 - 126.

[4] 李胜利.胎儿畸形产前超声诊断学[M].北京:人民军医出版社.2012:373 - 401.

[5] Peter W. Callen.妇产科超声学[M].5 版,北京:人民卫生出版社.2010:544 - 545.

(沈国芳 蒋业清)

案例 94
脊柱裂

一、病历资料

1. 病史

患者,女性,28 岁。G_1P_0,孕 23 周,患者 3 年前因胎儿脊柱裂引产一次。否认孕期放射性物质接触史、猫狗等动物接触史。既往月经正常,无痛经等不适。

2. 体格检查

无殊。

3. 实验室检查

无殊。

二、影像资料

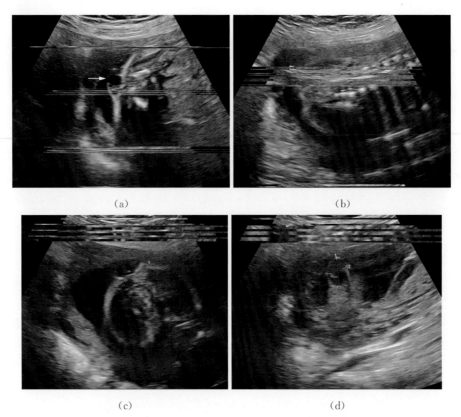

（a） （b）

（c） （d）

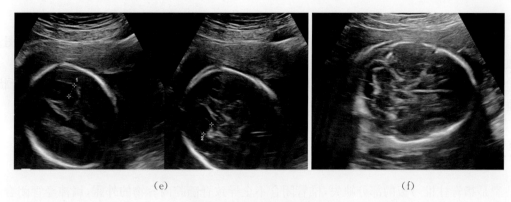

图 94-1 胎儿脊柱裂声像图

（a）胎儿脊柱正常"品"字形结构消失,可见囊性突起;（b）胎儿骶尾部见一囊性膨出,脊柱骶尾部两条平行线未能渐渐合拢;（c）胎儿骶尾部表面皮肤不连续,中断约 1.2 cm;（d）胎儿骶尾部囊性突起;（e）胎儿双侧脑室未见明显增宽;（f）胎儿头颅形态正常,后颅窝池未见明显增宽。

三、超声所见及提示

1. 超声所见

胎儿大小基本符合孕周,胎儿头颅形态正常,双侧脑室未见明显增宽,后颅窝池未见明显增宽,小脑形态正常。胎儿双肾肾盂分离 0.5 cm。胎儿骶尾部骶骨横切时正常"品"字形结构消失,仅见"U"形结构,表面皮肤不连续,中断约 1.2 cm,见一囊性突起,大小 1.4 cm×1.0 cm,内见条状高回声,与椎管相通,纵切时骶尾部可见囊性膨出,脊柱骶尾部两条平行线未于骶尾部合拢(见图 94-1)。

2. 超声诊断

胎儿骶尾部骶骨发育异常,脊柱裂合并脊膜膨出可能。

3. 最后诊断

胎儿脊柱裂合并脊膜膨出。

四、超声分析和鉴别诊断

1. 超声分析

本病例孕妇为 28 岁适龄女性,孕 23 周来我院产检,孕妇 3 年前因胎儿脊柱裂引产一次。此次因担心再次出现胎儿脊柱裂来我院行胎儿畸形筛查。超声检查发现胎儿骶尾部骶骨横切时正常"品"字形结构消失,仅见"U"形结构,表面皮肤不连续,有中断,中断的皮肤之间见一囊性突起,内见条状高回声,与椎管相通,超声诊断初步考虑为脊柱裂,胎儿骶尾部囊性膨出物内未见明显实性成分,因此考虑为脊膜膨出型。该病例胎儿未见明显脑积水现象,头颅形态正常,双侧脑室未见明显增宽,后颅窝池未见明显增宽,小脑形态正常。

该患者后于我院行引产术,娩出一男胎,检查发现胎儿骶尾部皮肤不连续,见囊性膨出物,穿刺囊腔抽出脑脊液,最后诊断为胎儿脊柱裂合并脊膜膨出。

2. 鉴别诊断

（1）胎儿骶尾部畸胎瘤:骶尾部脊膜膨出、脊髓脊膜膨出时需要与骶尾部的畸胎瘤相鉴别。畸胎瘤大多为混合回声或实性肿块,单纯囊性的仅占少数,肿块表面常有皮肤覆盖,声像图显示其囊壁较厚,椎骨显示正常。骶尾部畸胎瘤的母血 AFP、羊水 AFP、羊水乙酰胆碱酯酶在中孕期一般正常,偶可在晚孕期升高。

（2）胎儿骶尾部脂肪瘤：胎儿脂肪瘤较小时不易发觉，若胎儿骶尾部发现较大肿块，声像图多呈偏高回声改变，胎儿骶尾部皮肤连续性好，脊柱排列整齐，横切时脊柱"品"字形结构存在。

（3）先天性藏毛窦：先天性藏毛窦窦道的管壁由皮肤组织构成，窦道长短不一，短者呈盲管状，长者可深达椎管，可引起感染或并发肿瘤。内藏毛发是其特征。

五、要点与讨论

脊柱裂是指脊柱椎弓板的部分缺失，椎管闭合不全导致脊髓腔内容物的外露，属神经管闭合不全性畸形，可发生于脊柱的任何一段。可见于胸、腰、骶部，以腰骶部多见，发病率约为 1/1000，女胎多于男胎。

脊柱裂分型繁多，临床外科根据椎管的缺损处有无膨出物将脊柱裂分为隐性脊柱裂和显性脊柱裂；或根据脊柱椎板缺损病变处皮肤是否完整，分为开放性脊柱裂和闭合性脊柱裂。

开放性脊柱裂是指病变部位皮肤缺损，椎管内容物经过脊柱缺损处向后膨出，多发生于腰段或骶尾段水平，常见类型包括脊膜膨出、脊髓脊膜膨出、脊髓裂等。闭合性脊柱裂是指病变部位皮肤连续性完整，椎管内容物经过脊柱缺损处向后膨出或不膨出。

超声诊断脊柱裂主要观察脊柱的椎弓板是否完整，皮肤是否连续，病变处是否有囊性膨出物。正常胎儿脊柱横断面声像图可显示 3 个骨化中心，组成三角形，纵切为两条平行的"火车轨样"强回声结构图像，骶尾部两条平行线渐渐合拢。超声检查提示脊柱裂的常见类型包括隐性脊柱裂、脊膜膨出、脊髓脊膜膨出和脊髓裂。脊柱裂超声检查包括骨性物检查、皮肤和膨出物检查。骨性物检查超声表现：

（1）在胎儿躯干纵切图上，脊柱背侧两排平行且排列整齐的串珠样光带回声消失，局部缺损呈单排串珠改变，排列不齐，缺损较大时脊柱可成角弯曲，发生在骶尾部时，骶尾部两条平行线不能渐渐合拢；横断扫查是脊柱裂部位失去正常椎体的三足鼎立强回声结构，典型者呈"V"或"U"字形。

（2）头颅：开放性脊柱裂的胎儿大多数合并有脑积水现象，原因是因为当胎儿开放性脊柱裂时，脊髓的结构发生改变，从而使脑脊液的循环通路受阻，阻塞的部位越高，对脑脊液影响越明显。

胎头横切扫查可见前额与枕部隆起，即柠檬头、脑室扩张、后颅池窝增宽等。本例胎儿未见明显脑积水现象，头颅形态正常，双侧脑室未见明显扩张，后颅窝池未见明显增宽，分析原因可能是由于胎儿脊柱裂位置低（位于骶尾部），并未对脑脊液循环通路造成明显的阻断所致。皮肤和膨出物检查：若缺损处皮肤完整，仅有椎弓板缺损，无囊性膨出物成为隐性脊柱裂，此类型病变较轻，产前检查不易发现；若有囊性膨出物，内呈无回声时称为脊膜膨出；若囊性膨出物内含有实性回声的脊髓时，称为脊髓脊膜膨出；若缺损处脊髓裸露无脊膜及皮肤覆盖时称为脊髓裂。三维超声可显示脊柱排列不整齐，骨化中心分离、缺如，并可显示脊柱与邻近骨化中心的关系。

隐性脊柱裂生后症状较轻或无症状，一般无须特殊治疗。脊膜膨出、脊髓脊膜膨出和脊髓裂的病变部位决定预后，严重者生后可有功能障碍，如双下肢瘫痪、大小便失禁等，部分病例甚至无法存活，应及早处理。因此，超声对于正确诊断脊柱裂及其分型，对临床有重大意义。

六、思考题

（1）请描述各类脊柱裂的特征性声像图表现。

（2）请描述脊柱裂的超声鉴别诊断。

（3）中孕期常规产前超声筛查应筛查出的六大类胎儿畸形包括哪些？

七、推荐阅读文献

［1］周永昌，郭万学.超声医学［M］.4版.北京:科学技术文献出版社,2003:1406-1407.

［2］任卫东，常才.超声诊断学［M］.3版.北京:人民卫生出版社,2013:426-428.

［3］谢幸，苟文丽.妇产科学［M］.8版.北京:人民卫生出版社,2013:111-112.

［4］李胜利，顾莉莉，文华轩.胎儿开放性与闭合性脊柱裂的产前诊断及分类［J］.中华医学超声杂志,2011,8(8):3-9.

［5］Bryan S Hertaberg，Marka Kliewer，James D Bowie. Sonographic evaluation of fetal CNS:technical and interpretive pitfalls［J］. Am J Roentgenol，1999,172(2):523-527.

（应 涛 殷 露）

案例 95
冠心病

一、病历资料

1. 病史

患者,男性,86 岁,因"反复咳嗽咳痰 2 周,伴有胸闷心悸"就诊。夜间不能平卧,无发热,无胸痛,无头晕头痛,无恶心呕吐,无腹痛腹泻等不适。既往有高血压病史 5 年,最高血压 200 mmHg/100 mmHg。

2. 体格检查

患者血压 125 mmHg/68 mmHg,颈静脉无充盈,气管居中,双侧呼吸运动对称,肺部听诊:双肺呼吸音粗,肺底闻及湿啰音。心率 72 次/min,律齐,各瓣膜区未闻及杂音,肝颈静脉反流征(一),双下肢无水肿。

3. 实验室检查及特殊检查

pro-BNP 升高,LDL、载脂蛋白降低,INR、D-二聚体、FDP 升高,血糖升高,cTnI、CK-MB 正常。心电图:$V_2 \sim V_6$ ST 段抬高(呈广泛前壁心梗图形),V_4、V_5 异常 Q 波。

二、影像资料

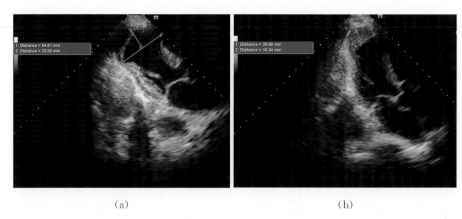

(a)   (b)

图 95-1 冠心病超声心动图

(a)心尖部室壁瘤:心尖部局部向外膨出;(b)心尖部血栓:心尖部探及稍低回声附着。

三、超声所见及诊断

1. 超声所见

患者左室前壁前间壁中段收缩运动消失，心尖部收缩运动消失，局部向外膨出，范围约 5.5 cm×2.3 cm（见图 95 - 1a），心尖部探及稍低回声附着，大小约 3.0 cm×1.6 cm（见图 95 - 1b）。二尖瓣、三尖瓣瓣叶无增厚，舒张期开放无受限，二尖瓣收缩期关闭时对位对合可，三尖瓣收缩期关闭时对位对合欠佳。主动脉瓣为三叶瓣，瓣叶无增厚，收缩期开放无受限，舒张期关闭时对位对合可。左室左房扩大、右室右房大小在正常范围。左心房容量指数：31.8 ml/m²。左心室内径指数：32.5 mm/m²。彩色多普勒超声：未见房室水平分流，可见 TR（轻度），PR（轻微），MR（轻度），AR（轻度）花色血流图形。

2. 超声诊断

（1）左室心尖部室壁瘤伴附壁血栓形成。

（2）左室前壁前间壁中段收缩运动消失。

（3）左心室、左心房扩大。

（4）二尖瓣、三尖瓣和主动脉瓣轻度反流。

3. 最后诊断

广泛前壁心肌梗死，左室室壁瘤伴附壁血栓形成。

四、超声分析和鉴别诊断

1. 超声分析

本病例为男性老年患者，系反复咳嗽咳痰 2 周，伴有胸闷心悸，夜间不能平卧入院。影像学发现左室前壁前间壁中段收缩运动消失，心尖部收缩运动消失，局部向外膨出，心尖部探及稍低回声附着，结合患者有高血压病史，以及实验室和心电图检查结果可诊断为陈旧性心梗合并左室室壁瘤和附壁血栓。

超声诊断冠心病的主要依据是节段性室壁运动异常，包括室壁心内膜运动异常，例如运动减低、运动消失、反常运动（矛盾运动）；以及收缩期室壁增厚率异常。心肌梗死的并发症有：室壁瘤、室间隔穿孔、乳头肌功能不全、乳头肌或腱索断裂、左心室附壁血栓。室壁瘤表现为局部室壁膨出，厚度变薄，急性病变者心肌组织回声减低，慢性或陈旧性心梗患者室壁回声增强，心尖部的室壁瘤表现为心尖外形及轮廓变钝。附壁血栓表现为室壁可见不规则团块回声附着，其内回声分布不均，边缘清晰，基底部较宽，活动度较小。

2. 鉴别诊断

（1）节段性室壁运动异常假阴性：长期慢性冠脉供血不足，侧支循环建立良好，及冠脉重度狭窄，或甚至有非透壁性心梗，在安静状态下，节段性室壁运动异常可表现为阴性。

（2）束支传导阻滞（LBBB，RBBB）：束支传导阻滞由于心肌激动顺序与收缩顺序改变导致室壁收缩运动不均匀，室间隔与左室后壁矛盾运动，冠心病患者主要表现对应冠脉供血局部心肌的室壁运动幅度减低和室壁增厚率的减弱。

（3）扩张型心肌病：在心梗患者并发严重心功能不全时，应与扩张型心肌病相鉴别。扩张型心肌病时，全心明显增大，二尖瓣开放幅度明显减小，出现"大心脏，小开口"的特征表现，其整体室壁运动明显减低，而心梗所致的缺血性心肌病时，室壁运动的减弱主要体现在冠状动脉缺血所对应的局部心肌，其余心肌运动可以正常也可表现为弥漫性减弱。此外，缺血性心肌病患者多存在高血压、糖尿病等冠心病的高危因素。

（4）感染性心内膜炎赘生物：感染性心内膜炎赘生物多在风心、先心病、人工瓣膜、静脉药瘾者的基础上出现发热等感染的症状，赘生物多附着在心瓣膜上，以主动脉瓣多见，二尖瓣次之。

（5）黏液瘤：黏液瘤一般形态较规则、活动度大，随着瘤体的运动其体积可发生变化。血栓形态无规律，形态不发生改变，很少随血流运动。

五、要点与讨论

冠心病患者由于冠状动脉供血障碍，引起心肌缺血、缺氧，使得心脏不能满足需要而导致心肌收缩力的减弱，超声心动图诊断冠心病的要点包括：①节段性室壁运动异常的位置、范围、程度；②测量房室内径，评价其功能；③心腔内血栓、室壁瘤、乳头肌功能不全等并发症的检出。诊断冠心病的主要依据是节段性室壁运动异常，包括室壁心内膜运动异常，例如运动减低、运动消失、反常运动（矛盾运动）；以及收缩期室壁增厚率异常。

心肌梗死的并发症有：室壁瘤、室间隔穿孔、乳头肌功能不全、乳头肌或腱索断裂、左心室附壁血栓。

室壁瘤包括真性室壁瘤和假性室壁瘤，其中真性室壁瘤是心肌梗死常见的并发症，室壁瘤的形成与透壁性心梗延展以及左心室重构有关，由于梗死区心肌扩张变薄，心肌坏死、纤维化，心室内压力使其向外膨出，室壁瘤最常形成的部位是左心室前壁近心尖部，可引起心功能不全或继发附壁血栓，表现为局部室壁膨出，厚度变薄，急性病变者心肌组织回声减低，慢性或陈旧性心梗患者室壁回声增强，心尖部的室壁瘤表现为心尖外形及轮廓变钝，室壁瘤与正常室壁交界处宽度与室壁瘤最大宽度之比往往大于0.5。

左心室附壁血栓好发于左心室室壁无运动节段或室壁瘤处，这是由于该部位室壁运动障碍，导致血流状态发生改变，血流速度减慢，血液常在此处淤滞，从而易形成血栓。室壁可见不规则团块附着，其内回声分布不均，边缘清晰，基底部较宽，活动度较小，慢性者血栓可以机化甚至钙化。

六、思考题

（1）超声心动图诊断冠心病的主要依据是什么？

（2）冠心病患者节段性运动异常与冠状动脉供血之间的关系是什么？

（3）心肌梗死的并发症及其超声表现是什么？

七、推荐阅读文献

[1] 周永昌,郭万学.超声医学[M].4版.北京：科学技术文献出版社,2003：611-621.

[2] 简文豪,杨浣宜.心血管超声诊断学[M].北京：科学技术文献出版社,2006：262-267.

[3] 赵博文.心血管超声诊断学图解[M].北京：人民军医出版社,2009：288-297.

[4] 郭坤霞,卢桂林,刘成,等.超声心动图对急性心肌梗死并发左室附壁血栓的诊断价值分析[J].中国全科医学,2011,14(35)：4084-4086.

[5] 林蓓佑,巫相宏.超声心动图对冠心病的诊断价值[J].临床心血管病杂志,2015,4(25)：440-442.

[6] Golovchiner G, Matz I, Lakobishvili Z, et al. Correlation between the electrocardiogram and regional wall motion abnormalities as detected by echocardiography in first inferior acute myocardial infarction [J]. Cardiology, 2002,98(1-2)：81-91.

[7] Yiannis S, Chatzizisis, Venkatesh L, et al. Echocardiographic evaluation of coronary artery disease [J]. Coronary Artery Disease, 2013,24(7)：613-623.

（郑东燕　张跃力）

肥厚型心肌病

一、病历资料

1. 病史

患者,男性,35 岁,因"活动后胸闷气急 1 年加重 1 周"就诊。有肥厚型心肌病家族史。否认高血压、糖尿病、肾病等慢性病史。

2. 体格检查

患者双肺叩诊清音,双肺呼吸音清,双肺未及干湿啰音。心前区无异常隆起,心律 79 次/min,律齐,胸骨左缘收缩期杂音。血压 120 mmHg/73 mmHg。双下肢无水肿。

3. 实验室检查及特殊检查

BNP:2 030 pg/ml(正常值 100 pg/ml)。心电图:左心室肥大,窦性心律,ST 段压低。胸片:双肺纹理增多,心影明显增大。

二、影像资料

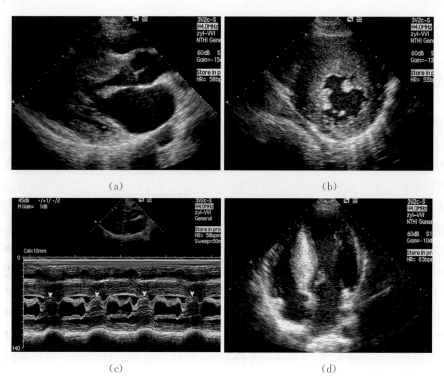

(a)　　　　　　　　　(b)

(c)　　　　　　　　　(d)

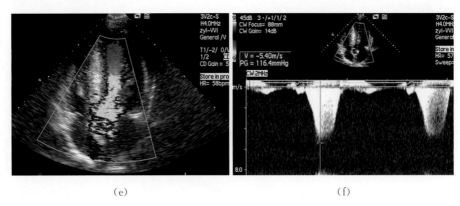

(e)　　　　　　　　　　　　　　　(f)

图 96-1　肥厚型梗阻性心肌病声像图

(a)胸骨旁左室长轴观;(b)左室乳头肌水平短轴图;(c)M 型超声心动图;(d)心尖四腔观;(e)心尖五腔观彩色血流图;(f)左室流出道收缩期连续多普勒血流图。

三、超声所见及诊断

1. 超声所见

患者胸骨旁左室长轴图显示室间隔非对称性增厚,左心房扩大(见图 96-1a)。左室短轴图显示左室室壁非对称性增厚,最厚处约 2.1 cm,增厚的室壁包括前间隔、后间隔、前壁、侧壁,左室下壁和后壁均未见明显增厚,厚度约 1.0~1.1 cm(见图 96-1b)。M 型超声(见图 96-1c)显示二尖瓣前叶收缩期前向运动"SAM 征"(箭头所示)。心尖四腔观显示室间隔梭形肥厚,内部回声增强(见图 96-1d)。心尖五腔观彩色多普勒显示左室流出道收缩期血流速度加快,呈五彩镶嵌血流信号(见图 96-1e)。连续多普勒血流速度图显示左室流出道收缩期峰值流速:540 cm/s,峰值压差:116 mmHg(见图 96-1f)。

2. 超声诊断

肥厚型梗阻性心肌病,左心房扩大,二尖瓣反流(中度)。

3. 最后诊断

肥厚型梗阻性心肌病。

四、超声分析和鉴别诊断

1. 超声分析

肥厚型心肌病(HCM)是最常见的遗传性心肌病,发病率约 0.2%,以左室心肌出现非对称性增厚,伴或不伴左室流出道梗阻为表现,心肌舒张末期厚度>1.5 cm,与正常心肌厚度比值>1.3。本案例患者超声心动图检查示左室心肌明显增厚,最厚处室间隔厚度约 2.1 cm,而下壁后壁厚度仅为 1.0~1.1 cm,增厚心肌与正常心肌厚度比例达到 2∶1。结合患者青年男性且有肥厚型心肌病家族史,遂作出肥厚型心肌病的诊断。

肥厚型心肌病按左室流出道是否有梗阻分为梗阻性肥厚型心肌病和非梗阻性肥厚型心肌病。本案例患者左室流出道流速曲线呈匕首样,连续多普勒测得高速收缩期血流信号,因此将此患者归类为梗阻性,超声诊断为肥厚型梗阻性心肌病。

2. 鉴别诊断

(1)高血压性心脏病:患者往往有多年高血压病史。室间隔与左室后壁增厚为对称性,左心房扩大,而左心室内径常在正常范围内,早期为向心性肥厚,晚期可呈离心性肥厚。而肥厚型心肌病左室多为非对称性增厚,室间隔与左室后壁厚度的比值>1.3,左心房扩大,而左室内径多减小。

(2) 主动脉瓣、主动脉瓣上或瓣下及主动脉狭窄性病变:先天性主动脉瓣畸形如主动脉瓣二瓣化、老年性及风湿性主动脉瓣病变都可造成主动脉瓣狭窄,或主动脉狭窄,如主动脉瓣上、瓣下狭窄、主动脉缩窄。上述病变如果狭窄程度较重,也可产生严重的左室向心性肥厚,甚至出现二尖瓣的 SAM 征和合并左室流出道梗阻,容易误诊。主动脉瓣及主动脉狭窄性病变可见相应的主动脉瓣增厚,回声增强,开放活动受限,或者主动脉瓣上瓣下存在隔膜造成的固定性狭窄。这些解剖结构需要仔细观察,逐一排查。频谱的区别在于主动脉瓣及主动脉狭窄造成的压力阶差出现于收缩早期,于中期达到高峰,位置处于主动脉瓣口,属于固定性狭窄。而肥厚型梗阻性心肌病的主动脉瓣下压力阶差开始于收缩中期,于收缩晚期达到高峰,位置位于左室流出道,属于动力性狭窄。

(3) 二尖瓣反流频谱:在心尖五腔观,用连续多普勒测量左室流出道峰值压差时,由于取样线同时也会位于二尖瓣反流区域,因此容易将二尖瓣反流压差误认为是左室流出道的压差,将会明显高估左室流出道的狭窄程度。测量左室流出道压差时,要避开二尖瓣反流,同时结合应用脉冲多普勒,明确高速血流的位置,位于左室流出道还是二尖瓣反流区域。

(4) 继发性心肌病:甲状腺功能减退性心肌病以及尿毒症性心肌病往往有明确病史,心肌可增厚,内部回声粗糙不均匀,常伴心包积液,但不存在非对称性左心室肥厚。而肥厚型心肌病无相关病史,心肌增厚是非对称性的。

(5) 左心室腔中部梗阻:可见于高动力功能和其他原因导致的心脏肥厚者,这些表现常见于伴有乙状室间隔的老年人。

五、要点与讨论

肥厚型心肌病是一种与心肌细胞收缩蛋白的基因编码异常有关的常染色体显性遗传。其典型病理学改变是心肌细胞肥大及异型,周围疏松结缔组织增多。心肌肥厚和肌束排列明显紊乱,特征的螺蜗样构型。特定心肌细胞内,肌原纤维结构排列紊乱。心壁内冠状动脉异常,血管内径缩小而血管壁明显增厚。

典型解剖学特征是左心室非对称肥厚即左室壁各部分肥厚程度不一致,与左室游离壁后段相比,室间隔和前侧壁受到不均衡的累及,以非对称室间隔肥厚多见,形成肥厚型主动脉瓣下狭窄,造成左室流出道收缩期动力性压力阶差。左室容量正常或降低,心肌收缩力正常或增强,舒张期弛缓和顺应性异常。肥厚型心肌病大多数患者自然病程是良性的,可有接近正常的预期寿命。然而在一些患者也可有不良后果,可发生心律失常、不能耐受运动、胸痛、晕厥、房颤发病率高,早年可猝死(由左室流出道梗阻和/或舒张期充盈异常、心房颤动和收缩功能不全所致)。心脏听诊可闻及收缩期杂音。

根据左心室肥厚的部位可分为 4 型:Ⅰ型前间隔局部受累;Ⅱ型室间隔前部及后部受累,但侧壁、后壁、下壁未受累;Ⅲ型室间隔及前外侧游离壁,仅有后壁基底部保留正常(长轴为乳头肌与二尖瓣环之间),此类型临床最多见;Ⅳ型心尖肥厚型心肌病(心血管造影图上左心室呈特征性的铲刀样构型,在心电图胸前导联出现巨大的倒置 T 波,心室内无压力阶差,症状轻微)。

肥厚型心肌病按左室流出道是否有梗阻分为:梗阻性肥厚型心肌病和非梗阻性肥厚型心肌病。梗阻性肥厚型心肌病超声心动图主要表现为:①室间隔梭形肥厚,内部回声呈斑点状或毛玻璃状;②有左室流出道梗阻,流速曲线呈匕首样;③二尖瓣和腱索收缩期前向运动(SAM 征);④二尖瓣反流;⑤左心房扩大;⑥心肌的收缩功能和舒张功能受损。

收缩期动力性梗阻:收缩早期,血液流经左室流出道狭窄处,向主动脉内快速射血,由于室间隔肥厚,其快速射血的途径比正常人距前叶近,使该处产生负压,吸引二尖瓣前叶及或腱索的前向运动至增厚的室间隔;动力性流出道梗阻于收缩中期开始,因二尖瓣与室间隔的接近或接触出现,并且随着负荷量的不同,可以动态改变,二尖瓣前叶与室间隔贴近的发生的越早,占时间越长,左室梗阻程度及压力阶差越明显。室间隔肥厚范围越广,程度越重;梗阻时原来快速血流在升主动脉内发生减速,收缩后半期,升主动脉内减速的血流仍向前流。左心室与主动脉的最大压力梯度在收缩晚期出现。动力性梗阻通常伴有二尖瓣反流,因为二尖瓣的前向运动影响了正常的瓣叶对合。左心室前负荷减少、后负荷减少及左心室收缩力增加都会加重梗阻。

　　超声心动图可以明确每个节段左室壁的厚度,观察心肌回声,并对左室流出道是否有梗阻做出准确判断。结合病史及家族史,在排除其他可能出现左心室肥厚或流出道梗阻的因素之后,不难做出肥厚型心肌病的诊断。

六、思考题

　　(1) 肥厚型心肌病的诊断标准是什么? 可以分为几型?

　　(2) 肥厚型梗阻性心肌病的左室流出道动力性梗阻的机制是什么?

　　(3) 在诊断左室流出道梗阻时应该注意哪些问题?

七、推荐阅读文献

　　[1] Wigle ED, Henderson M, Rakowski H, et al. Muscular subaortic stenosis: the evidence for true obstruction to left ventricular outflow [J]. Postgraduate Medicine,1986,62(728):531-536.

　　[2] Camillo A, Paola B, Caterina Stella B, et al. The prognostic importance of left ventricular outflow obstruction in hypertrophic cardiomyopathy varies in relation to the severity of symptoms [J]. J Am Coll Cardiol,2005,45(7):1076-1080.

　　[3] 王新房.超声心动图学[M].4 版.北京:人民卫生出版社,2009:500-506.

(王　曼　张跃力)

案例 97
扩张型心肌病

一、病历资料

1. 病史

患者,男性,29 岁,因"双下肢水肿 1 周"就诊。患者 1 周前开始无明显诱因下出现双下肢凹陷性水肿,病情逐渐加重,先后出现双大腿、阴囊水肿、腹腔积液及胸腔积液,入院前一周出现咳嗽,夜间不能平卧。既往否认高血压、糖尿病等慢性病史。

2. 体格检查

患者慢性病容,胸廓外型正常,双侧呼吸运动对称。双肺叩诊清音,双肺呼吸音粗,双肺未及干湿啰音。心前区无异常隆起,心率 80 次/min,律齐,各瓣膜区未及杂音。双大腿、阴囊水肿。

3. 实验室检查及特殊检查

BNP:7 958 pg/ml(正常值 100 pg/ml),心电图 ST－T 改变。胸部及冠脉 CT 报告:全心增大、肺动脉增宽,左室侧壁及乳头肌多发密度异常,冠状动脉未见狭窄。肾穿刺提示系膜增生、IgA 肾病可能。

二、影像资料

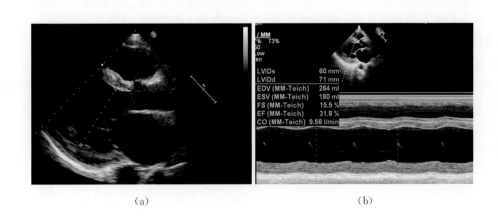

(a)   (b)

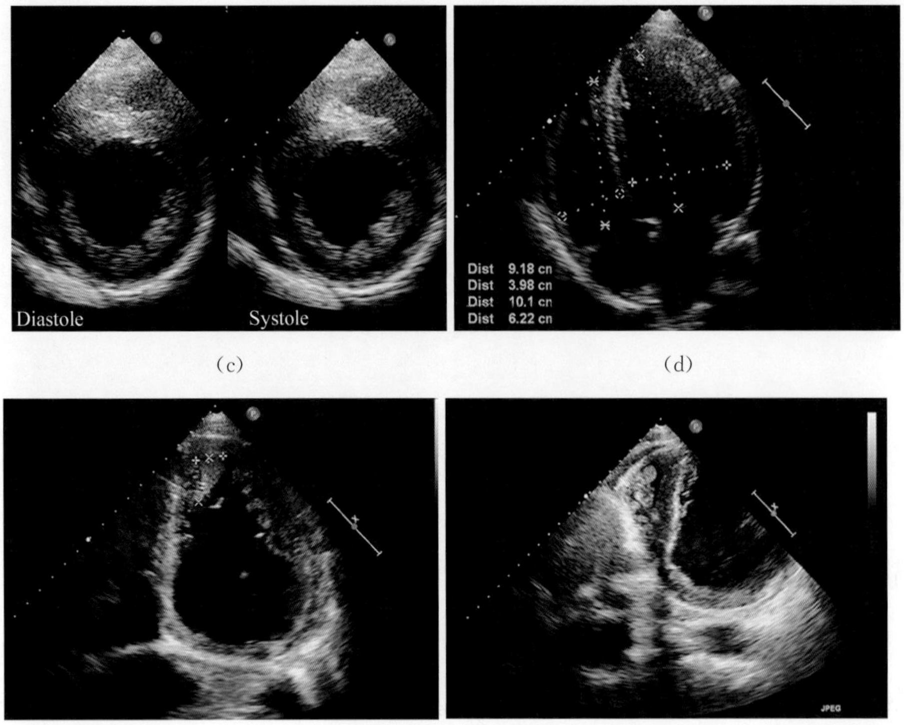

图 97 - 1　扩张型心肌病合并左右心室附壁血栓声像图

(a)胸骨旁长轴观;(b)M 型超声心动图;(c)乳头肌水平短轴观;(d)心尖四腔观;(e)箭头所指处为右室心尖部多发血栓;(f)箭头所指处为左心室心尖部血栓。

三、超声所见及诊断

1. 超声所见

患者胸骨旁左室长轴图显示左心扩大,左房前后径 4.2 cm,左室舒张末期内径 7.1 cm[见图 97 - 1(a)]。M 型超声显示室间隔与左室后壁运动减弱,Teichholz 法测量 EF 为 31.8%[见图 97 - 1(b)]。左室乳头肌水平短轴图显示收缩末期室壁厚度与舒张末期相比无明显增厚,表明所显示的各节段室壁增厚率降低,室壁运动减弱[见图 97 - 1(c)]。心尖四腔图显示右心未见扩大[见图 97 - 1(d)]。右室心尖部运动减弱,右心室心尖部可见数个附壁血栓,右室侧方少量心包积液[见图 97 - 1(e)]。左心室心腔内可见数个附壁血栓,较大者位于心尖部[见图 97 - 1(f)]。

2. 超声诊断

左心房、左心室扩大,左心室及右心室附壁血栓(多个),左室收缩功能减退,右室心尖部收缩运动减弱,心包积液(少量),结合临床可符合扩张型心肌病诊断。

3. 最后诊断

扩张型心肌病。

四、超声分析和鉴别诊断

1. 超声分析

本例患者不明原因出现下肢水肿及多浆膜腔积液,且一周以前出现夜间不能平卧,需排除心功能不全及心源性水肿。超声心动图检查显示患者左心室左心房明显扩大,射血分数明显下降,诊断为左室收缩功能减退。患者经溶栓治疗后,随访发现左心室右心室心尖部占位范围缩小,因此证实左心室右心室心尖部为收缩功能减退,血流淤滞引起的附壁血栓。左右心室的收缩功能受损导致患者心衰和水肿症状。结合患者为青年男性,以及无其他相关病史,在排除其他可能引起心脏扩大的原因后,诊断为扩张型心肌病。

扩张型心肌病临床表现以进行性心力衰竭,心律失常。血栓栓塞甚至猝死为基本特征,可见于病程中任何阶段,预后极差,5年生存率不及50%。扩张型心肌病患者的心脏重量增加,心脏多呈球形,4个心腔均扩大,尤其是左心室明显扩张,心室壁多数变薄,少数稍增厚并具有一定代偿作用,由于心肌收缩无力,心腔内血液流动缓慢,容易形成血栓,冠状动脉和心脏瓣膜一般无明显异常。

2. 鉴别诊断

(1)急性病毒性心肌炎:急性病毒性心肌炎可有左室扩大,室壁运动减弱,易误诊为扩张型心肌病。但急性病毒性心肌炎多有上呼吸道感染、腹泻等病毒感染病史。超声检查左室内径常轻度扩大,常有节段性室壁运动异常,左室射血分数轻度减低。而扩张型心肌病没有明显感染病史,射血分数明显下降。

(2)冠心病:扩张型心肌病的超声表现与冠心病发生心衰后的超声表现极易混淆,扩张型心肌病室壁心肌运动弥漫性减弱,而冠心病心衰的心肌运动虽然减弱,以心肌缺血部位改变较明显,出现节段性室壁运动异常,结合其他检查比如冠脉CT可以帮助鉴别。

(3)高血压性心脏病:高血压长期控制不佳可引起心脏结构和功能的改变称为高血压性心脏病,可以引起早期左室舒张功能减退、左室肥厚,逐步发展出现心肌收缩功能减退,最终发生心力衰竭,高血压性心脏病早期左室收缩功能是正常的,而扩张型心肌病射血分数明显下降,高血压病史和明显增厚的室壁也是鉴别要点。

(4)继发性扩张型心肌病:全身性疾病如系统性红斑狼疮、硬皮病、结节病、血色病、淀粉样变性、糖原累积症等可引起扩张型心肌病,它们都具有各自原发病的特征,对所有拟诊断为原发性扩张型心肌病的病例,都应该先排除继发性心肌病,然后才能做出原发性心肌病的诊断。

(5)肺源性心脏病:扩张型心肌病左心室容易产生附壁血栓,如反复脱落进入肺动脉而引起肺动脉高压,右心衰竭时,与慢性肺源性心脏病应鉴别。慢性肺源性心脏病患者大都有长期呼吸道病史,肺气肿,右心扩大明显,心力衰竭前多有呼吸衰竭。而扩张型心肌病以左心扩大为主,不伴有呼吸衰竭病史。

五、要点与讨论

美国心脏病学会在2006年推出了新的心肌病定义和分类方法,将心肌病定义为由各种原因(主要是遗传)引起的一组非均质的心肌病变。根据疾病累及器官不同分为两大类:原发性心肌病和继发性心肌病。原发性心肌病指病变仅局限于心肌。扩张型心肌病属于原发性心肌病。

扩张型心肌病是一种病因不明、发病机制尚待阐明、原发于心肌的疾病。左心室或双侧心室舒张及收缩功能障碍,可以是特发性、家族性或遗传性、病毒性和(或)免疫性、酒精性或中毒性,以及并发于已知的心血管疾病,但其心功能受损程度不能以异常负荷或缺血损伤的范围来解释。

扩张型心肌病超声心动图有如下特点:①心脏明显扩大,收缩和舒张期心室容量增加,尤其以左室、左房扩大最为常见;②左室室壁厚度相对变薄,室壁回声可增强,部分病例也可略增厚;③心室收缩功能普遍减弱,室壁增厚率降低,一般小于 25%～30%;④二尖瓣、三尖瓣由于心室扩大发生相对性关闭不全;⑤左心室可继发附壁血栓。扩张型心肌病是一个排除性诊断,超声心动图发现心脏扩大,心功能不全以后,排除其他可能引起心脏扩大的原因后即可做出诊断。

六、思考题

(1) 扩张型心肌病超声心动图表现是怎样的?

(2) 扩张型心肌病为什么容易并发栓塞?

(3) 扩张型心肌病和冠心病心衰如何鉴别?

七、推荐阅读文献

[1] 刘汉英.心肌病超声图像灰阶分析与彩色编码的研究[J].中国超声医学杂志,1994,10(2):200 -202.

[2] 刘延玲,熊鉴然.临床超声心动图学[M].北京:科学出版社,2001:664 - 677.

[3] Coughlin SS, Pearle DL, Baughman KL. Diabetes mellitus and risk of idiopathic dilated cardiomyopathy: the Washington DC dilated cardiomyopathy study [J]. Annals of Epidemiology, 1994,4(4):67 - 74.

[4] Coughlin SS, Tefft MC. The epidemiology of idiopathic dilated cardiomyopathy in women: the Washington DC Dilated Cardiomyopathy Study [J]. Epidemiology, 1994,5(4):449 - 455.

(王 曼 张跃力)

案例 98
主动脉夹层

一、病历资料

1. 病史

患者,男性,62岁,因"胸前区疼痛6小时"就诊。患者下午5时左右,无明显诱因出现胸前区针刺样疼痛,向背部放射,伴大汗淋漓,伴头晕,无胸闷,无头痛,无恶心呕吐,无气急,无心悸等不适,未就诊,休息后症状无缓解,胸痛症状较前明显,向中下腹部腰部放射,伴胸闷、头晕,无恶心呕吐,无气急等,下午7时到我院急诊。

2. 体格检查

患者血压110 mmHg/67 mmHg,神志清醒,气平,无贫血貌,双肺听诊呼吸音清,肺底未及啰音。心浊音界大致正常,心率52次/min,律齐,P2＝A2,主动脉瓣听诊区可及3/6级舒张期吹风样杂音。腹壁柔软,无腹部压痛。双下肢无水肿。

3. 实验室检查及特殊检查

血WBC升高,RBC及Hb下降,N增高,ESR增快,D-二聚体升高。心肌酶谱升高,蛋白尿。心电图:窦性心律,Ⅰ度房室传导阻滞,LⅢ呈QR型。

二、影像资料

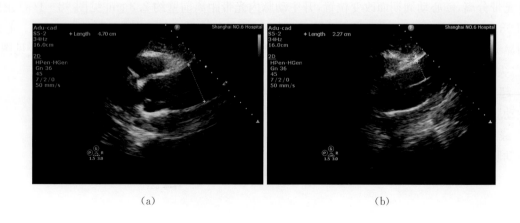

(a)   (b)

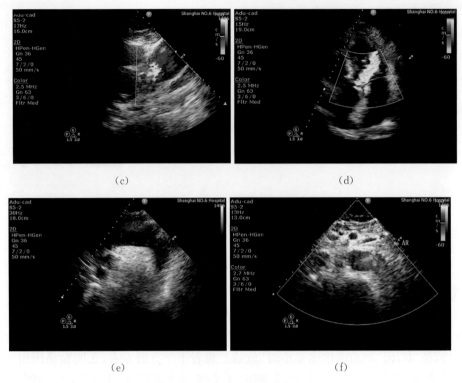

图98-1　主动脉夹层声像图

(a)升主动脉扩张;(b)升主动脉内见撕裂的内膜;(c)真腔内见血流信号;(d)主动脉瓣中-
重度反流;(e)主动脉弓内见撕裂的内膜;(f)腹主动脉因夹层仅在真腔内有血流充填。

三、超声所见及诊断

1. 超声所见

患者左室壁各节段运动正常。二尖瓣瓣叶无增厚,舒张期开放无受限,收缩期关闭时对位对合佳。主动脉瓣为三叶瓣,瓣叶无增厚,收缩期开放无受限,舒张期关闭时对位对合欠佳。三尖瓣瓣叶无增厚,舒张期开放无受限,收缩期关闭时对位对合佳。肺动脉瓣瓣叶无增厚,收缩期开放无受限,舒张期关闭时对位对合佳。左室左房、右室右房大小在正常范围,左室舒张期前后径5.1 cm。升主动脉及主动脉弓扩张,升主动脉内径4.7 cm,主动脉弓内径3.8 cm,胸降主动脉内径约3.0 cm。升主动脉及主动脉弓内可见光带分离,随心动周期而改变位置,升主动脉内光带距离前壁约2.3 cm[见图98-1(a)、图98-1(b)、图98-1(c)、图98-1(e)]。腹主动脉显示欠清,管腔内血流充填欠佳[见图98-1(f)]。心包腔内未见明显无回声区。彩色多普勒超声未见房室水平分流,主动脉瓣可见中-重度反流信号[见图98-1(d)],二尖瓣可见轻微-轻度的反流信号。

2. 超声诊断

主动脉夹层(DeBakey Ⅰ型),主动脉瓣反流(中-重度),二尖瓣反流(轻微-轻度)。

3. 最后诊断

主动脉夹层(从主动脉根部累及至髂总动脉)。

四、超声分析和鉴别诊断

1. 超声分析

行超声心动图检查时发现升主动脉及主动脉弓增宽,升主动脉及主动脉弓腔内可见撕裂的内膜,呈带状回声,随心动周期而改变位置,将主动脉管腔分为真腔和假腔。真腔内血流速度较快,可见血流充填,假腔内因血流速度较慢而未见明显血流信号,发现上述超声改变因此诊断为主动脉夹层。假腔内未见血栓形成。降主动脉因图像显示欠清而未见明显光带飘动,但是在腹主动脉短轴切面发现血流未完全充填管腔,结合升主动脉所见,考虑在腹主动脉也存在夹层,血流充填处为真腔,无血流充填处为假腔,据此主动脉夹层分型为 DeBakey Ⅰ型。检查时同时发现主动脉瓣有中-重度反流,结合撕裂内膜片的位置,说明病变累及到主动脉瓣。检查时未发现有左室壁节段性室壁运动异常及心包积液。

2. 鉴别诊断

患者为中年男性,胸痛症状明显,病情进展快,疼痛向下腹部,腰背部放射,除主动脉夹层外,临床还需考虑以下可能。

(1) 急性心肌梗死:该病有持续性胸痛症状,可伴发热、心动过速、恶心呕吐等,常有心律失常表现,心电图及心肌酶谱有动态性改变,此患者有持续性胸痛,但心电图及心肌酶谱动态改变不典型,复查心电图及心肌酶谱等以鉴别。

(2) 主动脉瓣狭窄/肥厚型梗阻性心肌病:可出现劳力性胸痛表现,多伴有心功能不全,体格检查可于主动脉瓣区闻及明显的收缩期杂音。而此患者目前无明显心衰症状,心脏听诊无明显收缩期杂音,外院超声未见瓣膜病变。故不考虑此诊断。

(3) 心包炎:有心前区疼痛,常有发热,心包摩擦音、心浊音界变化或心包填塞表现,心电图 S-T 段弓背向下表现。心脏彩超可鉴别。

(4) 胸主动脉瘤:压迫周围组织时可有胸骨后疼痛,可呈持续性或阵发性加重,压迫周围组织后可出现声音嘶哑、吞咽困难等症状。胸部增强 CT 及 MRA 可明确。

(5) 食管自发性破裂:常突然出现,可有胸痛,可有皮下气肿,胸片常可见纵隔气肿,胸部增强 CT可鉴别。

超声心动图诊断主动脉夹层时需要与不同类型的主动脉瘤之间进行鉴别诊断。真性主动脉瘤的瘤壁由血管构成,而假性动脉瘤的瘤壁由血栓及周围软组织构成。主动脉夹层主要表现为增宽的主动脉腔内可探及撕裂的内膜。另外需要鉴别的是升主动脉内的伪像,有些患者扩张的升主动脉管腔内可见条带状的回声,此为多重反射等伪像所引起。鉴别方法如下:

(1) 其活动方向和幅度与主动脉后壁一致,位置较固定;而撕裂的内膜的活动与心动周期、血流的流动有一定关系。

(2) 彩色多普勒血流信号叠加在此回声带上,回声带两边的色彩一致;主动脉夹层的彩色多普勒血流信号不能穿过撕裂的内膜,其两侧的血流信号色泽不一样。

五、要点与讨论

主动脉夹层(aortic dissection)是指发生于主动脉壁中层的夹层血肿,这种剥离性血肿可沿主动脉壁及其分支延伸一定的距离。临床上患者常有剧烈疼痛、休克和压迫症状。主动脉夹层可导致主动脉壁破裂,引起大出血,危及生命。

主动脉夹层的分型:

(1) Debakey 分型:Ⅰ型,起源于升主动脉,累及主动脉弓,并可累及更远部位;Ⅱ型,起源于升主动脉,并局限于升主动脉;Ⅲ型,起源于主动脉峡部,并由此向下延伸,如血肿向近端逆行扩展到主动脉弓和升主动脉,则称逆行性夹层。

(2) Stanford 分型:A 型,主动脉夹层累及升主动脉;B 型,主动脉夹层仅累及降主动脉。

六、思考题

(1) 主动脉夹层的 DeBaky 分型是什么?

(2) 超声心动图诊断主动脉夹层需要着重关注哪些解剖结构?

(3) 主动脉夹层的病因有哪些?

七、推荐阅读文献

[1] Lang RM, Bierig M, Devereux RB, et al. Recommendations for chamber quantification: a report from the American Society of Echocardiography's Guidelines and Standards Committee and the Chamber Quantification Writing Group, developed in conjunction with the European Association of Echocardiography, a branch of the European Society of Cardiology [J]. J Am Soc Echocardiogr, 2005,18(12):1440-1463.

[2] 张运.介入性超声心动图学[M].济南:山东科学技术出版社,2000:320-331.

[3] 王新房.超声心动图学[M].4 版.北京:人民卫生出版社,2009:728-741.

(张跃力)

案例 99
风湿性心脏瓣膜病

一、病历资料

1. 病史

患者，男性，59岁，因"间断心慌、气促发作3年"就诊。患者于3年前突发心慌、气促，与活动相关，多发生在重体力劳动时，伴有夜间阵发性呼吸困难，夜间不能平卧，无双下肢水肿，无胸闷、胸痛，无头晕、黑矇，无晕厥发生。

2. 体格检查

患者血压110 mmHg/67 mmHg，气平，无贫血貌，双肺听诊呼吸音清，肺底未及啰音。心浊音界大致正常，心率52次/min，律不齐，P2＝A2，二尖瓣听诊区可及2/6级舒张期杂音。腹壁柔软，无腹部压痛。双下肢无水肿。

3. 实验室检查及特殊检查

RBC、Hb升高，ESR正常，尿蛋白升高，ANP升高。心电图：心房颤动，ST段水平压低（V5，V6）。

二、影像资料

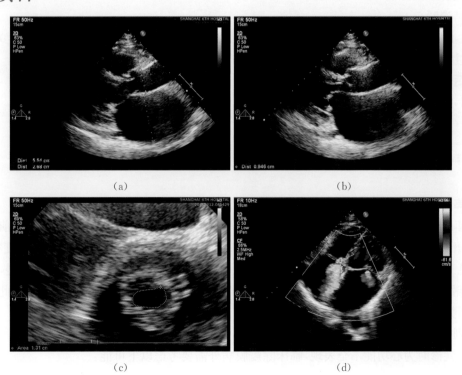

(a)　　　　　　　　　　　　　　(b)

(c)　　　　　　　　　　　　　　(d)

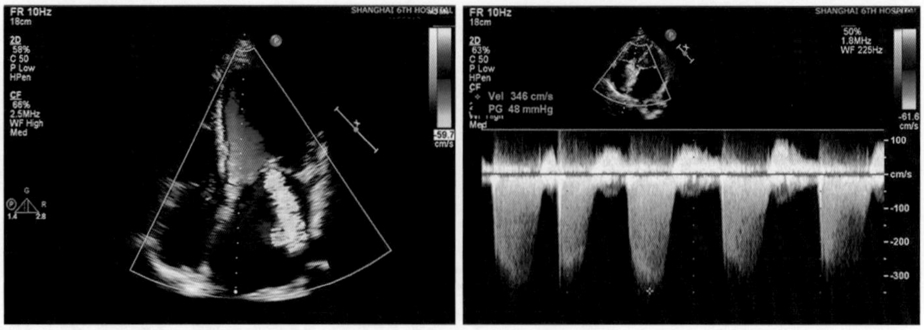

(e)　　　　　　　　　　　　　　　　(f)

图 99‑1　风湿性心脏瓣膜声像图

(a)胸骨旁左室长轴观显示左心房扩大;(b)二尖瓣舒张期前叶呈圆拱状;(c)二尖瓣口短轴观瓣口面积测量;(d)三尖瓣中度反流;(e)二尖瓣轻-中度反流;(f)三尖瓣反流速度测量估测肺动脉收缩压。

三、超声所见及诊断

1. 超声所见

患者左室各节段室壁运动未见异常,EF 55%。二尖瓣瓣叶增厚,回声增强,舒张期前叶呈圆拱状,开口间距约 1.0 cm,二尖瓣瓣口面积 1.40 cm²。舒张期开放受限,收缩期关闭时对位对合欠佳[见图 99‑1(b)、图 99‑1(c)]。主动脉瓣为三叶瓣,瓣叶无增厚,收缩期开放无受限,舒张期关闭时对位对合佳。三尖瓣瓣叶无增厚,舒张期开放无受限,收缩期关闭时对位对合欠佳。肺动脉瓣瓣叶无增厚,收缩期开放无受限,舒张期关闭时对位对合佳,主肺动脉内径 3.0 cm,左心房前后径 5.5 cm[见图 99‑1(a)]。左房、右房扩大,左室、右室大小在正常范围。心包腔内于左室后壁局部可见无回声区,舒张期宽度约 0.3 cm。未见房室水平分流,三尖瓣可见中度反流信号,二尖瓣可见轻度-中度反流信号[见图 99‑1(d)、图 99‑1(e)]。肺动脉收缩压 53 mmHg[见图 99‑1(f)]。

2. 超声诊断

风湿性心脏瓣膜病:二尖瓣狭窄(中度)伴二尖瓣反流(轻度-中度),三尖瓣反流(中度),左心房、右心房扩大,主肺动脉扩张,肺动脉高压(中度),心包积液(极少量)。

3. 最后诊断

风湿性心脏瓣膜病。

四、超声分析和鉴别诊断

1. 超声分析

患者因心慌气短,活动时加重来院就诊。超声检查发现二尖瓣瓣叶增厚、回声增强,前叶与后叶交界处粘连,开放活动受限,采用轨迹法测量二尖瓣瓣口面积为 1.40 cm²,提示二尖瓣有中度狭窄,二尖瓣狭窄主要见于风湿性心脏病。风湿性二尖瓣狭窄时病变由瓣膜边缘向瓣体和基底部扩展,瓣膜联合处出现粘连、融合,甚至腱索乳头肌也发生变形、增粗或缩短,导致瓣口狭窄或关闭不全。由此根据超声上述表现诊断为风湿性心脏瓣膜病。

2. 鉴别诊断

患者来就诊时为心功能不全表现,临床除瓣膜病外需要考虑以下可能:

（1）缺血性心肌病：因冠状动脉狭窄或闭塞导致心肌缺血、心功能减退，患者可表现有心绞痛及活动后胸闷、气促、双下肢水肿等心衰症状。心超多伴有室壁运动异常。患者既往无胸痛症状，故暂不考虑此诊断。

（2）扩张型心肌病：该病起病缓慢，可见气急、端坐呼吸、水肿和肝大等心力衰竭的体征和症状。主要特征是一侧或双侧心腔扩大，心肌收缩期泵功能障碍，产生充血性心力衰竭，常伴有心律失常。

超声心动图检查发现二尖瓣有狭窄，除风湿性心脏病外还需考虑以下原因：

（1）其他原因导致的二尖瓣口面积减小：如重度主动脉瓣反流，当反流束指向二尖瓣前叶时，可使二尖瓣舒张期开放受限。扩张型心肌病、缺血性心肌病等左室收缩功能明显减退者，由于左室舒张末压升高，也可使二尖瓣口面积也会明显减小。这些患者的二尖瓣瓣叶厚度正常，交界无粘连，二尖瓣口无舒张期射流，可资鉴别。

（2）先天性二尖瓣狭窄：极少见，一般以二尖瓣装置广泛、不同程度的畸形为特征。

五、要点与讨论

在风湿性心脏患者中，二尖瓣发病率为 65％～100％，单纯性二尖瓣狭窄的发病率为 25％～40％。二尖瓣狭窄多见于女性，男女比例为 2：3～3：4。风湿热初次发作并不立即引起二尖瓣狭窄，往往要经过数年才形成瓣口狭窄。风湿性二尖瓣病变可同时累及主动脉瓣。同时累及两个或两个以上心脏瓣膜为联合瓣膜病。风湿性心脏病也可累及三尖瓣，在器质性三尖瓣病变中最常见的原因是风湿性心脏病。肺动脉瓣极少累及，肺动脉瓣反流往往是肺动脉扩张所引起。二尖瓣瓣口面积测量比较简便而常用的方法有轨迹法和压差降半时间法。

（1）轨迹法：在二尖瓣口水平短轴切面采用"Trace"键沿瓣膜边缘描记即可得到瓣口面积。

（2）压差降半时间法：采用公式 $MVA = 220/PHT$，通过描计跨二尖瓣血流频谱 E 峰下降支斜率得到压力降半时间，并由软件自动算出二尖瓣口面积。该法在合并显著的二尖瓣反流时会低估二尖瓣口面积，合并显著的主动脉瓣反流时会高估二尖瓣口面积。

二尖瓣狭窄程度分级：轻度，瓣口面积＞1.5 cm²；中度，瓣口面积 1.0 cm²～1.5 cm²；重度，瓣口面积＜1.0 cm²。二尖瓣狭窄可导致舒张期左房血液进入左室受阻，左房血液淤滞，并可形成血栓；左房与左室之间的舒张期压力增高，二尖瓣舒张期血流速度加快，左房扩大；左房压力增高，导致肺循环阻力增加，肺动脉压增高，右室负荷加重，后期有右室扩大。

风湿性心脏瓣膜病不仅可导致瓣膜狭窄，还可导致瓣膜关闭不全。二尖瓣反流的半定量方法：

（1）反流束面积与左房面积之比：小于 20％为轻度；20％～40％为中度；大于 40％为重度。

（2）反流束面积：依据彩色多普勒血流成像勾画的最大反流束面积进行分级，小于 4 cm² 为轻度；4～8 cm² 为中度；大于 8 cm² 为重度。

（3）缩流宽度：缩流是二尖瓣反流束中最窄的部分，小于 0.3 cm 为轻度；0.3～0.69 cm 为中度；大于 0.7 cm 为重度。

注意：偏心或附壁型反流由于 Coanda 效应，单纯根据反流束面积判断反流程度会低估。因此，彩色血流显像判断反流程度应结合反流束的几何学和周围固态边界来解释。

二尖瓣反流时，左房既接受左室反流血液，又要收纳正常由肺静脉回流的血液，使左房压力升高、容量增加，可导致肺淤血与肺动脉高压，右心负担加重，逐渐引起右室肥厚扩大。左室因舒张期除接受正常由肺循环回流血液外，尚需容纳在收缩期反流至左房之血液，故前负荷加重，可产生左室扩大。

六、思考题

(1) 评价二尖瓣狭窄程度方法有哪些?

(2) 评价二尖瓣反流程度方法有哪些?

(3) 产生二尖瓣狭窄的原因有哪些?

七、推荐阅读文献

[1] 张运. 介入性超声心动图学[M]. 济南:山东科学技术出版社,2000:80-96.

[2] 王新房. 超声心动图学[M]. 4 版. 北京:人民卫生出版社,2009:285-300.

[3] Baumgartner H, Hung J, Bermejo J, et al. Echocardiographic assessment of valve stenosis: EAE/ASE recommendations for clinical practice [J]. J Am Soc Echocardiogr, 2009,22(1):1-23.

[4] Zoghbi WA, Enriquez-Sarano M, Foster E, et al. Recommendations for evaluation of the severity of native valvular regurgitation with two-dimensional and Doppler echocardiography [J]. J Am Soc Echocardiogr, 2003,16(7):777-802.

(张跃力)

感染性心内膜炎并瓣膜赘生物形成

一、病历资料

1. 病史

患者，男性，56岁，因"胸闷、心慌2天，发热半天"就诊。患者于入院2天前夜间睡觉时开始出现持续性胸闷，伴阵发性心慌、胸痛，伴有咳嗽咳痰，有夜间端坐呼吸，尿量较前减少，无下肢水肿。经对症治疗后症状稍有好转，体温仍较高，最高体温39.2℃。既往2次因亚急性感染性心内膜炎入院治疗。否认高血压史，否认糖尿病病史，无脑卒中史，否认肾功能不全史。

2. 体格检查

患者血压：118 mmHg/74 mmHg，神志清醒，气促，无贫血貌，双肺听诊呼吸音稍粗，双肺未及干啰音、湿啰音。心浊音界向左扩大，心率92次/min，律不齐，$P_2 = A_2$，二尖瓣区可及4/6级舒张期杂音，主动脉瓣听诊区可闻及3/6级舒张期杂音，余瓣膜区未闻及病理性杂音。腹壁柔软，无腹部压痛，双下肢无水肿。

3. 实验室检查

血常规：快速超敏 CRP 8.06 mg/L，WBC 10.7×10^9/L，RBC 4.48×10^{12}/L，Hb 123 g/L，PLT 223×10^9/L，N 82.6%。

二、影像资料

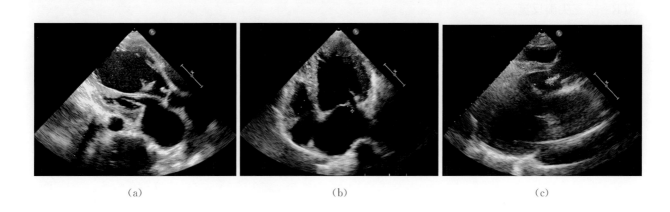

(a)   (b)   (c)

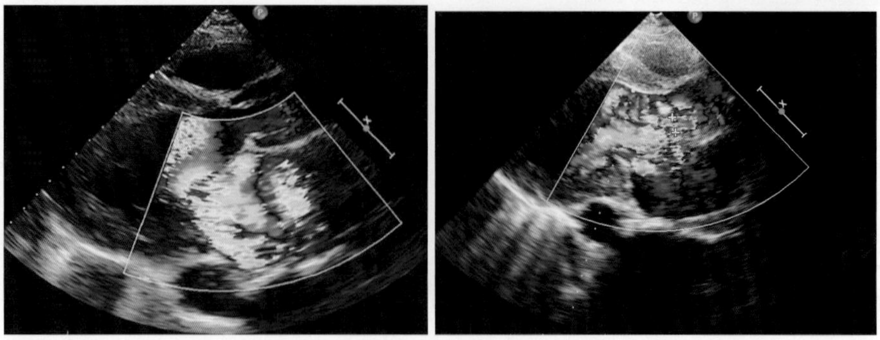

(d)　　　　　　　　　　　　　　　(e)

图 100 - 1　感染性心内膜炎伴赘生物形成

(a)二尖瓣赘生物:二尖瓣前叶左室面见一等回声附着;(b)二尖瓣前叶腱索断裂:前叶瓣尖见长约 1.0 cm 光带收缩期脱入左房侧;(c)主动脉瓣赘生物:右前瓣叶上见一强回声附着;(d)二尖瓣反流(极重度):二尖瓣收缩期关闭时对合错位;(e)主动脉瓣反流(中度):主动脉瓣舒张期关闭时对位对合欠佳。

三、超声所见及诊断

1. 超声所见

患者左室壁各节段运动正常,二尖瓣瓣叶无增厚,舒张期开放无受限,收缩期关闭时对合错位,闭合时可见 0.4 cm 间隙,二尖瓣前叶左室面见一等回声附着,大小约 2.5 cm×1.0 cm[见图 100 - 1(a)],前叶瓣尖见长约 1.0 cm 光带收缩期脱入左房侧[见图 100 - 1(b)],二尖瓣环舒张期前后径 4.0 cm。主动脉瓣呈左后、右前二叶式活动,瓣叶增厚,回声增强,右前瓣叶上见一强回声附着,大小约 1.5 cm×0.6 cm[见图 100 - 1(c)],舒张期脱入左室流出道,瓣叶收缩期开放无受限,舒张期关闭时对位对合欠佳,主动脉瓣环内径 2.8 cm。三尖瓣瓣叶无增厚,舒张期开放无受限,收缩期关闭时对位对合佳。肺动脉瓣瓣叶无增厚,收缩期开放无受限,舒张期关闭时对位对合佳。左室左房扩大、右室右房大小在正常范围。主动脉弓降段未见明显缩窄。彩色多普勒超声:未见房室水平分流,可见 TR(轻微),PR(轻微),MR[极重度,见图 100 - 1(d)],AR[中度,见图 100 - 1(e)]花色血流图形。三尖瓣反流频谱欠清晰,PASP 测值供参考。主动脉瓣近端反流束宽度与左室流出道宽度比值约 0.35。主动脉瓣正向收缩期正向血流,峰值流速:284 cm/s,峰值压差:32 mmHg。左室流出道正向收缩期正向血流,峰值流速 139 cm/s,峰值压差8 mmHg。

注:AR——主动脉瓣反流,MR——二尖瓣反流,PR——肺动脉瓣反流,PASP——肺动脉收缩压,TR——三尖瓣反流。

2. 超声诊断

二尖瓣关闭不全(极重度),二尖瓣前叶赘生物,前叶腱索断裂不除外;主动脉瓣关闭不全(中度),主动脉瓣赘生物,二叶式主动脉瓣;左心房、左心室扩大;主肺动脉扩张;肺动脉高压(中度)。

3. 最后诊断

(1) 亚急性感染性心内膜炎,二尖瓣前叶赘生物形成伴关闭不全(极重度),前叶腱索断裂不除外,主动脉瓣赘生物形成伴关闭不全(中度),左心房、左心室扩大。

(2) 急性心功能不全。

四、超声分析和鉴别诊断

1. 超声分析

本病例为男性中年患者,因"胸闷、心慌 2 天,发热半天"入院,体检发现双肺听诊呼吸音稍粗,心浊音界向左扩大,心率 92 次/min,律不齐,二尖瓣区可及 4/6 级舒张期杂音,主动脉瓣听诊区可闻及 3/6 级舒张期杂音。胸片见感染表现,血常规:快速超敏 CRP 8.06 mg/L,白细胞计数 10.7×10^9/L,红细胞计数 4.48×10^{12}/L,血红蛋白 123 g/L,血小板计数 223×10^9/L,中性细胞百分比 82.6%,感染诊断明确,既往 2 次因亚急性感染性心内膜炎入院治疗。超声所见二尖瓣前叶左室面见一等回声附着,此为附着于二尖瓣前叶的赘生物。前叶瓣尖见光带收缩期脱入左房侧,收缩期关闭时对合错位,闭合时可见 0.4 cm 间隙,此为二尖瓣腱索断裂的脱入左房并导致二尖瓣关闭不全。主动脉瓣右前瓣叶上见一强回声附着,舒张期脱入左室流出道,舒张期关闭时对位对合欠佳,此为附着于主动脉瓣上的赘生物随着主动脉瓣的启闭而活动,并导致主动脉瓣关闭不全。结合患者感染及持续发热的临床表现及既往史,因此考虑为感染性心内膜炎合并瓣膜赘生物形成。

2. 鉴别诊断

(1) 风湿性心脏瓣膜病:风湿性心脏瓣膜病是一种增生性疾病,瓣膜钙化、粘连,瓣叶活动受限。超声除可见瓣膜回声增厚、增强,前叶呈"鱼钩样",M 型超声呈"城墙样"改变外,常可见瓣膜狭窄的超声表现。而感染性心内膜炎是一种破坏性疾病,赘生物常导致瓣叶穿孔、腱索断裂,超声除可见瓣膜赘生物回声外,彩色多普勒超声显示瓣膜关闭不全。

(2) 瓣膜老年性钙化:老年性钙化是一种老年性退行性病变,钙化通常局限于二尖瓣环,以后叶基底部多见,较少累及到瓣叶体部。由于瓣叶基底部钙化使瓣叶正常活动受限,腱索被牵拉易造成二尖瓣反流,但因钙化引起的严重二尖瓣关闭不全罕见。钙化常累及主动脉瓣叶,导致主动脉瓣狭窄。感染性心内膜炎导致的赘生物呈蓬草样,随心脏舒缩活动幅度较大,彩色多普勒超声显示瓣膜损害造成的瓣膜关闭不全。

(3) 人工瓣的血栓形成:血栓及赘生物较小时,由于人工瓣回声遮挡经胸超声心动图难以发现,经食管超声心动图检查可提高检出率。人工瓣血栓常见于机械瓣,主要引起人工瓣狭窄,一些间接征象提示血栓发生的可能性大:左房内烟雾样改变。涉及人工瓣的感染性心内膜炎后果通常较严重。当赘生物较大时可见赘生物随血流活动而活动,引起人工瓣狭窄。赘生物可向周围扩展累及邻近结构,如形成瓣周脓肿、人工瓣撕脱和瓣周漏。

五、要点与讨论

感染性心内膜炎(infective endocarditis)是指心内膜表面存在微生物感染的一种状态,常见的致病微生物有链球菌、葡萄球菌及肠球菌,通常可分为急性和亚急性两类。急性心内膜炎一般具有明显的中毒症状,于几天或几周出现瓣膜破坏且感染能转移至其他部位者;亚急性感染性心内膜炎是指于几周或几月内缓慢起病、中毒症状轻,感染很少能转移至其他部位者。感染性心内膜炎引起的心脏结构改变程度轻重不一,轻者只有赘生物形成,重者伴有心脏结构的破坏,如瓣周脓肿、瓣膜穿孔、Valsalva 窦瘤、大血管心腔间或心腔间穿孔或窦道形成、心脏传导组织的破坏或化脓性心包炎等。超声心动图观察到其特征性病变为赘生物形成,其中最易形成于瓣膜,但也见于间隔缺损处、腱索或心内膜面。超声心动图诊断主要依据典型的二维超声表现:形态不规则的中等强度的团块状或毛刺样回声,附着于瓣叶、腱索上(部分可有蒂与瓣膜相连)并随瓣叶一同运动。M 型超声表现为受累瓣膜 M 型运动曲线上异常回声,呈"蓬草样",瓣膜开放时出现震颤。彩色多普勒超声表现为赘生物引起的瓣叶穿孔,腱索及乳头肌断裂而导致的严重瓣膜关闭不全等,甚至可发生赘生物破碎脱落导致的栓塞。

感染性心内膜炎超声心动图的诊断有赖于心内(包括瓣膜)赘生物的检出,根据赘生物在超声心动图上的典型表现,结合临床表现,特别是血培养阳性结果,常可对感染性心内膜炎做出正确诊断。

六、思考题

(1)二尖瓣关闭不全及主动脉瓣关闭不全的心脏杂音特征?

(2)感染性心内膜炎的诊断要点?

(3)感染性心内膜炎瓣膜赘生物形成后可发生的继发损害?

七、推荐阅读文献

[1] 王新房.超声心动图学[M].4版.北京:人民卫生出版社,2009:461-467.

[2] 周永昌,郭万学.超声医学[M].6版.北京:人民军医出版社,2011:451-455.

[3] Isidre V, Carmen O, Alberto DA, et al. The diagnostic ability of echocardiography for infective endocarditis and its associated complications [J]. Expert Rev Cardiovasc Ther,2015,13 (11):1225-1236.

(郑东燕　张跃力)

一、病历资料

1. 病史

患者,女性,20岁,因"体检发现心脏杂音"就诊。自诉无不适,既往无特殊病史。

2. 体格检查

患者血压 100 mmHg/70 mmHg,双肺听诊呼吸音清,双肺未及干啰音、湿啰音。心浊音界大致正常,心率 70 次/min,律齐,$P_2 > A_2$,肺动脉瓣听诊区可闻及 2/6 级收缩期杂音、吹风样杂音。双下肢无水肿。

3. 特殊检查

心电图:窦性心律、Ⅰ度房室传导阻滞。

二、影像资料

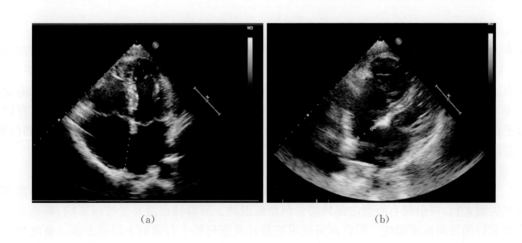

(a)   (b)

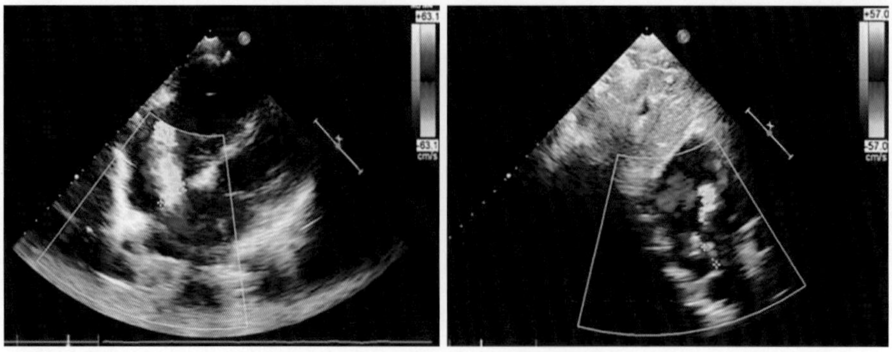

（c）　　　　　　　　　　　　　　　　（d）

图 101-1　继发孔型房间隔缺损声像图

（a）心尖四腔观；（b）胸骨旁四腔观，游标所指为房间隔缺损；（c）胸骨旁四腔观彩色血流图；（d）剑突下双房观，游标所指为房间隔缺损。

三、超声所见及诊断

1. 超声所见

患者心尖四腔心显示右心室、右心房扩大，左室左房大小在正常范围[见图 101-1(a)]。胸骨旁四腔心显示房间隔中部连续中断，两侧断端呈球状增厚，形如火柴头[见图 101-1(b)]。胸骨旁四腔心彩色多普勒图显示房间隔连续中断处有左房向右房的分流信号[见图 101-1(c)]。剑突下双房观可显示房间隔连续中断位于房间隔中部，与上腔静脉和下腔静脉均有距离[见图 101-1(d)]。

2. 超声诊断

先天性心脏病：房间隔缺损（继发孔型），右心室、右心房扩大，主肺动脉扩张。

3. 最后诊断

先天性心脏病：房间隔缺损（继发孔型）。

四、超声分析和鉴别诊断

1. 超声分析

患者为青年女性，无特殊病史及不适，因体检听诊有杂音就诊。超声心动图检查显示右心房、右心室扩大，主肺动脉扩张，提示右心容量负荷增加。青年人右心扩大首先需要考虑房间隔缺损，因此需要仔细探查完整的房间隔。房间隔在心尖四腔观显示时由于和声束平行，存在回声失落，因此需要在胸骨旁及剑突下探查房间隔。胸骨旁四腔观和剑突下双房切面均证实房间隔存在回声中断，并在缺损处探及房水平的分流，此时可以确诊为房间隔缺损。此型房间隔缺损处于房间隔中部，继发孔的位置，未骑跨上腔静脉及下腔静脉，未累及原发隔。故分型为继发孔型房间隔缺损。

2. 鉴别诊断

（1）正常腔静脉血流：上下腔静脉的血流速度较快，尤其是下腔静脉血流直接指向卵圆窝并沿着房间隔向三尖瓣走行，可引起右心房内部局部彩色血流混叠。腔静脉血流易受呼吸影响，频谱多普勒中可见心房收缩后的反向流速曲线。彩色血流显示腔静脉血流起源于右房的下部或上部。血流虽贴沿房间隔走行，但并未穿过房间隔。

（2）正常冠状静脉窦血流：冠状静脉窦走行于后房室沟，开口于右房，收集心脏的静脉血流汇入右房，因此易与房间隔缺损分流相混淆，尤其是当冠状静脉窦口存在狭窄时。鉴别点在于正常冠状静脉窦与左房有完整分隔，与左房不相通，而仅与右房相通，冠状静脉窦开口位于后侧，并不与房间隔相连接。

（3）肺动脉高压：与房间隔缺损一样，肺动脉高压也可以引起右心室、右心房扩大以及肺动脉扩张。在肺动脉压增高时,右心压力高,左房向右房分流信号可能不明显,甚至出现右向左的反向分流。不同切面探查到房间隔回声中断才是可靠证据。

（4）主动脉窦瘤破入右房:主动脉窦瘤破入右房可引起右心房、右心室扩大以外,可在右房内形成高速和全心动周期的湍流。二维超声可见主动脉瘤局限扩张呈瘤样结构突入右房。

（5）部分性或完全性肺静脉异位引流:完全性肺静脉异位引流时,右心房右心室扩大,左心系统较小,左房后方可见扁平的共同肺静脉结构,部分性肺静脉异位引流二维超声显示某支肺静脉开口于右房壁,彩色血流显示除上下腔静脉血流以外的第三束血流束,频谱多普勒显示为静脉样特征。

五、要点与讨论

房间隔缺损（ASD）为临床上常见的先天性心脏畸形,占先天性心脏病发病率18%,是原始房间隔在胚胎发育过程中出现异常,如原发隔发育不良、继发孔吸收过多或发育不良,结果导致原发隔与继发隔融合后前者并不能覆盖卵圆孔,或者后者不能覆盖继发孔,形成房间隔中部的结构缺失。房间隔缺损可单独发生,也可与其他类型的心血管畸形并存,女性多见,男女之比约1:3。由于心房水平存在分流,可引起相应的血流动力学变化。大多数直径小于1.0 cm的缺损分流量很少,几乎不影响右心结构。在较大的缺损中,肺循环和体循环血流量比值可以超过1.5,并且可以影响心肌和肺脉管系统。单纯的房间隔缺损在儿童期或成年人早期可无症状,一般较少且较晚出现肺动脉高压,多数为轻至中度肺动脉高压。

房间隔缺损的分型是依据解剖特征,可分为继发孔型、原发孔型、静脉窦型、冠状静脉窦型、复合型、筛孔型。本案例为继发孔型房间隔缺损,又称为Ⅱ孔型房间隔缺损,发生在房间隔中部卵圆窝部位及其周围,是房间隔缺损中最常见的类型,约占房间隔缺损65%～70%。

经胸超声心动图是诊断房间隔缺损的首选检查手段,可以检查缺损部位、大小和血流动力学改变。二维彩色多普勒超声检查可以描绘缺损部位、大小和血流方向。频谱多普勒可以进一步记录血流速度。

多普勒超声可以通过测定三尖瓣和肺动脉瓣反流速度计算右心室和肺动脉压力,室间隔形状也可以反映右室容量和压力负荷。右室容量负荷表现为舒张期室间隔偏向左室,而压力负荷表现为收缩期室间隔偏向左室。年轻患者经胸超声心动图诊断敏感性高,但对于肥胖、体型较大或有胸部手术史的患者,敏感性变弱,而经食管超声可以弥补这些不足,同时可以引导经导管房间隔缺损封堵术。

六、思考题

（1）房间隔缺损的分型有哪些?

（2）房间隔缺损的血流动力学改变是什么?会引起哪些超声心动图的特征性变化?

（3）房间隔缺损应与哪些疾病相鉴别?

七、推荐阅读文献

［1］McCarthy K，Ho S，Anderson R，et al. Defining the morphologic phenotypes of atrial septal defects and interatrial communications ［J］. Images Paediatr Cardiol，2003，5(5):1 - 24.

［2］Gary，Webb. Atrial septal defects in the adult: recent progress and review ［J］. Circulation，2006，114(15):1645 - 1653.

［3］郑沾兵,侯叔康,罗勇,等.彩色多普勒超声心动图对中老年先天性心脏病的诊断价值［J］.中国超声诊断杂志,2005(12):897 - 898.

［4］王新房.超声心动图学［M］.4 版.北京:人民卫生出版社,2012:672 - 694.

（王　曼　张跃力）

案例 102

室间隔缺损

一、病历资料

1. 病史

患者，男性，24 岁。出生后体检发现心脏杂音，诊断为"先天性心脏病"，具体不详。无发绀无蹲踞，日常活动不受限制，生长发育正常。5 年前开始出现活动后心悸，无明显胸闷气急，无黑矇头晕，未治疗。1 年前无明显诱因出现心前区疼痛，自诉为刀绞样痛，持续 1～2 min，伴心悸、出冷汗，无发热，无头晕黑矇，与是否活动及体位无关，服药后缓解，具体用药不详。患者既往否认高血压病史。否认糖尿病病史。有心脏病病史 24 年。否认慢性肾脏疾病史。

2. 体格检查

患者心脏相对浊音界有明显扩大。心率 80 次/min，节律齐，正常第一心音，P2 亢进。胸骨左缘 3、4 肋间可闻及吹风样收缩期杂音向颈部传导。

3. 实验室检查及特殊检查

RBC、Hb 升高、ESR 增高。心电图：窦性心律，左心室高电压。

二、影像资料

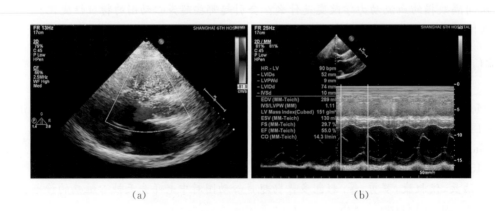

(a)　　　　　　　　　　　　　　　(b)

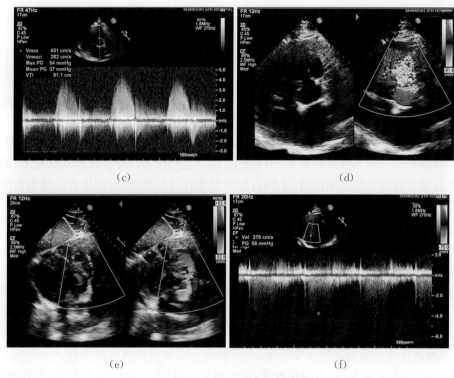

图 102-1 室间隔缺损声像图

(a)胸骨旁左室长轴显示室间隔左向右分流;(b)M 型超声测量;(c)测量室间隔缺损分流速度及压差;(d)室间隔缺损及左向右分流的花色血流信号;(e)剑突下显示右室流出道;(f)测量三尖瓣反流速度及压差。

三、超声所见及诊断

1. 超声所见

左室壁各节段室壁运动未见异常,EF 55%[见图 102-1(b)]。二尖瓣瓣叶无增厚,舒张期开放无受限,收缩期关闭时对位对合佳。主动脉瓣为三叶瓣,瓣叶无增厚,收缩期开放无受限,舒张期关闭时对位对合佳。三尖瓣瓣叶无增厚,舒张期开放无受限,收缩期关闭时对位对合佳。肺动脉瓣瓣叶无增厚,收缩期开放无受限,舒张期关闭时对位对合欠佳,主肺动脉内径 4.9 cm。左房、左室扩大,左心房前后径 5.6 cm,左心房舒张期前后径 7.4 cm,右室右房大小在正常范围。左心房容量指数:57.3 ml/m²,左心室内径指数:33.6 mm/m²。肺动脉瓣下见室间隔连续性中断约 1.3 cm。上述连续中断处见收缩期左向右分流信号,峰值流速:442 cm/s,峰值压差:78 mmHg[见图 102-1(a)、图 102-1(c)、图 102-1(d)]。未见房水平分流,右室流出道收缩期血流未见加快[见图 102-1(e)]。肺动脉瓣反流速度估测肺动脉平均压 41 mmHg,肺动脉舒张压 18 mmHg,三尖瓣可见轻度反流信号,测肺动脉收缩压 60 mmHg[见图 102-1(f)]。肺动脉瓣可见中量反流信号。

2. 超声诊断

先天性心脏病:室间隔缺损(干下型),左心房、左心室扩大,主肺动脉扩张,肺动脉瓣反流(中度),三尖瓣反流(轻度),肺动脉高压(中度)。

3. 最后诊断

室间隔缺损(干下型)。

四、超声分析和鉴别诊断

1. 超声分析

患者出生后体检发现心脏杂音,诊断为"先天性心脏病"。但当时未做进一步诊治。此次因活动后心悸就诊。超声心动图检查发现室间隔可见连续中断,该处可见收缩期左向右花色血流信号,峰值流速为 442 cm/s,峰值压差为 78 mmHg,缺损邻近肺动脉瓣,由此诊断为先天性心脏病,干下型室间隔缺损。该患者因室间隔缺损的左向右分流量较大,引起左心房、左心室扩大,并合并肺动脉高压,同时有肺动脉扩张。当右室收缩压超过左室收缩压时,左向右分流变为右向左分流,本例患者未检出右向左分流。

2. 鉴别诊断

患者为青年男性,临床听诊发现杂音需考虑以下鉴别诊断:

(1) 房间隔缺损:缺损大时可出现肺动脉瓣听诊区收缩期杂音,很少出现震颤,心脏彩超及心导管检查可以明确。

(2) 肺动脉口狭窄:有收缩期杂音,但位置稍高,胸片检查提示肺纹理细少,心脏彩超及心导管检查可明确。

(3) 动脉导管未闭:杂音贯穿收缩期和舒张期,心前区常有震颤,出现艾森曼格综合征后可出现发绀,易与干下型室缺伴主动脉瓣关闭不全混淆,心脏彩超及心导管检查可以明确。

(4) 法洛氏四联症:常有发绀,有蹲踞现象,可出现发育迟缓,心前区常有震颤,有收缩期杂音,胸片检查提示肺纹理稀少,心脏彩超及心导管检查可明确。

超声心动图检查时怀疑有室间隔缺损时需注意以下鉴别诊断:

(1) 主动脉窦瘤破入右室流出道:主动脉窦瘤破入右室流出道与膜周部室间隔缺损都可以在右室流出道产生高速射流,并且两种疾患可以同时存在,主动脉窦瘤常常掩盖瘤下的室间隔缺损,造成漏诊。采用二维超声仔细观察,主动脉窦瘤破裂可见主动脉瓣上扩张的主动脉窦瘤及其破口,室间隔缺损的回声中断位于主动脉瓣下。主动脉窦瘤破入右室流出道五彩分流束持续整个心动周期,室间隔缺损的分流处于收缩期。

(2) 右心室双腔:右心室双腔是由于右室内肥厚肌束造成右室腔中部的血流梗阻,产生收缩期高速射流。由于其位置和方向与膜周部室间隔缺损相近,需要鉴别。右心室双腔可显示右室腔内肥厚的肌束,高压腔右室壁增厚而低压腔的右室壁厚度正常,彩色多普勒显示高速射流起源于肥厚的肌束,而非室间隔缺损,由此鉴别。

五、要点与讨论

室间隔缺损根据解剖学特征分型:

(1) 膜周部室间隔缺损:最常见,累及室间隔膜部,并向肌部室间隔延伸,同时累及肌部室间隔一部分。

(2) 肌部室间隔缺损:缺损的周围均为肌肉组织,不累及膜部室间隔,缺损的上缘与半月瓣和房室瓣之间有肌性组织相间隔。

(3) 双大动脉干下型室间隔缺损:缺损直接位于两条大动脉瓣环下,缺损上缘由主动脉瓣环和肺动脉瓣环的纤维连接所构成,是位置最高的一种室间隔缺损。

(4) 混合型室间隔缺损:上述 3 种基本分型中有两型以上同时存在时。

血流动力学改变:小室间隔缺损无明显的血流动力学改变,但可以增加感染性心内膜炎的风险。大室间隔缺损,左向右分流量大,引起左心房、左心室扩大,代偿期可有室壁运动增强,可合并肺动脉高压。

当右室收缩压超过左室收缩压时,左向右分流变为右向左分流,患者出现发绀,称为艾森曼格综合征。

室间隔缺损可合并主动脉瓣脱垂,多见于干下型或嵴下型且室缺较大时,亚洲发病率高于西方。发病机制主要为位于主动脉瓣下的室间隔缺损,使主动脉瓣环缺少支持,室缺的高速左向右分流使局部压力下降,主动脉瓣向下塌陷。脱垂瓣叶以右冠瓣多见,无冠瓣次之,也有两者同时发生脱垂,可出现主动脉瓣关闭不全。严重者脱垂的主动脉右冠瓣可经过室间隔缺损进入右室流出道,反流的主动脉血流除进入左室外,还可经室间隔缺损进入右室。因此在室间隔缺损合并主动脉瓣反流时需注意观察主动脉瓣是否存在脱垂。由于脱垂的主动脉瓣可部分遮挡缺损处,测量室缺大小时需注意二维结构,避免对室缺大小的低估。

六、思考题

(1) 室间隔缺损分型是什么？分型的临床意义是什么？

(2) 室间隔缺损还可以同时合并哪些先天性结构异常？

(3) 室间隔缺损的血流动力学改变是什么？

七、推荐阅读文献

[1] Lang RM, Bierig M, Devereux RB, et al. Recommendations for chamber quantification: a report from the American Society of Echocardiography's Guidelines and Standards Committee and the Chamber Quantification Writing Group, developed in conjunction with the European Association of Echocardiography, a branch of the European Society of Cardiology [J]. J Am Soc Echocardiogr, 2005,18(12):1440 - 1463.

[2] 张运.介入性超声心动图学[M].济南:山东科学技术出版社,2000:320 - 331.

[3] 王新房.超声心动图学[M].4 版.北京:人民卫生出版社,2009:728 - 741.

(张跃力)

案例 103
动脉导管未闭

一、病历资料

1. 病史

患者,女性,19岁,因"体检发现心脏杂音1年"就诊。自诉既往无明显不适,婴儿时无明显发育迟缓、易哭闹表现,自起病以来无畏寒、发热,无出汗、气促等不适。

2. 体格检查

患者血压:107 mmHg/66 mmHg,呼吸平稳,双肺听诊呼吸音清,未闻及干啰音、湿啰音。心前区无隆起,无震颤,无抬举性搏动,心尖搏动正常,心浊音界大致正常,心率83次/min,律齐,P2=A2,可闻及病理性杂音,主动脉瓣听诊区可闻及3/6级连续性"机器样"杂音,无水冲脉,无奇脉,无股动脉枪击音,无毛细血管搏动征。腹壁柔软,无腹部压痛。双下肢无水肿。

3. 实验室检查及特殊检查

RBC、WBC、PLT、TT正常。心电图检查:窦性心律。正常心电图。胸片检查:两肺纹理增多。

二、影像资料

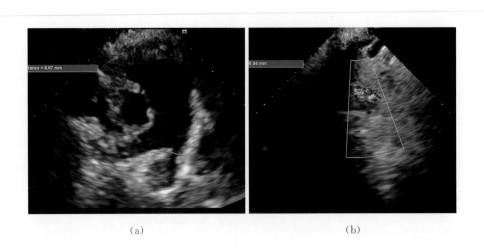

　　　　　　(a)　　　　　　　　　　　　　　　(b)

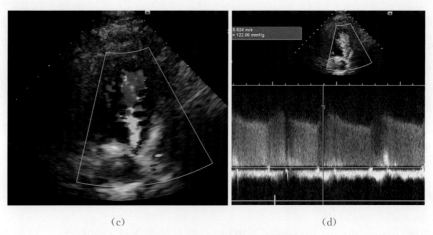

（c）　　　　　　　　　　　　　（d）

图 103 - 1　动脉导管未闭声像图

（a）胸骨旁大动脉短轴切面：箭头所示降主动脉与肺动脉分叉间异常管道；（b）胸骨上凹
切面示降主动脉与肺动脉分叉间异常管道；（c）胸骨旁大动脉短轴切面示由降主动脉向主肺
动脉的分流；（d）连续多普勒超声示双期连续的左向右分流。

三、超声所见及诊断

1. 超声所见

患者 M 型、二维超声：左室壁各节段运动正常，左室左房、右室右房大小在正常范围。二尖瓣、三尖瓣瓣叶无增厚，舒张期开放无受限，收缩期关闭时对位对合佳。主动脉瓣为三叶瓣，主动脉瓣、肺动脉瓣瓣叶无增厚，收缩期开放无受限，舒张期关闭时对位对合佳。降主动脉与肺动脉分叉间可见异常管道相通，管道宽约 0.7 cm[见图 103 - 1（a）、103 - 1（b）]，可见双期连续的左向右分流[见图 103 - 1（c）]，峰值流速 552 cm/s，峰值压差 122 mmHg[见图 103 - 1（d）]。彩色多普勒超声：未见房室水平分流，可见 TR（轻微），PR（轻微），MR（轻微），AR（轻微）花色血流图形，范围小。

2. 超声诊断

先天性心脏病：动脉导管未闭（管型）。

3. 最后诊断

先天性心脏病：动脉导管未闭（管型）。

四、超声分析和鉴别诊断

1. 超声分析

本病例为女性青年患者，因"体检发现心脏杂音 1 年"入院。体检心前区无隆起，无震颤，无抬举性搏动，心尖搏动正常，心浊音界大致正常，心率 83 次/min，律齐，P₂＝A₂，可闻及病理性杂音，主动脉瓣听诊区可闻及 3/6 级连续性、机器样杂音。胸片见两肺纹理增多。超声所见降主动脉与肺动脉分叉间异常管道相通，可见双期连续的左向右分流。结合患者心脏听诊的典型心脏杂音及胸片显示两肺纹理增多，因此考虑为先天性心脏病动脉导管未闭。

2. 鉴别诊断

（1）主动脉-肺动脉间隔缺损：主动脉-肺动脉间隔缺损时，二维超声示主动脉根部与肺动脉之间回声缺失，彩色多普勒超声示分流束位于主动脉根部的缺损处，而动脉导管未闭分流束位于主肺动脉远端。

（2）重度肺动脉瓣反流：肺动脉瓣反流的频谱显示为舒张期异常血流，异常血流信号在肺动脉瓣口最强，一般继发右心系统扩大；而动脉导管未闭为收缩期及舒张期的双期异常血流，异常血流信号在肺动脉远端最强，一般继发左心系统扩大。

（3）冠状动脉-肺动脉瘘：冠状动脉-肺动脉瘘也是肺动脉内收缩期及舒张期的双期分流，鉴别要点主要在分流的部位，动脉导管未闭分流来自降主动脉。

（4）Valsalva 窦瘤破裂：二维超声见主动脉窦部呈囊状扩张，突入邻近心腔，并见窦壁破口及分流信号。频谱超声显示以舒张期为主的双期连续分流。

五、要点与讨论

动脉导管未闭（patent ductus arteriosus，PDA）是常见的先天性心脏病之一，发生率仅次于房间隔缺损，约 21.1%。动脉导管是胎儿期血液循环的主要生理通道，由于胎儿期肺部无呼吸作用，肺血管网处于闭塞状态，肺动脉的血液经此导管直接流入主动脉。出生后，肺开始呼吸，肺血管阻力降低，血液经肺循环回流左房，因此动脉导管闭锁。正常情况下胎儿出生后 1 年内动脉导管闭合。超声心动图诊断 PDA 主要依据彩色多普勒超声提示降主动脉向主肺动脉的左向右、双期分流。在胸骨旁大动脉短轴切面上，可见分流束起自降主动脉，进入左右肺动脉分叉前的主肺动脉。在胸骨上凹探查，可见分流束起自左锁骨下动脉开口远端的降主动脉前壁，经过未闭的动脉导管流向主肺动脉。将取样容积置于动脉导管部位，脉冲或连续多普勒可探及持续整个心动周期的双期连续流速曲线。除了 PDA 的直接表现外，往往伴随其他改变，如左心房扩大、左心室扩大、主肺动脉扩张，后期甚至会发生肺动脉高压、艾森曼格综合征。PDA 分型：

（1）管型：最常见，导管的主动脉端至肺动脉端管径基本一致。
（2）漏斗型：导管的主动脉端宽而肺动脉端窄，形似漏斗。
（3）窗型：少见，导管极短但口径极大，犹如窗状。
（4）瘤型：少见，导管的两端细而中间呈瘤样扩张。
（5）哑铃型：极少见，中间细而两端粗，形似哑铃。

六、思考题

（1）简述动脉导管未闭的诊断要点。
（2）简述动脉导管未闭的鉴别诊断。
（3）非发绀型先天性心脏病有哪些？

七、推荐阅读文献

[1] 王新房.超声心动图学[M].4 版.北京:人民卫生出版社,2009:677-688.
[2] 周永昌,郭万学.超声医学[M].6 版.北京:人民军医出版社,2011:476-477.

（郑东燕　张跃力）

主动脉瓣狭窄

一、病历资料

1. 病史

患者,女性,63岁。患者于1年余前自觉活动后心慌、气喘,偶感胸闷,无胸痛、出汗,无头晕、头痛,无黑矇,休息后可缓解。安静时无明显不适。1周前,于过马路时,突发头晕伴胸闷,后晕厥,晕倒后有鼻出血,持续约2 min后清醒。约3 h后,再发晕厥,症状同第一次相似,约2 min后恢复意识。曾于当地医院就诊,行头颅CT未见明显异常。既往:患者否认高血压病史。有糖尿病病史10年,否认高脂血症。

2. 体格检查

患者血压137 mmHg/82 mmHg,气平,无贫血貌,双肺听诊呼吸音清,双肺未及湿啰音。心浊音界大致正常,心率81次/min,律齐,P2=A2,主动脉瓣听诊区可闻及3/6级收缩期杂音,向颈部传导,余瓣膜区未闻及病理性杂音。

3. 实验室检查及特殊检查

RBC、Hb升高,ESR正常,心肌酶谱升高。心电图:窦性心动过速,PR间期延长,左室肥大。24小时动态心电图:平均心率67次/min,①窦性心律;②房性早搏(偶见);③ST段下移呈持续性改变(第一、三导联,呈水平型);④T波改变呈持续性改变(第一、三导联,呈倒置);⑤未见室性异位搏动;⑥未见传导异常。

二、影像资料

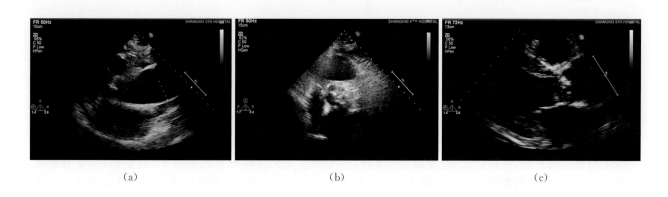

(a)　　　　　　　　　(b)　　　　　　　　　(c)

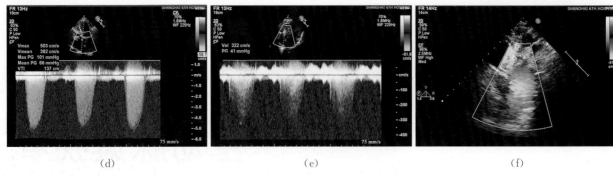

图 104-1　主动脉瓣狭窄声像图

(a)升主动脉测量；(b)大动脉短轴观显示主动脉瓣钙化；(c)主动脉瓣瓣环测量；(d)主动脉瓣收缩期血流速度压差测量；(e)三尖瓣反流速度压差测量；(f)主动脉弓降段收缩期血流。

三、超声所见及诊断

1. 超声所见

患者左室壁各节段运动尚可，EF 51%。二尖瓣瓣叶无增厚，舒张期开放无受限，收缩期关闭时对位对合佳。主动脉瓣为左右二叶瓣活动，瓣叶明显增厚回声增强，收缩期开放受限，舒张期关闭时对位对合佳[见图 104-1(b)、图 104-1(c)]。三尖瓣瓣叶无增厚，舒张期开放无受限，收缩期关闭时对位对合佳。肺动脉瓣瓣叶无增厚，收缩期开放无受限，舒张期关闭时对位对合佳。左心房扩大，左心房前后径 4.0 cm，左室右室右房大小在正常范围，左室室壁未见增厚，室间隔厚度 1.0 cm，左心室后壁厚度 1.0 cm。升主动脉内径 4.6 cm，主动脉瓣环水平内径 2.2 cm，主动脉瓣窦水平内径 3.3 cm，窦管交界处水平内径 4.0 cm，如图 104-1(a)所示。主动脉弓降段未见明显缩窄[见图 104-1(f)]，主动脉弓内径 3.1 cm。未见房室水平分流，各瓣膜可见微量反流信号。主动脉瓣收缩期正向血流：峰值流速 503 cm/s，峰值压差 101 mmHg，平均流速 382 cm/s，平均压差 66 mmHg[见图 104-1(d)]。肺动脉收缩压 46 mmHg[见图 104-1(e)]。

2. 超声诊断

主动脉瓣钙化伴狭窄（重度）、二叶式主动脉瓣，左心房扩大，升主动脉扩张，肺动脉压增（轻度），左室收缩功能测值偏低。

3. 最后诊断

二叶式主动脉瓣，主动脉瓣狭窄。

四、超声分析和鉴别诊断

1. 超声分析

行超声心动图检查时发现主动脉瓣瓣叶明显增厚，回声增强，开放活动受限，提示主动脉瓣狭窄可能。大动脉短轴可显示主动脉瓣的瓣叶数目，由于瓣叶严重钙化，判断瓣叶数目会比较困难，通过反复回放仔细观察主动脉瓣瓣叶活动，发现其呈二叶活动，由此诊断为二叶式主动脉瓣。心尖五腔观采用连续多普勒测量主动脉瓣收缩期血流速度，显示其速度明显加快，平均跨瓣压差达 66 mmHg，证实主动脉瓣狭窄，狭窄程度为重度。主动脉瓣狭窄可导致一系列血流动力学改变，在本例患者也有相应改变，如升主动脉会有扩张、左房扩大，患者为老年女性，由于瓣膜先天性畸形导致的狭窄，病史长，左室有所失代偿，射血分数侧值偏低。由于二叶式主动脉瓣可合并主动脉弓缩窄，常规检查主动脉弓结果显示血流未见加速,提示无主动脉弓缩窄。

2. 鉴别诊断

患者为老年女性,因活动后心慌、气喘 1 年余,1 周前晕厥 2 次而入院,临床需考虑排除以下可能:

(1) 缺血性心肌病:因冠状动脉狭窄或闭塞导致心肌缺血、心功能减退,患者可表现有心绞痛及活动后胸闷、气促、双下肢水肿等心衰症状。心超多伴有室壁运动异常。患者既往 ECG 无明显 ST - T 改变,可行冠脉造影,予以排除诊断。该患者后行冠脉造影＋左室造影结果未见明显异常。

(2) 扩张型心肌病:该病起病缓慢,可见气急、端坐呼吸、水肿和肝大等心力衰竭的体征和症状。主要特征是一侧或双侧心腔扩大,心肌收缩期泵功能障碍,产生充血性心力衰竭,常伴有心律失常。待完善心超检查后,排除该诊断。

超声心动图采用连续多普勒探及主动脉血流速度加快时需考虑以下鉴别诊断:

(1) 膜性主动脉瓣瓣下狭窄:主动脉瓣下有一纤维隔膜或一较厚的纤维环突入左室流出道,造成左室流出道的狭窄。长期高速射流的冲击,可致主动脉瓣增厚。仔细观察在左室流出道长轴切面上可见主动脉瓣瓣下有一纤维隔膜或瓣环下增厚的纤维环从室间隔伸向左室流出道。主动脉瓣开放面积无缩小。彩色多普勒可显示高速血流起自主动脉瓣瓣下。

(2) 主动脉瓣瓣上狭窄:严重的主动脉瓣瓣上狭窄可继发左室向心性肥厚和左室流出道血流加速,产生类似主动脉瓣狭窄的血液动力学改变。二维超声可显示升主动脉的局限性狭窄,同时主动脉瓣开放正常。

(3) 肥厚型梗阻性心肌病:肥厚型梗阻性心肌病可与主动脉瓣重度狭窄伴室间隔肥厚相混淆,鉴别可从以下几方面:①肥厚型梗阻性心肌病主动脉瓣收缩期开放活动正常;②左室流出道梗阻的射流频谱呈"匕首形",主动脉瓣狭窄的射流频谱呈近似对称的圆钝曲线;③肥厚型梗阻性心肌病可显示左室非对称性增厚,二尖瓣前叶 SAM 现象。

(4) 主动脉血流量增多:主动脉瓣显著反流、动脉导管未闭等疾病时,主动脉血流量明显增多,主动脉瓣流速可高于正常,彩色多普勒可显示主动脉瓣五彩血流,易误认为主动脉瓣狭窄。但此时主动脉瓣形态和活动正常,并且不仅主动脉瓣流速增高,左室流出道的流速也加快。

五、要点与讨论

主动脉瓣狭窄(aortic stenosis)原因可为先天性或获得性。正常成人主动脉瓣口面积约 3.0～4.0 cm²。主动脉瓣二叶畸形是先天性主动脉瓣狭窄中最常见的病因。主动脉瓣二叶畸形时两个瓣叶常大小不等,偏心开放,较大的瓣叶常遗留有瓣叶融合的界嵴。大多数患者出生时二叶式主动脉瓣并无显著狭窄,在长期的血流冲击下,瓣叶增生、纤维化、钙化,表现为瓣叶增厚,开放活动受限,收缩期流速加快,在儿童和成年期狭窄程度可逐渐加重。极少数患者,二叶式主动脉瓣仅导致主动脉瓣反流。二叶式主动脉瓣可合并主动脉弓缩窄,因此应常规检查主动脉弓。

主动脉瓣狭窄由于高速血流的冲击和管腔内的涡流,升主动脉会有扩张。主动脉瓣狭窄可有左室室壁增厚,左房扩大,开始由于压力负荷增加,左室壁向心性肥厚,室壁运动正常,至疾病晚期失代偿,左室扩大,室壁运动减弱。主动脉瓣狭窄严重程度分级如表 104 - 1 所示。

表 104 - 1　主动脉瓣狭窄严重程度分级

	轻度	中度	重度
主动脉瓣口面积/cm²	>1.5	1.0～1.5	<1.0 cm²
主动脉瓣射流/m/s	2.6～2.9	3.0～4.0	>4.0

（续表）

	轻度	中度	重度
平均跨瓣压差/mmHg	$<20^b(30^a)$	$20\sim40^b(30\sim50^a)$	$40^b(50^a)$
左室流出道与主动脉瓣速度比值	$\geqslant0.5$	$0.25\sim0.5$	$\leqslant0.25$

a 为根据 ESC 指南；b 为根据 AHA/ACC 指南。
引自《ASE 指南与标准》(J Am Soc Echocardiogr, 2009,22(1):1-23)。
注意：获取主动脉瓣的血流频谱时需调整探头的位置与方向，力求记录到主动脉瓣狭窄射流的最大流速。

六、思考题

（1）主动脉瓣狭窄程度的诊断标准是什么？
（2）如何鉴别诊断主动脉瓣狭窄和左室流出道狭窄？
（3）主动脉瓣狭窄的病因有哪些？

七、推荐阅读文献

［1］ Lang RM，Bierig M，Devereux RB，et al. Recommendations for chamber quantification：a report from the American Society of Echocardiography's Guidelines and Standards Committee and the Chamber Quantification Writing Group，developed in conjunction with the European Association of Echocardiography，a branch of the European Society of Cardiology［J］. J Am Soc Echocardiogr，2005,18(12):1440-1463.

［2］ Nagueh SF，Appleton CP，Gillebert TC. Recommendations for the evaluation of left ventricular diastolic function by echocardiography［J］. J Am Soc Echocardiogr，2009,10(2):165-193.

［3］ 张运. 介入性超声心动图学［M］. 济南：山东科学技术出版社，2000:320-331.

［4］ 王新房. 超声心动图学［M］. 4版. 北京：人民卫生出版社，2009:728-741.

［5］ Baumgartner H，Hung J，Bermejo J，et al. Echocardiographic assessment of valve stenosis：EAE/ASE recommendations for clinical practice［J］. J Am Soc Echocardiogr，2009,22(1):1-23.

［6］ Zoghbi WA，Enriquez-Sarano M，Foster E，et al. Recommendations for evaluation of the severity of native valvular regurgitation with two-dimensional and Doppler echocardiography［J］. J Am Soc Echocardiogr，2003,16(7):777-802.

（张跃力）

法洛四联症

一、病历资料

1. 病史

患者，男性，32 岁。患者自幼发绀，近 1 年常自觉气紧，活动耐力差，常有头晕头痛，现因"气促、呼吸困难"等症状加重入院检查。

2. 体格检查

患者血压 140 mmHg/90 mmHg，发绀，气紧，心前区胸廓隆起，杵状指，听诊胸骨左缘第 2～4 肋间可听到粗糙的吹风样收缩期杂音，伴有收缩期细震颤，在背部可闻及连续性杂音。肺动脉区第二心音减弱并分裂，主动脉瓣区可听到收缩期喷射音，并沿胸骨左缘向心尖部传导。腹壁柔软，无腹部压痛。双下肢无水肿。

3. 实验室检查及特殊检查

RBC、Hb 和 Hct 均升高，SpO_2 明显下降（68%），PLT 减少，PT 延长，尿蛋白阴性。心电图：电轴右偏，右心房肥大，右心室肥厚，不完全性右束支传导阻滞。

二、影像资料

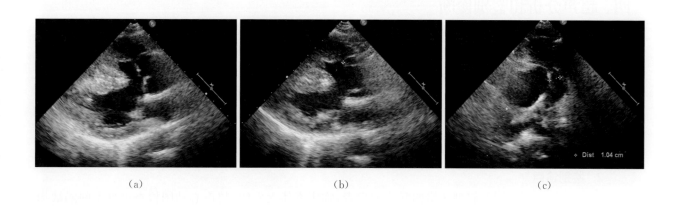

(a)   (b)   (c)

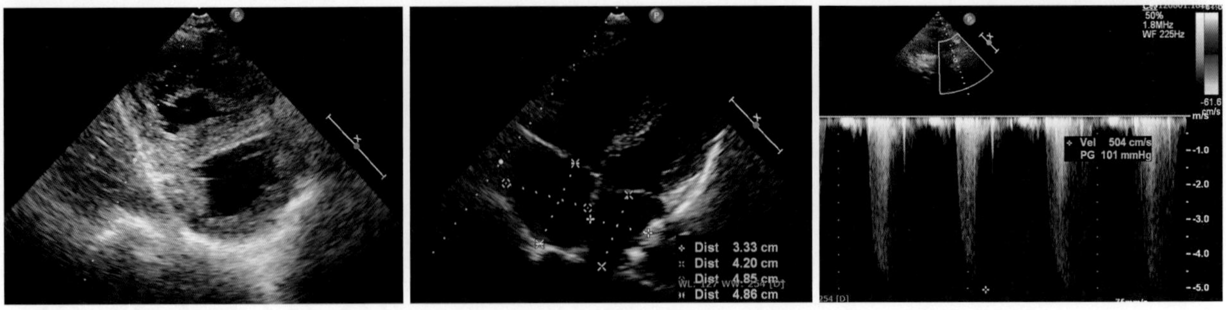

(d)　　　　　　　　　　　　　　(e)　　　　　　　　　　　　　　(f)

图 105 - 1　法洛四联症声像图

(a)主动脉骑跨;(b)室间隔缺损;(c)肺动脉狭窄;(d)右室室壁增厚;(e)右心房、右心室扩大;(f)肺动脉收缩期血流速度。

三、超声所见及诊断

1. 超声所见

患者左室各节段室壁运动未见异常,EF 60%。室间隔形态较为平直。右室室壁增厚,右室前壁厚 1.8 cm[见图 105 - 1(d)]。主动脉增宽前移,骑跨于室间隔上,骑跨率约为 50%,升主动脉内径 3.8 cm[见图 105 - 1(a)],室间隔可见连续中断 18 mm[见图 105 - 1(b)]。心底短轴显示主肺动脉内径 1.0 cm,肺动脉瓣环水平内径 1.2 cm,左肺动脉及右肺动脉内径均约 1.0 cm,肺动脉瓣下右室流出道内径 1.1 cm,肺动脉瓣开放活动受限[见图 105 - 1(c)]。二尖瓣、三尖瓣、主动脉瓣形态及活动良好。右房、右室扩大[见图 105 - 1(e)]。左房、左室未见扩大,左心房前后径 2.5 cm,右心室舒张期前后径 3.6 cm。室间隔上述连续中断处可见双向分流信号。未见房水平分流。三尖瓣可见轻微-轻度反流信号。肺动脉收缩期正向血流速度:峰值流速 504 cm/s,峰值压差 101 mmHg[见图 105 - 1(f)]。

2. 超声诊断

先天性心脏病,法洛四联症,右房、右室扩大,三尖瓣反流(轻度)。

3. 最后诊断

先天性心脏病,法洛四联症。

四、超声分析和鉴别诊断

1. 超声分析

患者因呼吸困难加重来院就诊。超声心动图检查发现升主动脉增宽前移,其前壁与室间隔连续性中断,右心室前壁及室间隔增厚,右心房扩大,大动脉短轴显示肺动脉瓣增厚,瓣尖开放距离小,收缩期瓣叶呈"圆顶帐篷样"。心尖五腔心切面显示左右室两股蓝色血流信号分别进入主动脉,心底短轴切面见右心室流出道及肺动脉呈五彩镶嵌血流信号,由此根据上述超声表现符合包含室间隔缺损、肺动脉狭窄、主动脉骑跨和右心室肥厚在内的法洛四联症的诊断。

2. 鉴别诊断

(1) 单纯室间隔缺损:轻型法洛四联症的患者,临床查体无发绀,超声心动图检查可见室间隔缺损分流方向为左向右,易误诊为单纯室间隔缺损,但两者有如下不同:①单纯室间隔缺损患者,右室流出道及肺动脉增宽,而法洛四联症患者右室流出道及肺动脉变窄。②单纯室间隔缺损时仅有室间隔缺损分流束,而法洛四联症患者则有室间隔缺损分流束和右室流出道狭窄射流束。③单纯室间隔缺损无主动脉骑跨，而法洛四联症则有不同程度的主动脉骑跨，左房和左室内径减小。

（2）法洛三联症：法洛三联症患者临床可出现明显的发绀，查体心脏杂音与法洛四联症相似，易误诊为法洛四联症，但两者有如下不同：①法洛三联症多为肺动脉瓣狭窄，主肺动脉常有狭窄后扩张，而法洛四联症多为右室漏斗部狭窄，主肺动脉及其分支常有发育不良。②法洛三联症无室间隔缺损和主动脉骑跨。

（3）双腔右心室合并室间隔缺损：双腔右室常合并室间隔缺损，超声检查可见右室流出道狭窄和室间隔回声中断，易与狭窄段位置较低的法洛四联症相混淆，但两者有如下不同：①双腔右心室无漏斗部间隔的移位，漏斗部及肺动脉瓣正常，而法洛四联症的漏斗部间隔前移，伴有漏斗部和肺动脉瓣狭窄。②双腔右心室的室间隔缺损位于右室流入道，无主动脉骑跨室间隔，而法洛四联症的室间隔缺损位于主动脉瓣下。增宽的升主动脉骑跨室间隔。

（4）右心室双出口：右室双出口与法洛四联症临床上均可表现为严重发绀，当右心室双出口合并有右室流出道狭窄时，无论临床查体或超声心动图检查鉴别均较为困难。以下各点有助于鉴别：①与法洛四联症相比，右室双出口患者的主动脉位置更加前移，因为骑跨室间隔的程度更加严重。如骑跨率<50％，应诊断为法洛四联症，如骑跨率>50％，应诊断为右室双出口。②多数右室双出口患者，主动脉前移，与肺动脉平行排列，在大动脉短轴切面中，右室流出道从前方呈腊肠形包绕主动脉的征象消失，主动脉和肺动脉呈双环形自右心室发出。但法洛四联症的患者，尽管漏斗部前移，在大动脉短轴切面中，右室流出道从前方环绕主动脉的征象仍然存在而无两条大动脉的双环形征象。③在右室双出口的患者，室间隔缺损与大动脉的关系不固定，可位于主动脉瓣下、肺动脉瓣下、双大动脉瓣下，而在法洛四联症患者，室间隔缺损必然位于主动脉瓣下。

五、要点与讨论

法洛四联症（Tetralogy of Fallot，TOF）包括主动脉骑跨、室间隔缺损、肺动脉狭窄、右室肥厚四种征象。主动脉骑跨为主动脉骑跨于室间隔上，骑跨率在 30％～50％。

骑跨率计算方法：

骑跨率＝（主动脉前壁前缘至室间隔右室面距离÷主动脉前壁前缘至后壁前缘距离）×100％

TOF 的室间隔缺损为对位不良型室间隔缺损，位于主动脉瓣下，绝大多数缺损直径较大，为非限制型室间隔缺损。TOF 的肺动脉狭窄最基础的病变是漏斗部发育异常。狭窄部位包括右室流出道、肺动脉瓣、肺动脉及其分支。根据右室流出道狭窄程度，TOF 分为 3 种解剖类型：

（1）轻型或无发绀型：右室漏斗部仅有轻度狭窄，肺动脉瓣环、瓣叶、主肺动脉及其分支发育良好，心室水平的分流方向为左向右，此型较少见。

（2）典型的法洛四联症：右室漏斗部严重狭窄并伴有肺动脉瓣狭窄和肺动脉发育不良，心室水平有明显的右向左分流，此型最为多见。

（3）重型或极端型法洛四联症：漏斗部或肺动脉瓣严重发育不良导致肺动脉闭锁，此型较少见。

法洛四联症的室间隔缺损为非限制性，分流方向取决于主动脉和肺动脉血流阻力之间的比值，如右室漏斗部或肺动脉的狭窄程度较轻，则室缺分流方向为左向右，患者不出现发绀；如果右室漏斗部或肺动脉的狭窄程度较重，则室缺分流方向为右向左，患者出现发绀。在房室腔大小方面，右室内径增大或正常，右房常有不同程度的扩大，左室内径变小，左室短轴图中室间隔凸向左室或变得平直。

六、思考题

（1）如何鉴别诊断法洛四联症与法洛三联症？

（2）如何鉴别诊断法洛四联症与大室间隔缺损？

（3）法洛四联症可以有哪些超声心动图表现？

七、推荐阅读文献

[1] 张运.介入性超声心动图学[M].济南：山东科学技术出版社，2000：320－331.

[2] 王新房.超声心动图学[M].4版.北京：人民卫生出版社，2009：728－741.

（张跃力）

冠状动脉瘘

一、病历资料

1. 病史

患者,男性,56岁,因"胸闷气促2月,加重1周"就诊。患者2月来无明显诱因下反复出现胸闷气促,进行一般体力活动受限。近1周自觉症状加重,夜间不能平卧,睡眠时常惊醒伴大喘气。时有咳痰,无发热。既往高血压病史,无糖尿病史,自诉1999年体格检查出"动脉导管未闭、主动脉瘤"病,但未行进一步检查确诊或处理。

2. 体格检查

患者血压160 mmHg/90 mmHg,气促,心浊音界向左扩大,心率88次/min,律不齐,胸骨左缘3、4肋间可闻及4/6级局限连续性杂音。双下肢有水肿。

3. 实验室检查及特殊检查

心电图显示房颤快心率,左心室肥大伴 ST-T 改变,心肌酶谱正常,BNP 1336 pg/ml(正常值100 pg/ml),电解质正常,胸片显示"两肺散在片絮状模糊影,心影增大,考虑为肺水肿可能"。

二、影像资料

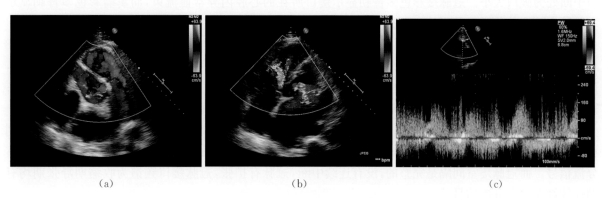

(a)　　　　　　　　　　　(b)　　　　　　　　　　　(c)

图 106-1　右冠状动脉右室瘘声像图

(a)心底大动脉短轴观,箭头所示为扩张的右冠状动脉;(b)胸骨旁四腔观,箭头所示为异常分流信号;(c)脉冲频谱多普勒。

三、超声所见及诊断

1. 超声所见

患者左心室、左心房扩大,右冠状动脉显著扩张,内径约 2.6 cm[见图 106 - 1(a)]。右室侧壁乳头肌水平见一花色血流进入右心室[见图 106 - 1(b)]。脉冲频谱多普勒显示该异常血流为收缩期、舒张期连续流速曲线[见图 106 - 1(c)]。

2. 超声诊断

先天性心脏病:右冠状动脉右室瘘。

3. 最后诊断

右冠状动脉右室瘘。

四、超声分析和鉴别诊断

1. 超声分析

本病例患者为中年男性,因胸闷气促等心衰症状来我院就诊,影像学检查发现于心底大动脉短轴观,右冠状动脉开口处显著扩张,并沿房室沟走行,因此考虑该处为增粗的右冠状动脉。沿房室沟探查右冠状动脉走行,发现右冠在右室腔中部(近侧壁乳头肌水平)内径明显变窄,并探及花色血流信号,该处频谱显示为舒张期为主的双期连续性左向右分流,此为特征性冠脉瘘的血流频谱,因此考虑右冠瘘形成,瘘口位于右室。近端扩张的右冠状动脉同样也支持右冠状动脉-右室瘘的诊断。

冠状动脉瘘是指左右冠状动脉与心脏或大血管存在先天性异常交通。多为先天畸形。冠状动脉瘘可进入心脏和大血管的任何部位,引入右心系统最为常见,异常交通的冠状动脉显著扩张,开口较正常粗大,末端瘘口较细小。分流连接右心系统者,心脏收缩和舒张期均有左向右分流,增加右心负荷,并使肺血流量增多,分流重者加重左心室负担,还可导致肺动脉高压。加上冠脉血流量迅速减少,导致心肌缺血,最终出现心力衰竭和各种心律失常。

2. 鉴别诊断

(1) 主动脉窦瘤破裂:两者相同之处是都有左心房、左心室内径增大,主动脉根部增宽,鉴别点是冠脉瘘的二维超声显示一支冠状动脉扩张,而窦瘤破裂的主动脉窦部呈“乳头样”膨出,窦瘤膨出顶部的回声中断处为破口大小。冠脉瘘彩色多普勒显示瘘口所在的心腔内异常血流束,而窦瘤彩色多普勒显示主动脉内血流信号通过破裂的主动脉窦直接进入心腔内。

(2) 川崎病冠脉瘤:川崎病也可以引起冠状动脉扩张,80%～85%患者在 5 岁以内,好发于 6～18 个月婴儿,冠脉瘘多为先天性疾病,小儿及成人都可发现;冠脉瘘多见于右冠状动脉,冠脉呈柱状扩张,而川崎病好发于左冠状动脉,冠脉呈球囊状扩张;冠脉瘘显示冠脉范围较长而川崎病冠脉瘤则较局限;冠脉瘘可显示心腔内漏口并检出异常彩色血流和湍流频谱而川崎病冠脉瘤无此改变。

(3) 室间隔缺损:室间隔缺损也可以出现右室内异常左向右分流信号,左心室、左心房扩大。区别在于,室间隔缺损可以观察到室间隔回声连续性中断,彩色多普勒显示室间隔缺损处收缩期高速左向右分流信号。而冠脉瘘室间隔是完整的,没有连续中断,冠脉有扩张,冠脉瘘口频谱为收缩期舒张期均有的连续性左向右分流信号。

(4) 动脉导管未闭:冠状动脉瘘也见于冠脉-肺动脉瘘,这时和动脉导管未闭就需要加以鉴别。两者均可以在肺动脉内探及连续性左向右分流信号,区别在于动脉导管未闭的左向右分流峰值速度出现在收缩期,而冠脉瘘分流峰值速度出现在舒张期。二维超声的区别在于动脉导管未闭可以在大动脉短轴观显示主肺动脉与降主动脉之间的异常管道,并可测量动脉导管的粗细长短,确定其类型,而冠脉-肺动脉瘘的主动脉肺动脉间隔是完整的。

五、要点与讨论

冠脉瘘系胎儿心血管系统发育过程中,心肌窦状间隙未退化而持续存在所致。其瘘管随着年龄增长逐渐变大,并使冠脉的血液直接分流到心腔。右冠状动脉瘘多见,约50%～60%。冠状动脉瘘可进入心脏和大血管的任何部位,引入右心系统最为常见,约90%。依次为右室(40%)、右房(25%)、肺动脉(17%)、冠状静脉窦(7%)、左房、左室。异常交通的冠状动脉显著扩张,有时形成梭形扩张或囊状动脉瘤。患者由于冠状动脉面对高阻力的心肌血管床转向低阻力瘘道而直接回流入连接的心腔,致使远端冠状动脉血流量减少,造成冠脉窃血,产生相应心肌缺血表现。右冠状动脉-右室瘘较多见,瘘口多位于右房室沟行经的部位。

超声心动图检查二维超声心动图能够清楚地显示扩张的冠状动脉,并追踪冠状动脉的走向,同时用彩色多普勒观察发现瘘口引流部位,同时可显示冠脉瘘所导致的心腔扩大等间接表现,并能显示冠脉瘘与周围心血管组织结构的关系,所以二维超声与彩色多普勒相结合,可以具备较高的诊断符合率。

六、思考题

(1) 冠状动脉瘘最常发生于哪只冠脉?瘘口好发于哪个腔室?

(2) 冠状动脉瘘的二维声像图的特征有哪些?频谱多普勒是怎样的?

(3) 冠状动脉瘘的鉴别诊断主要有哪几个?如何鉴别?

七、推荐阅读文献

[1] 刘延玲,熊鉴然. 临床超声心动图学[M]. 北京:科学出版社,2001:293-309.

[2] 王新房. 超声心动图学[M]. 4版. 北京:人民卫生出版社,2012:653-655.

[3] Chiu CZ, Shyu KG, Cheng JJ, et al. Angiographic and clinical manifestation of coronary fistulas in Chinese people:15-year experience [J]. Circ J, 2008,72(8):1242-1248.

[4] Gowda RM, Vasavada BC, Khan IA. Coronary artery fistulas:clinical and therapeutic considerations [J]. Int J Cardiol, 2006,107(1):7-10.

(王 曼 张跃力)

案例 107
心包积液

一、病历资料

1. 病史

患者,女性,85 岁,因"反复干咳 1 年余,加重伴发热 1 周"就诊。自诉夜间咳嗽剧烈不能平卧,无胸闷气急,无恶心呕吐,无盗汗等不适。

2. 体格检查

患者 T 36.9℃,R 20 次/min,全身浅表淋巴结无肿大,气管居中,双侧呼吸运动对称。肺部听诊:双肺呼吸音稍粗,右下肺呼吸音减低,双下肢无水肿。

3. 实验室检查及特殊检查

CEA、CA125、CA153、CA199、CA242 升高。胸部 CT 检查:双肺多发结节肿块,伴纵隔肺门肿大淋巴结,右侧胸腔积液。

二、影像资料

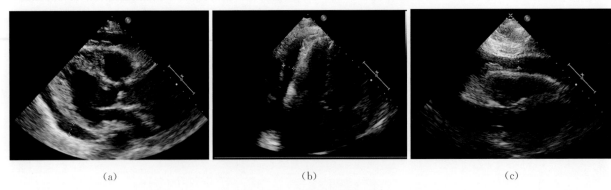

(a)   (b)   (c)

图 107-1 心包积液声像图

(a)左室后壁后的心包腔无回声区;(b)胸骨旁四腔心切面右室游离壁侧心包腔无回声区;(c)剑突下回腔心切面右室游离壁侧心包腔无回声区。

三、超声所见及诊断

1. 超声所见

患者左室后壁后的心包腔无回声区宽度:舒张期:1.2 cm[见图 107 - 1(a)]。右室游离壁侧心包腔无回声区宽度:舒张期:1.2 cm[见图 107 - 1(b)],剑突下右室游离壁侧心包腔无回声区宽度:舒张期:1.1 cm[见图 107 - 1(c)]。

2. 超声诊断

心包积液(中量-大量)。

3. 最后诊断

心包积液。

四、超声分析和鉴别诊断

1. 超声分析

本例为老年女性患者,因反复干咳 1 年余,加重伴发热 1 周,自诉夜间咳嗽剧烈不能平卧入院,影像学发现右室前壁前、左室后壁后、右室游离壁侧以及剑突下右室游离壁侧有不同深度的无回声区,结合患者临床表现和其他影像学检查,排除心包积血以及由心包肿瘤、心力衰竭等其他原因引起的心包积液,考虑为由肺部肿瘤引起的心包积液。

二维超声上心包积液的特征性改变是舒张期心包腔内局部条状或包绕心脏分布的无回声,少量心包积液一般位于后壁后方,大量心包积液多在心脏周围包绕,悬浮在无回声区中出现心脏摆动征。

2. 鉴别诊断

(1) 胸腔积液:单纯性胸腔积液时胸壁和肺之间可见无回声区,但无回声区内无搏动的心脏,两者的位置、波形特点以及无回声区和心脏搏动的关系均有不同,其中一个鉴别点是无回声区与降主动脉之间的关系,心包积液位于心脏周围,于降主动脉前方,胸腔积液位于降主动脉后方。左侧胸腔与心包腔同时存在积液时,心尖四腔、左室长轴切面可见心包积液回声呈弧形环绕于心脏,而胸腔积液无此特征。大量胸腔积液时其间可见漂浮的肺叶回声,心包与胸膜界面呈一规则的线样回声。

(2) 心脏表面脂肪:肥胖者在有时前壁和心尖部可见脂肪,左室后壁后多无。有时前壁前和心尖部的无回声可能为心外膜的脂肪垫,而非心包积液。脂肪回声一般为实质性低回声,提高增益后脂肪低回声将会增强并可显示内壁有回声,而积液则仍为无回声,壁层边缘完整,界限清晰。其次观察无回声宽度在心动周期中的变化,心包积液的无回声宽度在收缩期和舒张期之间有较大差异,而脂肪无明显改变。

(3) 心包积血:局限性心包积血多并发于心脏外科手术术后、心脏破裂、创伤等,术后心包积血往往多位于右室右心房游离壁的前方和外侧,也可见于其他部位。局限性心包积血的大小不等,其内部为血液,也可见血凝块,较大的心包积血可对附近组织形成压迫,局限性心包积血多难以与局限性心包积液鉴别,需参病史、临床表现和其他辅助检查。

(4) 心包肿瘤:心包肿瘤是心包积液常见的病因之一,没有病因的大量心包积液往往提示有心包肿瘤的可能性,心包肿瘤大多数为继发性肿瘤,几乎所有脏器的恶性肿瘤均可转移到心包,尤其是肺癌、乳腺癌、恶性淋巴瘤和白血病等,此时应观察上腔静脉和下腔静脉有无癌栓。心包的原发性肿瘤有纤维瘤、胸腺瘤、血管瘤、平滑肌瘤、神经瘤等,多为实质性单个或多个占位性团块。

五、要点与讨论

心包腔由外层的纤维心包和内层的双层浆膜组成。脏层心包腔覆盖于心脏和大血管的起始部,并反折回来形成壁层心包。心包为心脏提供机械性保护,正常人心包腔内有少量液体起到润滑作用,减少心脏和周围组织的摩擦,正常情况下心包腔内可有不到 50 ml 的液体,有 20 ml 液体时心超即可探及。二维超声上心包积液的特征性改变是舒张期心包腔内局部条状或包绕心脏分布的无回声,少量心包积液一般位于后壁后方,大量心包积液多在心脏周围包绕。

心包积液定量,超声心动图把心包积液分为微量、少量、中量、大量 4 个等级:

(1)微量心包积液(30~50 ml):局限于房室沟心包腔的无回声区宽 0.2~0.3 cm,收缩期出现,舒张期可消失。

(2)少量心包积液(50~200 ml):收缩期和舒张期均可见,左室后壁后心包腔的无回声宽 1.0 cm 以内,右室前壁前心包腔内多无液性无回声区。

(3)中等量心包积液(200~500 ml):左室后壁后心包腔的无回声宽 1.0~2.0 cm,右室前壁前心包腔的无回声区宽 0.5~1.0 cm,可见无回声区包绕心脏,心尖的无回声区宽小于 2.0 cm。

(4)大量心包积液(>500 ml):左室后壁后心包腔的无回声宽>2.0 cm,右室前壁前心包腔液性无回声区宽>1.5 cm,积液包绕整个心脏,可见明显心脏摆动和荡击征,即收缩期向前,舒张期向后。

全身各部位的病变均可引起心包积液,常见病因可为感染性,如结核、风湿、病毒、化脓性炎症、真菌、寄生虫等,以结核感染最为常见。也可为非感染性,如肿瘤、外伤、尿毒症、系统性红斑狼疮、甲状腺疾病、急性心肌梗死、心功能不全及全身免疫性疾病等。其中恶性肿瘤导致的心包积液大量者占多数,在心包积液穿刺抽液后常增长迅速。

心包积液绝大部分是由心炎演变而来,根据病因及炎症性质不同,积液可分为浆液性、纤维素性、浆液纤维素性、化脓性、出血性、新生物性、肉芽肿性等。根据心包腔内无回声区的回声特点可初步判断心包积液的性质:

(1)浆液性积液:心包腔内无回声区的回声较纯净,随体位变动,无回声区位置变化较大。

(2)纤维渗出性积液:无回声区内可见纤维素形成的带状强回声漂浮,呈水草状,有时纤维素光带将心包腔的脏层和壁层连接起来,形成多个小的间隔。

(3)化脓性积液或血性积液:心包腔内无回声区的回声较浑浊,内可见较多的细密点状回声或絮状回声。

六、思考题

(1)心包积液如何定量?

(2)心包积液的鉴别诊断有哪些?

(3)心包积液心包腔内无回声区的回声特点与心包积液性质的关系?

七、推荐阅读文献

[1] 周永昌,郭万学.超声医学[M].5 版.北京:科学技术文献出版社,2006:411-419.

[2] 王新房.超声心动图学[M].3 版.北京:人民卫生出版社,1999:517-524.

[3] 简文豪,杨浣宜.心血管超声诊断学[M].北京:科学技术文献出版社,2006:262-267.

[4] 赵博文.心血管超声诊断学图解[M].北京:人民军医出版社,2009:288-297.

(郑东燕　张跃力)

多发性大动脉炎

一、病历资料

1. 病史

患者,女性,47 岁,因"头晕头痛两年余"就诊。有低热,体温为 37.5～38℃,无脑血管意外史,无高血压病史,无糖尿病病史,无血脂异常史。

2. 体格检查

患者意识正常,自主体位,步入诊室,四肢肌张力正常,神经系统检查无殊。病理征阴性。右上肢血压较左上肢血压减低。

3. 实验室检查

血常规、出凝血时间、血脂 5 项均在正常范围内,血沉 35 mm/h。

二、影像资料

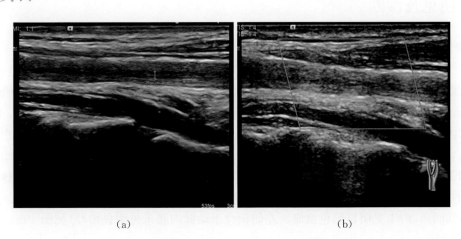

(a)　　　　　　　　　　　(b)

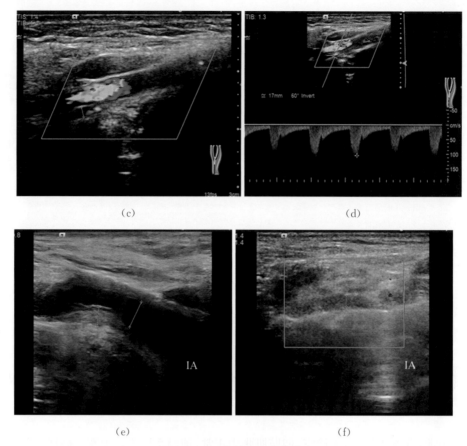

图 108-1 大动脉炎声像图

(a)颈总动脉内膜明显增厚,造成管腔闭塞;(b)颈总动脉管腔内未见明显彩色血流充填;
(c)颈外动脉旁见管道回声;(d)颈外动脉见向心血流,说明有对侧颈动脉血流侧支循环形成,
血流阻力增高;(e)右侧锁骨下动脉内膜增厚,近端管径增宽;(f)右侧锁骨下动脉中远段管腔
闭塞,内未见明显彩色血流。

三、超声所见及诊断

1. 超声所见

患者右侧颈总动脉内径 0.6 cm,内膜明显增厚,最厚处 IMT 0.15 cm。内透声差,呈低回声,内未见明显彩色血流。右侧颈膨大处可见彩色血流,右颈内动脉管径 0.3 cm,颈内动脉流速:PSV 71 cm/s,EDV 29 cm/s,RI 0.59。右颈外动脉可见向心血流,流速:PSV 136 cm/s,EDV 23 cm/s,RI 0.83。左侧颈总动脉内径 0.41 cm,左侧颈内动脉内径 0.27 cm。左颈外动脉呈向心性、五彩相间血流。左侧椎动脉内径 4.8 mm,频谱:PSV 136 cm/s;EDV 30 cm/s;RI 0.78。右侧椎动脉内径 0.39 cm,频谱:PSV 141 cm/s;EDV 39 cm/s;RI 0.73。右侧椎动脉起始部最高流速 222 cm/s,右侧无名动脉管径约 0.6 cm,呈向心性狭窄,最厚处 IMT 0.42 cm。右侧锁骨下动脉内膜增厚,最厚处 0.18 cm。远端管径约 0.25 cm,呈低回声,内未见明显彩色血流。左侧锁骨下动脉内膜未见明显增厚(见图 108-1)。

2. 超声诊断

(1) 双侧颈总动脉内膜增厚,管腔闭塞。

(2) 双侧颈内动脉依赖颈外动脉反流供血。

(3) 双侧椎动脉管径增宽,双侧椎动脉流速增高,考虑代偿性可能。

(4) 右侧锁骨下动脉内膜增厚,中远段闭塞。

3. 最后诊断

多发性大动脉炎。

四、超声分析和鉴别诊断

1. 超声分析

本病例为女性中年患者,因头晕头痛两年余前来就诊,考虑为头部缺血的症状。超声检查示双侧颈总动脉内膜增厚,管腔闭塞;双侧颈内动脉依赖颈外动脉反流供血,颈外动脉血流来自侧支循环;双侧椎动脉管径增宽,双侧椎动脉流速增高,考虑代偿性可能,因双侧颈内动脉供血明显减少,椎-基底动脉供血代偿性增多;右侧锁骨下动脉内膜增厚,中远段闭塞。患者的动脉内膜增厚为均匀对称的,主要发生在大血管中,其内没有明显斑块形成,因此可排除动脉粥样硬化及血栓闭塞性脉管炎的可能,故能诊断为大动脉炎。

2. 鉴别诊断

（1）颈动脉粥样硬化:多发生于中、老年,病变处管壁内膜不对称、非均匀性增厚,可伴有不同大小、不同回声类型的斑块,造成管腔不同程度狭窄。

（2）血栓闭塞性脉管炎:多见于 20～40 岁的青壮年男性,病变主要累及膝以下中小动脉及伴行静脉,动脉可存在节段性狭窄或闭塞,伴行静脉内可有血栓,正常血管和病变血管界限分明。

五、要点与讨论

多发性大动脉炎是指主动脉及其主要分支的慢性进行性非特异性炎症,好发于年轻女性,可引起不同部位动脉狭窄或闭塞。根据受累部位不同,临床可将其分为 4 型: Ⅰ 型为头臂动脉型,主要累及主动脉弓及其分支(主动脉弓综合征);Ⅱ 型为胸腹主动脉型,主要累及降主动脉、腹主动脉及其分支;Ⅲ 型为广泛型,指累及上述两组或两组以上血管;Ⅳ 型为肺动脉型,上述任何一型加肺动脉受累。

多发性大动脉炎的临床表现分为全身表现及局部表现,全身症状在局部症状或体征出现前,少数患者可有全身不适、易疲劳、发热、食欲缺乏、恶心、出汗、体重下降、肌痛、关节炎和结节红斑等症状,可急性发作,可也隐匿起病。局部症状与体征则根据受累血管不同,会出现相应器官缺血的症状与体征,如头痛、头晕、晕厥、卒中、视力减退、四肢间歇性活动疲劳,肱动脉或股动脉搏动减弱或消失,颈部、锁骨上下区、上腹部、肾区出现血管杂音,两上肢收缩压差大于 10 mmHg。病理分期包括 3 种:

（1）急性活动期:临床表现不明显,可出现乏力、发热、盗汗等易被忽视。

（2）慢性炎症期:血管壁由动脉外膜开始,向内发展。动脉壁中层呈弥散性肉芽肿组织增生伴淋巴细胞和浆细胞浸润、纤维变性以及内膜的显著增厚。

（3）瘢痕狭窄期:经过反复多次活动浸润后,血管内膜增厚形成管腔狭窄或闭塞。

多发性大动脉炎声像图表现为病变处管壁正常结构消失,内膜弥漫性均匀性对称性增厚,呈向心性增厚,轮廓一般较规整,管腔不同程度狭窄。血管腔常由狭窄逐渐变细,过渡到完全闭塞。病变处出现紊乱血流,通过狭窄区的血流速度加快,呈五彩镶嵌色,血流明显变细,或彩色血流中断,狭窄区域血流速度明显加快,频带增宽,频窗减小或消失,狭窄远端为低速低阻、加速度明显减慢的单相血流频谱(也称"小慢波")。

高频超声显像可清晰显示大动脉的内膜病变情况,是评估大动脉内膜增厚及狭窄程度的首选方法。头臂型大动脉炎病变常发生在无名动脉和锁骨下动脉起始部,特别是左锁骨下动脉时,由于位置较深,且受解剖结构的影响,高频超声探头很难显示病变情况,可根据其远端动脉的彩色血流信号和频谱多普勒特点推断这些部位有无病变,或用低频心脏探头进行检查。

六、思考题

(1) 多发性大动脉炎的病理分型有哪些？

(2) 多发性大动脉炎的超声特征表现有哪些？（分别从二维、CDFI 及 PW 描述）

(3) 多发性大动脉炎通常累及的部位有哪些？

七、推荐阅读文献

[1] 周永昌,郭万学. 超声医学[M]. 4 版. 北京:科学技术文献出版社,2003:805-806.

[2] 中华医学会风湿病学分会. 大动脉炎诊断及治疗指南[J]. 中华风湿病学杂志 2011,15(2):119-120.

[3] Seth S, Goyal N K, Jagia P, et al. Carotid intima-medial thickness as a marker of disease activity in Takayasu's arteritis [J]. Int J Cardiol, 2006,108(3):385-390.

[4] Park S H, Chung J W, Lee J W, et al. Carotid artery involvement in Takayasu's arteritis: evaluation of the activity by ultrasonography [J]. J Ultrasound Med, 2001,20(4):371-378.

（王　燕　刘亦伦）

颈动脉粥样硬化

一、病历资料

1. 病史

患者,男性,66 岁,因"间断性头晕 2 年"就诊,有短暂性意识丧失发作病史。既往有高血压病史 10 余年,不规则用药,血压控制差。无糖尿病病史及血脂异常史。有吸烟史 40 余年,20 支/天,未曾戒烟。

2. 体格检查

患者呈自主体位,四肢肌张力检查无殊,无感觉异常,神经系统检查均无殊。

3. 实验室检查

血脂检查:低密度脂蛋白、甘油三酯、胆固醇均明显增高,血糖在正常范围内。

二、影像资料

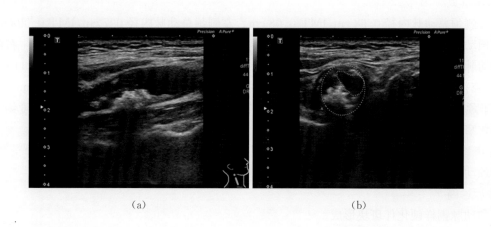

(a)　　　　　　　　　　(b)

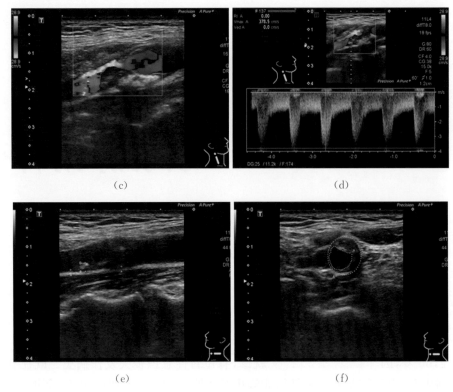

图 109-1　颈动脉斑块

(a)右侧颈总动脉及分支处见低—强混合回声斑块,斑块表面不光滑,内回声不均匀;
(b)右侧斑块引起颈内动脉起始部管腔狭窄,狭窄率超过 80%～90%;(c)狭窄处探及五彩血
流束;(d)狭窄处流速增高;(e)左侧颈动脉分叉处见混合回声斑块,斑块表面不光滑,内回声
不均匀;(f)左侧颈动脉斑块引起管腔狭窄,狭窄率约 50%。

三、超声所见及诊断

1. 超声所见

患者右侧颈总动脉内径 0.68 cm,IMT 0.08 cm。左侧颈总动脉内径 0.7 cm,IMT 0.09 cm。

双侧颈动脉内膜增厚、毛糙,内见多个大小不等的低回声、强回声及不均质回声斑块。右侧最大斑块位于颈动脉球部,斑块为混合回声,厚度约 0.57 cm,长度约 1.85 cm,斑块表面不光滑,内回声不均匀,引起管腔狭窄,狭窄率 80%～90%,狭窄处管腔探及五彩血流束,狭窄处 PSV:378.5 cm/s。左侧最大斑块位于颈动脉分叉处,呈混合回声,斑块表面不光滑,内回声不均匀,厚度约 0.36 cm,长度约 1.56 cm,引起管腔狭窄,狭窄率约 50%(见图 109-1)。

2. 超声诊断

双侧颈动脉粥样硬化伴斑块形成,双侧颈内动脉狭窄。

3. 最后诊断

双侧颈动脉粥样硬化伴斑块形成。

四、超声分析和鉴别诊断

1. 超声分析

本病例为男性,自觉间断性头晕 2 年来院就诊,一年前曾有间断性短暂性脑缺血发作病史。既往有高血压病史 10 余年,不规则用药,血压控制差,血脂明显增高。有长年吸烟史。超声影像学发现双侧颈动脉内膜毛糙、增厚,连续性中断,内见多个大小不等的低回声、强回声及混合回声斑块,因此可排除多发性大动脉炎的可能,考虑为颈动脉粥样硬化伴斑块形成。于最狭窄处探及五彩血流束,PW 测及异常高速血流频谱,考虑斑块引起颈动脉狭窄。

颈动脉狭窄时颈动脉内血流束边缘不规则或局部变细,流速加快,则会呈现出多彩血流。如果狭窄处与正常颈动脉收缩期峰值血流速度比率>1.5,则提示狭窄率在 50% 以上。

2. 鉴别诊断

(1) 多发性大动脉炎:多发生于年轻女性,病变处血管内膜呈弥漫性、对称性、向心性增厚,而无明显斑块形成,管腔不同程度狭窄,逐渐加重,最后可以完全闭塞。

(2) 血栓闭塞性脉管炎:多见于 20~40 岁的青壮年男性,病变主要累及膝以下中小动脉及伴行静脉,动脉可存在节段性狭窄或闭塞,伴行静脉内可有血栓,正常血管和病变血管界限分明。

五、要点与讨论

动脉粥样硬化是一种以中等和大动脉斑片状内膜下脂质沉积增厚为特征的病变,可以造成管腔狭窄从而减少或阻断血流,斑块部位的动脉壁增厚、变硬,斑块内部组织坏死后与沉积的脂质结合,形成粥样物质,称为粥样硬化,继而纤维组织增生和钙沉着,并有动脉中层的病变。本病主要累及大型及中型的肌弹力型动脉,以主动脉、冠状动脉及脑动脉为多见,常导致管腔闭塞或管壁破裂出血等严重后果。动脉粥样硬化多见于 40 岁以上的男性和绝经期后的女性。本病常伴有高血压、高胆固醇血症或糖尿病等。

颈动脉硬化的临床表现根据是否产生相关的脑缺血症状,分为有症状性和无症状性两大类:

(1) 症状性:①短暂性脑缺血发作(TIA):可表现为一过性单侧肢体感觉、运动障碍、单眼失明或失语等,一般仅持续数分钟,发病后 24 小时内完全恢复。发作过后查体无明确阳性体征,头颅影像学检查无明显局灶性病变。②缺血性脑卒中:常见临床症状有一侧肢体感觉和/或运动障碍、失语,严重者可出现昏迷。查体可有相应神经系统定位体征,影像学检查可见局灶性病变。

(2) 无症状性:许多颈动脉硬化性疾病患者临床上没有任何神经系统症状或仅有一些非特异性表现,如头晕、头痛、晕厥等。

颈动脉粥样硬化的声像图表现:

(1) 颈动脉硬化的早期,内膜层粗糙,伴节段性增厚,回声不均匀,不连续。IMT≥0.10 cm。在内膜增厚的基础上,病变累及中膜平滑肌层。表现为内膜回声不均匀,IMT 进一步增厚,并向管腔内突出,通常 0.10 cm<IMT<0.15 cm。

(2) 当内膜损害进一步加重时,内膜明显增厚,IMT≥0.15 cm,凸出于血管腔内,或局限性内膜增厚,高于周边内膜厚度的 50%,即可定义为斑块形成。斑块从形态学上可分为:规则型斑块,不规则型斑块,溃疡型斑块;从回声特征上可分为:均质性斑块和不均质性斑块。

(3) 颈动脉斑块进一步发展可引起颈动脉狭窄或闭塞。动脉狭窄的测量方法有:管径测量法,狭窄率=(1-狭窄处残余管腔/狭窄远端正常管径)×100%;面积测量法,狭窄率=(1-狭窄处最小管腔截面积/原始管腔截面积)×100%;CDFI 及 PW,颈动脉内血流束边缘不规则或局部变细,流速加快,呈多彩血流。如果狭窄处与正常颈动脉收缩期峰值血流速度比率>1.5,则提示狭窄面积在 50% 以上;当管腔内充满动脉硬化斑块或继发血栓形成时,管腔内无血流信号显示,是颈动脉闭塞的声像图特征。

颈动脉狭窄超声检查和诊断标准:

(1) <50%:PSV<125 cm/s,EDV<40 cm/s,PSV(ICA)/PSV(CCA)<2.0。

(2) 50%~69%:125 cm/s<PSV<230 cm/s,40 cm/s<EDV<100 cm/s,2.0<PSV(ICA)/

PSV(CCA)<4.0。

(3) 70%～99%:PSV>230 cm/s,EDV>100 cm/s,PSV(ICA)/PSV(CCA)>4.0。

(4) 完全闭塞:无血流信号。

颈动脉超声是评估颈动脉硬化斑块及狭窄程度的首选方法,重点应评价斑块的大小、斑块性质并根据二维超声狭窄率测量及流速测定准确评估狭窄程度,为临床选择治疗方案提供帮助。超声尚可根据斑块的形态、回声高低、是否均匀、纤维帽厚薄、斑块内有无新生血管评估斑块的稳定性。颈动脉粥样硬化常发生于中、老年患者,可以引起一过性脑缺血发作或脑梗塞,及时准确的诊断,有助于临床医生制订适当有效的治疗方案。

六、思考题

1. 颈动脉狭窄率的测量方法有哪些?

2. 颈动脉狭窄的分级(轻、中、重度)及分级标准有哪些?

七、推荐阅读文献

[1] 周永昌,郭万学.超声医学[M].4 版.北京:科学技术文献出版社,2003:802-805.

[2] 张伟,赵伟秦,卢德宏.颈动脉粥样硬化斑块病理学分型的演变[J].中国脑血管杂志,2007,4(3):126-128.

[3] Stary HC, Chandler AB, Dinsmore RE, et al. A definition of advanced types of atherosclerotic lesions and a histological classification of atherosclerosis. A report from the Committee on Vascular Lesions of the Council on Arteriosclerosis, American Heart Association [J]. Arterioscler Thromb Vasc Biol, 1995,15(9):1512-1531.

(王　燕　刘亦伦)

颈动脉体瘤

一、病历资料

1. 病史

患者,男性,30岁,因"发现颈部肿块一周"就诊。无明显发热、盗汗、头晕、头痛等。

2. 体格检查

患者颈软,右侧颈部可触及一包块,大小约4 cm×5 cm,质韧,可推动,可触及血管搏动。

3. 实验室检查

血常规、出凝血时间均在正常范围内。

二、影像资料

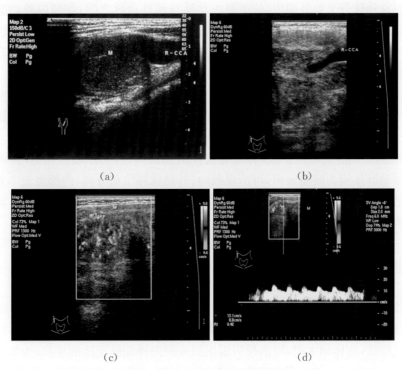

(a)   (b)

(c)   (d)

图 110 - 1   颈动脉体瘤声像图

(a)右侧颈动脉分叉处见低回声肿块,形态欠规则,边界欠清;(b)肿块包绕颈总动脉和颈内动脉;(c)肿块内探及丰富彩色血流;(d)PW:肿块内测及低速低阻型动脉血流。

三、超声所见及诊断

1. 超声所见

患者右侧颈动脉分叉处探及一低回声，大小约 4.5 cm×5 cm，形态欠规则，边界清晰，内回声均匀，肿块包绕颈总动脉和颈内动脉，颈内、外动脉分支夹角增大。CDFI：肿块内探及丰富彩色血流，PSV 15.1 cm/s，EDV 8.8 cm/s，RI 0.42。探头加压时肿块无明显大小变化。双侧颈动脉管径正常，内膜连续性好，光滑，流速在正常范围（见图 110-1）。

2. 超声诊断

右侧颈动脉分支处实质性占位，考虑颈动脉体瘤。

3. 最后诊断

右侧颈动脉体瘤。

四、超声分析和鉴别诊断

1. 超声分析

本病例为青年男性，发现颈部肿块一周前来就诊。超声检查示右侧颈动脉分叉处探及一低回声，形态欠规则，边界清晰，内回声均匀，患者既往无肿瘤病史，故可暂时排除转移性肿块可能。肿块包绕颈总动脉和颈内动脉，与颈动脉关系密切，考虑肿块与颈动脉有关。CDFI：肿块内探及丰富彩色血流，初步考虑为颈动脉体瘤。

颈动脉体瘤多为颈动脉分叉处的实质性低回声或等回声肿块，呈圆形或类圆形，边界较清晰，无搏动，与颈内、外动脉关系密切，常包绕颈动脉分叉，可使颈内外动脉夹角增大。根据肿块形态可分为两型：局限型，位于颈总动脉分叉处外膜内，位于颈内动脉与颈外动脉之间，使颈内外动脉夹角增大；包裹型，肿瘤包裹颈总动脉、颈内动脉、颈外动脉生长，侵犯血管外膜。CDFI：瘤体内可见较丰富彩色血流，并可显示从颈动脉发出小分支进入肿块内部。PW：瘤体内可测及低阻动脉血流，瘤体较大时，颈总动脉或颈内外动脉受压时可引起频谱形态和流速改变。

2. 鉴别诊断

（1）颈部淋巴瘤：常为多发，位于颈动脉的周围，但与颈动脉分界清楚。为均匀类圆形肿块，回声极低，瘤体内部血流不如颈动脉体瘤丰富。

（2）颈动脉瘤：为颈动脉局限性扩张，肿块为囊性的无回声区，与颈动脉相通，其内可见涡流，常有附壁血栓回声。颈动脉体瘤为实质回声，可造成颈内、外动脉移位和分离，内部血流丰富。

（3）颈交感神经鞘瘤：为实质性肿物，边界光滑，位于颈总动脉后方，将颈内、颈外动脉推向前方，与颈动脉分叉无粘附关系，一般不包裹颈动脉。

五、要点与讨论

颈动脉体瘤位于颈总动脉分叉处后方，类圆形，为临床比较少见的化学感受器肿瘤，因起源于神经脊副神经节细胞，也称为副神经节细胞瘤，病因不明。单侧多见，双侧少见。颈动脉体瘤生长缓慢，血供丰富。一般无自觉症状，瘤体增大时，可出现周围组织或颈内外动脉受压的症状，少数可出现高血压，与肿瘤细胞分泌儿茶酚胺有关。该病多为良性，少数可以恶变，并发生淋巴或血行转移。

本病主要表现为颈部下颌角下方无痛性肿块，多数生长缓慢，发生恶变或瘤体内变者，短期可迅速增大。可出现局部压迫症状，如压迫颈总动脉或颈内动脉出现头晕、耳鸣、视力模糊甚至晕厥等脑缺血症状，压迫喉返神经出现声音嘶哑、呛咳，压迫舌下神经出现伸舌偏斜，压迫交感神经出现 Horner 综合征，压迫气管出现呼吸困难等。少数患者合并颈动脉窦综合征，因体位改变，肿瘤压迫颈动脉窦，引起心跳减慢、血压下降、晕厥等症状。有的肿瘤可向咽部生长，检查时咽侧壁饱满、膨隆。因颈动脉体瘤附着于动脉鞘，故可向侧方移动，但上下活动受限。部分肿块可扪及搏动和闻及血管杂音。颈动脉体瘤的最典型体征是 Fontaine 征：下颌角下的颈部肿块附着于颈总动脉分叉部位，肿块可水平方向移动少许，但不能沿颈动脉方向上下移动。

颈动脉体瘤为颈动脉分叉处实质性肿块，常可造成颈内外动脉的移位和分离，内有较丰富彩色血流，超声显像可清晰显示肿块的大小，与颈动脉及其分支的关系，对临床选择手术方式、评估手术难易程度有重要参考价值。

六、思考题

1. 颈动脉体瘤的特征性声像图表现有哪些？请举例。
2. 颈动脉体瘤需与哪些疾病鉴别？如何鉴别？请举例。
3. 简述颈动脉体瘤的分型。

七、推荐阅读文献

［1］周永昌，郭万学.超声医学［M］.4 版.北京：科学技术文献出版社，2003：807 - 808.

［2］王文平，徐智章，丁红，等.颈动脉体瘤的灰阶超声诊断［J］.中国医学影像技术，1998，14(4)：254 - 256.

［3］董其龙，刘辉，陈代文，等.颈动脉体瘤的影像学诊断［J］.放射学实践，2008，23(6)：603 - 606.

［4］Yisha Tong. Role of duplex ultrasound in the diagnosis and assessment of carotid body tumour：A literature review ［J］. Intractable Rare Dis Res，2012，1(3)：129 - 133.

［5］Sajid MS，Hamilton G，Baker DM. Joint Vascular Research Group. A multicenter review of carotid body tumour management ［J］. Eur J Vasc Endovasc Surg，2007，34：127 - 130.

（王　燕　刘亦伦）

锁骨下动脉窃血综合征

一、临床资料

1. 病史

患者,男性,65 岁,因"间断头晕一年"就诊。有高血压病史 8 年,不规则用药,血压控制较差。否认糖尿病、冠心病病史。否认脑血管意外史。有吸烟史 30 余年,一天 20 支,不曾戒烟。

2. 体格检查

患者右上肢血压 142 mmHg/80 mmHg,左上肢血压 116 mmHg/60 mmHg,心率 62 次/min,律齐,未闻及杂音。

3. 实验室检查

血脂增高,血常规、凝血功能均在正常范围内。

二、影像资料

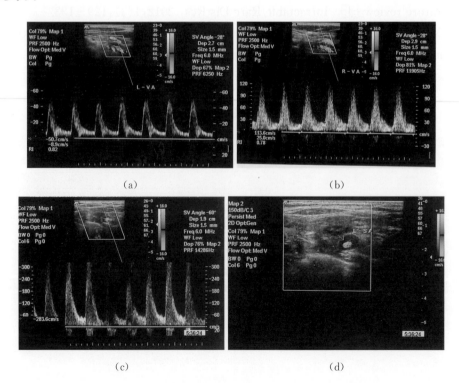

(a) (b)

(c) (d)

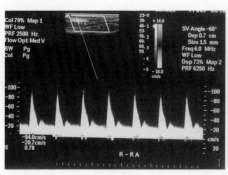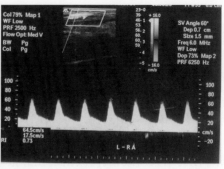

（e）　　　　　　　　　　　　（f）

图 111 - 1　锁骨下动脉窃血综合征声像图

（a）左侧椎动脉血流反向，呈向心性，频谱形态异常；（b）右侧椎动脉流速代偿性增高；
（c）左侧锁骨下动脉起始段流速明显增高；（d）左侧锁骨下动脉内可见五彩血流；（e）右上肢桡
动脉流速正常；（f）左上肢桡动脉流速减低。

三、超声所见及诊断

1. 超声所见

患者左侧椎动脉内径 0.38 cm，频谱：PSV 50.7 cm/s，EDV 8.9 cm/s，RI 0.82。右侧椎动脉内径 0.38 m，频谱：PSV 113.6 cm/s，EDV 25.0 cm/s，RI 0.78。

左侧椎动脉内血流呈向心性，左侧锁骨下动脉近心端可见五彩血流，呈湍流频谱：PSV 283.6 cm/s。右侧锁骨下动脉近心端血流 PSV 53 cm/s。右上肢桡动脉流速正常，左上肢桡动脉流速减低（见图 111 - 1）。

2. 超声诊断

（1）左侧锁骨下动脉近心端狭窄。

（2）左侧椎动脉血流反向，呈向心性，右侧椎动脉血流较左侧流速明显增高，考虑代偿性。

（3）左侧桡动脉流速减低。

3. 最后诊断

左侧锁骨下动脉窃血综合征。

四、超声分析和鉴别诊断

1. 超声分析

患者为男性，因间断头晕一年，左上肢脉搏减弱、血压降低，低于右上肢血压前来就诊。超声影像学检查示左侧锁骨下动脉近心端探及五彩血流，呈湍流频谱，提示存在狭窄，狭窄处血流最高流速 283.6 cm/s，为高速血流频谱；而双侧椎动脉管径正常，左侧椎动脉内可见向心性彩色血流，流速减低，频谱异常，右侧椎动脉血流流速代偿性增高，提示左侧为患侧，存在锁骨下动脉窃血综合征。

锁骨下动脉窃血综合征患者的双侧椎动脉管径正常，患侧椎动脉内血流呈向心性，与椎静脉和颈内静脉同向，患侧锁骨下动脉可见纤细五彩镶嵌血流束，于狭窄处可测及高速动脉血流频谱。患侧上肢动脉流速减低。对侧椎动脉流速代偿性增高。

2. 鉴别诊断

（1）椎动脉狭窄或闭塞：椎动脉狭窄常见的病因有动脉粥样硬化或头臂型多发性大动脉炎，狭窄或闭塞的好发部位在椎动脉起始部，可引起不同程度的脑供血不足。可在椎动脉起始部探及低回声或强回声斑块,造成管腔狭窄,狭窄处探及五彩镶嵌彩色血流并可测及高速血流频谱,狭窄远端流速减低。闭塞时椎动脉内无彩色血流显示。

（2）胸廓出口综合征累及锁骨下动脉:在上肢过度外展的情况下,锁骨下动脉受压迫处峰值流速大于或等于自然状态下峰值流速的 2 倍或管腔内无血流信号;也可同时合并同侧锁骨下静脉内无血流信号,或波形失去随心脏搏动及呼吸而改变的现象。

（3）椎动脉循环阻力增大出现反向波:锁骨下动脉窃血综合征患者,部分窃血表现为椎动脉收缩期出现逆流,完全性窃血可表现为收缩期和舒张期均出现逆流;而椎动脉循环阻力增大出现反向波是由于椎动脉血液循环阻力增大所致,反向波出现在舒张早期,而且持续时间很短。

五、要点与讨论

锁骨下动脉窃血综合征是指锁骨下动脉或无名动脉狭窄或闭塞后,患侧椎动脉内压力减低,对侧椎动脉血流经过基底动脉和颅内 willis 动脉环反流至患侧椎动脉,重新组成患侧锁骨下动脉远侧段的供血,根据狭窄程度不同,患侧椎动脉血流可以呈双相,或完全反流。经介入或手术后,患侧椎动脉血流可恢复正常。

锁骨下动脉窃血综合征通常是由于动脉粥样硬化或大动脉炎,使锁骨下动脉起始段或无名动脉狭窄或闭塞,导致脑血流经 willis 动脉环,再经同侧椎动脉"虹吸"引流,使部分脑血流逆行灌入患侧上肢,从而引起脑局部缺血。

患者可以无明显症状,有症状者主要是椎—基底动脉供血不足和患侧上肢缺血两大类。椎—基底动脉供血不足表现为头晕、头痛、耳鸣、视物模糊、共济失调。通常为一过性或反复发作,特别是患侧上肢用力时容易出现。上肢供血不足表现为患侧上肢运动不灵活、麻木、乏力、发冷。患肢桡动脉搏动减弱或消失,血压较健侧低 2.67 kPa(20 mmHg)以上。多数患者在锁骨上窝闻及血管杂音。

椎动脉反向血流是诊断锁骨下动脉窃血综合征的重要证据。有时椎动脉反向血流仅在束臂试验时才出现。部分椎动脉血流逆流,束臂试验后可变为完全性逆流。束臂试验可使本病的诊断变得更容易。

锁骨下动脉窃血综合征的声像图表现:

（1）无名动脉及锁骨下动脉狭窄或闭塞:可发现无名动脉或锁骨下动脉于椎动脉发出前存在狭窄或闭塞。闭塞段管腔内既无血流信号,也不能引出多普勒频谱。狭窄处及靠近其下游的血流呈杂色血流信号,流速加快、频带增宽。窃血可抑制狭窄处射流,从而导致其血流速度与狭窄程度不成正比。如果存在椎动脉反向血流,一般可以诊断本病,绝大多数情况下可提示同侧锁骨下动脉椎动脉开口前或无名动脉存在明显狭窄。

（2）椎动脉"虹吸":正常椎动脉血流是自足侧流向头侧,无逆流出现。当锁骨下动脉于椎动脉发出前或无名动脉狭窄,其狭窄远端的锁骨下动脉压力必然降低,如果低于同侧的椎动脉压,则患侧椎动脉血液必然逆流到锁骨下动脉,而健侧椎动脉血流速代偿性升高。部分窃血仅表现椎动脉收缩期出现逆流,一般是收缩期达峰值流速时开始逆流;完全性窃血则表现为收缩期及舒张期均出现逆流。需强调的是,有的锁骨下动脉椎动脉开口前存在显著狭窄而无窃血现象,这可能与来自其他侧支循环的代偿有关。

（3）椎动脉正向血流的改变:部分窃血患侧椎动脉舒张期仍存在正向血流,完全性窃血者患侧椎动脉可无正向血流。由于椎动脉上游动脉如锁骨下动脉或无名动脉存在狭窄或闭塞,故患侧椎动脉血流呈现狭窄下游频谱改变,表现为波峰圆钝、加速时间延长、加速度减小。

（4）上肢动脉血流的改变:由于无名动脉或锁骨下动脉近端狭窄或闭塞,尽管同侧椎动脉血流逆流入锁骨下动脉供给上肢动脉,但患侧腋、肱动脉甚至远离狭窄部位的尺、桡动脉均可表现为流速减低,舒张期反向血流消失。

超声显像可清晰显示椎动脉管腔及内部血流方向,当发现椎动脉内血流反向时,应扫查患侧锁骨下动脉及患侧上肢动脉,必要时应双侧对比探查。

六、思考题

1. 锁骨下动脉窃血综合征的超声表现是什么？
2. 锁骨下动脉窃血综合征需要与哪些疾病相鉴别？如何鉴别？
3. 锁骨下动脉窃血综合征发生的原因是什么？

七、推荐阅读文献

［1］周永昌，郭万学.超声医学［M］.4 版.北京：科学技术文献出版社，2003：824－825.

［2］韩景刚，张先东.锁骨下动脉窃血综合征的彩色多普勒超声与 CTA 的对比研究［J］.医学影像学杂志，2012，22(9)：1432－1435.

［3］HoImann R，Kerschner K，Kypta A，et al. Simultaneous stenting of the carotid artery and other coronary or extraeoro nary arteries：does a combined procedure increase the risk of interventional therapy［J］. Catheter Cardiovasc Interv，2003，3：314－319.

［4］唐杰，温朝阳.腹部和外周血管彩色多普勒诊断学［M］.北京：人民卫生出版社，2007：177.

（王　燕　刘亦伦）

案例 112

PICC 置管后血栓形成

一、病历资料

1. 病史

患者,男,85 岁,因"反复咳嗽、咳痰、喘息 10 余年,加重 1 周"入院,诊测血压 80 mmHg/50 mmHg,遂行 PICC(peripherally inserted central catheter,经外周静脉置入中心静脉导管)术,予多巴胺(经左锁骨下静脉置入中心静脉导管)升压治疗一周余出现左锁骨下静脉穿刺管回抽无回血,患者诉左前臂及手部肿胀,局部触痛。

2. 体格检查

患者左前臂及手部红肿,皮温升高。左桡动脉及腋动脉搏动良好,活动良好。

3. 实验室检查

D-二聚体 1.62 mg/L。

二、影像资料

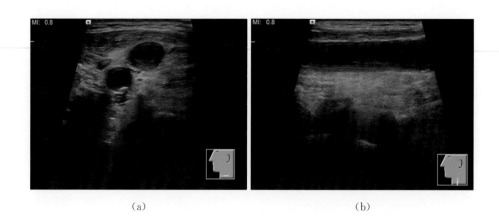

(a)　　　　　　　　　　　　　　　　(b)

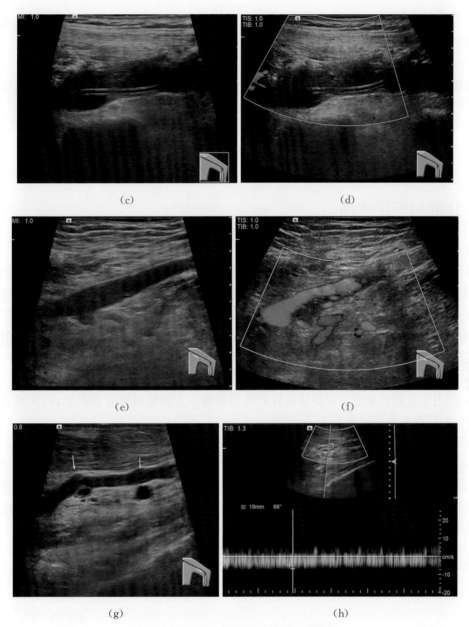

图 112 - 1　PICC 置管后血栓形成声像图

(a)左侧颈内静脉管径扩张,内可见低回声填充;(b)加压左侧颈内静脉血管后,管腔不能闭合;(c)锁骨下静脉内见导管,周边见低回声区包绕;(d)锁骨下静脉内低回声区周边未见明显彩色血流信号;(e)左侧腋静脉内可见低回声附壁;(f)左侧腋静脉内低回声周边见彩色血流信号充盈缺损;(g)左侧肱静脉(病变远段静脉)可见管腔扩张,可见扩张的静脉窦;(h)左侧肱静脉(病变远段静脉)内频谱多普勒可见低速血流信号。

三、超声所见及诊断

1. 超声所见

患者左侧颈内静脉管腔扩张,管径约 1.4 cm,管腔内可见低回声填充,探头加压后管腔不能完全闭合,管腔内未见明显彩色血流信号。左侧锁骨下静脉管腔扩张,管径约 0.94 cm,内可见一双线样强回声,周边被低回声区包绕,探头加压后管壁不能完全压闭,内未见明显彩色血流信号。左侧腋静脉内可见低回声附壁,厚度约 0.54 cm,未完全充满管腔,探头加压后管腔不能完全闭合,管腔内可见彩色血流充盈缺损,PSV 6 cm/s。左侧肱静脉管腔扩张,管径约 0.43 cm,可见扩张的静脉窦及静脉瓣,可见彩色血流信号,PSV 6 cm/s(见图 112-1)。

　　2. 超声诊断

　　左侧锁骨下静脉 PICC 术后:①左侧颈内静脉血栓形成;②左侧腋—锁骨下静脉血栓形成;③左侧肱静脉管腔扩张、流速减低。

　　3. 最后诊断

　　左侧锁骨下静脉内 PICC 术后,左侧颈内静脉和左侧腋—锁骨下静脉血栓形成。

四、超声分析和鉴别诊断

　　1. 超声分析

　　本病例为男性,入院后因低血压予左锁骨下静脉内置管后一周,出现左锁骨下静脉穿刺管回抽无回血,局部肿胀明显,患者诉左前臂及手部肿痛,实验室检查发现 D-二聚体升高,初步考虑血栓形成可能。超声示左侧颈内静脉管腔扩张,管腔内充满低回声,无血流信号;左侧锁骨下静脉管腔扩张,内充满低回声,探头加压后管壁不能压闭,内未见明显彩色血流。因此明确诊断为 PICC 后左侧颈内静脉血栓形成;左侧腋—锁骨下静脉血栓形成。

　　PICC 后血栓形成是中心静脉置管后比较常见的并发症,静脉管腔内可以看到低回声填充,探头加压无法压闭、腔内未见彩色血流是深静脉血栓的典型表现。左侧肱静脉管腔扩张,内流速减低,是静脉血栓形成后远心段静脉血流的特点。

　　2. 鉴别诊断

　　(1) Paget-Schroetter 综合征:又称“受挫性”静脉血栓形成(effort thrombosis)。以中青年男性多见,如锁骨下静脉在穿过肋锁三角时,受到肋锁韧带、锁骨下肌前斜角肌和突出的斜角肌结节等压迫,当上肢做强有力的活动(游泳、攀登、举重、垒球、网球等),或者因某些职业造成上肢的不习惯动作等均可使锁骨下静脉遭受反复损伤而内膜增厚最终导致血栓形成。二者主要从病因鉴别,PICC 后血栓形成有置管病史,可资鉴别。

　　(2) 静脉外机械性压迫导致上肢肿胀:静脉外机械性压迫时,患者也可以表现为上肢肿胀。彩色多普勒血流超声表现为远心段静脉血流减慢,呈连续样频谱。此时可以通过二维超声观察梗阻处静脉及其周围结构以资鉴别。

五、要点与讨论

　　中心静脉置管是临床治疗危重症患者常用的方法,临床上常见的中心静脉置管有锁骨下静脉、颈内静脉、腋静脉插管留置术。上肢深静脉血栓形成是中心静脉置管常见的并发症。有报道锁骨下静脉插管留置术后上肢深静脉血栓发生率大约在 10% 左右。上肢深静脉血栓患者往往缺乏典型的临床表现,约 64% 的初发患者没有临床表现。

　　彩色多普勒超声是诊断上肢深静脉血栓形成的首选影像检查方法。深静脉血栓形成时,在急性期显示为血栓形成处静脉管腔增宽,内见不均质低回声填充;远心端静脉内径明显扩张,彩色多普勒血流成像观察阻塞处无血流信号显示。慢性期显示管腔变小,内回声增强且不均匀;挤压血栓处静脉管腔不能被完全压扁,彩色多普勒可见彩色血流充盈缺损。

　　超声对血栓诊断符合率较高,有经验的医生可以提示血栓分期的诊断。利用超声技术对 PICC 置管后患者的颈内静脉及上肢深静脉进行扫查,可以及时发现深静脉血栓,有利于临床治疗方案的选择。一旦发现急性期血栓存在,往往先溶栓,待血栓稳定或消失后再拔管,以避免血栓脱落导致肺栓塞。

六、思考题

1. PICC 后静脉血栓的特征性声像图表现有哪些?
2. PICC 后腋—锁骨下静脉血栓的鉴别诊断有哪些?

七、推荐阅读文献

[1] 周永昌,郭万学.超声医学[M].6 版.北京:人民军医出版社,2011:720-721.

[2] 徐智章,张爱宏.外周血管超声彩色血流成像[M].北京:人民卫生出版社,2002:120-122.

[3] William J,Zwiebel,John S. Pellerito.血管超声经典教程[M].温朝阳.译.北京:人民军医出版社,2008:247.

[4] 邱少东,丛淑贞.浅表器官及周围血管超声读片[M].北京:人民军医出版社,2009:240-247.

[5] 陆恩祥,任为东.血管超声诊断图谱[M].辽宁:科学技术出版社,2000:100-104.

[6] Kroger K,Schelo C,Gocke C,et al. Colour Doppler sonographic diagnosis of upper limb venous thromboses [J]. Clin Sci(Lond),1998,94(6):657-661.

（衣晓蕾）

案例 113

腹主动脉瘤

一、病历资料

1. 病史

患者,男性,80 岁,因"体检发现中上腹部肿块伴搏动感"就诊,有高血压病史 20 年,既往血压控制较差。否认糖尿病病史、冠心病病史等其他慢性疾病史。否认手术外伤史。

2. 体格检查

患者中上腹部触及一肿块,大小约 5 cm×4 cm,边缘光滑,质地软,可推动,触之有搏动感。血压 200 mmHg/120 mmHg。

3. 实验室检查

血常规、凝血功能在正常范围内。

二、影像资料

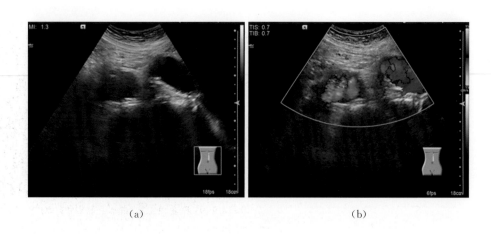

(a)　　　　　　　　　　(b)

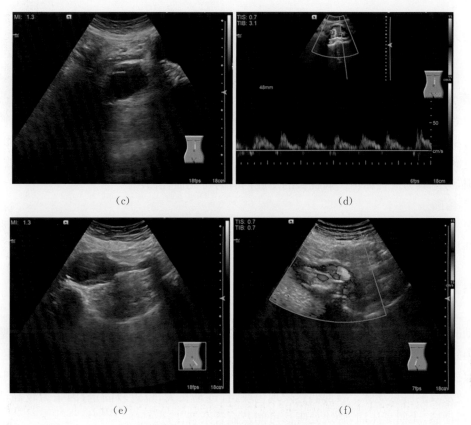

图 113-1　腹主动脉瘤声像图

(a)腹主动脉呈梭形扩张;(b)其内可见彩色血流充盈呈涡流;(c)前壁见一带状强回声;
(d)瘤内血流流速测量;(e)左髂动脉呈梭形扩张;(f)右髂动脉呈梭形扩张,内可见血流充填。

三、超声所见及诊断

1. 超声所见

患者腹主动脉在肠系膜上动脉水平下方呈梭形扩张,肠系膜上动脉直径约 0.67 cm,PSV 100 cm/s,其下方腹主动脉呈梭形扩张,大小约 5.7 cm×4.1 cm,其前壁可见一强回声斑,长度约 1.3 cm,内血流充盈欠佳,其下方 1.7 cm 处(肾动脉水平)另见一处梭形扩张,大小 7.2 cm×3.6 cm,双侧肾动脉开口及分支显示不清。

左侧髂动脉起始部呈梭形扩张,大小 6.2 cm×4.1 cm,后壁及侧壁可见低回声团,厚度约 1.7 cm,环绕约 3/4。其远端髂动脉流速 65 cm/s。

右侧髂总动脉略呈梭形扩张,大小 3.1 cm×1.7 cm。其远端髂动脉流速 47 cm/s。

右侧股动脉流速 61 cm/s,左侧股动脉流速 80 cm/s(见图 113-1)。

2. 超声诊断

腹主动脉及双侧髂动脉多发动脉瘤形成。

3. 最后诊断

腹主动脉及双侧髂动脉多发动脉瘤形成。

四、超声分析和鉴别诊断

1. 超声分析

患者为老年男性,因体检时于中上腹部触及一肿块,边缘光滑,质地软,可推动,触之有搏动感,而前来就诊。初步考虑为腹腔内的肿物,行超声检查,声像图表现腹主动脉及双侧髂动脉呈梭形扩张,CDFI内可见彩色涡流,考虑为腹主动脉瘤可能。本例中可见低回声及强回声,低回声及强回声处可见彩色血流充盈缺损,考虑其为血栓回声。病程长的瘤腔内有时可见血栓回声。

2. 鉴别诊断

需与腹主动脉旁的胰腺囊肿、肾上腺囊肿、椎旁脓肿等鉴别。这些肿物与腹主动脉有明显的界限,彩色多普勒显示囊内无血流信号。

五、要点与讨论

腹主动脉瘤是由腹主动脉壁薄弱所引起的管腔局限性瘤样扩张。可能由先天性动脉壁发育缺陷、外伤或真菌感染引起,老年人动脉粥样硬化是最常见的病因,腹主动脉瘤可分为真性、假性及夹层动脉瘤三种。腹主动脉瘤可发生于腹主动脉各段,好发于肾动脉水平以下腹主动脉,也可能与胸主动脉瘤并存,有时可波及双侧髂总动脉。腹部偶然发现包块,且逐渐长大,位置较固定,因张力较高,肿块质地中等偏硬,有搏动感,无明显压痛,肿块处听诊可闻及血管杂音。

腹主动脉瘤患者多数无明显症状,常因其他原因查体而偶然发现。典型的腹主动脉瘤是一个向侧面和前后搏动的膨胀性肿块,半数患者伴有血管杂音。少数患者有压迫症状,以上腹部饱胀不适为常见。

腹主动脉瘤的声像图表现:

(1)真性动脉瘤:腹部脊柱前方可见一梭形囊性肿块,病变血管壁连续性好,内膜粗糙不平,瘤腔内常可见附壁的低回声即血栓回声。彩色多普勒血流显像示瘤体内为红蓝相间的涡流血流信号,PW测及收缩期双相紊乱性血流信号。

(2)假性动脉瘤:常有外伤史,瘤体呈囊状突出于血管之外,管壁连续性中断,瘤体与管壁之间可见破口相通,瘤体内为液性暗区,时间长者瘤腔内可见血栓回声。彩色多普勒可见瘤腔内为红蓝相间的血流信号,常沿一个方向旋转,管壁破口处可见色彩明亮的异常高速血流。PW于破口处可测及高速双期双向湍流频谱。

(3)夹层动脉瘤:病变处血管扩张,管腔被分成两个部分,即真腔和假腔,管壁中层出现液性暗区,称为假腔,可使真腔变窄。假腔内径可大于真腔。真腔与假腔之间的隔膜是撕裂的腹主动脉内膜,呈带状中等回声,带状回声中断处即为内膜破口处。真腔和假腔内均可有血栓形成。彩色多普勒可见真腔和假腔内不同血流类型。若真腔受压变窄时局部可见五彩血流束,而假腔内血流缓慢,颜色暗淡,有时可出现相反的改变。当假腔狭窄时,血流速度快,故颜色鲜亮,真腔中血流缓慢,颜色暗淡。PW:腹主动脉真腔内可测及高速收缩期血流信号,夹层内可探及正负双相湍流信号。

超声检查不仅可以清晰显示腹主动脉瘤的大小、范围及动脉瘤的类型,还可了解是否波及到肠系膜上动脉、肾动脉、髂动脉等,对临床诊断及选择治疗方式有很大帮助。

六、思考题

1. 腹主动脉瘤的超声特征有哪些?
2. 腹主动脉瘤可分为几种类型? 分别为哪几种?

七、推荐阅读文献

[1] 周永昌,郭万学.超声医学[M].4 版.北京:科学技术文献出版社,2003:828-831,1522-1523.

[2] 中华医学会外科学分会血管外科学组.腹主动脉瘤诊断与治疗指南[J].中国实用外科杂志,2008,28(11):916-918.

[3] Joseph V. Moxon, Adam Parr, Theophilus I. Emeto, et al. Diagnosis and monitoring of abdominal aortic aneurysm: Current status and future prospects [J]. Curr Probl Cardiol, 2010,35(10): 512-548.

[4] Hao Hong, Yunan Yang, Bo Liu, et al. Imaging of abdominal aortic aneurysm: the present and the future [J]. Curr Vasc Pharmacol, 2010,8(6):808-819.

（王　燕　刘亦伦）

案例 114

假性动脉瘤

一、病历资料

1. 病史

患者,女,71岁,因"发现双侧颈内动脉狭窄1年"就诊,局麻下右侧腹股沟股动脉穿刺插管行右侧颈内动脉支架置入术,术后1周出现右下肢肿胀不适,无发热。

2. 体格检查

患者神清,反应好,双瞳等大,对光(+),颈软,肢体活动好。右腹股沟穿刺点皮下硬结、皮肤青紫,右下肢肿胀,足背动脉搏动存在。

3. 实验室检查

D-二聚体 1.07 mg/L。

二、影像资料

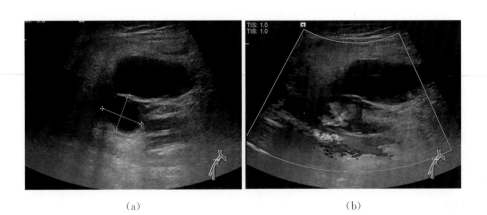

(a)   (b)

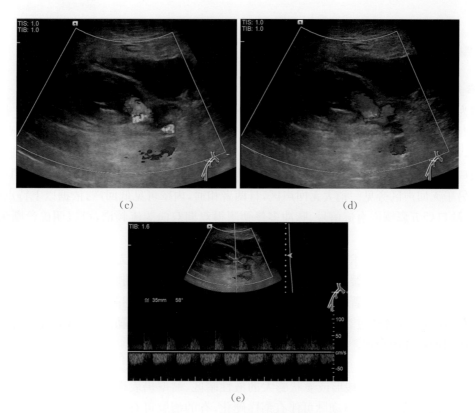

图 114-1　假性动脉瘤声像图

(a)右侧股浅动脉旁无回声区,形态欠规则,并有缺口与股浅动脉相通;(b)右侧股浅动脉
与无回声区之间缺口处内径约 0.24 cm,缺口处可见五彩镶嵌血流信号;(c)收缩期血流从股
浅动脉进入无回声区;(d)舒张期血液从无回声区返回股浅动脉;(e)脉冲多普勒于缺口处探
及双期双向湍流频谱。

三、超声所见及诊断

1. 超声所见

患者两下肢动脉走行正常,内膜连续性有间断现象,内膜回声不均,大部分动脉的 IMT 0.07～
0.1 cm。下肢动脉内可见多个大小在 0.05～0.15 cm 的强回声斑块,彩色血流有小的充盈缺损,流道未
见严重狭窄,动脉频谱显示舒张期反相血流存在,流速基本位于正常范围内。右侧股浅动脉内径 0.49
cm,PSV 106 cm/s,管壁连续性中断,中断处直径约 0.24 cm,其旁探及一无回声区,大小 1.7 cm×1.4
cm,形态欠规则,内见红蓝双相彩色血流信号;通过缺口处与股浅动脉相通,彩色多普勒显像于缺口处
呈五彩镶嵌血流,脉冲多普勒于缺口处探及湍流频谱。其外上方另探及一无回声区,大小 3.1 cm×2.1
cm,与前者相通,缺损处直径 0.61 cm,内壁探及低回声区附壁(见图 114-1)。

2. 超声诊断

(1)右侧股浅动脉旁液性包块,病史考虑右腹股沟穿刺后假性动脉瘤形成,局部伴附壁血栓形成。

(2)两下肢动脉硬化伴斑块形成。

3. 最后诊断

右腹股沟穿刺后假性动脉瘤形成(多发)。

四、超声分析和鉴别诊断

1. 超声分析

本病例为老年女性患者,既往有双侧颈动脉狭窄病史,此次来院经皮股动脉穿刺术后一周出现右下肢肿胀,穿刺部位可触及皮下硬结,超声扫查于肿块后方股浅动脉旁可见一无回声区,边界尚清晰,无明显囊壁回声,初步考虑为右侧股浅动脉旁液性包块。该无回声区通过缺口处与股浅动脉相通,彩色多普勒显像于缺口处呈五彩镶嵌血流,脉冲多普勒显像于缺口处测得双期双向湍流频谱,可以明确诊断为假性动脉瘤。另于无回声区旁见一稍大无回声区,且两者相通,内壁可见低回声,依据以上特点分析,与股浅动脉相通、缺口处五彩镶嵌血流信号、脉冲多普勒测得双期双向湍流频谱,可以明确诊断为假性动脉瘤伴附壁血栓形成。

假性动脉瘤是股动脉穿刺术后的并发症。超声一般表现为动脉旁无回声或混合回声肿块,并与动脉有缺口或通道。瘤腔内血流缓慢,或呈涡流,或呈旋转的血流信号。肿块内有时可有附壁血栓,可脱落造成远端动脉栓塞。彩色多普勒显像:于破裂口或瘤颈部可见收缩期高速射流从来源动脉进入瘤体内,舒张期低速血流由瘤体通过裂口或瘤颈部返回来源动脉,脉冲多普勒测得双期双向湍流频谱,是典型的假性动脉瘤的声像图表现。

2. 鉴别诊断

(1) 真性动脉瘤:动脉段呈梭形或囊状膨大的液性暗区,瘤壁仍表现为动脉壁各层结构,两端壁与未扩张动脉壁相连续,瘤壁及周身动脉可伴有粥样硬化,有的瘤腔可有附壁血栓,彩色多普勒于扩张动脉内探及紊乱血流信号,紊乱程度与动脉扩张大小呈正比,有时亦可见到涡流,压迫动脉瘤近侧动脉,瘤体可缩小。

(2) 动静脉瘘:动静脉瘘则是动脉与静脉破裂后形成共同囊瘤,假性动脉瘤是由动脉局部血管壁破裂后形成,二者均可表现为创伤部位的搏动性包块,可触及震颤,听诊常可闻及连续性血管杂音;患者均有外伤或穿刺史,均可看到瘤腔与动脉壁相通;但动静脉瘘还与静脉相通,尤其可看到近心端静脉血流频谱动脉化,可与假性动脉瘤相鉴别。

(3) 肌肉血肿、脓肿及囊肿:在二维图像上有形态上的一定的相似之处,亦可压迫动脉,使管腔变窄,而容易混淆。但彩色多普勒血流显像检查时假性动脉瘤与以上数者的表现有明显的不同,假性动脉瘤腔内可见红、蓝相间血流信号,并通过破裂口与相邻动脉相交通,压迫近端动脉时,瘤腔内血流信号减少或消失。而肌肉血肿、脓肿及囊肿内均不能探及血流信号,压迫相邻动脉近端时,肿块不变小,且与相邻动脉无异常血流交通。

五、要点与讨论

假性动脉瘤是血管损伤的并发症,因火器伤、刺伤、医源性损伤等致动脉壁全层破裂出血。由于血管周围有较厚的软组织,在血管破口周围形成血肿,因动脉搏动的持续冲击力,使血管破口与血肿相通形成搏动性血肿,血肿机化形成外壁,血肿腔内面为动脉内膜细胞延伸形成内膜,称为假性动脉瘤。在临床上可表现为进行性增大的搏动性肿块,伴疼痛,有震颤和杂音。

假性动脉瘤二维超声表现为动脉旁无回声或混合回声肿块,并与动脉有缺口或通道,周边为等回声或高回声,无明确囊壁回声。瘤腔内血流缓慢,或呈涡流,或呈旋转的血流信号。肿块内有时可有附壁血栓,可脱落造成远端动脉栓塞。彩色多普勒于破裂口或瘤颈部可见收缩期高速射流从来源动脉进入瘤体内,舒张期低速血流由瘤体通过裂口或瘤颈部返回来源动脉,脉冲多普勒测得双期双向湍流频谱,是典型的假性动脉瘤的声像图表现。

血管超声检查可无创、动态地提供动脉瘤瘤体的部位、数目、破裂口大小、有无血栓形成及其血流动力学变化等情况,对假性动脉瘤的诊断和鉴别诊断有着重要的价值,为临床选择治疗方案提供参考。

六、思考题

1. 假性动脉瘤特征性声像图表现有哪些?
2. 假性动脉瘤鉴别诊断主要有哪几个? 如何鉴别?

七、推荐阅读文献

[1] 周永昌,郭万学.超声医学[M].6版.北京:人民军医出版,2011:709-712.

[2] 邱少东,丛淑贞.浅表器官及周围血管超声读片[M].北京:人民军医出版社,2009:255-259.

[3] William J. Zwiebel, John S. Pellerito.血管超声经典教程[M].温朝阳.译.北京:人民军医出版社,2008:237-239.

[4] 马丽萍,孙巍,周启昌,等.彩色多普勒超声在假性动脉瘤诊治中的临床应用[J].中华超声影像学杂志,2003,12(6):341-343.

[5] 李建初,蔡胜,姜玉新,等.假性动脉瘤的彩色多普勒超声征象及其临床意义[J].中华超声影像学杂志,2001,10(8):473-475.

(衣晓蕾)

案例 115

下肢动脉硬化性闭塞症

一、病历资料

1. 病史

患者，男，67岁，因"5年前无明显诱因出现双下肢发凉怕冷"就诊，双足明显，未予重视。2年前步行时双下肢乏力，右侧明显，仍未系统治疗。半年前无诱因双足发凉怕冷明显加重，以右侧明显，步行约30～50 m便被迫停止。

2. 体格检查

患者神清，气平。BP 150 mmHg/90 mmHg。未见颈静脉怒张。双侧足背动脉搏动减弱。

3. 实验室检查

TG 2.9 mmol/L，TC 10.6 mmol/L，HDL 0.7 mmol/L，LDL 2.4 mmol/L。

二、影像资料

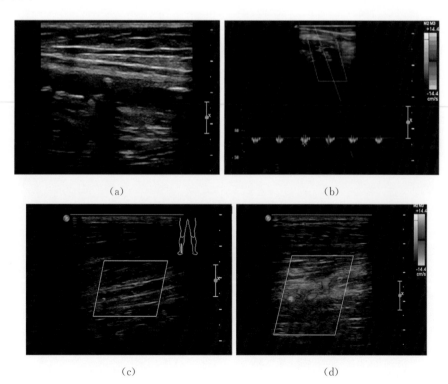

(a)　　　　　　　　　　　(b)

(c)　　　　　　　　　　　(d)

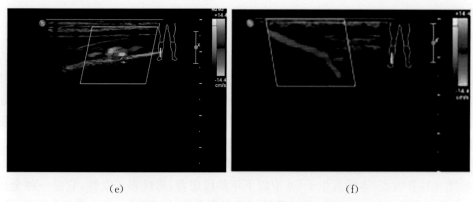

(e)　　　　　　　　　　　　　　　(f)

图 115-1　下肢动脉硬化性闭塞症声像图

(a)左侧股动脉(病变部位)内膜连续性有间断现象,可见多发大小不等的强回声及低回声斑块;(b)左侧腘动脉(病变远端)血流频谱呈单向波形,频窗充填,波峰圆钝,最大收缩期速度减低;(c)右侧胫前动脉管腔完全闭塞,管腔内彩色血流信号缺失;(d)右侧胫前动脉病变部位近心端发出侧支血管;(e)右侧胫前动脉病变部位远端搏动明显减弱,侧支血管供应胫前动脉远端并反向供应胫前动脉中段;(f)右侧足背动脉由足底动脉弓反向供血。

三、超声所见及诊断

1. 超声所见

患者两下肢动脉走行正常,内膜连续性有间断现象,内膜回声不均,大部分动脉的 IMT 0.07～0.1 cm。下肢动脉内可见多个大小在 0.05～0.35 cm 的强回声斑块以及隆起高度在 0.13～0.18 cm 的低回声扁平斑块,彩色血流充盈有缺损。左侧股动脉多处流道狭窄率大于 50%,彩色血流充盈缺损;近段流速增快;左侧腘动脉频谱低平,PSV 约 21 cm/s。左下肢小腿段动脉流道未见严重狭窄,频谱低平,PSV 20～30 cm/s。右侧股动脉、腘动脉未见严重狭窄。右侧胫前动脉几乎完全闭塞;远端可见侧支血管供应,并反向供应胫前动脉中下段,频谱可见舒张期反相血流,PSV 约 40 cm/s(见图 115-1)。右侧足背脉由来自足底的第一跖背动脉反向供血。

2. 超声诊断

下肢动脉硬化性闭塞症,左侧股动脉多处流道狭窄率大于 50%,右侧胫前动脉几乎完全闭塞。

3. 最后诊断

下肢动脉硬化性闭塞症。

四、超声分析和鉴别诊断

1. 超声分析

患者,男,67 岁,因双下肢疼痛前来就诊。体检发现右侧足背动脉搏动减弱,初步考虑下肢血管病变。行超声检查发现左侧股动脉内多处大小不等的斑块,多处流道狭窄率大于 50%,彩色血流充盈缺损;近段流速增快,左侧腘动脉频谱单峰,低平,PSV 约 21 cm/s。右侧胫前动脉几乎完全闭塞,远段可见侧支供应;右侧足背动脉由来自足底的第一跖背动脉反向供血。明确诊断为双下肢动脉硬化性闭塞症。

下肢动脉硬化性闭塞症是因动脉粥样硬化病变而引起的。超声可以发现病变动脉内大小不等的斑块,部分引起流道狭窄,彩色血流可见充盈缺损;当血管狭窄到一定程度时动脉管腔出现闭塞,血管供血中断,临床上出现肢体缺血症状。病变远端动脉彩色多普勒血流图像的表现与病程长短、病变程度及侧支建立情况有关。

2. 鉴别诊断

（1）急性动脉栓塞：超声二维图像表现为病变血管腔内探及低回声填充，栓塞段血管腔内未见血流信号显示，近心端血流信号呈杯口样截断征象。栓塞段血管的远心侧血管直径变细，内膜增厚，回声减低，呈栓塞后血管炎性改变，如果有侧支动脉建立时，血管腔内可见少量低速血流信号显示；如果侧支动脉未建立，远段血管腔内可见团状低回声充填，血管腔内无血流信号显示。急性动脉栓塞可发生于任何年龄段，下肢动脉中重度狭窄的患者出现动脉栓塞时临床及彩色多普勒超声检查都难以鉴别。此时，主要通过患者出现突发的肢体疼痛、苍白、麻木、运动障碍及动脉搏动减弱或消失来鉴别。

（2）血栓闭塞性脉管炎：本病发生于 50 岁以下年龄段患者，男性多于女性，它是一种全身中小动脉的闭塞性疾病，主要累及四肢中小动脉和浅静脉。患者有严重的吸烟史，多见于寒冷潮湿地区。表现为肢体缺血，间歇性跛行，并常发生游走性血栓静脉炎。超声表现为中小动脉节段性变细甚至闭塞，而在病变的动脉之间，可见管壁光滑的正常动脉，并可见许多细小的侧支血管。可资鉴别。

（3）大动脉炎：大动脉炎好发于年轻女性，主要侵犯主动脉及其主要分支。超声表现为动脉管壁正常的三层结构消失，动脉壁全层弥漫、不规则性增厚，呈低回声或等回声。年龄和发病部位是本病与大动脉炎的鉴别要点。

五、要点与讨论

动脉硬化性闭塞症是因动脉粥样硬化病变而引起的慢性全身性动脉闭塞性疾病，主要病理变化是动脉内膜或中层发生的退性变和增生过程，最后导致动脉失去弹性，管壁增厚变硬，动脉中层变性和继发血栓形成而逐渐产生管腔闭塞，使肢体发生缺血。好发于大中型动脉，如腹主动脉、髂动脉、股动脉及腘动脉等分叉处。

本病的发病年龄大多在 50～70 岁。可能的危险因素有：高脂蛋白血症、高密度脂蛋白低下、运动量减少、情绪紧张以及年龄和性别因素等，另外糖尿病、吸烟、高血压病与本病发生有密切关系。在周围血管疾病中动脉硬化可导致动脉血管的狭窄或血管瘤形成，当血管狭窄到一定程度时血管腔出现闭塞，远段血管供血中断，临床上出现肢体缺血症状，患者肢体发凉、麻木、静息痛、间歇性跛行以及肢体发生溃疡、坏死等临床表现。

二维超声显示病变动脉管腔内隆起高低不等的强回声、低回声或混合回声斑块，斑块可以造成管腔内局限性、不同程度的狭窄甚至完全阻塞。彩色多普勒可见彩色血流信号充盈缺损或完全无血流信号。频谱多普勒显示病变部位的频谱形态失去正常的三相波群而呈单相，湍流样的、频谱边缘不光滑、频窗变小甚至充填。需注意有时由于该病的近端动脉存在节段性狭窄时，使该处血流速度减慢而不能出现上述快速的湍流频谱。如狭窄严重而完全阻塞管腔时，频谱为单相、血流速度明显减低甚至无血流频谱信号。

病变远端动脉彩色多普勒血流图像的表现与病程长短、病变程度及侧支建立情况有关。如病程较长、近端动脉未完全阻塞，有侧支循环建立时，远端的动脉血流充盈好。如病程较短、近端动脉完全阻塞、侧支循环建立不完善时，远端动脉腔内彩色血流颜色变暗，频谱多普勒表现为频带增宽，单峰低速血流。远端动脉如胫前或胫后动脉单支血供不足时，压力减低，此时压力较高的动脉血流通过跟网和足底动脉弓的吻合支逆流入低压的动脉内。此时，低压动脉内血流颜色与近心端和对侧动脉相反。

彩色多普勒超声是目前下肢动脉硬化性闭塞症的首选检查方法。二维超声可以直观地显示动脉管腔内的斑块及狭窄情况。彩色多普勒血流能帮助了解斑块有无溃疡、出血等改变，有助于提示临床防止斑块成分脱落而引起远端动脉栓塞的发生；也可以显示侧支循环建立情况，对于临床进一步诊疗方案的选择提供依据。

六、思考题

1. 动脉硬化性闭塞症的特征性声像图表现有哪些?
2. 下肢动脉硬化性闭塞症的鉴别诊断有哪些? 请举例。

七、推荐阅读文献

[1] 周永昌,郭万学.超声医学[M].6版.北京:人民军医出版社,2011:705-708.

[2] 邱少东,丛淑贞.浅表器官及周围血管超声读片[M].北京:人民军医出版社,2009:251-253.

[3] William J, Zwiebel, John S Pellerito. 血管超声经典教程[M].温朝阳译 北京:人民军医出版社,2008:150-151.

[4] 陆恩祥,任为东,血管超声诊断图谱[M].辽宁:科学技术出版社,2000:36-44.

[5] 王韶卿,王忠周,郭启振.下肢动脉硬化性闭塞症的超声诊断分析(附89例报告)[J].医学影像学杂志,2008,18(11):1308-1310.

[6] 张明,肖喜刚.下肢动脉硬化性闭塞性疾病的影像学进展[J].医学综述,2013,19(18):3360-3362.

(衣晓蕾)

案例 *116*

下肢深静脉血栓

一、病历资料

1. 病史

患者,女,52岁,因"发现左下肢肿胀数天"就诊,伴有胀痛,自诉既往无明显不适,平日双腿无特别不适,行走方便,无明显静脉曲张病史,无吸烟史,无高血压,心脏病,肾病及甲状腺疾病等病史。

2. 体格检查

患者神志清,左下肢明显肿胀,呈非凹陷性,有压痛,皮温升高,色泽无明显改变,浅静脉未见明显扩张,没有明显索条感。右下肢皮温正常,无色泽改变,浅静脉未见明显扩张。交通支试验未见异常。无胸痛及呼吸困难。

3. 实验室检查

PT 21.1 s,APTT 32.3 s,Fib 2.58 g/L,TT 18.2 s。

二、影像资料

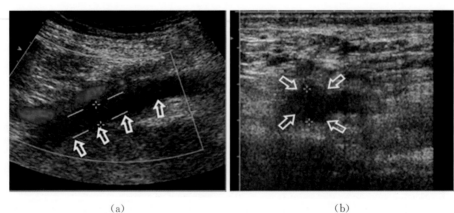

(a)   (b)

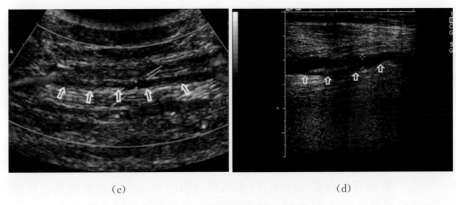

（c）　　　　　　　　　　　　　　（d）

图 116-1　下肢深静脉血栓声像图

（a）箭头所示为股静脉纵切图，内可见低回声充填，探头加压管腔不能闭合；（b）箭头所示为股浅静脉横切图，内见低回声充填，探头加压管腔不能闭合；（c）箭头所示为胫后静脉内低回声，未完全充填；（d）箭头所示为小腿肌肉静脉内混合回声充填，探头加压管腔不能闭合。

三、超声所见及诊断

1. 超声所见

患者左侧股总静脉的管径 1.06 cm，股浅静脉的管径 0.94 cm，腘静脉的管径 0.80 cm，胫后静脉的管径 0.35 cm，腓静脉的管径 0.47 cm，小腿肌肉静脉管径 0.62 cm，上述静脉管径增宽，内可见低回声充填，血流充盈缺损，小腿段深静脉可见点线状血流充盈，探头加压不能完全闭合，周边未见明显侧支血管形成。右下肢深静脉管径正常，加压后闭合好，血流充盈好，流速正常，未见反流，未见明显栓塞表现，如图 116-1 所示。

2. 超声诊断

左下肢深静脉血栓形成（范围自小腿段深静脉至股总静脉，小腿段深静脉为不完全栓塞），左小腿肌肉静脉血栓形成。

3. 最后诊断

左下肢深静脉血栓。

四、超声分析及鉴别诊断

1. 超声分析

本病例为女性，自诉左下肢肿胀数天来院就诊。实验室检查示凝血功能异常。影像学检查发现左下肢股总静脉、股浅静脉、腘静脉、胫后静脉、腓静脉及小腿肌肉静脉管径增宽，内可见低回声充填，探头加压不能完全闭合，血流充盈可见缺损，小腿段深静脉内可见点线状血流信号。此为下肢深静脉血栓的典型声像图表现。

下肢深静脉血栓根据发病时间不同可分为急性期（2 周以内），亚急性期（2 周至 6 个月），慢性期（6 个月以上）。静脉血栓的声像图表现也会随着时间的变化而改变，急性期时血栓呈低或极低回声，甚至接近无回声，随着时间的推移血栓回声增高，呈等回声或稍高回声，甚至长期的小腿段肌肉静脉陈旧性血栓可形成强回声，又称静脉石。下肢深静脉血栓超声诊断要注意静脉管腔是否能被压瘪，这是快捷而可靠的方法。同时要注意探头加压力度适当，以防血栓脱落导致肺栓塞。此病例患者发病时间为数天，血栓回声为低回声，考虑为下肢深静脉血栓急性期。

2. 鉴别诊断

(1) 正常下肢深静脉:由于仪器调节不当,图像质量差,挤压效果不理想等可误将正常静脉误认为静脉血栓。此情况多见于髂外静脉,收肌管内的股浅静脉,腘静脉及小腿段深静脉。因此检查时需自己调节机器及适当的挤压方式以尽可能避免伪像。

(2) 急性与慢性深静脉血栓:由于随着时间发展血栓回声变化的特点,超声可以根据回声变化大概推断血栓形成时间的长短。急性血栓回声多为低回声甚至接近无回声,可有血栓漂浮征,静脉管径扩张,内壁尚平整。慢性血栓回声呈等回声或稍强回声,回声欠均匀,静脉管腔多缩小,内膜毛糙不光整。但超声鉴别急性与亚急性血栓目前尚有困难。

(3) 静脉血流缓慢:静脉管腔内血流缓慢,使用高频探头时可见管腔内血液呈云雾状回声,似血栓样回声。使用压迫试验可很好鉴别,且血栓一般不可移动,仅新鲜血栓可见漂浮征。

(4) 淋巴水肿:淋巴水肿指淋巴液流通受阻或淋巴液反流而引起的浅层组织体液积聚继而产生纤维增生,脂肪硬化,筋膜增厚及整个肢体变粗的病理状态。早期淋巴水肿临床表现与深静脉血栓有相似之处,需要鉴别。晚期淋巴水肿患者增粗呈典型橡皮样改变,临床特征较典型,易于鉴别。

(5) 动脉血栓:下肢深静脉与动脉伴行,血栓发生时需要判断血栓在动脉内还是静脉内。从解剖结构上动脉有三层管壁结构,中老年患者内可见斑块形成,静脉没有三层结构,没有斑块形成。动脉血栓时近端连接血管内可见动脉频谱,静脉血栓时近端连接血管内呈静脉频谱。动脉血栓时患者皮温明显降低,远端动脉搏动消失。静脉血栓患者多水肿,皮温升高,但远端动脉搏动存在。

五、要点与讨论

下肢深静脉血栓是一种比较常见的疾病,发病率较高,多见于产后、盆腔手术、外伤、晚期肿瘤或长期卧床患肢,严重时可威胁患者生命。约22%~29%的下肢深静脉血栓患者可能并发肺栓塞。50%以上的患者可导致长期遗留的下肢深静脉功能不全。发病机制目前以 Virchow 提出的静脉壁损伤,血液淤积和高凝状态三大要素为主。临床根据发病时间不同分为三期。大腿段深静脉较小腿段多发,且危险性高。临床表现主要为患肢肿胀,疼痛,压痛,皮温升高,可伴有浅静脉曲张。严重时甚至可发生"股青肿",系整个下肢静脉系统回流受阻,组织张力极度增高,导致下肢动脉痉挛,远端肢体发生缺血坏死。

下肢深静脉血栓声像图表现相对典型,结合临床表现不难诊断,扫查要尽量采取横切探头加压方式,可以更快捷可靠的诊断血栓,但需注意力度,特别是新鲜血栓,防止血栓脱落发生肺栓塞。随着时间推移血栓回声逐渐增强,部分陈旧性附壁血栓难以完全消除,同时可伴有血栓后下肢静脉功能不全。

下肢深静脉血栓急性期临床需要尽快溶栓治疗,且治疗效果比较理想,远远好于血栓慢性期,同时外伤患肢手术麻醉前下肢深静脉血栓的筛查大大降低了并发肺栓塞的发生,且超声检查方便可靠,因此超声诊断下肢深静脉血栓及分期对临床决策具有重要意义。

六、思考题

1. 下肢深静脉血栓的高危人群及发生机制有哪些?

2. 下肢深静脉血栓如何分期? 各期的声像图表现特点有哪些?

3. 下肢深静脉血栓如何与急性动脉血栓及淋巴水肿鉴别?

七、推荐阅读文献

［1］周永昌,郭万学. 超声医学［M］. 6 版. 北京：人民军医出版社,2011：721-731.

［2］张延龄,吴肇汉. 实用外科学［M］. 3 版. 北京：人民卫生出版社,2012：921-928.

［3］任卫东,唐力. 血管超声诊断基础与临床［M］. 3 版. 北京：人民军医出版社,2005：249-251.

［4］徐智章,张爱宏. 外周血管超声彩色血流成像［M］. 3 版. 北京：人民卫生出版社,2002：155-162.

［5］Michiels JJ, Michiels JM, Moossdorff W, et al. Diagnosis of deep vein thrombosis, and prevention of deep vein thrombosis recurrence and the post-thrombotic syndrome in the primary care medicine setting anno 2014 ［J］. World J Crit Care Med, 2015,4(1):29-39.

（李殿城）

案例 117

腕管综合征

一、病历资料

1. 病史

患者,女性,50岁,因"右手桡侧3个手指麻木半年余,劳作后加重"就诊。自诉无外伤史,无关节疼痛,无肩背痛,右上肢其余部分无感觉异常。

2. 体格检查

患者右上肢外观如常,手指活动好,肌力正常,桡侧三个手指触觉稍减弱,无手部肌肉萎缩。Tinel试验、Phalen试验阳性。

3. 特殊检查

肌电检查:右侧正中神经腕部运动传导潜伏期7 ms,感觉潜伏期4.2 ms,波幅15.3 μV。右侧尺神经运动、感觉传导速度正常范围内。

二、影像资料

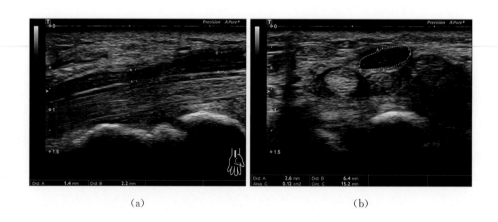

(a)   (b)

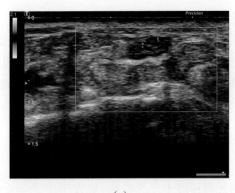

(c)

图 117 - 1　腕管综合征声像图

(a)右侧正中神经走行如常,腕横韧带深部正中神经受压变细,厚径 0.14 cm,其近端神经干增粗肿胀,厚径 0.22 cm,最大横截面积 0.12 cm²,增粗段神经外膜回声增高,神经干回声减低,神经束膜及神经束结构模糊,未见明显占位性病灶;(b)右侧正中神经走行如常,上臂中段厚径 0.30 cm,前臂中段厚径 0.26 cm;(c)超微血流成像:增粗段正中神经内血流信号稍丰富。

三、超声所见及诊断

1. 超声所见

患者右侧正中神经走行如常,上臂中段厚径 0.3 cm,前臂中段厚径 0.26 cm,腕横韧带深部正中神经受压变细,厚径 0.14 cm,其近端神经干增粗肿胀,厚径 0.22 cm,最大横截面积 0.12 cm²,增粗段神经外膜回声增高,神经干回声减低,神经束膜及神经束结构模糊,未见明显占位性病灶。超微血流成像:增粗段正中神经内血流信号稍丰富(见图 117 - 1)。腕管内肌腱腱鞘未见增厚,未见异常回声,未见异常血流信号。深部腕骨未见明显骨赘。

2. 超声诊断

右侧腕管段正中神经卡压,符合腕管综合征表现。

3. 最后诊断

右侧腕管综合征。

四、超声分析和鉴别诊断

1. 超声分析

本病例为女性,因右手桡侧 3 个手指麻木半年余,劳作后加重就诊。从患者体格检查和肌电检查结果分析,疑诊腕管综合征来检查。高频超声检查发现腕管前壁腕横韧带深部的正中神经受压变细,其近端神经干增粗肿胀,增粗段的神经干内血流信号增多,均提示腕横韧带对正中神经造成卡压,即腕管综合征。腕管内结构包括正中神经和多条屈肌腱,是一个容量相对固定的骨纤维管道,内容物体积的增大或腕管容量的缩小都会使腕管内压力升高,正中神经受到压迫。通过对神经周围结构的探测,本例未发现腱鞘囊肿、腱鞘炎、腱鞘巨细胞瘤、脂肪瘤、神经外膜囊肿等常见的引起腕管综合征的病因。

2. 鉴别诊断

(1) 旋前圆肌综合征:为正中神经次常见的卡压综合征,卡压部位位于肘部旋前圆肌两头之间和指浅屈肌腱纤维弓,超声探测可发现该段正中神经明显变细,卡压近端神经干肿胀,而腕部正中神经没有卡压征象。患者除有桡侧手指麻木症状外,还有前臂近端或肘前疼痛,尤其在抗阻力旋前时尤为明显。

肌电检查存在肘至腕部神经传导速度减慢。

（2）正中神经炎：由病毒感染引起的正中神经炎性病变，早期多有感冒症状，随后出现正中神经支配区的感觉和运动功能障碍，症状的范围因神经受累节段不同各异。超声检查可发现正中神经的某一节段增粗肿胀，回声减低，神经束膜和神经束结构不清，内部可无或有少许血流信号，但未见神经受卡压现象，而且受累节段的神经外膜呈波浪状，可与腕管综合征鉴别。

五、要点与讨论

腕管综合征是临床最常见的外周神经卡压性疾病，好发于中老年女性。腕管是由深部的腕骨和浅部的腕横韧带形成的一个骨纤维管道，内走行有：正中神经，拇长屈肌腱，4条指浅屈肌腱和4条指深屈肌腱。正中神经紧贴腕横韧带下方走行，在腕横韧带远端，正中神经发出返支，支配拇短展肌，拇短屈肌浅头和拇对掌肌。其终支是指神经，司职拇、示、中指和环指桡侧半皮肤的感觉。由于腕管容量相对固定，任何引起腕管容量缩小或内容物体积增大的因素都会导致其内走行的正中神经受到卡压，从而产生正中神经支配区的皮肤感觉异常，随着病史的延长，甚至引起支配肌肉的萎缩。引起腕管容量缩小的因素有腕横韧带增厚、腕部骨折、脱位、关节退变增生等，引起内容物体积增大的因素有：腕关节滑膜增生，肌腱炎、腱鞘炎，肌腱、腱鞘占位性病变等。也有部分患者病因不明，有研究认为与重复性劳动或内分泌激素水平等有关。

由于腕管综合征大多具有典型的临床症状，结合神经传导和肌电图检查，大多可明确诊断，但是研究发现约有25%的漏诊率。从20世纪90年代开始，影像学检查如高频超声和磁共振等检查被推荐用于诊断该病，由于高频超声较磁共振具有更好的空间分辨率，而且超声检查价廉、易普及，因而最常被应用。超声诊断腕管综合征的依据包括正中神经在腕管远端变扁平；在腕管近端肿胀，最大横截面积超过$0.1 cm^2$；神经干内血流信号较正常人增多。文献报道灰阶超声诊断腕管综合征敏感性为65.9%～97.9%，特异性为57.1%～100%，一般认为多普勒超声可进一步提高诊断的准确性。

神经传导和肌电图根据神经的功能改变诊断疾病，但无法了解神经的解剖学信息。高频超声可显示腕部的解剖结构，所以，它的另一大作用是对继发性患者提供病因学诊断，如腱鞘炎、腱鞘囊肿、腕横韧带增厚、神经外膜囊肿等，指导临床采取针对性的治疗措施。在一些发病时间较短的患者，神经传导检查能发现正中神经传导速度减慢，但此时尚未引起神经形态学的明显改变，会对超声诊断造成困难。如果是单侧发病，可进行两侧对比提高诊断的可信度。

六、思考题

1. 腕管的组成及其内容物有哪些？
2. 腕管综合征的超声诊断依据有哪些？

七、推荐阅读文献

[1] 谭耀灵,许球祥,马坪楠,等.腕管综合征患者正中神经的解剖学变化[J].山东医药,2015,(3)：26-28.

[2] 张国荣,张雷,白耀平.高频超声检查测量成人腕管段正中神经和部分肌腱的正常值及意义[J].中国超声医学杂志,2009,25(12)：1162-1164.

[3] 陈涛,郭稳,秦晓婷.腕管处正中神经超声成像研究[J].中国超声医学杂志,2014,30(2)：

162-166.

[4] 纪芳,卢祖能,刘小明,等.腕管综合征的电生理与超声定量检测[J].中华神经科杂志,2006,39(3):167-171.

[5] Ejaco C, Stradner M, Zauner D, et al. Ultrasound for diagnosis of carpal tunnel syndrome: comparison of different methods to determine median nerve volume and value of power Doppler sonography [J]. Ann Rheum Dis, 2013,72(12):1934-1939.

[6] Joy V, Therimadasamy AK, Chan Y, et al. Combined Doppler and B-mode sonography in carpal tunnel syndrome [J]. J Neurol Sci, 2011,308(1-2):16-20.

（陈　捷　姜立新）

案例 118
正中神经腕管内双束支变异

一、病历资料

1. 病史

患者,男性,51岁,因"右舟状骨骨折后手麻1月余"就诊。外伤致腕部舟状骨骨折后1月出现右手桡侧3个半手指麻木,逐渐加重。既往无痛风、风湿病、糖尿病史。

2. 体格检查

患者 Tinel 征阳性,Phalen 试验和正中神经压迫试验阳性。

3. 实验室检查

血常规正常。CT 检查:右腕舟状骨骨折后,创伤性骨关节炎,头月关节半脱位。

二、影像资料

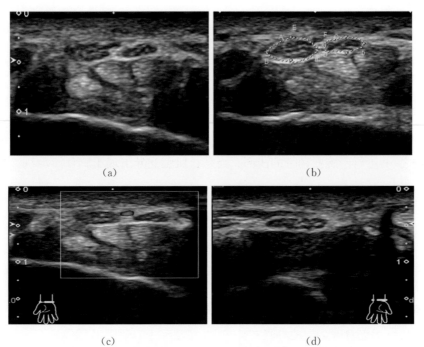

(a)　　　　　　　　　　(b)

(c)　　　　　　　　　　(d)

图 118-1　正中神经腕管内双束支变异及正常正中神经声像图

(a)右手腕部短轴观,腕管内见两个筛网状结构,为正中神经变异的两个束支;(b)右手腕管内正中神经两个束支的面积测量;(c)能量多普勒显示右侧正中神经双束支之间的永存正中动脉;(d)左手腕管内正常的正中神经短轴观。

三、超声所见及诊断

1. 超声所见

右侧正中神经前臂中段厚径 0.22 cm，左右径 0.31 cm。右侧正中神经于豌豆骨水平分为两支，桡侧支厚径 0.24 cm，左右径 0.52 cm，最大截面积 0.09 cm^2，尺侧支厚径 0.17 cm，左右径 0.4 cm，最大截面积 0.05 cm^2（对侧同水平最大截面积约 0.11 cm^2）；受压处较细处厚径分别为 0.17 cm 和 0.15 cm；局部神经连续，神经外膜回声尚可，部分神经束膜回声显示稍模糊。神经干内见少许血流信号（见图 118-1）。神经周围未见明显肿块。腕管内正中神经的桡侧支与尺侧支之间探及动脉血流。

2. 超声诊断

右侧正中神经豌豆骨水平稍肿胀，腕管内分为两支（考虑发育变异）；右侧腕管内永存正中动脉。

3. 最后诊断

右侧腕管综合征；右侧正中神经腕管内双束支变异合并永存正中动脉。

四、超声分析和鉴别诊断

1. 超声分析

患者为中年男性，右腕部外伤后出现手麻症状就诊。超声检查发现，右侧正中神经豌豆骨水平分为两支，两个分支稍肿胀，最大截面积之和为 0.14 cm^2，大于对侧（对侧为 0.11 cm^2），提示腕管综合征可能。和对侧明显不同，右侧腕管内有两个筛网状结构，考虑为正中神经分成两个束支（发育变异所致）。两个束支之间探及动脉血流信号，且一直与正中神经伴行，提示合并永存正中动脉变异。

2. 鉴别诊断

（1）腕管内正中神经鞘瘤：起源于周围神经髓鞘，为周围神经最常见的良性肿瘤，多位于神经旁偏心性生长，与神经无粘连。超声图像上表现为神经旁椭圆形低回声肿块，内部回声均匀或欠均匀，内可见血流信号。与本病例鉴别不难，长轴上的平行线状高回声以及短轴上两个筛网状结构有助于正中神经腕管内双束支变异的诊断。

（2）腕管内正中神经三束支变异：与本病例一样，同属于先天变异。超声短轴图像上可观察到腕管内出现三个筛网状结构，为三个束支的特征表现。扫查时勿将双束支变异及双束支间的永存正中动脉当成三束支变异，彩色多普勒或能量多普勒有助于鉴别。

（3）掌长肌腱变异：掌长肌腱是人类最容易出现变异的肌腱之一。一般情况下，掌长肌腱是前臂屈侧最表浅的肌腱之一，走行于腕横韧带的浅部。当掌长肌腱变异出现于腕管内，与正中神经临近时，需与本病例鉴别。肌腱的声像图长轴观上表现为线状回声，与神经回声类似，连续序贯扫查，肌腱近端将与肌肉连接，粗细和回声都会发生改变，而神经一般不发生变化，长轴上一直表现为粗细较均匀平行线状高回声。

五、要点与讨论

腕管是由腕骨构成的腕骨沟和掌侧的腕横韧带所围成的骨纤维管道，内有指浅、深屈肌腱、拇长屈肌腱及正中神经走行。正中神经是腕管内唯一的神经结构。正中神经在腋部由臂丛外侧束与内侧束共同形成，在上臂部沿肱二头肌内侧行走，降至肘窝后，穿旋前圆肌行于前臂指浅、深屈肌之间达腕管，穿掌腱膜深面至手掌，分成数支指掌侧总神经，每一指掌侧总神经又分为两支指掌侧固有神经沿手指两侧行至指尖。绝大部分人的正中神经在腕管内是一支完整的神经结构,在超声长轴观上表现为平行的线状回声结构,短轴观呈一个椭圆形的筛网状结构,穿过腕管后才发出掌部各个分支。在这个病例中,患者的腕管豌豆骨水平的超声图像短轴观上可以观察到右侧腕管内两个椭圆形的筛网状结构,与左侧腕管内一个椭圆形筛网状结构明显不同,提示为右侧腕管内有两个神经束支结构。连续短轴扫查发现,正中神经在腕管内发出两个分支,穿过腕管后再分出数支指掌侧总神经,这种情况属于正中神经的一种发育变异表现。在其他正中神经腕管变异的病例中,还有正中神经在腕管内发出两支,随后又马上并成一支穿过腕管,再分出数支指掌侧总神经的情况。正中神经的变异种类很多,在 1977 年 Lanz 进行总结,把腕部正中神经变异分为 4 类:①掌部异常分支变异;②腕管远端异常分支;③腕管内分叉或双束支;④腕管近端异常分支。本例属于第三类,有学者认为第三类与腕管综合征有密切关系,但近年来不少学者对次观点提出质疑。鉴于该患者神经卡压症状为腕部骨折后出现,考虑主要病因还是腕部骨性结构损伤后发生位移导致腕管空间发生改变,从而造成正中神经卡压导致腕管综合征,与正中神经双束支变异相关性不大。

此外患者腕管内正中神经双束支之间探及搏动性管状无回声区,连续扫查发现其与正中神经伴行,多普勒分析为动脉血流信号。该结构也是一种发育变异,称之为永存正中动脉。在胎儿时期,正中动脉从腋动脉发出,与正中神经伴行,通常在胚胎发育的第二个月开始退化闭锁,大概在 $2.2\%\sim2.9\%$ 个体中,正中动脉不退化,一直存在,被称为永存正中动脉。永存正中动脉通常情况下不引起临床症状,但在某些病理情况下,永存正中动脉可能是腕管综合征的独立致病因素。当动脉内有血栓、动脉瘤、钙化性斑块形成,导致血管内径超过 3 cm 时,容易对正中神经造成卡压。

正中神经双束支变异经常合并其他变异,永存正中动脉就是其中最常见的一种变异。有时动脉旁还可出现两支伴行的静脉血管,扫查时应引起注意。

超声检查可以发现腕管内正中神经双束支变异,以及其他伴随的变异血管。一般情况下,正中神经双束支变异和永存正中动脉不是导致腕管综合征的直接原因。术前超声了解这些变异存在可以有效计划腕管松解术,避免对这些结构造成误伤。

六、思考题

1. 腕管内有哪些结构走行?
2. 腕管内正中神经双束支经常合并哪种变异?
3. 腕管内正中神经双束支变异是否会引起腕管综合征?

七、推荐阅读文献

［1］Lanz U. Anatomical variations of the median nerve in the carpal tunnel ［J］. J Hand Surg Am,1977,2(1):44 - 53.

［2］Mitchell R,Chesney A,Seal S,et al. Anatomical variations of the carpal tunnel structures ［J］. Can J Plast Surg,2009,17(3):3 - 7.

［3］Ahn DS,Yoon ES,Koo SH,et al. A prospective study of the anatomic variations of the median nerve in the carpal tunnel in Asians ［J］. Ann Plast Surg,2000,44(3):282 - 287.

［4］Bagatur AE,Yaicinkaya M,Atca AO. Bifid median nerve causing carpal tunnel syndrome:MRI and surgical correlation ［J］. Orthopaedic,2013,36(4):451 - 456.

［5］Tanzer RC. The carpal-tunnel syndrome:a clinical and anatomical study ［J］. J Bone Joint

Surg Am，1959,41(4):626 - 634.

[6] Bayrak IK，Bayrak AO，Kale M，et al. Bifid median nerve in patients with carpal tunnel syndrome [J]. J Ultrasound Med，2008,27(8):1129 - 1136.

[7] Martyn Salter，Nitin Raj Sinha，Wojciech Szmigielski. Thrombosed persistent median artery causing carpal tunnel syndrome associated with bifurcated median nerve: A case report [J]. Pol J Radiol，2011,76(2):46 - 48.

[8] Beran SJ，Friedman R，Kassir M. Recurrent digital ischemia due to thrombosis of persistent median artery [J]. Plastic and Reconstr Surg，1997,99(4):1169 - 1171.

[9] Khashaba A. Carpal tunnel syndrome from thrombosed persistent median artery [J]. J Emerg Med，2002,22(1):55 - 57.

[10] Mitchell R，Chesney A，Seal S，et al. Anatomical variations of the carpal tunnel structures [J]. Can J Plast Surg，2009,17(3):3 - 7.

（陈　莉　姜立新）

案例 119

桡骨茎突狭窄性腱鞘炎

一、病历资料

1. 病史

患者,女性,31 岁,因"右腕背部桡侧疼痛 2 月,拇指外展受限 1 周"就诊。患者产后 10 个月,为家庭主妇。3 个月前家中老人因身体不适无法帮助照看孩子,患者承担的家务明显增多,2 个月前逐渐出现右腕部疼痛症状,进行性加重。自诉无外伤史,无其他关节疼痛。

2. 体格检查

患者右手腕皮肤颜色无改变,桡侧腕背部压痛明显,结节感。拇指被动外展时疼痛加重,运动受限,握拳尺偏试验阳性。

3. 特殊检查

X 线平片检查:腕部诸骨未见明显异常。

二、影像资料

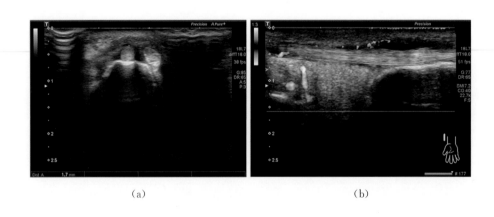

(a)　　　　　　　　　　　　　　(b)

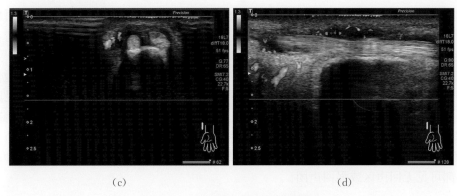

（c）　　　　　　　　　　　　　　　　（d）

图 119-1　桡骨茎突狭窄性腱鞘炎

（a）右侧腕背部超声探头触诊阳性，可见节段性环形增厚的低回声，腱鞘包绕两根高回声肌腱（拇长展肌腱、拇短伸肌腱），肌腱回声稍增厚；（b）右侧腱鞘内血流信号异常丰富，肌腱内未见明显血流信号；（c）右侧腱鞘内血流信号异常丰富，肌腱内未见明显血流信号；（d）右侧腱鞘内血流信号异常丰富，肌腱内未见明显血流信号。

三、超声所见及诊断

1. 超声所见

患者右侧腕背部超声探头触诊阳性，可见节段性环形增厚的低回声腱鞘，包绕两根高回声肌腱（拇长展肌腱、拇短伸肌腱），肌腱回声稍增厚（与左侧对比），腱鞘内血流信号异常丰富，肌腱内未见明显血流信号。被动运动时，两根肌腱回声连续，但活动度明显减弱。腱鞘未见明显积液，腕骨表面回声光滑，关节滑膜未见增厚。向远端追踪，腱鞘及肌腱厚度恢复正常，两根肌腱分别止于第一掌骨底和拇指近节指骨底（见图 119-1）。

2. 超声诊断

右侧拇长展肌腱、拇短伸肌腱腱鞘炎并肌腱炎。

3. 最后诊断

右侧桡骨茎突狭窄性腱鞘炎。

四、超声分析和鉴别诊断

1. 超声分析

本病例为青年女性患者，因右腕背部桡侧疼痛 2 月，拇指外展受限 1 周就诊。X 线平片排除骨性原因，遂行高频超声检查腕部软组织。超声发现拇长展肌腱、拇短伸肌腱腱鞘环形增厚，肌腱本身也稍增厚，腱鞘内血流信号丰富，符合典型腱鞘炎并肌腱炎表现。这两根肌腱深部对应的是桡骨茎突处的腱沟，底面凹凸不平，表面覆盖由深筋膜形成的腕背韧带，拇长展肌及拇短伸肌腱均被约束于此处，手指活动引起反复摩擦造成腱鞘增厚、狭窄，故临床称之为桡骨茎突狭窄性腱鞘炎。结合患者发病前家务繁重，是该病的一个重要起因。

2. 鉴别诊断

（1）肌腱及腱鞘急性炎症：表现为肌腱、腱鞘增厚，回声减低，内部血流信号增多，病变多为节段性，伴有疼痛症状，按压或活动时加剧。风湿、自身免疫性疾病累及肌腱时，病变也可在肌腱附着端，长期、反复的炎症可使肌腱内出现钙化，或是附着处骨皮质受侵蚀。外伤患者具有明确的病史，可造成肌腱完全性或不完全性断裂，可伴有局部出血。

(2) 腱鞘囊肿：是最常见的腱鞘肿瘤样病变，囊内含有果冻状的稠厚液体，成分为透明质酸和蛋白质，实际上不是真正的肿瘤。于手腕背部及足背紧邻肌腱探及囊性肿块，多为单发，边界清，边缘规则，圆形或椭圆形，可见包膜回声；囊内透声可，无血流信号。有时在囊肿周围可见少许血流信号。

(3) 腱鞘巨细胞瘤：又称黄色素瘤，起于小关节及腱鞘的滑膜层，常见于手与足部，为慢性长大的软结节，无压痛，生长自限。局限型黄色素瘤好发于手部，位于腱鞘旁或关节旁，也可见于足趾、足背等。多为单发，较小（小于 3 cm），境界清晰，形态较规则，内部回声尚均匀。大多数肿块与肌腱关系密切。弥漫型黄色素瘤较少见，约占 10％～20％，主要侵犯大关节，如膝关节、肘关节等，侵入关节生长时可与关节囊分界不清，可多发，较大（>3 cm），边界清晰，形态不规则，内部回声欠均匀。另外，肿块发生坏死或钙化时，内部可见无回声区或强回声团。

五、要点与讨论

桡骨茎突狭窄性腱鞘炎是指腱鞘因机械性摩擦而引起的腱鞘慢性无菌性炎性改变，位于腕背部第一个骨纤维管道，内有拇长展肌腱和拇短伸肌腱，是骨科常见病，多发生于老年女性。病因不明，局部组织退行性变及手指过度屈伸活动的机械性刺激可能是其原因之一。

高频超声可清晰显示肌腱，在长轴切面上呈紧密平行排列的线样高回声，短轴切面呈圆形或椭圆形，内为点状高回声。腱鞘为包绕在肌腱周围纤薄的双层套管样密闭的滑膜组织，正常情况下不能被超声显示，当发生炎症等病理改变时，腱鞘组织增厚，在超声图像上呈环形低回声。

腕背部由深筋膜形成的腕背侧韧带及其发出的间隔与桡、尺骨和腕骨形成 6 个骨纤维管道，6 条管道内走行有九条伸肌腱及其腱鞘，由桡侧向尺侧依次为：①拇长展肌腱与拇短伸肌腱；②桡侧腕长、短伸肌腱；③拇长伸肌腱；④指总伸肌与示指伸肌腱；⑤小指伸肌腱；⑥尺侧腕伸肌腱。超声探测在方法学上首先确定桡骨的 Lister 结节，第一、第二个管道位于其桡侧，其余管道位于其尺侧，可以帮助我们作出定位诊断。但是，在一些外伤或者术后复查患者，由于解剖位置改变或瘢痕组织影响判断，可借助手指的活动，动态实时超声加以确定。

六、思考题

1. 手腕背侧有几个骨纤维管道，内分别包含哪些肌腱？
2. 腱鞘炎的超声图像特点是什么？

七、推荐阅读文献

[1] Choi SJ，Ahn JH，Lee YJ，et al. de Quervain disease：US identification of anatomic variations in the first extensor compartment with an emphasis on subcompartmentalization [J]. Radiology，2011,260(2):480-486.

[2] Lee KH，Kang CN，Lee BG，et al. Ultrasonographic evaluation of the first extensor compartment of the wrist in de Quervain's disease [J]. J Orthop Sci，2014,19(1):49-54.

[3] Kwon BC，Choi SJ，Koh SH，et al. Sonographic identification of the intracompartmental septum in de Quervain's disease [J]. Clin Orthop Relat Res，2010,468(8):2129-2134.

[4] Volpe A，Pavoni M，Marchetta A，et al. Ultrasound differentiation of two types of de Quervain's disease：the role of retinaculum [J]. Ann Rheum Dis，2010,69(5):938-939.

[5] Jeyapalan K，Choudhary S. Ultrasound-guided injection of triamcinolone and bupivacaine in the management of de Quervain's disease [J]. Skeletal Radiol，2009,38(11):1099-1103.

（陈　捷　姜立新）

肘管综合征

一、病历资料

1. 病史

患者，男性，57岁，因"右手尺侧1个半手指麻木8月，小鱼际肌萎缩1月"就诊。自诉无外伤史，无关节疼痛，无肩背痛，右上肢其余部分无感觉异常。

2. 体格检查

患者右手爪形手畸形，小鱼际肌萎缩，小指掌指关节呈屈曲位，对掌不全，小指、环指夹纸试验阳性。手臂触觉正常，肌力好。

3. 特殊检查

肌电检查：右侧尺神经肘部运动传导潜伏期6.8 ms，感觉潜伏期4.9 ms，波幅14.5 μV。右侧腕部尺神经运动、感觉传导速度正常范围内。

二、影像资料

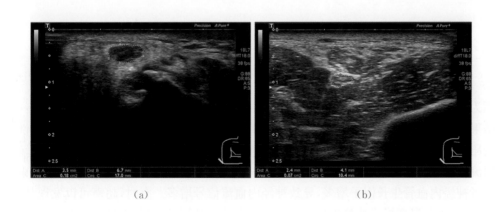

(a)   (b)

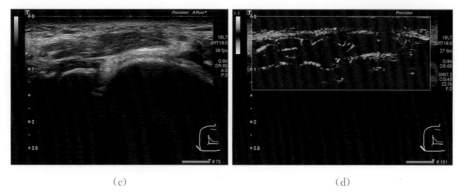

(c)　　　　　　　　　　　　(d)

图 120 - 1　肘管综合征声像图

（a）右侧尺神经走行如常，肘部神经位于尺神经沟内，神经沟远端水平可见增生腱性组织，局部尺神经受压变细，外膜受压凹陷，受压近端神经干增粗肿胀，最大横截面积约 0.18 cm²；（b）右侧尺神经走行如常，上臂中段厚径 0.29 cm，前臂中段厚径 0.22 cm，腕部厚径 0.16 cm；（c）右侧尺神经增粗段神经外膜回声增高，神经干回声减弱，神经束膜及神经束结构不清；（d）超微血流成像：右侧尺神经增粗段尺神经内见少许点状血流信号。

三、超声所见及诊断

1. 超声所见

患者右侧尺神经走行如常，上臂中段厚径 0.29 cm，前臂中段厚径 0.22 cm，腕部厚径 0.16 cm，肘部神经位于尺神经沟内，神经沟远端水平可见增生腱性组织，局部尺神经受压变细，外膜受压凹陷，受压近端神经干增粗肿胀，最大横截面积约 0.18 cm²，增粗段神经外膜回声增高，神经干回声减弱，神经束膜及神经束结构不清，超微血流成像：增粗段尺神经内见少许点状血流信号（见图 120 - 1）。局部未见明显占位性病灶。深部骨质未见明显骨赘。其余段尺神经未见明显异常声像图表现。

2. 超声诊断

右侧肘管段尺神经卡压，符合肘管综合征表现。

3. 最后诊断

右侧肘管综合征。

四、超声分析和鉴别诊断

1. 超声分析

本病例为男性患者，因右手尺侧 1 个半手指麻木 8 月，小鱼际肌萎缩 1 月就诊。从患者临床表现和肌电检查结果分析，疑诊肘管综合征行超声检查。高频超声检查发现肘部尺神经沟远端腱性组织增厚，局部神经受压变细，提示浅部的三角韧带对尺神经造成卡压，即肘管综合征。在卡压的近端，由于神经干内血液回流及轴浆流动障碍，引起神经增粗肿胀，神经回声减弱，内部的神经束膜及神经束结构模糊，病程长的患者神经内血管生长因子增多，导致神经内血流信号增多。有时，超声可以发现其他造成尺神经卡压的原因，如关节退变形成的赘生骨或关节滑膜囊肿，类风湿性关节炎导致的滑膜增生等。

2. 鉴别诊断

（1）腕尺管综合征：为另一种常见的尺神经卡压综合征，声像图表现与肘管综合征类似，但卡压位于腕部的尺管，因支配环指、小指指深屈肌腱的神经在腕部上方发出，所以不会出现爪形手畸形。症状以小指、环指末节皮肤感觉异常为主，该病腕部尺神经传导速度减慢，肌电图可帮助鉴别。

（2）胸廓出口综合征：臂丛神经及锁骨下动静脉在颈肩部胸廓出口区域受到各种先天或后天因素压迫所致的一系列症状，包括手及上肢酸痛、麻木、运动乏力等。臂丛下干受压为最常见的神经受压类型，因下干是尺神经的主要组成，因而其症状与肘管综合征部分重叠，但前者还会出现前臂内侧皮肤感觉异常等。下干卡压的常见部位为前、中斜角肌间隙以及锁骨下腋部胸小肌下方，超声可提供诊断信息。

（3）尺神经脱位：肘部尺神经固定于尺神经沟内，小部分人群尺神经位于肱骨内上髁内侧，可能为先天变异，也可能因肘管表面三角韧带松弛导致，脱位的神经位置表浅且失去肘管保护，易与外界物体产生摩擦，从而产生神经受损症状。高频超声可清晰显示神经位置，极易作出诊断。

五、要点与讨论

肘管综合征为尺神经最常见的卡压综合征。肘管为位于肱骨内上髁与尺骨鹰嘴之间的骨纤维性管道，内侧壁为肱骨内上髁及尺侧腕屈肌的肱骨头，外侧壁为尺骨鹰嘴和尺侧腕屈肌的尺骨头，底壁为尺侧副韧带，浅壁为三角韧带，肘管内主要容纳尺神经及尺侧上副动、静脉。尺神经在出肘管后发出分支至尺侧腕屈肌，然后进入前臂掌侧，发出分支至指深屈肌尺侧半，于腕上约 5 cm 发出手背支至手背尺侧皮肤。主干通过豌豆骨与钩骨之间的腕尺管即分为深、浅支，深支穿小鱼际肌进入手掌深部，支配小鱼际肌、全部骨间肌和 3、4 蚓状肌、拇收肌和拇短屈肌内侧头。浅支至手掌尺侧及尺侧一个半指皮肤。

肘管综合征引起尺神经损伤后导致相应的功能障碍，结合肌电图检查较易作出诊断。保守治疗失败者需行手术，将尺神经从尺神经沟移至肘前皮下，移位时需要向两端充分游离，防止移位后神经产生张力。超声检查可发现尺神经在肘管内受压，其近端的尺神经增粗肿胀，一般以横截面积大于 0.075 cm² 作为诊断标准。超声除了提供支持性诊断意见外，往往还可发现引起卡压的具体原因，如增生腱性组织、关节退变形成的赘生骨或滑膜囊肿、肘管内骨质不平、肘管内血管瘤等占位，利于手术者制定最合理的手术方案。对于类风湿性关节炎患者，如滑膜增生引起卡压，多采取内科药物治疗，可避免不必要的创伤。

六、思考题

1. 肘管的组成及其内容物有哪些？
2. 超声诊断肘管综合征的依据是什么？
3. 超声常见的引起肘管综合征的原因有哪些？

七、推荐阅读文献

［1］曹洪艳，陈定章，丛锐. 高频超声在肘管综合征诊断中的应用［J］. 中国超声医学杂志，2008，24（6）：546－548.

［2］张展，陈德松，陈为民. 超声检查在肘管综合征诊治中的应用［J］. 中华手外科杂志，2007，23（2）：98－100.

［3］程怿，陈为民，王怡. 高频超声诊断肘管综合征［J］. 中国医学影像技术，2009，25（12）：2254－2257.

［4］吴道珠，倪双双，罗洪霞. 高频超声技术诊断肘管综合征的价值［J］. 医学影像学杂志，2010，20（2）：230－232.

［5］Bayrak AO，Bayrak IK，Turker H，et al. Ultrasonography in patients with ulnar neuropathy at the elbow：comparison of cross-sectional area and swelling ratio with electrophysiological severity [J]. Muscle Nerve，2010,41(5):661 - 666.

[6] Yoon JS，Hong SJ，Kim BJ，et al. Ulnar nerve and cubital tunnel ultrasound in ulnar neuropathy at the elbow [J]. Arch Phys Med Rehabil，2008,89(5):887 - 889.

[7] Thoirs K，Williams MA，Phillips M. Ultrasonographic measurements of the ulnar nerve at the elbow：role of confounders [J]. J Ultrasound Med，2008,27(5):737 - 743.

（陈　捷　姜立新）

网球腿

一、病历资料

1. 病史

患者,男性,31 岁,因"突发右小腿疼痛约 2 周"就诊。自诉打羽毛球杀球起跳发力后右侧小腿觉重物击打感,随后小腿疼痛,无缓解。既往无外伤史。

2. 体格检查

患者右侧内踝处皮肤见瘀血斑。

3. 实验室检查

无明显异常。

二、影像资料

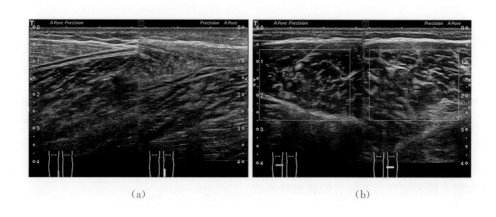

(a)　　　　　　　　　　(b)

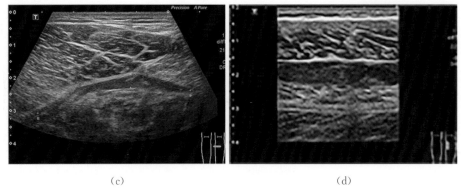

(c)　　　　　　　　　　　　　(d)

图 121 - 1　腓肠肌内侧头撕裂声像图

(a)双侧小腿中段长轴观,左侧为左侧腓肠肌内侧头下缘,右侧显示右侧腓肠肌内侧头下缘增厚,肌纤维回声模糊、紊乱;(b)双侧小腿中段短轴观,左侧为左侧小腿腓肠肌内侧头内动脉及伴行的两支静脉的能量多普勒显示,右侧显示右侧腓肠肌内侧头内肌肉静脉血栓形成,与动脉伴行的两支静脉血流信号充盈缺损;(c)右侧小腿中段短轴观,右侧腓肠肌与比目鱼肌之间低回声血肿形成;(d)右侧小腿中段长轴观,右侧小腿腓肠肌内侧头肌肉静脉血栓形成。

三、超声所见及诊断

1. 超声所见

右侧腓肠肌内侧头下缘增厚,肌纤维回声模糊、紊乱,连续性差,与比目鱼肌之间见低回声,范围:上下径 9.0 cm,厚径 0.4 cm,左右径 4.9 cm。跟腱未见撕裂。右侧腓肠肌内侧头肌肉静脉内见低回声充填,加压后管腔不能闭合,彩色血流信号充盈缺损(见图 121 - 1)。

2. 超声诊断

右侧腓肠肌内侧头下缘撕裂合并肌肉静脉血栓形成。

3. 最后诊断

右侧腓肠肌内侧头下缘撕裂合并肌肉静脉血栓形成。

四、超声分析和鉴别诊断

1. 超声分析

患者右侧小腿在打羽毛球拉伤后 2 周,小腿持续疼痛无缓解来院就诊。超声检查发现右侧腓肠肌内侧头下缘增厚,肌纤维回声模糊、紊乱,提示腓肠肌内侧头下缘肌纤维撕裂,与比目鱼肌之间见无回声,考虑肌间血肿形成。扫查过程中探头触压腓肠肌内侧头中上部时,患者感到疼痛,此处发现右侧腓肠肌内侧头肌肉静脉内见低回声充填,加压后管腔不能闭合,彩色血流信号充盈缺损,因此考虑该患者右侧腓肠肌内侧头撕裂同时合并同名静脉血栓形成。

2. 鉴别诊断

(1)腘窝囊肿破裂:腘窝囊肿又称 Baker's 囊肿,为腓肠肌内侧头与半膜肌之间的滑囊积液形成,多与膝关节相通。体积较大的腘窝囊肿可发生破裂,囊液外渗流入肌间隙导致周围组织继发炎症反应,引起小腿肿胀、疼痛的临床症状,与网球腿类似。超声可观察到小腿后内侧肌间隙不均质回声,与网球腿引起的血肿表现有时需要区别。腓肠肌内侧头有无撕裂是两者之间的鉴别要点。

(2)深静脉血栓形成:发生于小腿的深静脉血栓会引起与网球腿类似的疼痛症状。超声表现为深静脉管腔内低回声充填,探头加压后不能压扁,彩色血流信号无显示,而腓肠肌内侧头无明显肌纤维撕裂的超声表现,腓肠肌和比目鱼肌之间无明显血肿形成。两者临床表现类似,但病理机制、治疗方案不同,通过超声鉴别尤为重要。有时网球腿会合并深静脉血栓形成如同本病例,这可能与肌肉撕裂后水肿和血肿对腘静脉、腓肠肌静脉造成压迫有关。

（3）跟腱断裂:临床病史也表现为运动时暴力损伤后突发疼痛,患者常自诉小腿觉重物击打感或听见响声,超声表现为跟腱肌纤维回声部分或完全连续性中断,断端不平整,断端之间可见无回声、低回声或不均质回声的血肿。两者同为运动损伤,均有小腿疼痛的临床表现,鉴别诊断上主要以发生部位来区别。

五、要点与讨论

腓肠肌为小腿后群浅层肌肉,其内侧、外侧两头分别起于股骨的内、外侧髁的后面,两头合成肌腹后,在小腿中部形成扁腱与深面的比目鱼肌腱相合,形成极强大的跟腱,抵止于跟结节。快速剧烈的肌肉收缩可能导致腓肠肌内侧头或跖肌腱断裂,俗称"网球腿"。临床上以腓肠肌内侧头断裂常见,跖肌腱损伤很少单独发生,一般伴随着腓肠肌内侧头撕裂同时发生。超声作为腓肠肌断裂的首选检查方法,不仅可以分析肌肉撕裂损伤程度,还可以随访观察损伤后的修复情况。

一个完整的肌肉肌腱单位由肌腹、肌肉肌腱移行处、肌腱组成。肌肉肌腱移行处最薄弱,超负荷暴力损伤引起的断裂常发生于此处。腓肠肌撕裂常见部位为内侧头下缘—肌肉肌腱移行处。因运动中肌肉拉伤程度不同,可分为:肌肉筋膜损伤、肌纤维部分撕裂、完全撕裂。超声检查会有不同的声像图特征。筋膜损伤仅仅是肌肉筋膜的拉伤,没有肌纤维的断裂,超声图像上表现仅仅是腓肠肌内侧头与比目鱼肌间的肌筋膜增厚,回声紊乱,但肌肉的结构完整,肌间隙也很少出现积液。此型损伤最轻,恢复快。如果暴力继续增大,超出肌纤维的弹性范围,出现肌纤维部分撕裂,声像图上则表现为肌纤维的连续性中断,断裂或肌纤维缺失处被无回声或低回声裂隙影代替,程度较轻时也可表现为局部肌纤维排列紊乱。出血会积聚于腓肠肌与比目鱼肌之间的筋膜间隙,声像图上表现为椭圆形或长条形液性暗区,边界清楚。如果暴力足够大,则可能导致腓肠肌内侧头完全断裂。由于肌肉组织有丰富的血供,肌肉损伤后常常伴随局部大量积血或血肿。一般来说,损伤越严重,出血越多。完全撕裂的患者积液量显著高于部分撕裂。

网球腿主要发生于中青年男性,尤其以业余参加体育运动者多见。对高度怀疑网球腿的患者进行超声检查,可分析其严重程度,同时观察跖肌腱、跟腱是否损失,利于早期治疗及修复。部分急性网球腿患者忽视运动损伤的严重性,未及时接受诊治,长期缺乏康复锻炼,直到肌肉挛缩形成肉眼可观察到的肿块时才意识到问题,此时已经错过最佳诊治时间。

六、思考题

1. 网球腿包括哪些损伤?
2. 网球腿需要与哪些疾病鉴别?

七、推荐阅读文献

[1] 傅先水,林发俭,王金锐,等.网球腿的超声诊断[J].中华超声影像学杂志,2007,8(16):703-705.

[2] 罗小兵,罗萍,侯佳,等.高频超声诊断网球腿的临床应用[J].中国运动医学杂志,2012,31(2):

164 - 166.

［3］ Kwak HS，Han YM，Lee SY，et al. Diagnosis and follow-up US valuation of ruptures of the medial head of the gastrocnemius （"Tennis Leg"）［J］. Korean J Radiol，2006,7（3）:193 - 198.

［4］ Flec D，Tomei A，Ravazzolo N，et al. US evaluation and diagnosisof rupture of the medial head of the gastrocnemius （"Tennis Leg"）［J］. Journal of Ultrasound，2007,10（4）:194 - 198.

［5］ Slawski DP. Deep venous thrombosis complicating rupture of the medial head of the gastrocnemius muscle［J］. J OrthopTrauma，1994,8（3）:263 - 264.

［6］ Bianchi S，Martinoli C，Abdelwahab IF，et al. Sonographic evaluation of tears of the gastrocnemius medial head （"Tennis Leg"）［J］. J Ultrasound Med，1998,17:157 - 162.

（陈　莉　姜立新）

腘窝囊肿

一、病历资料

1. 病史

患者,女性,59 岁,因"发现左腘窝无痛性肿块 3 年余"就诊。既往无外伤史,无膝关节手术史。

2. 体格检查

患者左膝关节周围皮肤颜色正常,无皮肤破溃,无手术瘢痕。腘窝内侧触及肿块,质软,与皮肤无粘连,无压痛。

3. 实验室检查

无明显异常。

二、影像资料

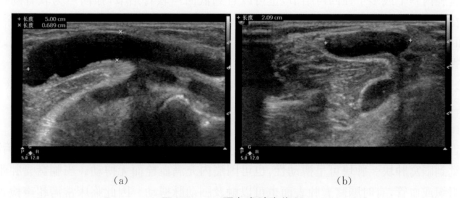

(a)   (b)

图 122-1 腘窝囊肿声像图

(a)左侧腓肠肌内侧头与半膜肌肌腱之间可见一无回声肿块,从深面的关节旁通过腓肠肌—半膜肌肌腱间隙延伸至皮下,大小约 5.0 cm×0.7 cm×2.1 cm,囊壁薄,内部透声好,周围组织内无液体;(b)类似于横切面,左侧腓肠肌内侧头与半膜肌肌腱之间可见一无回声肿块,从深面的关节旁通过腓肠肌—半膜肌肌腱间隙延伸至皮下。

三、超声所见及诊断

1. 超声所见

使用线阵高频探头于左腘窝处扫查,于患者腓肠肌内侧头与半膜肌肌腱之间可见一无回声肿块,从深面的关节旁通过腓肠肌—半膜肌肌腱间隙延伸至皮下,大小约 5.0 cm×0.7 cm×2.1 cm,囊壁薄,内部透声好,周围组织内无游离液体,内部未见血流信号(见图 122-1)。

2. 超声诊断

左侧腘窝囊肿。

3. 最后诊断

左侧腘窝囊肿。

四、超声分析和鉴别诊断

1. 超声分析

本病例为女性患者,因左腘窝无痛性肿块 3 年余就诊。采用高频超声可以清楚地显示一囊性包块位于腓肠肌内侧头与半膜肌肌腱之间,从深面的关节旁通过腓肠肌内侧头与半膜肌肌腱的间隙延伸到皮下。根据解剖,在腓肠肌内侧头与半膜肌肌腱之间存在腓肠肌—半膜肌肌腱滑囊,因此可以诊断为腘窝囊肿,或 Baker's cyst。诊断的要点就是能够在超声上识别腓肠肌内侧头与半膜肌肌腱的解剖部位。

除此之外,还有几个方面需要注意。首先腘窝囊肿的一个最常见的并发症是囊肿破裂,囊液渗入皮下会引起小腿的胀痛。因此看到腘窝囊肿后要对囊肿周围进行扫查看有无囊肿破裂,如有破裂,则破裂处囊肿失去圆滑的囊壁,形态变尖,周围可见游离积液。其次要观察囊内有无强回声或低回声结节。因为在成人,腘窝囊肿大多数与膝关节腔相通,患者往往有膝关节退行性疾病,半月板撕裂或关节软骨损伤脱落的游离体可以进入腘窝囊肿,再或者可以继发性滑膜软骨瘤病或滑膜骨软骨瘤病。在超声上可以看到腘窝囊肿内一个或多个强回声结节,也可以看到低回声软骨结节,强回声为软骨的钙化或骨化,这些也可以在 X 线平片上得以体现。另外要观察囊壁有无增厚或呈结节样。目的是排除引起滑膜增厚的疾病,如类风湿性关节炎、血清阴性关节炎以及色素沉着绒毛结节滑膜炎,如有此改变,则需对膝关节进一步检查。

总之,诊断腘窝囊肿时,要写明囊肿的具体解剖部位、大小,有无破裂,以及囊内、囊壁有无异常结构等。

2. 鉴别诊断

(1)腘动脉瘤:腘动脉瘤是周围血管动脉瘤中比较常见的动脉瘤之一,由腘动脉扩张后形成。患者有时可以察觉到腘窝肿块。肿块可呈搏动性,也可因瘤内充满血栓而无搏动。当腘窝囊肿张力较大,可以压迫腘窝组织或血管,有时腘窝囊肿表面也可以触及腘动脉搏动。因此临床常需超声检查进行鉴别。鉴别要点是腘窝解剖结构的识别,能够正确找到腘动脉和腓肠肌—半膜肌肌腱滑囊位置,则诊断不难。

(2)腘窝实质性软组织肿瘤:可包括良性的脂肪瘤、血管瘤、淋巴管瘤以及神经鞘瘤等。恶性的主要包括滑膜肉瘤以及皮下转移瘤等。鉴别要点仍是正确识别腓肠肌—半膜肌肌腱滑囊位置,尤其是对于复杂性腘窝囊肿更是如此。

(3)腘窝关节外腱鞘囊肿:常见,是关节囊周围结缔组织退变形成,不同于滑膜囊肿,腱鞘囊肿的内容物为黏稠黏液,囊壁为纤维囊壁,其表面没有滑膜细胞。一般位置较深,位于关节囊后方、股骨远端的干骺端。超声显示为关节旁的囊性肿块。与腘窝囊肿的鉴别要点就是腱鞘囊肿不位于腓肠肌—半膜肌肌腱滑囊位置。

五、要点与讨论

腘窝囊肿,也称作 Baker's cyst,可分为先天和后天两种,前者多见于儿童(2～14 岁),男性多见。后者多见于中年以上成人,男性多见,可由关节内疾病引起,如骨性关节炎、半月板损伤、类风湿性关节炎、血清阴性关节炎以及色素沉着绒毛结节滑膜炎等。在成人,其形成的机制目前认为是膝关节腔内的积液进入腓肠肌—半膜肌肌腱滑囊所致。囊肿与关节腔的通道具有单向阀门的作用,即关节腔积液通过阀门进入腘窝囊肿。

患者可觉腘窝部不适或行走后发胀感,有的无自觉症状。囊肿较大时可妨碍膝关节的伸屈活动。膝关节后内侧腘窝部可触及肿物,表面光滑,质地较软,压痛不明显,而且和皮肤或其他组织不粘连。

腘窝囊肿的大小取决于慢性膝关节疾病的病程。对于慢性膝关节炎,由于有反复的膝关节积液,从而不断有积液进入腘窝囊肿内,腘窝囊肿可以很大。但由于这是一个缓慢的过程,因此患者可以耐受。这在有长期风湿性关节炎患者中尤为明显,腘窝囊肿大到可以向下延伸至内踝水平。

影像学上,超声和核磁共振均可以清楚地显示囊肿的解剖部位,即位于腓肠肌内侧头与半膜肌肌腱之间。腘窝囊肿由三部分组成,第一部分是位于腓肠肌内侧头与半膜肌肌腱深面及膝关节后方被膜之间的部分,体积较小,是囊肿的"头部",第二部分是位于腓肠肌内侧头与半膜肌肌腱中间最窄的部分,称作囊肿的"颈部",第三部分是延伸至后方皮下的部分,这部分最大,是囊肿的"体部"。在超声检查的时候注意不要把第一部分误当成膝关节腔内的积液,而把囊肿的"颈部"当成是与膝关节相通的窄蒂。实际上腘窝囊肿与膝关节腔的交通部分在影像上很难显示。有研究通过在膝关节腔内注射造影剂,然后在 CT 或 MRI 上显示膝关节腔与腘窝囊肿的相通部分,同时还有助于显示半月板和/或关节软骨可能存在的病灶。

超声检查腘窝囊肿的最佳角度是横断面扫查,在这个切面,超声可以很好地显示腓肠肌内侧头、半膜肌肌腱以及腘窝囊肿三者之间的解剖位置关系,也可以很好地显示囊肿的"头部"、"颈部"和"体部"。因此做出腘窝囊肿的诊断并不难。

腘窝囊肿的内容物可有多种表现。最常见的是由于膝关节腔积液进入腓肠肌—半膜肌肌腱滑囊形成的腘窝囊肿,这样的腘窝囊肿内容物为关节积液,为透明液体,囊壁薄而规则。在其他的一些疾病,如类风湿性关节炎、血清阴性关节炎以及色素沉着绒毛结节滑膜炎等,可以引起滑膜增厚,腘窝囊肿内部部分或全部充填增厚的滑膜组织,超声上囊肿内部显示存在实性低回声。结核性滑膜炎非常罕见,超声上可以表现囊肿内高回声内容物。

在骨性关节炎、神经性关节病或滑膜骨软骨瘤病/滑膜软骨瘤病的病例,膝关节腔内的游离体可以进入腘窝囊肿。游离体可以分成三类:钙化的、骨软骨的或纯粹软骨的游离体。钙化的游离体表现为囊肿内单个或多个强回声团块,后方伴声影,就像胆囊结石一样。骨软骨游离体表现为强回声的骨性部分混合低回声的软骨部分。纯粹软骨游离体很罕见,表现为低回声的团块,没有后方声影。在实际超声扫查过程中,如不能确定是囊壁钙化还是游离体,则可以让患者变换体位,如强回声团块随体位移动,则可以确定为游离体。

腘窝囊肿最常见的并发症是囊肿破裂。临床表现为小腿的弥漫性肿胀和触痛,与血栓性静脉炎症状相似。超声可以显示囊肿破裂处囊壁由圆形变成尖形,周围皮下组织内可见积液。一般腘窝囊肿的远端最容易破裂。囊肿内出血有时可以看到,尤其是患者服用了抗凝药物,这时超声可以看到囊肿内存在混合低回声,内部无血流信号。新鲜的出血可继发于囊肿抽吸术后。另外腘窝囊肿感染是罕见的并发症,往往发生于有免疫缺陷的患者。临床可表现为局部红、肿、热、痛。超声上可表现为囊液透声差、囊壁增厚、不规则。但是超声未见以上表现不代表没有感染,正确的做法是超声引导下抽取液体进行实验室检查和细菌培养。最后,最严重的并发症就是囊肿压迫腘窝血管而引起腘静脉血栓形成。因此在超声检查腘窝囊肿的同时,对腘窝血管也检查一下。

腘窝囊肿的鉴别诊断可包括腘动脉瘤、腘窝关节外腱鞘囊肿以及腘窝软组织肿瘤。尤其是当复杂性腘窝囊肿伴有分隔、游离体或滑膜增厚组织等,正确识别腓肠肌—半膜肌肌腱滑囊位置是做出正确诊断的关键。

腘窝囊肿除非引起症状,否则一般无须治疗。在很少的情况下患者的不适是由于腘窝囊肿造成的,一般是由潜在的膝关节疾病所致。保守治疗原则是通过休息或下肢抬高减少关节囊液持续进入囊肿,另外还可以在超声引导下进行囊液的抽吸。囊肿切除手术一般用于囊肿引起的不适较为严重的患者。当囊肿破裂时,患者需要休息、患肢抬高以及囊内注射皮质类固醇药物。

总之,超声是评价腘窝囊肿的一种很好的影像学方法,可以显示囊肿位置、有无并发症,还可以超声引导下囊液抽吸,从而缓解囊肿对周围组织的压迫或者送检实验室检查,另外超声随访囊肿的大小还可以监测临床对关节内疾病治疗的效果。

六、思考题

1. 腘窝囊肿的解剖部位在哪里?
2. 腘窝囊肿的最常见并发症有哪些?
3. 腘窝囊肿有哪些鉴别诊断?

七、推荐阅读文献

[1] Baker W M. On the formation of synovial cysts in the leg in connection with disease of the knee-joint [J]. Clin Orthop Relat Res. 1994,2(299):2-10.

[2] Herman AM, Marzo JM. Popliteal cysts: a current review [J]. Orthopedics, 2014,37(8): e678-684.

[3] De Maeseneer M, Debaere C, Desprechins B, et al. Popliteal cysts in children: prevalence, appearance and associated findings at MR imaging [J]. Pediatr Radiol, 1999,29(8):605-609.

（张吉臻　姜立新）

跟腱断裂

一、病历资料

1. 病史

患者,男性,31 岁,因"跑步后突发右小腿远端疼痛伴跛行 1 周余"就诊。自诉起跑发力时右侧小腿觉重物击打感,且听见响声,随后小腿疼痛且行走无力。既往跟腱曾发生疼痛,后缓解,无外伤史。

2. 体格检查

患者右侧跟腱后方凹陷,周围伴有肿胀,脚踝处皮肤见大片瘀血斑,跟腱处触诊空虚感。

3. 实验室检查

血常规正常,尿酸 550 μmol/L。

二、影像资料

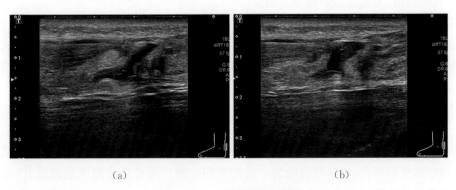

(a)   (b)

图 123-1 跟腱断裂声像图

(a)右侧跟腱长轴观,跟腱完全断裂,断端之间见无回声区;(b)右足背屈运动后,右侧跟腱断端之间距离加大。

三、超声所见及诊断

1. 超声所见

患者右侧跟腱连续性中断,局部呈无回声,范围约 1.0 cm×0.9 cm,内见絮状回声,残端表面不平整,远侧残端跟腱的长度约 5.6 cm,两侧断端之间的距离为 2.2 cm。小腿三头肌下端肌腱肌腹相连处肌纤维结构紊乱(见图 123-1)。

2. 超声诊断

右侧跟腱断裂,两侧断端之间的距离为 2.2 cm,远侧跟腱残段的长度约 5.6 cm。

3. 最后诊断

右侧跟腱断裂。

四、超声分析和鉴别诊断

1. 超声分析

正常跟腱的声像图表现为纵行带状均匀较强回声结构,层次清楚,边界清晰。横断扫描表现为椭圆形较强回声。跟腱完全断裂时正常腱组织带状较强回声中断,代之以无回声、低回声区及不均质回声,残端不规则,层次模糊。患者为青年男性,周末进行锻炼时突发右小腿远端疼痛后行走无力来院就诊。超声检查时取俯卧位,沿跟腱纵向及横向连续扫查,发现右侧跟腱连续性中断,右足背屈运动后,断端之间距离加大且无腱性组织回声,考虑跟腱完全断裂。断端之间主要为无回声区,内见絮状回声,提示断端间血肿形成。超声应测量断端之间的距离及远端残端长度为外科手术提供参考。

2. 鉴别诊断

(1)跟腱炎:跟腱短时间内承受的压力过大而发生劳损、细微挫伤或撕裂,进而出现无菌性炎症。有时也继发于某些全身性疾病。跟腱炎的症状表现为跟腱肿胀、疼痛、僵硬,活动后加剧,跟腱压痛明显。超声表现为跟腱肿胀增厚变圆,内部血流增多,回声亦可发生改变,但跟腱连续,发生背屈运动时亦连续。此外由于跟腱没有腱鞘,跟腱炎还常常伴有腱周组织炎、跟后滑囊积液。

(2)跟腱黄色瘤:跟腱黄色瘤是一种继发于脂代谢紊乱的少见疾病。临床常表现为跟腱肿胀,行走后肿胀酸痛,超声表现为跟腱增厚,内回声不均,可见散在高回声或低回声。因跟腱断裂处也可表现为低回声,故两者有时也需鉴别。脚踝背屈、跖屈运动时断端发生位移有助于跟腱断裂的诊断,且跟腱黄色瘤常发生于双侧跟腱,不难与跟腱断裂鉴别。

(3)腓肠肌内侧头撕裂:临床病史也表现为运动时突发疼痛,患者也常自诉小腿觉重物击打感,超声表现为腓肠肌内侧头下缘肌纤维结构紊乱,部分及完全连续性中断,与比目鱼肌之间可见无回声或絮状回声的血肿。两者同为运动损伤,均有小腿疼痛的临床表现,鉴别诊断上主要以发生部位来区别。

五、要点与讨论

跟腱是人体最大和最强有力的肌腱,由腓肠肌和比目鱼肌的腱性组织联合而成。跟腱断裂常发生于男性,是运动中常见的损伤,也是肌腱断裂中最常见的一种。随着社会健康意识提升,参加运动的人增加,跟腱出现撕裂的比例也越来越高。

跟腱断裂临床表现及体格检查具有特征性,与跟腱其他疾病以及小腿其他损伤鉴别不难。当跟腱有慢性劳损或伴随跟腱炎等疾病存在时,跟腱断裂更易发生。跟腱断裂时也可伴随小腿其他肌腱的撕裂损伤。所以当跟腱断裂的患者就诊时应考虑患者跟腱断裂前是否已发生病理改变,是否有导致跟腱炎的全身性疾病(痛风、强直性脊柱炎等)存在。同时诊断跟腱断裂后,还应观察腓肠肌、比目鱼肌以及跖肌腱等周围结构是否有损伤。

本病例患者尿酸高,既往发作时跟腱疼痛,考虑有痛风性跟腱炎可能性,发生急剧运动时导致跟腱较正常人易发生断裂。

　　患者自诉当时患处有重物击打感为肌腱撕裂常见临床表现,且听见响声表明完全断裂的可能性大,触诊时跟腱处有凹陷或空虚感提示有跟腱断裂的可能。超声检查可以明确跟腱是否断裂,是否完全断裂,程度如何,可定位断裂位置,是否伴有小腿其他肌腱撕裂,并且可测量远端残端长度和断端之间距离。临床上大概有 20% 的急性跟腱断裂首次就诊时被漏诊,超声可作为跟腱断裂的首选影像检查技术,可以为临床术前诊断和病情评估提供重要的依据。

六、思考题

　　1. 跟腱断裂的体格检查有何特征表现?

　　2. 跟腱断裂有哪些声像图表现?

　　3. 跟腱断裂可继发于哪些全身性疾病?

七、推荐阅读文献

　　[1] Bardas C, Benea H, Martin A, et al. The traumatic rupture of the Achilles' tendon － an analysis of the modern methods of evaluation and treatment [J]. Orthopaedics Clujul Medical, 2013, 86(2):128-132.

　　[2] Gulati V, Jaggard M, Al-Nacmari S S, et al. World J Orthop, 2015,6(4):380-386.

　　[3] Osarumwense D, Wright J, Gardner K, et al. Conservative treatment for acute Achilles tendon rupture: survey of current practice [J]. Journal of Orthopaedic Surgery, 2013,21(1):44-46.

　　[4] Inglis AE, Scott WN, Sculco TP, et al. Ruptures of the tendo achillis. An objective assessment of surgical and nonsurgical treatment [J]. J Bone Joint Surg Am, 1976,58(7):990-993.

　　[5] Hufner TM, Brandes DB, Thermann H, et al. Long-term results after functional nonoperative treatment of achilles tendon rupture [J]. Foot Ankle Int, 2006,27(3):167-171.

　　[6] Goodwin DW. Imaging of the Achilles' tendon [J]. Foot Ankle Clin, 2000,5(1):135-148.

（陈　莉　姜立新）

案例 124

皮下脂肪瘤

一、病历资料

1. 病史

患者,女性,39岁,因"发现无痛性背部肿块2年余"就诊。患者两年前发现背部肿块,肿块两年中无明显增大。患者否认既往外伤史、手术史。

2. 体格检查

患者背部触及肿块,大小约4 cm×1 cm,质软,无压痛,可随皮肤活动。皮肤颜色正常,无皮肤破溃,无手术瘢痕。

3. 实验室检查

无。

二、影像资料

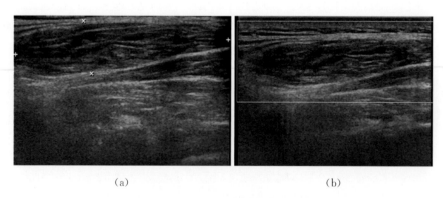

(a)　　　　　　　　　　　　　　　(b)

图 124-1　皮下脂肪瘤声像图

(a)患者背部皮下脂肪层见一低回声肿块,大小5.0 cm×1.2 cm,呈梭形,长轴平行于皮肤,边界清楚,未见明显包膜,内部可见多条平行于皮肤的条状高回声;(b)肿块内部未见明显血流信号。

三、超声所见及诊断

1. 超声所见

使用高频线阵探头于患者背部扫查可见皮下脂肪层一低回声肿块,大小 5.0 cm×1.2 cm,呈梭形,长轴平行于皮肤,边界清楚,未见明显包膜,内部可见多条平行于皮肤的条状高回声,内部未见明显血流信号(见图 124-1)。

2. 超声诊断

皮下脂肪层实性肿块,脂肪瘤可能。

3. 最后诊断

脂肪瘤。

四、超声分析和鉴别诊断

1. 超声分析

本病例为女性患者,39 岁,以无痛性背部肿块 2 年余就诊。根据病史,临床怀疑软组织肿块可能。采用高频线阵探头,超声可以清晰显示患者背部皮下脂肪层一低回声肿块,呈梭形,长轴平行于皮肤,肿块与周围脂肪分界尚清,但未见明显包膜回声。内部可见多条与皮肤平行的条状高回声,内部未见血流信号。另外根据肿块位于背部皮下组织、肿块质地较软、无痛以及两年中肿块无明显增大等特点,不难做出脂肪瘤的超声诊断。

2. 鉴别诊断

(1) 正常脂肪组织:皮下正常脂肪组织也有纤维间隔和脂肪小叶。因此临床常见患者主诉皮下肿块,但超声显示为正常脂肪小叶。脂肪瘤与正常脂肪组织的主要区别点在于脂肪瘤是一个肿块,与周围组织有分界,大多数有包膜,而且内部见多条纤维间隔,探头加压后,脂肪瘤的压缩性小于周围正常脂肪组织。因此看到皮下脂肪样肿块与周围脂肪组织有明显的分界,而且内部可见多条平行于皮肤的纤维间隔高回声,应考虑皮下脂肪瘤的诊断。

(2) 血管瘤:为常见的软组织肿瘤之一,以毛细血管瘤、海绵状血管瘤及静脉性血管瘤最多见。毛细血管瘤有紧密排列的毛细血管丛并有少量间质组织,多位于真皮和皮下组织。海绵状血管瘤由薄壁扩张的海绵状静脉血管及间隔的脂肪组织组成,无被膜,界限不清。静脉性血管瘤有厚壁静脉血管组成,腔内可见机化血栓、钙化及静脉石,多位于深部组织,好发于成人。血管瘤在皮肤表面可呈突起的鲜红色肿块,或呈暗红色或紫红色斑。超声上常表现皮下含有小腔的囊实混合性肿块,边界不清。

(3) 脂肪肉瘤:是成人最常见的肉瘤之一。常发生于软组织深部,最常见于大腿和腹膜后,极少从皮下脂肪层发生,与脂肪瘤的分布不同。脂肪肉瘤体积多数较大(>5 cm),内部可见实质性结构或者纤维间隔较厚(>0.2 cm),血供较丰富,病程缓慢。超声表现鉴别点主要是肿块大小、边界、内部有无实质性低回声以及血流信号等。

(4) 皮下脂肪坏死:是由于外伤、手术或其他原因造成的皮下脂肪细胞坏死继发炎症反应而形成,但仅少数人有明确的手术、外伤史。多见于女性,发病年龄较广,从儿童到成人均可见。多位于下肢。病理表现为边界清楚的皮下结节,内部为变性或坏死的脂肪组织,周围由纤维组织包裹,可有钙化。超声表现为皮下边界清楚或不清楚的高回声肿块,内部见小斑片状低回声区,可有钙化强回声,内部无血流信号。与脂肪瘤的鉴别要点为:皮下脂肪坏死内部没有平行于皮肤的条状高回声,内部见小斑片状低回声区。

(5) 其他良性及恶性皮下实质性肿瘤:如神经鞘瘤、纤维瘤以及纤维肉瘤等,这些肿瘤超声上多表现为明显低回声的实质性肿块,内部看不到平行于皮肤的条状高回声,内部多可见血流信号,探头加压后肿块的可压缩性差。

五、要点与讨论

脂肪瘤(lipoma)是一种由成熟脂肪组织构成的良性软组织肿瘤,是人体最常见的间叶组织肿瘤,约占良性软组织肿瘤的80%。可发生于含有脂肪组织的全身任何部位,但多见于颈、肩、背、臀及肢体的皮下组织,亦可见于肠系膜、肌肉内及筋膜下等。本病好发于50~70岁患者,典型表现为缓慢生长的无痛性肿块,但可以产生压迫症状。

脂肪瘤在病理切片下切面多为淡黄色,肿瘤由薄层纤维膜包裹成熟脂肪小叶而成,包膜菲薄、完整,脂肪细胞大小、形态一致,内有小梁分隔的脂肪小叶,小叶间具有分支纤维组织和毛细血管。组织中血管不多,毛细血管分布不均,可混杂有少量散在泡沫细胞,有时亦可见灶性黏液变性、钙化、骨化、出血、坏死、液化或黄色瘤样变。根据脂肪瘤内的成分不同,可以分为纤维脂肪瘤、血管脂肪瘤、软骨脂肪瘤以及黏液脂肪瘤等。

皮下脂肪瘤常见于背、肩、颈及四肢近端的皮下组织。病灶通常生长缓慢,触诊呈椭圆或扁平形状,质软,可移动,无触痛。大体标本外观为扁圆形或分叶状,有包膜、质地柔软,切面色淡黄,有油腻感。镜下可见肿瘤内成熟脂肪细胞被纤维条索分割成大小不等的脂肪小叶。肿瘤大小不一,常为单发性,亦可为多发性(脂肪瘤病,lipomatosis)。镜下与正常脂肪组织的主要区别在于有包膜和纤维间隔。皮下脂肪瘤一般无症状,极少恶变,手术易切除。

典型皮下脂肪瘤的超声表现:皮下脂肪层低回声肿块,边界清晰,扁圆形或椭圆形,长轴与皮肤长轴平行,长径与厚径之比大于2,可有纤细的包膜,内部有多条平行于皮肤的纤维间隔高回声,后方回声无改变或增强,内部一般无血流信号。探头加压时肿块可稍变形。内部回声,根据内部组织成分的不同,可表现为高回声、等回声及低回声。如纤维脂肪瘤,则回声可偏高。血管脂肪瘤呈高回声,内部可见小的斑片状低回声区,伴有少许血流信号。

有时在临床上,患者触摸到皮下肿块,但是超声却不能显示。这是因为有时脂肪瘤与皮下正常脂肪组织回声类似,尤其是当没有明显的包膜情况下,很难区分。这时需要超声医生采用一定的检查手法进行仔细扫查。采用探头逐渐加压或者结合触诊来检查,由于一般脂肪瘤的可压缩性要小于周围的正常脂肪组织,然后再结合脂肪瘤的超声特征,有助于超声显示这些"隐蔽"的脂肪瘤。

总之,典型的皮下脂肪瘤根据临床及超声特点不难诊断。但当碰到不典型的脂肪瘤,如内部不均匀和/或存在血流信号时,与其他肿瘤或肿瘤样病变鉴别还是较为困难,建议行增强MRI进一步检查。

六、思考题

1. 皮下脂肪瘤的典型超声表现有哪些?
2. 皮下脂肪瘤有哪些鉴别诊断?

七、推荐阅读文献

[1] 李玉林,唐建武.病理学[M].6版.北京:人民卫生出版社,2007:124-125.

[2] 白人驹,张雪林.医学影像诊断学[M].3版.北京:人民卫生出版社,2011:605-606.

[3] Tamvakopoulos GS, Toms AP, Glasgow M. Subcutaneous thigh fat necrosis as a result of tourniquet control during total knee arthroplasty [J]. Ann R Coll Surg Engl, 2005, 87(5): W11-W13.

(张吉臻　郑元义)

皮下神经鞘瘤

一、病历资料

1. 病史

患者,男性,47岁,因"无痛性右上臂内侧肿块3年余"就诊。患者三年前发现右上臂内侧肿块,无明显疼痛,近期因肿块逐渐增大就诊。患者否认外伤史,否认手术史,否认其他器官肿瘤史。

2. 体格检查

患者右上臂内侧触及肿块,约1 cm×1 cm,质韧,边界清晰,可活动,无明显压痛,位于肱二头肌与肱三头肌之间,周围皮肤颜色正常,无皮肤破溃,无手术瘢痕。环小指偶有麻木,夹纸试验阴性。

3. 实验室检查

无。

二、影像资料

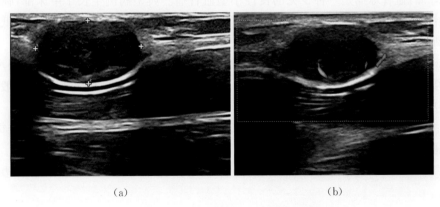

(a)   (b)

图 125 - 1　右上臂皮下神经鞘瘤声像图

(a)右上臂内侧皮下脂肪层低回声肿块,大小1.4 cm×0.8 cm;(b)肿块内部见少许血流信号。

三、超声所见及诊断

1. 超声所见

使用高频线阵探头扫查于右上臂内侧皮下脂肪层一支皮神经走行部位见一低回声肿块,大小1.4 cm×0.8 cm,形态椭圆,长轴平行于皮肤走行,边缘光整,界限清楚,内部回声较均匀,未见钙化,内部见少许血流信号(见图125-1)。

2. 超声诊断

皮下神经源性肿瘤可能。

3. 最后诊断

皮下神经鞘瘤。

四、超声分析和鉴别诊断

1. 超声分析

此病例为一男性患者,47岁,无意中发现右侧上臂内侧肿块,无外伤史,手术史等。采用高频超声检查,可以清楚看到一个实质性肿块位于脂肪层深层,肿块呈椭圆形,边界清楚,边缘光整,长轴平行于皮肤,内部有血流信号,因此考虑为皮下实质性肿块;另外超声提示肿块与一支皮神经关系密切,并且环小指偶有麻木,因此初步诊断肿块为神经来源可能性较大。

2. 鉴别诊断

(1)脂肪瘤:脂肪瘤是最常见的良性软组织肿瘤。但脂肪瘤一般形态较扁,回声偏高,内可见平行于皮肤的条状高回声,探头加压肿块较柔软。

(2)血管平滑肌瘤:血管平滑肌瘤为皮下或真皮深部良性肿瘤,常有疼痛,肿瘤内成熟的平滑肌束位于血管周围或穿插分布于血管之间。成年人多见,多见于下肢皮下组织,特别是腿、脚、单发。超声表现为真皮深层低回声肿块,形态椭圆,边界清楚,长轴平行于皮肤,内部血流可丰富或不明显。从超声图像上很难与神经鞘瘤相鉴别,鉴别要点是神经鞘瘤可追寻到与皮神经相连。

(3)血管球瘤:血管球瘤是一种少见的良性小型血管瘤。典型病例生长于甲床部,临床上典型"三联征"为:自发性间歇性剧痛、难以忍受的触痛和疼痛的冷敏感性。超声表现为甲床部极低回声肿块,椭圆形,边界清晰,内部可见丰富血流信号。

(4)皮下转移瘤:皮下转移瘤,如转移性黑色素瘤,一般位于皮下深层,超声上呈低回声的实质性肿块,肿块形态可以不规则,长轴可以垂直于皮肤方向。皮下转移瘤可有原发肿瘤病史,一般多发,另外皮下转移瘤不与皮神经相连。

(5)结节性筋膜炎:结节性筋膜炎是一种生长迅速、具有自限性的浅筋膜结节性纤维母细胞增生病变。超声可见肿块与筋膜关系密切,有"筋膜尾征",另外结节性筋膜炎不与皮神经相连。

(6)软组织恶性肿瘤:包括纤维肉瘤及脂肪肉瘤等。肿块多体积较大,形态不规则,边界不清,内部回声不均匀。

五、要点与讨论

神经鞘瘤,又称施万细胞瘤(schwannoma),是由周围神经的 Schwann 鞘(即神经鞘)所形成的肿瘤,亦有人称之为神经瘤,为良性肿瘤。发生于周围神经的神经鞘瘤多见于四肢屈侧较大的神经干。肉眼观察多呈圆形或分叶状,界限清楚,包膜完整,切面灰白色或灰黄色,可见旋涡状结构,有时可见出血,囊性变。镜下可见两种组织结构,一种为束状型(Antoni A 型),细胞呈梭形,细胞界限不清,核呈梭形或卵圆形,相互紧密平行排列呈栅栏状或不完全的漩涡状,称 Verocay 小体。另一种为网状型(Antoni B 型),细胞稀少,排列呈稀疏的网状结构,细胞间有较多的黏液。神经鞘瘤的临床表现视肿瘤大小和部位而异,较大者因神经可能受压而引起麻痹或疼痛,并沿神经放射。

神经鞘瘤可以分为中央型和边缘型。中央型是指源于神经干的中央,故其包膜即为神经纤维。肿瘤呈梭形。手术不慎易切断神经,故应沿神经纵行方向切开,包膜内剥离出肿瘤。边缘型是指源于神经边缘,神经索沿肿瘤侧面而行。易手术摘除,较少损伤神经干。

神经鞘瘤在超声上主要表现为圆形或椭圆形实质性肿块,呈较均匀的低回声,后方回声增强,内部囊性变很少见,肿瘤一般位于神经的一侧,一般单个,边界清晰,有包膜,内部可见血流信号。超声的诊断要点是能看到肿块与神经相关,否则无法做出明确提示。当然另一种与神经有关的肿瘤就是神经纤维瘤。理论上神经纤维瘤是发生于神经纤维的肿瘤,肿瘤没有包膜,包绕神经,浸润性生长,超声上神经纤维瘤一般呈梭形,边界清,内部低回声,可呈分叶状,受累的神经一般增粗。肿瘤内部血流不丰富,囊性变相对多见。神经纤维瘤因为发生于神经纤维,呈浸润性生长,因此手术时需要将肿瘤部位神经切除,然后行神经移植。目前术前超声鉴别神经鞘瘤和神经纤维瘤的价值仍有争议。

六、思考题

1. 皮下神经鞘瘤的超声诊断要点是什么?
2. 皮下神经鞘瘤有哪些鉴别诊断?

七、推荐阅读文献

[1] Ryu JA, Lee SH, Cha EY, et al. Sonographic differentiation between schwannomas and neurofibromas in the musculoskeletal system [J]. Ultrasound Med, 2015,34(12):2253-2260.

[2] 李玉林,唐建武. 病理学[M]. 6 版. 北京:人民卫生出版社,2007:361.

[3] Tsai WC, Chiou HJ, Chou YH, et al. Differentiation between schwannomas and neurofibromas in the extremities and superficial body: the role of high-resolution and color Doppler ultrasonography [J]. Ultrasound Med, 2008,27(2):161-166.

[4] 吴在德,吴肇汉. 外科学[M]. 7 版. 北京:人民卫生出版社,2011:215.

(张吉臻　郑元义)

案例 126

皮下血管平滑肌瘤

一、病历资料

1. 病史

患者,女性,52岁,因"发现左内踝肿块2年余"就诊。患者两年前发现左内踝肿块,肿块无明显增大。患者既往无外伤史,无手术史,无其他器官肿瘤史。

2. 体格检查

患者左内踝皮下触及肿块,大小约1 cm×1 cm。质软,无压痛,活动度好。周围皮肤颜色正常,无皮肤破溃,无手术瘢痕。

3. 实验室检查

无。

二、影像资料

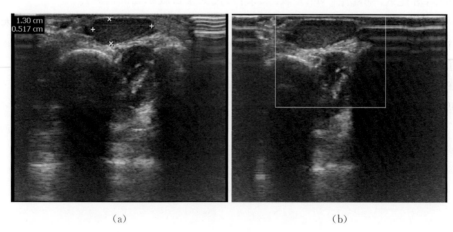

(a) (b)

图 126-1 左内踝皮下血管平滑肌瘤声像图

(a)左内踝皮下层内见一低回声区,大小1.0 cm×0.6 cm×1.3 cm,形态近椭圆形,边界清晰,内部回声尚均匀;(b)肿块内部可见少许血流信号。

三、超声所见及诊断

1. 超声所见

使用高频线阵探头于左内踝患者所指肿块处扫查,于皮下层内见一低回声区,大小1.0 cm×0.6 cm×1.3 cm,形态近椭圆形,边界清晰,内部回声尚均匀(见图126-1)。内部可见少许血流信号。

2. 超声诊断

皮下实质性肿块。

3. 最后诊断

血管平滑肌瘤。

四、超声分析和鉴别诊断

1. 超声分析

本病例女性患者,52岁,于左内踝触及肿块2年余。高频超声扫查见左内踝皮下一个类椭圆形的低回声肿块,边界清楚,内部未见血流信号。此肿块未累及皮肤,内部无钙化,未见皮神经与之相连。根据肿块内部没有丰富的血流信号,血管球瘤可以排除,另外没有看到神经与之相连,因此神经鞘瘤可能性不大。肿块内部可见少许血流信号,因此可排除囊性肿块可能,如表皮样囊肿。这时如果检查者知道血管平滑肌瘤这个疾病,可以考虑,否则很难做出明确提示。

2. 鉴别诊断

(1)神经鞘瘤:皮下神经鞘瘤是首要与血管平滑肌瘤鉴别诊断的疾病。二者都是皮下椭圆形的实质性肿块,边界清楚,内部血流不甚丰富。因此很难鉴别。如果看到肿块与皮神经关系密切,则倾向于神经鞘瘤,另外血管平滑肌多位于皮下真皮深层,而神经鞘瘤多位于皮下略深水平。此外血管平滑肌瘤多位于下肢。

(2)脂肪瘤:脂肪瘤是最常见的良性软组织肿瘤。鉴别要点是:脂肪瘤一般形态较扁,回声偏高,内可见平行于皮肤的条状高回声,探头加压较柔软。

(3)血管球瘤:血管球瘤是一种少见的良性小型血管瘤。典型病例生长于甲床部,临床上典型"三联征"为:自发性间歇性剧痛,难以忍受的触痛和疼痛的冷敏感性。超声表现为甲床部极低回声肿块,椭圆形,边界清晰,内部可见丰富血流信号。

(4)皮下转移瘤:皮下转移瘤,如转移性黑色素瘤,一般位于皮下深层,超声上呈低回声的实质性肿块,肿块形态可以不规则,长轴可以垂直于皮肤方向。皮下转移瘤可有原发肿瘤病史,一般多发。

(5)结节性筋膜炎:结节性筋膜炎是一种生长迅速、具有自限的浅筋膜结节性纤维母细胞增生病变。超声可见肿块与筋膜关系密切,有"筋膜尾征"。

(6)软组织恶性肿瘤:包括纤维肉瘤及脂肪肉瘤等。肿块多体积较大,形态不规则,边界不清,内部回声不均匀。

五、要点与讨论

血管平滑肌瘤(Angioleiomyoma)为一种罕见的皮下或真皮深部良性肿瘤,由平滑肌细胞和血管(动脉或静脉)组成。约占所有良性软组织肿瘤的5%。成年人多见,女性占优势,发病年龄约30~60岁,多见于下肢皮下组织,特别是腿、脚,单发,多伴有疼痛,系受刺激后肌肉收缩所致。肿块一般较小,长径多小于 2 cm。手术切除后不易复发。

病理上血管平滑肌瘤通常表现为肿瘤内平滑肌呈不规则束状排列,核长,两端钝圆,胞浆内有空泡,细胞无异型性。可以分为三型:实体型、海绵状型、静脉型。实体型血管平滑肌瘤内平滑肌细胞紧密排列,仅有小的裂隙状血管腔,女性多见;静脉型血管平滑肌瘤则有厚壁的静脉管壁,多见于男性;海绵状血管平滑肌瘤是三型中最为少见的,肿瘤内平滑肌细胞较少,有不同程度扩张的血管,多见于男性。

血管平滑肌瘤超声上多表现为皮下椭圆形的实质性肿块,回声均匀,边界清楚,内部血流根据病理类型可以丰富或者不明显。肿块直径一般小于 2 cm。内部钙化少见,但是较大的肿瘤内可见钙化,可能是因为局部组织变性所致。虽然肿块多为实性,但也有报道血管平滑肌瘤内可见不规则无回声区,考虑为出血可能。

在实际临床应用中,看到皮下血管平滑肌瘤,根据上述典型超声特征,诊断为皮下良性实质性肿块不难。但这些超声特征缺乏明确的特异性,有研究认为血管平滑肌瘤位置一般表浅,靠近真皮层。因此看到下肢皮下靠近真皮层、边界清晰的小实性肿块,内部无钙化灶,排除血管球瘤和神经鞘瘤后,可考虑血管平滑肌瘤的诊断。

总之,皮下血管平滑肌瘤的临床及超声特点为:①女性多见;②下肢,尤其是膝关节水平及以下皮下多见;③年龄多在 30～60 岁;④肿块多小于 2 cm;⑤肿块呈椭圆形实质性低回声,边界清楚;⑥肿块位于皮下浅层,靠近真皮层;⑦肿块内一般无钙化。

六、思考题

1. 皮下血管平滑肌瘤的超声特征是什么?
2. 皮下血管平滑肌瘤有哪些鉴别诊断?

七、推荐阅读文献

[1] Samardzic D, Chetlen A, Malysz J. Nodular fasciitis in the axillary tail of the breast [J]. Radiol Case Rep,2014,8(5):16-26.

[2] Jay Smith, Stephen J, Wisniewski, et al. Sonographic and clinical features of angioleiomyoma presenting as a painful Achilles tendon mass [J]. Ultrasound Med,2006,25(10):1365-1368.

[3] Vanesa Gomez-Dermit, E Gallardo, R Landeras, et al. Subcutaneous angioleiomyomas: gray-scale and color Doppler sonographic appearances [J]. J Clin Ultrasound,2006,34(2):50-54.

(张吉臻)

结节性筋膜炎

一、病历资料

1. 病史

患者,男性,37岁,因"发现右肘部肿块伴疼痛数天"就诊。患者数天前发现右肘部肿块,伴有疼痛。否认外伤史、手术史及肿瘤史。

2. 体格检查

患者右肘皮下触及小结节,质硬,固定,不随皮肤活动,有轻压痛,无麻木感,无放射痛。结节区域皮肤颜色正常,无皮肤破溃,无手术瘢痕。

3. 实验室检查

无。

二、影像资料

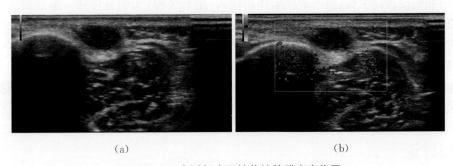

（a）   （b）

图 127 - 1　右肘部皮下结节性筋膜炎声像图

（a）右肘处皮下深层极低回声肿块,形态椭圆形,边界欠清,肿块与深筋膜关系密切;（b）肿块内未见明显血流信号。

三、超声所见及诊断

1. 超声所见

使用高频线阵探头于右肘处扫查,于皮下深层可见一极低回声肿块,大小约 0.9 cm×0.5 cm,形态椭圆形,边界欠清,肿块与深筋膜关系密切,肿块边缘靠近深筋膜处可见"鼠尾样"低回声,内部未见血流信号(见图127-1)。

2. 超声诊断

皮下深层肿块,与深筋膜关系密切,结节性筋膜炎不除外。

3. 最后诊断

结节性筋膜炎。

四、超声分析和鉴别诊断

1. 超声分析

本病例男性患者,37 岁,因发现右肘部肿块数天就诊。高频超声检查显示右肘部肿块位于皮下深层,与深筋膜关系密切,肿块边缘靠近深筋膜处可见"鼠尾样"低回声,因此考虑肿块为筋膜来源可能。皮下筋膜来源的肿瘤主要包括结节性筋膜炎、纤维瘤、侵袭性纤维瘤以及恶性纤维肉瘤等。结节性筋膜炎一般发生于为年轻患者(20~40 岁),好发于上肢前臂,病史一般较短,常为数天,常伴有疼痛。另外在超声上,肿块与深筋膜关系密切,可见"筋膜尾"征,肿块体积较小,直径多小于 2 cm。因此结合本患者临床及超声表现,符合结节性筋膜炎的诊断。

2. 鉴别诊断

(1) 脂肪瘤:是最常见的良性软组织肿瘤。有时脂肪瘤位置较深,可位于深筋膜表面。但脂肪瘤一般形态较扁,回声较结节性筋膜炎偏高,内可见平行于皮肤的条状高回声,通常生长缓慢,没有临床症状。

(2) 淋巴结:皮下肿大的淋巴结可位于筋膜表面,但多数可以看到高回声淋巴门结构,彩色多普勒可见到淋巴门血流信号,另外淋巴结没有"筋膜尾征"。

(3) 神经鞘瘤:皮下神经鞘瘤可位于皮下深层,超声上表现为低回声小肿块,形态规则,内部血流可不丰富。鉴别要点包括:神经鞘瘤可以追寻到与之相连的皮神经,另外神经鞘瘤边界清晰,没有"筋膜尾征"。

(4) 皮下恶性纤维肉瘤:是成纤维细胞的恶性肿瘤。老年男性多见,发病部位多见于下肢,肿块上无包膜,肿块沿筋膜侵袭性生长,但一般肿瘤体积较大,生长缓慢,无明显疼痛。鉴别要点:皮下恶性纤维肉瘤一般发生于老年患者,位于下肢常见,肿块体积一般较大。

(5) 皮下转移瘤:皮下转移瘤,如转移性黑色素瘤,可位于皮下深层,超声上呈低回声的实质性肿块。但皮下转移瘤多有原发肿瘤病史,一般多发,没有"筋膜尾"征。

(6) 纤维瘤或侵袭性纤维瘤:纤维瘤或侵袭性纤维瘤也是沿筋膜生长,侵袭性纤维瘤边界不清,呈"蟹足样"生长。但皮下纤维瘤或侵袭性纤维瘤一般位于手掌和/或足底的筋膜。

五、要点与讨论

结节性筋膜炎又称侵袭性或假肉瘤性筋膜炎,非炎性疾病和真性肿瘤,而属肌纤维母细胞反应性增生性瘤样病变,由 Konwaler 等人于 1955 年首先报道。结节性筋膜炎约占良性软组织肿瘤的 11.3%。多见于成年人,20~30 岁为发病高峰年龄,以 20~40 岁最多见,发病原因不明,可能与外伤或感染有关。结节性筋膜炎虽然可发生于身体任何部位,但以上肢前臂最为多见,其次是头颈部、躯干的胸壁和后背。本病两个最重要的临床表现为:①迅速生长的肿块,通常在 1~2 周内出现小肿块或结节,病变处可伴有疼痛、麻木或感觉异常;②肿块通常较小,一般不超过 2 cm,且病变有自限性。

结节性筋膜炎最常见发生于筋膜层,但也可发生于皮肤层、皮下、肌肉间隙以及肌肉内,甚至还可发生于血管内。在大体标本上，结节性筋膜炎一般表现为卵圆形，形态规则，但没有明确的包膜结构。根据结节性筋膜炎内组织成分多少及分布特征，病理组织学可分为 3 型：黏液型、肉芽肿型和纤维瘤型，这种分型可能反映了病变的不同发展时期（早、中和晚期）的形态学表现。有研究表明，黏液性和纤维瘤型结节内彩色超声多普勒检查血流信号不明显，而肉芽肿型血流信号相对丰富。

皮下结节性筋膜炎的影像学表现，包括超声表现和核磁共振表现已有国内外报道。在核磁共振成像上，可以清楚地看到肿块位于筋膜层，相对于肌肉信号，在 T_1 加权上呈低信号，在 T_2 加权上呈明显的高信号，增强核磁共振可见肿块均匀增强，肿块沿筋膜表面生长，可见"筋膜尾"征；在高频超声图像上，肿块位于皮下深层、肌肉筋膜表面，呈较低回声，形态卵圆形，沿筋膜表面可见低回声的"筋膜尾"征，肿块内部无血流信号或少许血流信号。

总之，典型皮下结节性筋膜炎的超声及临床特征：①一般为年轻患者（20～40 岁）；②肿块好发于上肢前臂；③肿块生长迅速，可有疼痛；④肿块与深筋膜关系密切，可见"筋膜尾"征；⑤肿块体积较小，一般直径小于 2 cm；⑥肿块呈低回声，内部血流信号可不明显。

六、思考题

1. 皮下结节性筋膜炎的典型超声表现？
2. 皮下结节性筋膜炎有哪些鉴别诊断？

七、推荐阅读文献

[1] Khuu A，Yablon CM，Jacobson JA，et al. Nodular fasciitis：characteristic imaging features on sonography and magnetic resonance imaging [J]. Ultrasound Med，2014，33(4)：565 - 573.

[2] Nikolaidis P，Gabriel HA，Lamba AR，et al. Sonographic appearance of nodular fasciitis [J]. Ultrasound Med，2006，25(2)：281 - 285.

[3] Leung LY，Shu SJ，Chan AC，et al. Nodular fasciitis：MRI appearance and literature review [J]. Skeletal Radiol，2002，31(1)：9 - 13.

（张吉臻）

常用医学缩略语

一、临床常用缩略语

T	体温	Sig	乙状结肠镜检查术
P	脉搏	CG	膀胱造影
HR	心率	CAG	心血管造影，脑血管造影
R	呼吸	IVC	下腔静脉
BP	血压	RP	逆行肾盂造影
BBT	基础体温	RUG	逆行尿路造影
Wt	体重	UG	尿路造影
Ht	身长，身高	PTC	经皮肝穿刺胆管造影
AC	腹围	GA	胃液分析
CVP	中心静脉压	LNP	淋巴结穿刺
VE	阴道内诊	LP	肝穿刺，腰穿刺
ECG	心电图	Ca	癌
EEG	脑电图	LMP	末次月经
EGG	胃电图	PMB	绝经后出血
EMG	肌电图	PPH	产后出血
LS	腹腔镜手术	HSG	子宫输卵管造影术
MRI	磁共振成像	CS	剖宫产术
UCG	超声心动图	AID	异质（人工）授精
UT	超声检测	AIH	配偶间的人工授精
SEG	脑声波图	EPS	前列腺按摩液
BC	血液培养	DC	更换敷料
Bx	活组织检查	ROS	拆线
Cys	膀胱镜检查	KUB	尿路平片
ESO	食管镜检查	BB	乳房活检

二、实验室检查常用缩略语(1)

大类	细类				缩略语	含义
自动血液分析仪检测项目	WBC				白细胞计数	
	RBC				红细胞计数	
	Hb				血红蛋白浓度	
	Hct				红细胞比容	
	MCV				红细胞平均体积	
	MCHC				红细胞平均血红蛋白浓度	
	MCH				红细胞平均血红蛋白量	
	RDW				红细胞分布宽度	
	PLT				血小板计数	
	MPV				血小板平均体积	
	LY				淋巴细胞百分率	
	MO				单核细胞百分率	
	N				中性粒细胞百分率	
	LY#				淋巴细胞绝对值	
	MO#				单核细胞绝对值	
	N#				中性粒细胞绝对值	

APTT	部分活化凝血活酶时间
CRT	血块收缩时间
TT	凝血酶时间
3P 试验	血浆鱼精蛋白副凝固试验
ELT	优球蛋白溶解时间
FDP	纤维蛋白(原)降解产物
HbEP	血红蛋白电泳
ROFT	红细胞渗透脆性试验

DC	白细胞分类计数	GR	粒细胞	N	中性粒细胞
				E	嗜酸性粒细胞
				B	嗜碱性粒细胞
		LY	淋巴细胞		
		MO	单核细胞		

Rt	常规检查	B	血
		U	尿
		S	粪

EOS	嗜酸性粒细胞直接计数
Ret	网织红细胞计数
ESR	红细胞沉降率
MP	疟原虫
Mf	微丝蚴
LEC	红斑狼疮细胞
BG	血型
BT	出血时间
CT	凝血时间
PT	凝血酶原时间
PTR	凝血酶原时间比值

尿液分析仪检查项目	pH	酸碱度
	SG	比重
	PRO	蛋白质
	GLU	葡萄糖
	KET	酮体
	UBG	尿胆原
	BIL	胆红素
	NIT	亚硝酸盐
	WBC	白细胞
	RBC/BLD	红细胞/隐血
	Vc, VitC	维生素 C

尿沉渣显微镜检查	GC	颗粒管型
	HC	透明管型
	WC	蜡状管型
	PC	脓细胞管型
	UAMY	尿淀粉酶
	EPG	粪便虫卵计数
	OBT	粪便隐血试验
	OCT	催产素激惹试验
	LFT	肝功能检查
	TB	总胆红素
	DB	结合胆红素,直接胆红素
	IB	未结合胆红素,间接胆红素
	TBA	总胆汁酸
	II	黄疸指数
	CCFT	脑磷脂胆固醇絮状试验

三、实验室检查常用缩略语(2)

RFT	肾功能试验	β-LP	β-脂蛋白
BUN	尿素氮	ALT	丙氨酸氨基转移酶
SCr	血肌酐	AST	天门冬氨酸氨基转移酶
BUA	血尿酸	γ-GT	γ-谷氨酰转肽酶
Ccr	内生肌酐清除率	ALP/AKP	碱性磷酸酶
UCL	尿素清除率	ACP	酸性磷酸酶
NPN	非蛋白氮	ChE	胆碱酯酶
PFT	肺功能试验	LDH	乳酸脱氢酶
TP	总蛋白	AMY,AMS	淀粉酶
ALB	白蛋白	LPS	脂肪酶,脂多糖
GLB	球蛋白	LZM	溶菌酶
A/G	白蛋白球蛋白比值	CK	肌酸激酶
Fib	纤维蛋白原	RF	类风湿因子
SPE	血清蛋白电泳	ANA	抗核抗体
HbAlc	糖化血红蛋白	ASO	抗链球菌溶血素"O"
FBG	空腹血糖	C_3	血清补体 C_3
OGTT	口服葡萄糖耐量试验	C_4	血清补体 C_4
BS	血糖	RPR	梅毒螺旋体筛查试验
HL	乳酸	TPPA	梅毒螺旋体确证试验
PA	丙酮酸	WT	华氏反应
KB	酮体	KT	康氏反应
β-HB	β-羟丁酸	NG	淋球菌
TL	总脂	CT	沙眼衣原体
TC	总胆固醇	CP	肺炎衣原体
TG	甘油三酯	UU	解脲脲原体
FFA	游离脂肪酸	HPV	人乳头状瘤病毒
FC	游离胆固醇	HSV	单纯疱疹病毒
PL,PHL	磷脂	MPn	肺炎支原体
HDL-C	高密度脂蛋白胆固醇	TP	梅毒螺旋体
LDL-C	低密度脂蛋白胆固醇	HIV	人类免疫缺陷病毒
LPE	脂蛋白电泳		

四、实验室检查常用缩略语(3)

Hp	幽门螺杆菌	CEA	癌胚抗原
AFP	甲胎蛋白	PSA	前列腺特异抗原

（续表）

TGF	肿瘤生长因子	HLA	组织相容性抗原
PRL	催乳素	CO_2CP	二氧化碳结合力
LH	促黄体生成素	$PaCO_2$	二氧化碳分压
FSH	促卵泡激素	TCO_2	二氧化碳总量
TSTO，T	睾酮	SB	标准碳酸氢盐
E_2	雌二醇	AB	实际碳酸氢盐
PRGE，P	孕酮	BB	缓冲碱
HPL	胎盘泌乳素	BE	碱剩余
TT_4	总甲状腺素	PaO_2	氧分压
PTH	甲状旁腺激素	SaO_2	氧饱和度
ALD	醛固酮	AG	阴离子间隙
RI	胰岛素	BM‑DC	骨髓细胞分类
Apo	载脂蛋白	CSF	脑脊液
EPO	促红细胞生成素	Ig(A，G，M，D，E)	免疫球蛋白
GH	生长激素	PA	前白蛋白

五、处方常用缩略语

ac	饭前	qn	每晚一次
am	上午	qod	隔日一次
aj	空腹时	sos	需要时（限用一次）
bid	1 天二次	st	立即
cm	明晨	tid	1 天三次
dol urg	剧痛时	prn	必要时（可多次）
hn	今晚	pc	饭后
hs	临睡前	aa	各
int. cib	饭间	ad us ext	外用
qm	每晨一次	ad us int	内服
q10 min	每 10 分钟一次	co	复方的
pm	下午	dil	稀释的
qd	每天一次	dos	剂量
qh	每小时一次	D. S.	给予，标记
q4h	每 4 小时一次	g	克
q6h	每 6 小时一次	ivgtt	静脉滴注
q8h	每 8 小时一次	id	皮内注射
q12h	每 12 小时一次	ih	皮下注射

六、部分常用药品名缩写

青霉素	PEN	头孢曲松	CRO, CTR
氨苄青霉素	AMP	头孢他啶	CAZ
阿莫西林	AMO, AMX, AML	头孢哌酮	CFP, CPZ
甲氧西林(新青Ⅰ)	MET	头孢甲肟	CMX
苯唑西林(新青Ⅱ)	OXA	头孢匹胺	CPM
羧苄西林	CAR	头孢克肟	CFM
替卡西林	TIC	头孢泊肟	CPD
哌拉西林	PIP	第4代头孢菌素:	
阿帕西林	APA	头孢匹罗	CPO
阿洛西林	AZL	头孢吡肟	FEP
美洛西林	MEZ	其 他	
美西林	MEC	头孢西丁	FOX
第1代头孢菌素:		头孢美唑	CMZ
头孢噻吩(先锋Ⅰ)	CEP	头孢替坦	CTT
头孢噻啶(先锋Ⅱ)	CER	头孢拉宗	CE
头孢来星(先锋Ⅲ)	CEG	拉氧头孢	MOX
头孢氨苄(先锋Ⅳ)	CEX	舒巴坦	SUL
头孢唑啉(先锋Ⅴ)	CFZ	克拉维酸	CLAV
头孢拉定(先锋Ⅵ)	RAD	氨曲南	ATM
头孢乙腈(先锋Ⅶ)	CEC, CAC	亚胺培南	IMI, IMP
头孢匹林(先锋Ⅷ)	HAP, CP	他唑巴坦	TAZ
头孢硫脒(先锋18)	CSU		
头孢羟氨苄	CFR, FAD	链霉素	STR
头孢沙定	CXD	卡那霉素	KAN
头孢曲秦	CFT	阿米卡星	AMK
第2代头孢菌素:		庆大霉素	GEN
头孢呋辛	CFX, CXM	妥布霉素	TOB
头孢呋辛酯	CXO	奈替米星	NET
头孢孟多	CFM, FAM	西索米星	SIS
头孢磺啶	CFS	地贝卡星	DBK
头孢替安	CTM	异帕米星	ISP, ISE
头孢克洛	CEC	新霉素	NEO
第3代头孢菌素:		大观霉素	SPE, STP
头孢噻肟	CTX	红霉素	ERY
头孢唑肟	CZX	螺旋霉素	SPI, SPM

（续表）

罗红霉素	ROX	四环素	TET，TCY
阿奇霉素	AZI，AZM	多西环素（强力霉素）	DOX
交沙霉素	JOS	米诺环素（美满霉素）	MIN，MNO
氯霉素	CMP	环丙沙星	CIP，COFX，CPLX
林可霉素	LIN	培氟沙星	PEF，PEFX
克林霉素	CLI	依诺沙星	ENO，ENX，ENOX
甲硝唑	MNZ	芦氟沙星	RUFX
替硝唑	TNZ	氨氟沙星	AMFX
利福平	RFP	妥苏沙星	TFLX
甲哌利福素	RFP	加替沙星	GTFX
利福定	RFD	洛美沙星	LOM，LFLX
异烟肼	INH	新3代喹诺酮类抗菌药	
乙胺丁醇	EMB	氟罗沙星	FLE
吡嗪酰胺	PZA	左氧氟沙星	LEV，LVX，LVFX
磷霉素	FOS	司帕沙星	SPX，SPFX
褐霉素	FD	司巴沙星	SPA
对氨基水杨酸	PAS	短效磺胺药	
杆菌肽	BAC	磺胺二甲嘧啶	SMZ
万古霉素	VAN	磺胺异噁唑	SIZ
壁霉素	TEC	磺胺二甲异噁啶	SIMZ
原始霉素	PTN	中效磺胺药	
曲古霉素	TSA	磺胺嘧啶	SD，SDI
丰加霉素	TMC	磺胺甲噁唑	SMZ
卷须霉素	CPM	磺胺苯唑	SPP
粘杆菌素	COM	长效磺胺药	
争光霉素	BLM	磺胺邻二甲氧嘧啶	SDM
第1代喹诺酮类抗菌药		磺胺对甲氧嘧啶	SMD
萘啶酸	NAL	磺胺间甲氧嘧啶	SMM
恶喹酸	OXO	磺胺甲氧嗪	SMP，SMPZ
西诺沙星	CIN	磺胺二甲氧嗪	SDM
第2代喹诺酮类抗菌药		甲氧苄胺嘧啶	TMP
吡哌酸	PPA		
第3代喹诺酮类抗菌药		两性霉素B	AMB
诺氟沙星	NOR，NFLX	制霉菌素	NYS
氧氟沙星	OFL，OFX，OFLX	咪康唑	MIC

（续表）

益康唑	ECO	利巴韦林	RBV
酮康唑	KET	干扰素	IFN
氟康唑	FCZ，FLU	胸腺肽	XXT
伊曲康唑	ICZ，ITC	肌酐	HXR
阿昔洛韦	ACV	γ-氨酪酸（γ-氨基丁酸）	GABA
更昔洛韦	GCV	乙烯雌酚	DES
泛昔洛韦	FCV	6-氨基己酸	EACA
伐昔洛韦	VCV	破伤风抗毒素	TAT